Schmerzbehandlung in der Palliativmedizin

Günther Bernatzky · Reinhard Sittl
Rudolf Likar
Hrsg.

Schmerzbehandlung
in der Palliativmedizin

4. Auflage

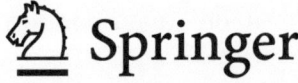

Hrsg.
Günther Bernatzky
Fachbereich für Biowissenschaften
Arbeitsgruppe für Schmerz/Musikforschung
Universität Salzburg
Salzburg, Österreich

Reinhard Sittl
Fürth, Deutschland

Rudolf Likar
MSC Landeskrankenanstalten-
Betriebsgesellschaft – KABEG, Klinikum
Klagenfurt am Wörthersee, Abteilung für
Anästhesiologie und Intensivmedizin
Klagenfurt, Österreich

ISBN 978-3-662-64328-0   ISBN 978-3-662-64329-7 (eBook)
https://doi.org/10.1007/978-3-662-64329-7

Die Deutsche Nationalbibliothek verzeichnet diese Publikation in der Deutschen Nationalbibliografie; detaillierte bibliografische Daten sind im Internet über http://dnb.d-nb.de abrufbar.

© Der/die Herausgeber bzw. der/die Autor(en), exklusiv lizenziert an Springer-Verlag GmbH, DE, ein Teil von Springer Nature 2004, 2006, 2012, 2023
Das Werk einschließlich aller seiner Teile ist urheberrechtlich geschützt. Jede Verwertung, die nicht ausdrücklich vom Urheberrechtsgesetz zugelassen ist, bedarf der vorherigen Zustimmung des Verlags. Das gilt insbesondere für Vervielfältigungen, Bearbeitungen, Übersetzungen, Mikroverfilmungen und die Einspeicherung und Verarbeitung in elektronischen Systemen.
Die Wiedergabe von allgemein beschreibenden Bezeichnungen, Marken, Unternehmensnamen etc. in diesem Werk bedeutet nicht, dass diese frei durch jedermann benutzt werden dürfen. Die Berechtigung zur Benutzung unterliegt, auch ohne gesonderten Hinweis hierzu, den Regeln des Markenrechts. Die Rechte des jeweiligen Zeicheninhabers sind zu beachten.
Der Verlag, die Autoren und die Herausgeber gehen davon aus, dass die Angaben und Informationen in diesem Werk zum Zeitpunkt der Veröffentlichung vollständig und korrekt sind. Weder der Verlag, noch die Autoren oder die Herausgeber übernehmen, ausdrücklich oder implizit, Gewähr für den Inhalt des Werkes, etwaige Fehler oder Äußerungen. Der Verlag bleibt im Hinblick auf geografische Zuordnungen und Gebietsbezeichnungen in veröffentlichten Karten und Institutionsadressen neutral.

Planung/Lektorat: Renate Eichhorn

Springer ist ein Imprint der eingetragenen Gesellschaft Springer-Verlag GmbH, DE und ist ein Teil von Springer Nature.
Die Anschrift der Gesellschaft ist: Heidelberger Platz 3, 14197 Berlin, Germany

Dank
Gewidmet unseren Frauen
Karin Bernatzky, Myriam Sittl und Claudia Likar

Vorwort

Kann es für Menschen, die unheilbar krank sind, so etwas wie Lebensqualität geben? Wenn ja, worin könnte diese bestehen und was können professionelle HelferInnen und Angehörige dazu beitragen?

Sicher ist: Wir können Menschen ihre Trauer nicht abnehmen, wenn sie erkennen, dass sie bald sterben und alles Irdische, das ihnen lieb und wertvoll ist, verlieren werden. Sicher ist aber auch: Wir können ihre körperlichen und seelischen Leiden in der letzten Lebensphase lindern, wenn wir sie auf diesem Weg begleiten, als ÄrztInnen, TherapeutInnen, Pflegende, Angehörige, Freunde. Wenn die Kranken wissen, dass sie nicht alleine sind, sondern dass sie begleitet werden, dann wird es auch leichter für sie, ihr Dasein dem Lebensentwurf entsprechend zu vollenden. Gegenseitiges Vertrauen hat dabei ebenso zentrale Bedeutung, wie das Wissen um die Möglichkeiten, die es heute gibt, um den *„Total Pain"*, die Gesamtheit der Schmerzen von PalliativpatientInnen zu lindern und ihre Lebensqualität zu verbessern. Die Nachfrage nach diesem Wissen ist erfreulicherweise so groß, dass nur eineinhalb Jahre nach dem Erscheinen des Buches „Schmerzbehandlung in der Palliativmedizin" die 2. Auflage herauskam. Jetzt erscheint bereits die 4. Auflage mit einigen wesentlichen Ergänzungen. Für die besonders gute Zusammenarbeit mit dem Springer-Verlag, allen voran Frau Dr. Astrid Horlacher (Deutschland) und Frau Mag. Renate Eichhorn (Österreich) bedanken wir uns herzlichst!

Bereits die 1. Auflage dieses Buches wurde im Jahr 2004 von der Österreichischen Palliativgesellschaft mit dem wissenschaftlichen Jahrespreis ausgezeichnet.

Worum geht es in diesem Buch? Im Sinne des englischen Begriffs *„palliative care"* werden verschiedene Aspekte einer umfassenden Betreuung von unheilbar Kranken dargestellt. Dabei wird auf den *„Total Pain"*, also die Gesamtheit der Schmerzen, Rücksicht genommen. Umfassend bedeutet dabei, dass nicht nur alle Möglichkeiten der modernen medizinischen Schmerzdiagnostik und -therapie genützt werden, sondern vor allem auch die persönlichen Ressourcen der Betroffenen bzw. deren Eingebundensein in ein soziales Netzwerk von Familienangehörigen, Freunden und Nachbarn.

Je mehr die Kranken selbst als ExpertInnen ihres Leidens an den Therapiemaßnahmen mitwirken können, umso besser ist auch ihre persönliche Lebensqualität. *Wobei Lebensqualität immer auf den einzelnen Menschen zu beziehen ist. Denn diese kann nicht von anderen – ob medizinisches Personal oder Angehörige, sondern nur von den Kranken selbst erlebt und erfahren werden.*

So wird auch klar, warum der Einsatz unterstützender Methoden wie verschiedene nichtmedikamentöse Methoden, u. a. Musik oder Humor, in der Palliativmedizin so wichtig ist. Musik hören, selber musizieren, sich mit einem Hobby, das Freude bereitet, beschäftigen oder mit anderen lachen zu können, baut Ängste und Schmerzen ab. Der Erfolg notwendiger medizinischer Maßnahmen wird größer. Dasselbe gilt für die Zuwendung, die PalliativpatientInnen von anderen Menschen erfahren. Wenn die fachliche medizinische Betreuung durch speziell geschultes Personal durch Besuche und Pflege von Familienangehörigen, Freunden und Nachbarn oder ehrenamtlichen Besuchsdiensten unterstützt wird, trägt das entscheidend zur Verbesserung der Gesamtsituation der Kranken bei.

Hauptziel dieses Buches ist es, diese Zusammenhänge deutlich zu machen und zu einer intensiven Beschäftigung mit allen Möglichkeiten der interdisziplinären Schmerztherapie in der Palliativmedizin anzuregen. Das ist von Bedeutung für uns alle!

Wir wissen heute durch die moderne Schmerzforschung, dass bei guter spiritueller, sozialer und psychologischer Begleitung und adäquater Therapie – das heißt vor allem moderner interdisziplinärer Schmerztherapie – mehr als 90 % der Schwerstkranken und Sterbenden nahezu frei von Schmerzen leben können und damit bedeutend mehr an Lebensqualität gewinnen.

Wenn also stärker ins allgemeine Bewusstsein dringt, dass „*palliative care*" uns ermöglichen kann, auch den letzten Lebensabschnitt weitgehend selbst bestimmt und schmerzfrei zu verbringen, werden verbreitete Ängste reduziert. Und es ist dann auch zu hoffen, dass mehr kranke Menschen am Ende ihres Lebens jene palliative Betreuung und Schmerzversorgung erhalten, die medizinisch möglich ist.

Eine verbesserte Palliativmedizin verdrängt den Ruf nach Sterbehilfe!

G. *Bernatzky* (Salzburg),

R. *Sittl* (Erlangen),

R. *Likar* (Klagenfurt)

Inhaltsverzeichnis

1 Mein persönlicher Glaube und Schmerztherapie 1
Hildegard Teuschl
1.1 Nachspüren bei mir selbst? 2
1.2 Unsere Leistungsgesellschaft will Erfolge sehen 3
1.3 Ohnmacht aushalten. 4
1.4 Tragfähige Beziehungen 4
1.5 Persönliche Erfahrungen mit sterbenden Menschen 4
1.6 Große Vorbilder 5

2 Der Einfluss von Spiritualität und Religion auf Gesundheit und Heilung ... 7
Josef Bruckmoser
2.1 „Dein Glaube hat dir geholfen" 7
2.2 Heilung ist ein Beziehungsgeschehen 8
2.3 Spiritual Care 9
2.4 Wie Religion gesund machen kann 10
2.5 Salutogenese und Spiritualität 12
2.6 Wie Religion krank machen kann 13
2.7 Der religiös-spirituelle Aspekt von Psychotherapie. 15
2.8 Schamanen und Geistheiler 16
Literatur. 17

3 Die Seelsorge – aus persönlicher Sicht eines Priesters 19
Richard Schwarzenauer
Literatur. 23

4 Hospiz- und Palliative Care – Definitionen, abgestufte Versorgung, Organisationsformen und Bedarf 25
Johann Baumgartner
4.1 Begriffsdefinitionen 26
    4.1.1 Der Begriff „Palliativ" 26
    4.1.2 Der Begriff „Hospiz" 26
    4.1.3 Definition Palliativmedizin 26

	4.2	Die abgestufte Hospiz- und Palliativversorgung	27
		4.2.1 Die palliativmedizinische Grundversorgung	28
		4.2.2 Spezialisierte Hospiz- und Palliativeinrichtungen.	28
	4.3	Spezialisierte Organisationsformen	30
		4.3.1 Das Hospizteam	30
		4.3.2 Das mobile Palliativteam	30
		4.3.3 Der Palliativkonsiliardienst	30
		4.3.4 Das Tageshospiz.	31
		4.3.5 Das stationäre Hospiz	31
		4.3.6 Die Palliativstation.	32
	4.4	Bedarf.	32
	Literatur.	33
5	**Zur Geschichte der Hospizbewegung**	**35**
	Andreas Heller und Sabine Pleschberger	
	5.1	Die christentümlichen Wurzeln	36
	5.2	Die gesellschaftlichen Wurzeln	36
	5.3	Die interdisziplinären Wurzeln	37
	5.4	Internationalisierung und Etablierung	37
	5.5	Herausforderungen für die Zukunft	39
	Literatur.	40
6	**Die Österreichische Palliativgesellschaft (OPG)**	**43**
	Eva Katharina Masel und Franz Zdrahal	
	6.1	Einleitung.	43
	6.2	Wichtige Meilensteine und Errungenschaften	44
	6.3	Schwerpunkt Aus- und Weiterbildung	44
	6.4	Zukunftsausblick	45
7	**Der Schmerz: Häufigkeit und Entstehung tumorbedingter Schmerzen**	**47**
	Günther Bernatzky und Rudolf Likar	
	7.1	Häufigkeit tumorbedingter Schmerzen	47
	7.2	Inzidenz von Schmerz bei Tumoren.	48
	7.3	Häufigkeit von Symptomen bei Tumorschmerzpatienten	48
	7.4	Entstehung tumorbedingter Schmerzen (Portenoy 1989)	48
	7.5	Tumorbedingte Schmerzen treten in 60 % bis 90 % auf und haben oft mehrere Ursachen (Krause und Aulbert 1997; Sittl und Griessinger 1995)	49
	Literatur.	50
8	**Schmerzdiagnostik bei Tumorpatienten**	**51**
	Gudrun Russ	
	8.1	Ursache von Schmerzen bei Tumorpatienten.	52
	8.2	Diagnostische Maßnahmen	53

8.2.1 Schmerzanamnese . . . 53
8.2.2 Zeitlicher Aspekt . . . 54
8.2.3 Schmerzintensität . . . 54
8.3 Onkologische und allgemeine Anamnese . . . 55
8.4 Psychosoziale Anamnese . . . 56
8.5 Körperliche Untersuchung . . . 56
8.6 Therapieplanung . . . 56
Literatur . . . 57

9 Probleme der Schmerzerkennung bei alten Menschen mit Demenz . . . 59
Marina Kojer und Martina Schmidl
9.1 Warum werden Schmerzen nicht erkannt? (Schmidl 2021) . . . 60
9.2 Welche Sprache verstehen Menschen mit Demenz? . . . 62
9.3 Woran lassen sich Schmerzen von Menschen mit Demenz erkennen? . . . 63
9.4 Multidimensionale und multiprofessionelle Schmerzerfassung . . . 64
Literatur . . . 65

10 Schmerzmessung bei älteren und kognitiv beeinträchtigten Patienten . . . 67
Georg Pinter und Rudolf Likar
10.1 Einleitung . . . 67
10.2 Problemfelder in der Schmerzerfassung von alten und kognitiv beeinträchtigten Patienten . . . 69
10.3 Schmerzassessment bei alten und kognitiv beeinträchtigten Patienten . . . 70
10.4 Strukturierte Schmerzerfassung . . . 73
10.5 Zusammenfassung . . . 77
Literatur . . . 78

11 Patientenführung, Compliance und Lebensqualität bei Tumorpatienten . . . 81
Rudolf Likar und Günther Bernatzky
11.1 Schmerzerfassung . . . 82
11.2 Schmerzerfassung bei Kindern (Collins et al. 1995; McGrath 1990; McGrath und Unruh 1999; Pothmann 1996) . . . 84
11.3 Schmerzerfassung beim geriatrischen Patienten . . . 85
11.4 Compliance . . . 85
11.5 Lebensqualität (Averbeck et al. 1997; Elsner et al. 1999; Pipam et al. 2002) . . . 86
Literatur . . . 87

12 Sterben und Lebensqualität . . . 89
Marina Kojer
12.1 Kann Sterben Qualität haben? . . . 89
12.2 Was ist Lebensqualität? . . . 90
12.3 Die Orchestrierung des Lebensendes (Loewy und Springer-Loewy 2000) . . . 91

		12.3.1	Fallbeispiel	92
		12.3.2	Was war geschehen, um diese Änderung herbeizuführen	92
	12.4	Schmerzmanagement in der letzten Lebensphase		93
	12.5	Kann es im Sterben Entfaltung geben?		94
		12.5.1	Fallbeispiel	95
	Literatur			97
13	**Seelenschmerz und Trauer – Störfall oder Ressource?**			**99**
	Christian Metz			
	13.1	Wer ist (oder fühlt sich) zuständig für die Trauer?		99
	13.2	Seelenschmerz und Trauer im Krankheitsverlauf		100
	13.3	Trauer – ein Störfall, der unter Kontrolle zu bringen ist?		101
	13.4	Trauern ist die Lösung: In der Störung liegt (auch) die Ressource		102
	Literatur			103
14	**Schmerztherapie bei Tumorpatienten**			**105**
	Rudolf Likar, Markus Köstenberger und Stefan Neuwersch-Sommeregger			
	14.1	Therapieprinzipien		106
	14.2	WHO-Stufenplan		107
		14.2.1	Stufe I: Nichtopioidanalgetika	108
		14.2.2	Stufe II und III: Schwache und starke Opioide	110
	14.3	Therapie von Durchbruchschmerzen		112
		14.3.1	Charakteristikum einer Durchbruchschmerzepisode	112
		14.3.2	Arten von Durchbruchschmerzen	112
		14.3.3	Fentanyl	113
		14.3.4	Bukkale Applikationsform	113
		14.3.5	Sublinguale Applikationsform	113
		14.3.6	Koanalgetika bei Tumorschmerz	114
		14.3.7	Trizyklische Antidepressiva	114
		14.3.8	Antikonvulsiva	115
		14.3.9	Kortikosteroide	115
		14.3.10	Bisphosphonate	115
		14.3.11	Cannabinoide	115
	14.4	Invasive Schmerztherapie		116
		14.4.1	Neurolysen	119
		14.4.2	Vor- und Nachteile der Neurolysen	121
		14.4.3	Plexus-coeliacus-Blockade	122
	Literatur			123
15	**Cannabinoide in der Palliativmedizin**			**125**
	Hans-Georg Kress und Birgit Kraft			
	15.1	Erwartungen an Cannabis und Cannabinoide		125
		15.1.1	Rezeptierbare Cannabinoide	126
		15.1.2	Cannabinoide als Analgetika	127

Inhaltsverzeichnis

        15.1.3   Cannabinoide als Adjuvanzien zur Symptomkontrolle 128
  15.2   Pharmakologie – was man über Cannabinoide wissen sollte 130
        15.2.1   Inhalative, orale und sublinguale Anwendung 130
        15.2.2   Pharmakologie, Metabolismus und Wechselwirkungen........ 132
  15.3   Zusammenfassung: Aktueller Stellenwert der Cannabinoide 134
  15.4   Ausblick... 134
  Literatur... 135

16   Tumorschmerztherapie bei Kindern und Jugendlichen 139
Reinhard Sittl, Chara Gravou-Apostolatou und Rudolf Likar
  16.1   Einleitung... 140
  16.2   Ursachen von Tumorschmerzen bei Kindern...................... 140
  16.3   Voraussetzungen einer Schmerztherapie bei tumorerkrankten Kindern....... 140
  16.4   Medikamentöse Schmerztherapie 141
        16.4.1   Nichtopioidanalgetika................................. 141
        16.4.2   Opioidanalgetika.................................... 141
        16.4.3   Opioidnebenwirkungen bei Kindern 142
        16.4.4   Koanalgetika....................................... 143
        16.4.5   Parenterale Therapie mit Schmerzpumpen................... 143
        16.4.6   Kurze schmerzhafte diagnostische und
                  therapeutische Eingriffe (siehe oben)...................... 144
  Literatur... 144

17   Therapie mittels invasiver Techniken 147
Wilfried Ilias
  17.1   Indikation zur „minimal invasiven Schmerztherapie" 148
  17.2   Methoden... 149
        17.2.1   Ganglion Gasseri Blockade mit
                  Hochfrequenzstrom (Tronnier et al. 2001).................. 149
        17.2.2   Vorgangsweise 149
        17.2.3   Ggl. Stellatum Blockade............................... 152
        17.2.4   Subarachnoidale Neurolyse 153
        17.2.5   Epidurale Neurolyse.................................. 154
        17.2.6   Ganglion coeliacum Blockade 154
        17.2.7   Vertebroplastie 155
        17.2.8   Angiosklerose (Montgomery und Sullivan 2001) 156
  Literatur... 156

**18   Systemische und rückenmarknahe Therapie mittels
       Schmerzpumpen und Ports 157**
Hans-Georg Kress und Birgit Kraft
  18.1   Einleitung... 157
  18.2   Subkutane Applikation über externe PCA-Pumpe................... 159
  18.3   Implantiertes, intravenöses Portsystem mit externer PCA-Pumpe 159

	18.4	Rückenmarknahe Dauerverabreichung von Analgetika	160
	18.5	Pharmakologische Besonderheiten und Gefahren der rückenmarknahen Applikation	163
	18.6	Wirksamkeit der rückenmarknahen Applikation bei Krebsschmerzen	164
	18.7	Perkutaner, getunnelt ausgeleiteter Spinalkatheter mit externer PCA-Pumpe	165
	18.8	Implantiertes epidurales oder intrathekales Portsystem mit externer Pumpe	166
	18.9	Intrathekale Katheter mit vollimplantierter Pumpe	167
	Literatur		168

19 Praxis der ambulanten parenteralen Schmerztherapie 171
Carsten Klein, Dieter Märkert, Christa Geiß, Gabi Littschwager,
Norbert Grießinger und Reinhard Sittl

	19.1	Technik	172
	19.2	Indikationen	173
	19.3	Organisatorische Voraussetzungen	173
	19.4	Praktisches Vorgehen	174
	19.5	Fallbeispiel	177
	19.6	Zusammenfassung	178
	Literatur		179

20 Interdisziplinäre multimodale Schmerztherapie in Gruppenform 181
Reinhard Sittl

	20.1	Grundsätze		182
		20.1.1	Definition	182
		20.1.2	Indikation	183
		20.1.3	Biopsychosoziales Schmerzmodell	183
	20.2	Schmerztagesklinik		184
		20.2.1	Organisationsstruktur	184
		20.2.2	Personalstruktur	185
		20.2.3	Patientenanfrage	185
		20.2.4	Patientenaufnahme	185
		20.2.5	Therapiezielvereinbarung	186
		20.2.6	Elemente eines multimodalen Therapieprogramms	186
		20.2.7	Multimodale Gruppenprogramme	188
		20.2.8	Evaluierung	190
		20.2.9	Nachsorgekonzept	190
	20.3	Zusammenfassung		191
	Literatur			191

21 Interaktionen von Arzneimitteln in der Schmerztherapie 193
Christina Dückelmann und Günter Fellhofer

	21.1	Nichtopioidanalgetika	193

21.2 NSAR (Nichtsteroidale Antirheumatika) 195
21.3 Mittelstarke Opioide 196
21.4 Starke wirksame Opioide....................................... 197
Literatur... 200

22 Rezeptur in verschiedenen europäischen Ländern:
Gesetzliche Grundlagen.. 201
Eckhard Beubler
22.1 Rezeptur starker Analgetika in Österreich........................ 202
22.2 Rezeptur starker Analgetika in der Schweiz 203
22.3 Rezeptur starker Analgetika in Deutschland 204
    22.3.1 Betäubungsmittelrezepte 204
    22.3.2 Angaben auf dem BtM-Rezept........................... 205
    22.3.3 Verschreibungshöchstmengen 206
    22.3.4 Ausnahmeregelungen................................... 207
    22.3.5 Notfallverschreibung 207
    22.3.6 Verschreibung für Patienten in Alten- und
            Pflegeheimen, Hospizen und in der spezialisierten
            ambulanten Palliativversorgung 207
    22.3.7 Abgabe der Betäubungsmittel durch den Apotheker 208
    22.3.8 Verordnung im stationären Bereich 208
    22.3.9 Grenzüberschreitender Reiseverkehr 208

23 Neuraltherapie im Rahmen der Palliativmedizin 211
Kurt Gold-Szklarski
Literatur... 217

24 Schmerzbehandlung aus Sicht des
Strahlentherapeuten/Radioonkologen 219
Gerda Hohenberg und Karin Brinda-Raitmayr
24.1 Therapieplanung 220
24.2 Die wichtigsten Indikationen für eine palliative Radiotherapie......... 221
    24.2.1 Knochemmetastasen................................... 221
24.3 Hirnmetastasen und Hirnnervenausfälle 221
24.4 Maligne Meningeose 222
24.5 Spinale Kompression und Kompression der Cauda equina............ 222
24.6 Symptome peripherer Nerven 222
24.7 Choroidale und orbitale Metastasen.............................. 222
24.8 Mediastinalkompression und Vena Cava Superior Syndrom.......... 223
24.9 Bronchialobstruktion und Lungenkollaps 223
24.10 Oesophagustumore.. 223
24.11 Lebermetastasen.. 223
24.12 Splenomegalie 224

	24.13 Tumoröse Haut und Weichteilveränderungen	224
	24.14 Hämorrhagien	224
	Literatur	224
25	**Ziele und Aufgaben der Palliativchirurgie**	**227**
	Hans-Werner Waclawiczek	
	25.1 Welchen Stellenwert und welche Ziele hat nun die Chirurgie im Gesamtkonzept der Palliativmedizin?	228
	25.2 Zusammenfassung	229
26	**Übelkeit und Erbrechen**	**231**
	Rudolf Likar, Günther Bernatzky und Reinhard Sittl	
	26.1 Zusammenfassung	238
	Literatur	239
27	**Ernährung und Flüssigkeitszufuhr bei Karzinompatienten am Lebensende**	**241**
	Michaela Werni-Kourik	
	27.1 Einleitung	241
	27.2 Multifaktorielle Genese der Tumorkachexie	242
	27.3 Ernährung in der Endphase einer unheilbaren Tumorerkrankung	244
	27.4 Der Stellenwert von Nahrungsergänzungsmitteln	246
	27.5 Therapieansätze bei der Kachexie	246
	27.6 Enterale oder parenterale Ernährung	248
	27.7 Artifizielle Hydrierung in der letzten Lebensphase – sinnvoll oder sinnlos?	249
	27.8 Ursachen für Dehydrierung	249
	27.9 Patientenwillen und Einbindung der Angehörigen	252
	27.10 Ethische und rechtliche Aspekte	253
	Literatur	254
28	**Psychologische Aspekte der palliativen Schmerztherapie**	**257**
	Franz Wendtner	
	28.1 Schmerz	259
	28.2 Stress	259
	28.3 Kontrollüberzeugung	260
	28.3.1 Internale Kontrollüberzeugung	260
	28.3.2 Externale Kontrollüberzeugung	260
	28.4 Selbstwirksamkeitserwartung	261
	28.5 Bewältigung/Bewältigungsstile	261
	28.6 Vermeidung/Dissimulation	261
	28.7 Rumination, Sinnsuche	262
	28.8 Aktivität, Zupacken	263
	28.9 Suche nach sozialer Unterstützung	263

28.10	Bewältigungsphasen.	263
28.11	Schock/Verleugnung	264
28.12	Aggression	265
28.13	Depression	265
28.14	Verhandeln	265
28.15	Akzeptanz	266
28.16	Trauer.	266
28.17	Psychologische/psychotherapeutische Begleitung/Therapie	267
28.18	Begleitung	267
28.19	Diagnostik	267
28.20	Verfahren	268
28.21	Entspannung	269
28.22	Progressive Muskelentspannung – PMR (nach Jacobson).	269
28.23	Imagination	270
28.24	Musik.	271
28.25	Qigong	272
28.26	Lebensqualität	273
28.27	Ausblick/Ziele	273
	Literatur.	274

29 Nichtmedikamentöse schmerztherapeutische Methoden in der Palliativmedizin **279**
Günther Bernatzky und Rudolf Likar
29.1 Übersicht an nicht medikamentösen Schmerztherapieverfahren (NMMs) mit Kurzkommentaren an Hand einiger Beispiele (Bernatzky et al. 2007; Parris und Abdi 2007; Lee und Raja 2011) 280
Literatur. 284

30 Musik in der Palliativmedizin **285**
Günther Bernatzky, Horst-Peter Hesse und Gunter Kreutz
Literatur. 290

31 Biofeedback in der Palliativmedizin **291**
Wolfgang Pipam
31.1 Einleitung. 291
31.2 Begriffsbestimmung. 292
31.3 Welche physiologischen Funktionen sind durch Biofeedback beeinflussbar?. 292
31.4 Voraussetzungen für eine Biofeedback-Therapie 293
31.5 Biofeedback als Methode des Symptommanagements-Schmerzbewältigung. 293
31.6 Biofeedback als „kognitive" Methode. 294

31.7	Biofeedback als supportive Therapie	294
31.8	Biofeedback in der Rehabilitation beim kolorektalen Karzinom	295
31.9	Zusammenfassung	295
	Literatur	295

32 TENS – Transkutane elektrische Nervenstimulation in Palliativmedizin und onkologischer Schmerztherapie 297
Timothy White und Bertram Disselhoff

32.1	Zur analgetischen Wirkung der TENS		298
32.2	TENS-Parameter		298
	32.2.1	Frequenzen	298
	32.2.2	Frequenzkombination: Die „Han-Stimulation"	299
	32.2.3	Zur Frequenzwahl bei Patienten mit einer Opiatmedikation	299
	32.2.4	Zur Stimulationsintensität	300
	32.2.5	Zur Elektrodenanlage	300
	32.2.6	Zur Dosierung	300
32.3	Erfahrungen mit TENS in Palliativmedizin und onkologischer Schmerztherapie		301
	32.3.1	Schmerzen bei Knochenmetastasen	302
	32.3.2	Sarkomschmerzen	302
32.4	Onkologische Begleitsymptome		302
	32.4.1	Fatigue	302
	32.4.2	Chemotherapieinduzierte Nausea und Emesis	303
	32.4.3	Radiatioinduzierte Xerostomie	304
32.5	Häufigste Nebenwirkungen		304
	32.5.1	Die Behandlung muskulärer Schwäche	304
	Literatur		305

33 Humor – eine Möglichkeit in der Palliativmedizin 307
Inge Patsch
Literatur 310

34 Eingehen auf Wünsche und Bedürfnisse des Kranken 311
Ernst Rupacher

34.1	Das Problem der enteralen Obstruktion – ein Fallbericht aus meiner Praxis	312

35 B-Zell Lymphom in linker Tonsille 315
Gudrun Russ

35.1	Vorgeschichte	315
35.2	Aktuelle Situation	316
35.3	Analgetische Therapie	316

35.4	Kausale Therapie	316
35.5	Verlauf	317
35.6	Zusammenfassung	317
Literatur.		318

36 Das ärztliche Gespräch. ... 319
Birgit Hladschik-Kermer

- 36.1 Einleitung. ... 319
- 36.2 Ungewissheit und Unwissenheit ... 320
- 36.3 Gespräche führen – Wie und Wann ... 321
- 36.4 Durchführen des Gespräches ... 322
  - 36.4.1 Setting ("setting up the interview") ... 322
  - 36.4.2 Perception ("assessing the patient's perception"). ... 322
  - 36.4.3 Invitation ("obtaining the patient's invitation") ... 322
  - 36.4.4 Knowledge ("giving knowledge and information") ... 323
  - 36.4.5 Emotions ("adressing the patient's emotions with empathic responses") ... 323
  - 36.4.6 Strategy and Summary ... 324
- 36.5 Zum Abschluss. ... 326
- Literatur. ... 326

37 Kommunikation und Interaktion in der Palliativbetreuung ... 327
Gerald Gatterer

- 37.1 Einleitung. ... 328
- 37.2 Allgemeine Aspekte der Kommunikation ... 328
  - 37.2.1 Definition ... 328
- 37.3 Funktionen der Kommunikation ... 330
- 37.4 Soziale Wahrnehmung als Grundlage kommunikativer Kompetenz ... 330
- 37.5 Anatomie einer Nachricht ... 332
- 37.6 Die Nachricht als Träger von Botschaften ... 334
- 37.7 Systemische Sicht der Kommunikation (was kann man wann sagen?) ... 336
- 37.8 Aktives Zuhören – die personenorientierte Gesprächsführung ... 338
- 37.9 Spezifische Aspekte der Kommunikation im Bereich der Palliativbetreuung ... 339
  - 37.9.1 Allgemeine Richtlinien. ... 339
  - 37.9.2 Kommunikationsrichtlinien entsprechend der Sterbephasen nach Kübler-Ross (2001) ... 344
- 37.10 Die Rolle der Helfer in der Palliativbetreuung ... 347
- 37.11 Supervision und ihre Aufgaben ... 348
  - 37.11.1 Allgemeine Aspekte der Supervision ... 348
- 37.12 Praktische Durchführung. ... 349
  - 37.12.1 Beziehungsaufbau. ... 349
  - 37.12.2 Problemidentifizierung ... 350

　　　　37.12.3　Sammlung von Information 351
　　　　37.12.4　Bearbeitung. 352
　　　　37.12.5　Integration und Auswertung 353
　　37.13　Zusammenfassung 353
　　Literatur. 354

38　Palliative Sorge um die Mitarbeiterinnen? Psycho-soziale Unterstützung von Hospice- und Palliative Care Teams 355
　　Klaus M. Schweiggl
　　38.1　Zur „Lebensqualität" der PatientInnen das Bestmögliche beizutragen, ist nach ihrem Selbstverständnis Hauptziel der Palliative Care 355
　　38.2　Die Bewältigung menschlicher Grenzerfahrungen, der Umgang mit der Angst vor Leid und Tod, Verlust und Trauer sind im Alltag von Hospice- und Palliative Care zentrales Thema. 356
　　38.3　Rücksicht auf sich selbst, die Mitarbeiter, das Team 358
　　　　38.3.1　Rücksicht auf sich selbst 358
　　　　38.3.2　Rücksicht auf die MitarbeiterInnen 359
　　　　38.3.3　Rücksicht auf das Team 359

39　Schmerztherapie und Palliativmedizin: Rechtliche Aspekte 361
　　Kurt Schmoller
　　39.1　Pflicht zur Schmerzbehandlung 362
　　39.2　Rechtliche Folgen einer unzureichenden Schmerzbehandlung 363
　　39.3　Selbstbestimmung des Patienten 366
　　39.4　Lebensverkürzende Schmerzbehandlung? 367
　　39.5　Euthanasie 368
　　Literatur. 370

40　Alte Ängste und Vorurteile, allgemeine Richtlinien 373
　　Rudolf Likar und Günther Bernatzky
　　40.1　Grundregeln der Schmerztherapie 374
　　40.2　Mythen über Morphium. 374

Über die Herausgeber

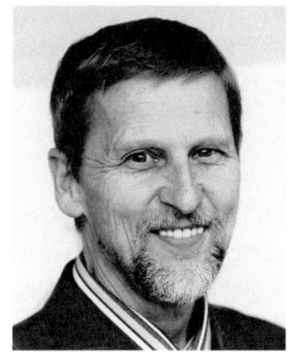

Günther Bernatzky Univ.-Prof. Dr. geb. 1954 in Saalfelden (Land Salzburg), verheiratet, zwei Kinder; aufgewachsen in Leogang. Ao. Univ.-Professor an der Universität Salzburg, Naturwissenschaftliche Fakultät; Studium der Biologie; Promotion zum Dr. phil. an Universität Salzburg, pharmakologische Zusatzausbildung und Spezialisierung in Schmerzphysiologie und -therapie (Universität Graz); Doktorarbeit über „Substanz P" bei Professor Fred Lembeck (Graz); Verleihung der Venia docendi an Universität Salzburg („Schmerzhemmende Wirkung der Gasteiner Kurmittel"). Forschungsaufenthalte in Deutschland (Professor Ilmar Jurna, Homburg) und den USA (Prof. Jaak Panksepp, Bowling Green); Preise und Auszeichnungen: Salzburger Landesregierung; Österreichischen Schmerzgesellschaft; Österreichischen Palliativgesellschaft und verschiedene Posterpreise. Schwerpunkte der Forschung: Schmerzphysiologie; Nichtmedikamentöse Schmerztherapie; Wirkung Gasteiner Kurmittel; Musik in der Therapie bei verschiedenen Krankheiten (z. B. Schmerz, Parkinson, Demenz, Alter); Leiter und Mitbegründer Forschungsnetz „Mensch und Musik" an Universität Mozarteum Salzburg (2002–2005); Vorstandsmitglied der Österreichischen Schmerzgesellschaft (Wissenschaftl. Sekretär: 2005–2007; Präsident: 2011–2013) und der Österreichischen Palliativgesellschaft (bis 2010); Mitglied der Arbeitsgruppe für Neurodynamics and Neurosignaling an Universität Salzburg; Leiter und Gründer des Salzburger Schmerzinstituts; Vorstandsmitglied des Internat. Health Forums Gastein (bis 2006); Stellvertretender Präsidiumsvorsitzender des Salzburger Hilfswerks; Mitglied und Leiter des Beirates für Wissenschaft und Medizin der Hospizbewegung Salzburg. Zahlreiche Publikationen, Vorträge, TV-Berichte und Radiointerviews; Veröffentlichung der sogenannten Schmerztagebücher und Migränevorsorgetagebuch, Produktion von 4 verschiedenen therapeutischen Musik-CDs (Schmerz, Parkinson und Stress); 6 Buchveröffentlichungen im Springer-Verlag (z. B. „Nichtmedikamentöse Schmerztherapie, Komplementäre Methoden in der Praxis" 2007) und im UNIMED Verlag. Weitere Informationen: http://www.schmerzinstitut.org.

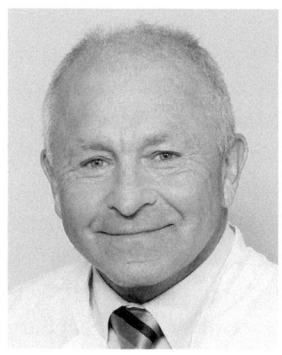

Reinhard Sittl Dr. med. Dipl. Soz. Leitender Oberarzt am Schmerzzentrum Erlangen, Facharzt für Anästhesiologie, Spezielle Schmerztherapie, Diplom für Körper- und Ohrakupunktur, Zertifikat für Medizinische Hypnose und Kommunikation.

Klinische Arbeitsschwerpunkte:

Klinische Arbeitsschwerpunkte sind u. a. Behandlung von Tumorschmerzen bei Kindern und Erwachsenen, von neuropathischen Schmerzsyndromen sowie von chronischen Schmerzpatienten im multimodalen Setting

Bisherige wissenschaftliche Arbeitsschwerpunkte:

Wirkweise und klinische Anwendung von Opioiden
Wirkungsnachweis von TENS und Akupunktur
Wirkweise von Lokalanästhetika und Opioide auf die Hyperalgesie
Determinanten des postoperativen Schmerzes

Wissenschaftliche Auszeichnungen:

Sertürner-Preis 1998
Deutscher Schmerzforschungspreis 1999
Deutscher Palliativpreis 2001
Österreichischer Palliativpreis 2002
Österreichischer Palliativpreis 2004

Über die Herausgeber

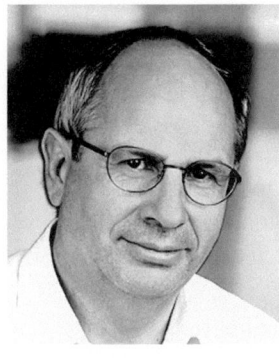

Likar Rudolf Univ.-Prof. Dr. Likar Rudolf, geb. am 28.05.1959 in Waiern/Feldkirchen, aufgewachsen in Flatschach bei Himmelberg.

1965–1969	Volksschule Himmelberg
1969–1977	Humanistisches Gymnasium Tanzenberg (Matura 28.06.1977)
1977–1978	Absolvierung des Grundwehrdienstes mit EF-Ausbildung beim Bundesheer
1978–1985	Medizinstudium in Graz (Promotion 11.06.1985) Während des Studiums Absolvierung mehrerer Übungen beim Bundesheer und Ernennung zum Oberleutnant der Reserve
1986–1988	Absolvierung der Turnusausbildung, LKH Klagenfurt
05. 1989–31.03.1990	Ärztlicher Leiter der Stellungskommission des Militärkommandos Tirol
15.04.1990	Beginn der Ausbildung zum Facharzt für Anästhesiologie im Landeskrankenhaus (LKH) Klagenfurt
05. 1994	Facharzt für Anästhesiologie und allgem. Intensivmedizin; Rang eines Majorarztes der Reserve beim österreichischen Bundesheer durch die 1-jährige Aktivzeit als ärztlicher Leiter der Stellungskommission
17.03.1999	Lehrbefugnis als Universitätsdozent für das Habilitationsfach Anästhesiologie und Intensivmedizin
22.01.2008	Verleihung des Berufstitels „Universitätsprofessor" seitens der Medizinischen Universität Graz
2010	Vorstand der Abteilung für Anästhesiologie und Intensivmedizin, LKH Klagenfurt

Weitere medizinische Zusatzausbildungen:

1991	Diplom für Akupunktur
1990	Diplom für Kurarzt
1989	Notarztdiplom
1989	Absolvierung des Physikatskurses

	Während der Anästhesieausbildung Spezialisierung auf das Gebiet der Schmerztherapie
	Mehrere Aufenthalte an Kliniken in Deutschland (Kiel, Köln, Erlangen, Konstanz)
1993	Dreimonatiger Aufenthalt an der Pain-Clinic in Cleveland/Ohio
1995	Einmonatige Hospitation am Memorial Sloan Catering Hospital in New York und John Hopkins-University, Baltimore/USA
1998	Einwöchiger Aufenthalt an der Pain-Clinic in Cleveland/Ohio (Prof. Dr. M. Stanton-Hicks)
1995	Postgradueller Hochschulkurs für Medizinische Führungskräfte
1997	Diplom zum klinischen Prüfarzt
1999	Allgemeiner beeideter und gerichtlich zertifizierter Sachverständiger für Anästhesiologie, Intensivmedizin, Notfallmedizin, Schmerztherapie
2003	Diplom für Palliativmedizin
2003	09.–12.09., Cleveland Clinic Foundation, Hospitation
2006	Advanced Trauma Life Support(ATLS)-Kurs München (Traumamanagement)
12/2007	Master of Science (MSc) Interdisziplinäres Schmerzmanagement
01/2008	Verleihung des Berufstitels Universitätsprofessor
04/2008	Zertifikat Führungskräfte – Entwicklungsprogramm
04/2011	Good Clinical Practice-Training für Prüfärzte

Mein persönlicher Glaube und Schmerztherapie

Hildegard Teuschl

Inhaltsverzeichnis

1.1 Nachspüren bei mir selbst? 2
1.2 Unsere Leistungsgesellschaft will Erfolge sehen 3
1.3 Ohnmacht aushalten 4
1.4 Tragfähige Beziehungen 4
1.5 Persönliche Erfahrungen mit sterbenden Menschen 4
1.6 Große Vorbilder 5

„Wie kannst du an einen liebenden Gott glauben, der dir einen Krebs schickt?" Diese und ähnliche Fragen wurden mir im letzten Jahr häufig gestellt. Für mich gibt es darauf keine Antwort, aber eines weiß ich mit Sicherheit: Gott „schickt" keinen Krebs – er mutet mir bisher Unbekanntes zu! Ein lieber Freund hat das so ausgedrückt: „Mit deiner Krebserkrankung und dem Umgang mit deinen Schmerzen hast du eine neue Aufgabe bekommen, mit der du dich in deinem bisherigen Leben nicht auseinanderzusetzen hat-

---

Frau Mag. Sr. CS Hildegard Teuschl, Ehrenpräsidentin und ehemalige Vorsitzende von Hospiz Österreich verfasste dieses Kapitel wenige Tage vor ihrem Ableben am 18.02.2009. Die Aufnahme dieses Beitrages in das vorliegende Buch über „Schmerzbehandlung in der Palliativmedizin." war für Frau Teuschl ein besonderes Anliegen. Die letzten Tage ihres Lebens verbrachte Frau Teuschl mit einer sehr guten Schmerztherapie an einer Wiener Palliativstation (Österreich).

H. Teuschl (Deceased) (✉)
Wien, Österreich
e-mail: guenther.bernatzky@plus.ac.at

© Der/die Autor(en), exklusiv lizenziert an Springer-Verlag GmbH, DE, ein Teil von Springer Nature 2023
G. Bernatzky et al. (Hrsg.), *Schmerzbehandlung in der Palliativmedizin*, https://doi.org/10.1007/978-3-662-64329-7_1

test." Und so empfinde ich das auch! Für mich gibt es auch keine Erklärung, warum es keine Antwort gibt. Das macht mich sprachlos, und sprachlos bin ich nicht gerne. Ich versuche daher zu schweigen und nachzuspüren, wie ich es schaffe, mit Fragen weiterzuleben.

Es hilft mir, in Dankbarkeit nachzudenken, woher ich in meinem Leben bisher die Kraft geschenkt bekam, mit Schwierigkeiten und Krisen umzugehen und daraus das Vertrauen zu schöpfen, dass ich diese Kraft auch jetzt von Gott bekomme.

Abschiednehmen von Beziehungen und Loslassen von vielem, was mir wichtig und bedeutungsvoll war, fällt mir nicht leicht. Der Krebs traf mich mitten im vollen Berufsleben; eine Operation war nicht mehr möglich und schnell war klar: Nun ist Palliativmedizin angesagt, um die Schmerzen einzudämmen. Die Knochenmetastasen waren weit fortgeschritten. Über Nacht sah ich mich mit einem plötzlichen Rollenwechsel konfrontiert: Hatte ich bisher mit sterbenden Menschen und ihren Angehörigen geredet und für sie ganzheitliche Schmerztherapie gefordert, musste ich nun lernen, als betroffene Patientin mit einem unheilbaren Krebsleiden selbst zu leben.

In den letzten 20 Jahren hatte ich alles drangesetzt, die Hospizidee in weiten Kreisen zu verbreiten und die multiprofessionelle Palliativbildungsarbeit zu fördern. Jetzt musste ich erleben, dass eigene Erfahrungen noch einmal ganz anders sind.

1.1 Nachspüren bei mir selbst?

Ich fühle mich jetzt näher dran. Ich reflektiere und kontrolliere, was ich in meinen Vorträgen zum Auf- und Ausbau der Hospizarbeit gesagt und geschrieben habe. Ich merke, vieles stimmt und trägt, wie z. B. dass die Palliativmedizin heute einen Großteil der Schmerzen lindern oder beseitigen kann, oder dass es für Schwerkranke schlimm ist, wenn sie belogen werden, wenn ihnen die Wahrheit nicht zugemutet wird. Ich erfahre, wie segensreich die Einrichtung der mobilen Ärzte in Hospiz- und Palliativteams ist, die mir ermöglichen viele Behandlungen zuhause im eigenen Bett zu erhalten und nicht ins Krankenhaus zu müssen.

Eine starke Bestätigung ist es mir auch, zu spüren, wie wichtig mitfühlende Freunde sind, die mir die Autonomie lassen und mich weder „bemuttern" noch mich mit guten Ratschlägen zudecken oder sich regelmäßig Bulletins zur Lage der Gesundheit erwarten.

Aus dem dankbaren Rückblick auf ein erfülltes Leben versuche ich die Quellen zu finden, die mich bisher gestärkt haben und die mir jetzt und in Zukunft Kraft geben können.

Ich halte mich nicht dabei auf, nachzudenken, was alles für mich jetzt *nicht* mehr möglich ist, sondern ich danke Gott, dass mein Leben so reich war und dass es nach Tiefpunkten immer wieder Hochs gegeben hat. Ich bin froh, festzustellen, dass meine persönliche Gottesbeziehung trägt, dass ich bisher nicht in Depressionen gerutscht bin. Ich habe das tiefe Vertrauen, dass Gott mich gerade in der letzten Lebensphase nicht allein lassen wird.

Gleichzeitig habe ich zwischendurch aber auch Angst vor den letzten Wochen oder Tagen meines Lebens. Die Schmerzen werden die Ärzte schon unter Kontrolle bringen, aber die vielen unangenehmen Begleitsymptome? Wie wird es mir gehen, wenn ich nicht mehr autonom denken und handeln kann? Werde ich mich einem liebenden Gott wirklich ausliefern können? Es entlastet mich, dass ich nicht etwas leisten muss, sondern dass ich alles von Gott erwarten darf.

1.2 Unsere Leistungsgesellschaft will Erfolge sehen

Die Frage nach der Selbstbestimmung des Anfangs und des Endes unseres Lebens ist in unserer Leistungsgesellschaft ein natürliches Signal. Wissenschaft und Forschung helfen uns heute viele Probleme zu lösen. Gerade auch Medizin und Medizintechnik liefern uns ständig neue Beweise dafür, was alles machbar geworden ist. Irgendwo ist bei nicht wenigen Menschen im tiefsten Inneren die Hoffnung: „Wir werden auch das Leid noch besiegen und das Sterben noch in den Griff bekommen!" Gerade auch bei Krebs beweisen uns die vielen Erfolge, dass Unmöglich-Scheinendes wahr werden kann. Ich komme mit vielen MitpatientInnen in Kontakt, die ihr Schicksal recht unterschiedlich tragen. Manche suchen nach immer neuen Mitteln der Heilung, andere bewältigen in Gelassenheit das Abschiednehmen und ordnen ihr Leben. Einen besonderen Stellenwert hat für die meisten Menschen der Kampf um die Erhaltung der Autonomie. Die philosophische Diskussion um Selbstbestimmung lässt aber oft die gesellschaftspolitische Dimension und den sozialen Aspekt außer Acht. Was philosophisch möglich ist, kann gesellschaftspolitisch zum Missbrauch der Freiheit führen. Der Mensch darf nicht von seiner Umwelt isoliert gesehen werden. Freiheit ist nicht etwas völlig Individualistisches.

In Würde und Schmerzlinderung sterben können, ist eine Herausforderung an die Gesellschaft, ist nicht zuerst ein medizinisches Anliegen, auch nicht zuerst ein Anliegen der Kirchen. Die Kirchen und die Medizin haben hier Dienstfunktion. Das Tötungsverbot braucht das Zusammenspiel aller Kräfte einer humanen Gesellschaft. Die Bemühungen von Hospizbewegung und Palliative Care bieten eine Antwort auf die Defizite in unseren Familien und auf die Defizite unseres Gesundheitswesens.

„Das wird schon wieder!" ist ein Satz, den ich in letzter Zeit sehr oft gehört habe. Als ich vor einem halben Jahr alle Haare verloren habe, war der hauptsächlichste Trostsatz meiner Umgebung: „Die Haare kommen ganz sicher wieder – und übrigens steht dir die Perücke ausgezeichnet!" Man wollte mir möglichst schnell vermitteln: ‚da kann man ja was machen …'

Sehr einfühlsam empfand ich aber z. B. meine Friseurin, die mir nach dem Rasieren der letzten Haarsträhne, die die Chemotherapie übrig gelassen hatte, sagte: „Dafür nehme ich kein Geld – für meinen Beitrag zu ihrem Verlust will ich nichts kassieren". Dieses solidarische Mitfühlen von Frau zu Frau habe ich als Kostbarkeit erlebt – und nicht, weil ich mir dadurch 10 Euro erspart habe!

1.3 Ohnmacht aushalten

Für den Kranken selbst und für die Angehörigen und Begleitenden geht es darum, zu sehen, was ist – und das dann solidarisch miteinander zu tragen, anstatt mit aller Kraft etwas ändern oder „machen" zu wollen.

Ich versuche, diesem solidarischen Gott auf der Spur zu bleiben. Und ich entdecke ihn in der Beziehung zu konkreten Menschen, die den Weg des Krankseins und Leidens mit mir gehen, ohne ständig zu fragen: Was kann ich gegen deine Krankheit tun?

Verdrängung oder Nichtwahrhaben-Wollen ist keine Bewältigungsstrategie. Es hilft nichts, der Auseinandersetzung mit dem Leid davon zu laufen. Und es hilft ebenso wenig, um die Frage WARUM zu kreisen? Jeder Mensch lebt sein Leben – auch in der letzten Phase – individuell und verschieden. Manche haben Angst vor dem Alleinsein. Andere – und zu denen gehöre ich – brauchen gerade auch das Alleinsein und die Stille.

1.4 Tragfähige Beziehungen

Was mir hilft, sind tragfähige Beziehungen. Meine 70 Lebensjahre haben mir viele tiefe Beziehungen gebracht – keine romantischen „Liebesgeschichten", aber viel Freundschaft und Nähe zu Menschen, die mich spüren lassen: Der Austausch von Freud und Leid ist bereichernd, Zuhören und Hinterfragen ist lebenswichtig, Bestätigung ist aufbauend. Und besonders notwendig ist es auch, gebraucht zu werden.

Ich habe viel Liebe auch in meinen beruflichen Beziehungen geben und nehmen können – zuerst in meiner sozialen Bildungsaufgabe. Über 30 Jahre war ich Direktorin des Caritas-Ausbildungs-Zentrums für Sozialberufe in Wien/Seegasse, in den letzten 20 Jahren im Auf- und Ausbau der Hospizarbeit.

Ich wünsche mir, dass vielen Sterbenden und ihren Angehörigen erfahrbar wird, dass in der letzten Lebensphase Menschen DA SIND und als Wegbegleiter vermitteln: Du bist nicht allein und sollst LEBEN dürfen bis zuletzt. Jeder Sterbende ist ja ein Lebender!

Ich bin froh und dankbar, dass ich auch jetzt viele Freundinnen und Freunde habe, die mittragen, die für mich beten. Ich fühle mich nicht allein.

1.5 Persönliche Erfahrungen mit sterbenden Menschen

Eine wichtige und sehr konkrete Erfahrung machte ich beim Tod meines Bruders. Wolfgang starb 1999 mit 57 Jahren an Leberkrebs und hat sich bis zuletzt gegen seine Krankheit sehr gewehrt und um sein Leben gekämpft. Ins Krankenhaus wollte er nicht mehr und Hospizhilfe zuhause lehnte er so lange es irgendwie alleine ging, ab. Meine Schwester und ich haben ihn in den letzten Wochen abwechselnd zuhause begleitet. Er war immer sehr verschlossen und bezeichnete sich selbst als ungläubig. Und doch hatte er 1971 das komplette Markus-Evangelium in die Wiener Unterweltsprache übersetzt. Sein Buch „Da Jesus und seine Hawara" hat viel Staub aufgewirbelt. Unseren Fragen, warum er als Ungläubiger einen Zugang zur Bibel fand, ist er immer ausgewichen. In seiner letzten Lebensphase wollte ich noch einmal versuchen, den Schrifttext in seiner Sprache zu Hilfe zu nehmen. Als er schon großteils im Leberkoma war, saß ich an seinem Bett und nahm seine eigene Bibelübertragung zur Hand. Ich suchte nach einer Stelle, die ihm trostvoll sein könnte. Schließlich entschied ich mich für die Erzählung über die Heilung eines Gelähmten, den seine vier Freunde durch das Dach eines Hauses vor Jesus hinunterließen, damit er ihn gesund mache. Wolfgang hat das so betitelt:

„A Haadschada wiad wida bumpalxund". Zum Gelähmten lässt er Jesus sagen: *„Red ma nimma fo deine Linkn, Freind, sogn ma, es woa nix!"*

Immer wieder wiederholte ich diesen Satz an Wolfgangs Ohr – ich weiß nicht, ob er noch in sein Bewusstsein gedrungen ist … Vermutlich hat mich das selbst mehr beruhigt als ihn.

Erst später bin ich auf den vorhergehenden Satz aufmerksam geworden, wo es heißt: *„Wia da Jesus eana Zuadraun xäng hod, hod a zua dem Haadschadn xogd: Red ma nimma fo deine Linkn, …"*

Damit wollte ich Wolfgang vermitteln, dass das Einstehen für den Freund und das Vertrauen in die Hilfe Jesu alles Frühere gut sein lassen kann.

1.6 Große Vorbilder

Seit 46 Jahren gehöre ich der von **Hildegard Burjan** 1919 gegründeten Schwesterngemeinschaft Caritas Socialis an. Meinen persönlichen Glauben verdanke ich dem Vorbild dieser großen Frau, die auf der Suche nach Gott den Menschen am Rande der Gesellschaft begegnete. Selbst durch schwere Krankheit gezeichnet, setzte sie sich gemeinsam mit haupt- und ehrenamtlichen MitarbeiterInnen für jene ein, an denen andere vorbeigingen, wie der Priester oder der Levit im Gleichnis vom Barmherzigen Samariter. Sie handelte nach dem Grundsatz: Die Barmherzigkeit von heute muss die Gerechtigkeit von morgen werden. Ihr unerschütterlicher Mut, als Frau in Kirche, Gesellschaft und Politik hat auch mich motiviert, Schmerzen ganzheitlich zu erfassen und nach den körperlichen, psychischen, sozialen und spirituellen Wurzeln der Not zu suchen.

Zu einem weiteren großen Vorbild wurde mir **Kardinal Dr. Franz König.** Besonders durch die parlamentarische Enquète 2001 „Solidarität mit unseren Sterbenden – Aspekte einer humanen Sterbebegleitung in Österreich" bin ich intensiver als zuvor mit ihm in Beziehung gekommen. Nicht nur wie er dachte und sprach, wie er sich gegen die Euthanasie einsetzte und um Solidarität kämpfte, sondern vor allem wie er seinem eigenen Sterben entgegenging, berührte mich tief. Als ihn schon allmählich die Kräfte verließen, verfasste er im Jänner 2004 einen Brief an die Mitglieder des Österreich-Konventes gegen die

Euthanasie und für das Recht eines jeden Menschen, *„an der Hand und nicht durch die Hand eines Menschen"* sterben zu können. Nach seinem sanften und friedlichen Heimgang hat er seine drei Fragen anlässlich seiner Aufbahrung im Stephansdom – mit einer ganz anderen Eindringlichkeit auch noch den Menschen gestellt, die eine ganze Nacht lang an seinem Sarg vorübergezogen sind: *„Woher kommen wir? Wohin geht unser Weg? Welchen Sinn hat unser Leben?"*

Wenn ich an ihn denke, dann tue ich es nicht mit Trauer, sondern in großer Dankbarkeit, wie an jemanden, den ich nicht unter den Toten suchen muss. Am Ende seines Lebens konnte er sich einfach fallen lassen in Gottes Hand. Dieses Geschenk erbitte ich auch mir von Gott.

Der Einfluss von Spiritualität und Religion auf Gesundheit und Heilung

Josef Bruckmoser

Inhaltsverzeichnis

2.1	„Dein Glaube hat dir geholfen"	7
2.2	Heilung ist ein Beziehungsgeschehen	8
2.3	Spiritual Care	9
2.4	Wie Religion gesund machen kann	10
2.5	Salutogenese und Spiritualität	12
2.6	Wie Religion krank machen kann	13
2.7	Der religiös-spirituelle Aspekt von Psychotherapie	15
2.8	Schamanen und Geistheiler	16
Literatur		17

2.1 „Dein Glaube hat dir geholfen"

Glaube und Heilung, dieses Thema hat eine Jahrtausende alte Tradition. Und es hat durch die Palliativmedizin eine neue Bedeutung bekommen. Aber fangen wir mit einem klassischen Beispiel an, wie es in der Bibel in Kap. 5 des Markusevangeliums zu lesen ist. Dort heißt es in den Versen 26–34:

Mag. Josef Bruckmoser ist Theologe und Wissenschaftsjournalist und war langjähriger Ressortleiter Wissenschaft/Gesundheit/Religion der „Salzburger Nachrichten"

J. Bruckmoser (✉)
Salzburg, Österreich
e-mail: Josef.Bruckmoser@sn.at

Unter den Menschen, die Jesus folgten, „war eine Frau, die schon zwölf Jahre an Blutungen litt. Sie war von vielen Ärzten behandelt worden und hatte dabei sehr viel zu leiden; ihr ganzes Vermögen hatte sie ausgegeben, aber es hatte ihr nichts genutzt, sondern ihr Zustand war immer schlimmer geworden. Sie hatte von Jesus gehört. Nun drängte sie sich in der Menge von hinten an ihn heran und berührte sein Gewand. Denn sie sagte sich: Wenn ich auch nur sein Gewand berühre, werde ich geheilt. Sofort hörte ihre Blutung auf und sie spürte deutlich, dass sie von ihrem Leiden geheilt war. Im selben Augenblick fühlte Jesus, dass eine Kraft von ihm ausströmte, und er wandte sich in dem Gedränge um und frage: Wer hat mein Gewand berührt? Seine Jünger sagten zu ihm: Du siehst doch, wie sich die Leute um dich drängen, und da fragst du: Wer hat mich berührt? Er blickte umher, um zu sehen, wer es getan hatte. Da kam die Frau, zitternd vor Furcht, weil sie wusste, was mit ihr geschehen war; sie fiel vor ihm nieder und sagte ihm die ganze Wahrheit. Er aber sagte zu ihr: Meine Tochter, dein Glaube hat dir geholfen. Geh in Frieden! Du sollst von diesem Leiden geheilt sein."(Mk 5,26–34)

2.2 Heilung ist ein Beziehungsgeschehen

Kann der Glaube nicht nur Berge versetzen, sondern Menschen auch von Krankheiten heilen? Nicht weniger als 7-malheißt es im Neuen Testament, *„dein Glaube hat dir geholfen"*. Bis zum Mittelalter waren Religion und Medizin engstens miteinander verbunden. Außerhalb jener Zivilisation, die heute von den Naturwissenschaften beherrscht wird, gibt es diesen engen Zusammenhang nach wie vor. In der westlichen Hemisphäre wurde die Medizin dagegen durch die Aufklärung zur reinen Naturwissenschaft. Und selbst dort, wo es vorwiegend um psychische – oder „seelische" – Erkrankungen geht wie in der Psychotherapie, wurde jedenfalls im 20. Jahrhundert jede auch nur ansatzweise Nähe zu religiösen Kontexten streng gemieden. Für Sigmund Freud war Religion eine infantile Zwangsneurose.

Freilich: So linear, wie es der Evangelist Markus schildert und wie es auch von – medizinisch geprüften – sogenannten „Wunderheilungen" etwa im katholischen Marienheiligtum Lourdes bestätigt ist, stellt sich der Zusammenhang von Glaube und Heilung in der Regel nicht dar. Daher wird sowohl im biblischen Kontext wie bei anderen religiösen Heilungsgeschehen von „Wundern" gesprochen – etwas, das sich außerhalb der alltäglichen Erfahrungswelt abspielt. „Es gibt keine direkte ‚automatische' Beziehung zwischen unserem Glauben und der Heilung von körperlichen und seelischen Krankheiten", schreibt Beate Jakob von der Evangelischen AltenPflegeHeimSeelsorge Württemberg (Jakob 2020). „Der Glaube kann nicht für konkrete Heilungen instrumentalisiert werden. Und doch: Gott ist uns in der Krankheit nahe und der Glaube und das Gebet haben eine heilende Kraft, die unser Leben verändern kann."

Nach dem Bericht der Bibel müssen dafür mindestens zwei Voraussetzungen gegeben sein: Ein Mensch wie Jesus, von dem eine besondere Kraft ausgeht und dem deshalb der Ruf des „Wunderheilers" vorausgeeilt ist, und ein Mensch, der an diese Kraft glaubt. Das wird in demselben Kap. 5 des Markusevangeliums auch von dem Synagogenvorsteher Jairus erzählt, dessen Tochter todkrank ist. Er fleht Jesus an: „Meine Tochter liegt im Sterben. Komm und leg ihr die Hände auf, damit sie wieder gesund wird und am Leben bleibt."

Annette Weissenrieder, Bibelwissenschaftlerin an der Martin-Luther-Universität in Halle-Wittenberg, sieht einen Erklärungsansatz für die Heilungen durch Jesus unter dem Gesichtspunkt der Therapie (Weissenrieder 2020). „Therapie kommt von therapeia. Und das meint ärztlich behandeln oder sich kümmern. Das bedeutet: Die Heilungen Jesu zeigen in erster Linie ein sich Kümmern, ein Wahrnehmen des Kranken in allen Facetten seines Leidens." Zu diesem Wahrnehmen, zu dieser Achtsamkeit auf den kranken Menschen, komme als Zweites das Sehen. „Sehen spielt in diesen Heilungsgeschichten eine sehr große Rolle. Das heißt, das Wahrnehmen des Menschen in seinen Lebenskontexten." Jesus treffe Kranke oft in unwürdigen Verhältnissen an, in der Wüste oder an den Rändern der Städte. Das sei auch heute so, „dass wir Kranke sozusagen an den Rand drängen und nicht in der Mitte der Gesellschaft partizipieren lassen, zumindest sehr häufig".

Auch für die ganz profane Medizin ist durch vielerlei Studien bestätigt, dass das Gesehenwerden durch den Arzt erst jenes Vertrauen des Patienten möglich macht, das eine wesentliche Voraussetzung für die Heilung ist. Denn durch eine gute Arzt-Patienten-Beziehung wird den Therapieempfehlungen des Mediziners mehr vertraut und die Patientinnen und Patienten halten sich deshalb auch mehr daran. Die Compliance, die Therapietreue, ist besser. Heilung ist also auch im medizinischen Alltag – nicht anders als bei Jesus – zu einem wesentlichen Teil ein Beziehungsgeschehen. Es geht um eine tiefe Resonanz zwischen Ärztin oder Arzt und Patientin oder Patient, um eine Bezogenheit aufeinander als wesentlichen gesundheitsförderlichen Aspekt.

In dieser ganzheitlichen Sicht von Heilung wird auch der lange Zeit vergessene Schatz religiöser Heilkunde gegenwärtig wiederentdeckt. „Psychologen erkunden mit staatlichen Forschungsgeldern die befreiende Wirkung des Verzeihens, die stabilisierenden Funktionen der Dankbarkeit, die Widerstandskraft von Hoffnung und Vertrauen", stellt der deutsche Psychotherapeut und Religionspsychologe Michael Utsch in seinem Beitrag „Religionssensible Behandlungen" fest (Utsch 2020a). Auf der Suche nach tragenden Werten und weltanschaulicher Orientierung habe das kulturelle Erbe der Weltreligionen das Interesse der Gesundheitsforscher geweckt. „Religionsvergleichende Untersuchungen haben dabei ergeben, dass die großen Weltreligionen folgende 6 Kerntugenden beinhalten: Weisheit/Wissen, Mut, Liebe/Humanität, Gerechtigkeit, Mäßigung, Spiritualität/Transzendenz. Weil das therapeutische Potenzial dieser Haltungen offensichtlich ist, fragen auch Psychotherapeuten vermehrt nach Wegen, diese Einstellungen zu vermitteln und therapeutisch zu nutzen."

2.3 Spiritual Care

Ein Stichwort ist in diesem Zusammenhang Connectedness, die Verbundenheit. Diese wird zunehmend als eine Kernkompetenz von Religion und Spiritualität erkannt, die auch für das Heilungsgeschehen von Bedeutung sei. Einen konkreten Fokus hat das Thema in der „Spiritual Care" gefunden. Seit 2015 gibt es dazu einen Lehrstuhl an der Uni Zürich, seit 2017 ist auch der entsprechende Lehrstuhl an den LMU München wieder neu besetzt.

Auch an anderen Universitäten und Bildungsinstitutionen wurden Ausbildungen und Lehrgänge eingerichtet. Man hat erkannt, dass Religion und Spiritualität den Patientinnen und Patienten helfen können, ihre Krankheitssituation besser zu bewältigen. Als Gründe werden positive Auswirkungen auf das allgemeine Befinden genannt, die Förderung positiver Emotionen wie Zufriedenheit, Dankbarkeit und Freude und die Förderung positiver Beziehungen zu den Mitmenschen.

Verstärkt ist das Thema durch die Palliativmedizin in den medizinischen Kontext eingeflossen, weil man festgestellt hat, dass man die existenziellen Fragen eines schwerkranken Menschen am Lebensende nicht aus dem therapeutischen bzw. palliativmedizinischen Handeln ausklammern könne. Jenseits von Schmerztherapie und Symptomkontrolle können patientenbezogen existenzielle Fragen wie die Bedeutung des Todes angesprochen werden. Michael Utsch sieht in der Palliativmedizin geradezu einen Türöffner für eine stärkere Einbeziehung des Glaubens in eine ganzheitlich orientierte Medizin. „Weil angesichts des unausweichlichen Todes am Ende des Lebens die religiös-spirituellen Bedürfnisse nach Sinngebung, Vergebung und Abschiednehmen zunehmend wichtig werden und das Wohlbefinden der letzten Lebenswochen maßgeblich bestimmen, ist ‚Spiritual Care' heute ein fixer Bestandteil der palliativen Versorgung", erläuterte er im Themenheft Resilienz der Zeitschrift „publik forum".

2.4 Wie Religion gesund machen kann

Die gezielte Aufmerksamkeit auf religiöse und spirituelle Aspekte von Heilung ist neu, das Thema selbst nicht. Schon C.G. Jung stellte in seiner erstmals 1933 veröffentlichten Schrift „Modern Man in Search of Soul" fest, dass er keinen Patienten über 35 Jahre erlebt habe, dessen Problem sich nicht im Kern darauf zurückführen ließ, wieder eine religiöse Perspektive für das eigene Leben zu finden:

> „I should like to call attention to the following facts. During the past thirty years, people from all the civilized countries of the earth have consulted me. Many hundreds of patients have passed through my hands, the greater number being Protestants, a lesser number Jews, and not more than five or six believing Catholics. Among all my patients in the second half of life that is to say, over thirty-five there has not been one whose problem in the last resort was not that of finding a religious outlook on life. It is safe to say that every one of them fell ill because he had lost what the living religions of every age have given to their followers, and none of them has been really healed who did not regain his religious outlook. This of course has nothing whatever to do with a particular creed or membership of a church." (Jung 1933)

Der Sozialmediziner Edgar Voltmer kommt in einer Übersichtsarbeit über die einschlägigen Studien zu dem Schluss, „dass Glaube und Religiosität einen positiven Einfluss auf die Gesundheit von Seele, Geist und Körper ausüben können" (Voltmer 2004). Die Effekte würden aber von vielfältigen Bedingungsfaktoren abhängen. „Es überrascht daher nicht, dass in einigen Teilergebnissen und Studien keine oder auch ungünstige Effekte religiösen

Lebens auf Gesundheit und Wohlbefinden gefunden wurden. Die Mehrzahl der Ergebnisse unterstützt aber die Annahme, dass religiöses Leben Gesundheit und Wohlbefinden fördern und Erkrankungen vermeiden helfen kann." Die Folge seien weniger Erkrankungen an Bluthochdruck, Schlaganfall oder Krebs. Auch sei der Konsum von Zigaretten und Alkohol sowie Drogenmissbrauch bei religiösen Menschen geringer, bestätigt Voltmer. Religiöses Leben fördere darüber hinaus ehrenamtliche Tätigkeiten, wodurch Passivität, Ausgeschlossensein und Einsamkeit seltener seien. Auch der Zusammenhang zwischen einem selbstbestimmten Leben und Religiosität sei positiv, betont Voltmer, der dabei allerdings ausdrücklich auf die Art und Weise des Glaubens abhebt: „Ein internalisierter, intrinsisch motivierter Glaube befähigt Menschen und gibt ihnen die Möglichkeit, mit Gottes Hilfe selbstbestimmt zu leben. Glaube und Gebet können religiös lebenden Menschen helfen, Situationen zu verstehen, zu bewältigen oder auszuhalten." Die Mehrzahl der von Voltmer gesichteten Studien bestätigt zudem einen positiven Zusammenhang von Religiosität und Selbstbewusstsein. „Indem sie übersteigerten Stolz einerseits und Selbstverdammung auf der anderen Seite verhindert", so Voltmer, „fördert Religiosität möglicherweise einen realistischeren Blick auf das Selbst, der zu einem größeren Wohlbefinden beiträgt."

Zu ähnlichen Ergebnissen kommt eine der größten Metastudien, für die Harold G. Koenig einschlägige Untersuchungen aus den Jahren 1878–2010 zusammengetragen hat (Koenig 2012). Dabei wurde ein extrem weites Feld von physischen und psychischen Krankheiten erfasst, von Bluthochdruck über Krebserkrankungen und Infektionen bis zu Alzheimer-Demenz und Depressionen. So haben u. a. 70 % von 444 dazu durchgeführten Studien bestätigt, dass Glaube und Spiritualität Depressionen lindern und gegen Angststörungen helfen können. Generell zählt Koenig zu den wesentlichen Wirkungen von Religion und Spiritualität den besseren Umgang mit Stresssituationen und die vermehrt positiven Emotionen. Religion fördere eine optimistische Weltsicht einschließlich der Existenz einer hilfreichen transzendentalen Macht und helfe dabei, den jeweiligen Lebensumständen einen Sinn zu geben. Religion sei in der Lage, befriedigende Antworten auf existenzielle Fragen wie „Woher kommen wir?", „Wer sind wir?", „Wohin gehen wir?" zu geben und somit die existenziellen Ängste zu verringern. Dadurch könnten auch Veränderungen und Verluste im Leben besser bewältigt werden. Diese religiösen Ressourcen seien für kranke Menschen auch deshalb hilfreich, weil sie nicht wie andere Ressourcen – Koenig nennt Beziehungen, Beruf, Finanzen oder Hobbies – an die Gesundheit gebunden seien.

Des Weiteren unterstreicht Koenig, dass Religion und Spiritualität durch ihre Lebensregeln u. a. zu einem mehr geordneten Leben beitragen, z. B. in dem es zu weniger Trennungen und Scheidungen komme. Darüber hinaus fokussiere Religion den Blick auf Empathie und Nächstenliebe, was wiederum von den eigenen Problemen und den damit einhergehenden negativen Emotionen ablenke. Religion fördere menschliche Werte wie Verzeihen, Dankbarkeit und Geduld und trage dadurch zum Erhalt und zur Verbesserung zwischenmenschlicher Beziehungen bei.

Georg Etzelmüller, evangelischer Theologe an der Universität Osnabrück, erläutert diese Faktoren am Beispiel der christlichen Pfingstbewegungen, „deren Gemeinden sich selbst als Quelle der Heilung anbieten und ein gegen Krankheiten immunisierendes Netzwerk aufzubauen versuchen" (Etzelmüller 2020). Dass die Heilungen in der Pfingstbewegung nachhaltig Wirkung zeigten, erkläre sich zum einen daraus, dass die Geheilten in eine Gemeinschaft wechselseitiger Unterstützung integriert würden, und zum anderen durch Max Webers Hinweis auf die Rationalisierung der Lebensführung, die sich einstelle, wenn Gläubige ihr ganzes Leben als Preis für ihre Heilung Christus überantworten und an Stelle privater Vergnügungen den Aufbau sozialer Netzwerke – die Erbauung der Gemeinde Christi – setzen. Die christliche Krankenhausseelsorge könnte nach Ansicht von Etzelmüller daraus lernen, „gegenüber der alleinigen Konzentration auf das seelsorgerliche Individualgespräch die Bedeutung von Gemeinschaft und Gebet stärker zu gewichten".

2.5 Salutogenese und Spiritualität

Über die klassischen, „verfassten" Religionen hinaus weist Peter Kaiser, Mediziner und Religionswissenschafter an der Universität Bremen sowie Mitglied des Fachreferats „Religiosität und Spiritualität" der Deutschen Gesellschaft für Psychiatrie, Psychotherapie und Neurologie (DGPPN), auf die erweiterten Bereiche Salutogenese und Spiritualität hin.

> „Der Umstand, dass Salutogenese und Spiritualität sich entwickeln konnten – fraglich schon immer vorhanden waren, aber nicht im Zentrum der Aufmerksamkeit standen – kann darauf hindeuten, dass dies aus einem Mangel heraus geschah: konfessionelle Religiosität und hauptsächlich pathogenetisch orientierte Medizin waren nicht mehr ausreichend in der Lage, die Bedürfnisse der Gläubigen zu befriedigen." (Kaiser 2010)

Spiritualität und Salutogenese seien aber nicht angetreten, Religiosität und Pathogenese abzulösen, sondern deren Erklärungs- und Wirkungsspektrum zu erweitern. Salutogenetische Maßnahmen oder spirituelle Rituale könnten wie Pathogenese und Religiosität Hilfe und Unterstützung, Erklärung und Hoffnung vermitteln. Der Umfang und die Nachhaltigkeit würden dabei vom Problem per se, vom Individuum und vom sozialen Kontext abhängen, sagt Kaiser:

- Die Art und Weise wie Krankheit und Schicksalsschläge im jeweiligen spezifischen Glaubenssystem erklärt werden
- Die Art der Religiosität: Extrinsische versus intrinsische versus suchende
- Religiosität und deren Tragfähigkeit in Krisensituationen
- Die Integration des individuellen Glaubens in das Glaubenssystem des
- soziokulturellen Umfeldes

Ein salutogenetischer und spiritueller Ansatz eigne sich besonders zur kognitiven Umstrukturierung: Wenn ich eine Situation nicht ändern kann, dann muss ich meinen Umgang mit dieser Situation ändern. Menschen, die mit dieser Strategie, mit dieser Grundeinstellung schon ihr bisheriges Leben erfolgreich gemeistert hätten, wüssten um deren Wert

(Stichwort Erfahrung) und seien geübt in der Umsetzung. Dies scheine die beste Voraussetzung dafür zu sein, dass Spiritualität und Salutogenese auch in Krisensituationen hilfreich sein könnten.

Kaiser weist darüber hinaus auf inhärent salutogenetische Gebote und Regeln hin, die in den traditionellen Religionen propagiert würden, teilweise ohne dies explizit zu thematisieren:

- Die Pflicht, mit der Schöpfung eines Gottes – dem eigenen Körper, aber auch mit anderen Kreaturen und der Natur per se – pfleglich umzugehen
- Fastenregeln wie der Verzicht auf Fleisch, Maßhalten beim Essen, Trinken, bei der Sexualität (ohne diese abzulehnen)
- Arbeitspausen für die Gemeinschaft und das Individuum (Verzicht auf Arbeit an bestimmten Wochentagen und an Feiertagen)
- Förderung der sozialen Gesundheit durch sozialgemeinschaftliches Engagement
- Förderung des Lebens per se beispielsweise durch die in allen großen traditionellen Religionen vorhandene Ablehnung der Selbsttötung

2.6 Wie Religion krank machen kann

Als entscheidend für eine positive Wirkung der Ressource Religion auf Gesundheit und Wohlbefinden hat sich ein Gottesbild herausgestellt, das Gott nicht als König, Richter und Herr sieht, sondern als Schöpfer, Befreier, Heiler und Erlöser. Dementsprechend gibt es im Gegensatz zu den positiven Auswirkungen von Religion auf die Gesundheit auch eine Religion, die krank machen kann. Für eine solche krank machende Wirkung von Religion werden vor allem eine streng religiöse Erziehung und das Bild von einem herrschenden, übermächtigen Gott ins Treffen geführt. Desgleichen wird ein zu enges Korsett von kirchlichen Gemeinschaften genannt, das den einzelnen in seiner Entscheidungsfreiheit massiv einenge oder ihn sogar unter Druck setze.

Aufsehenerregend hat der Psychoanalytiker Tilmann Moser in seinem 1976 veröffentlichten Buch „Gottesvergiftung" die krank machende Wirkung von Religion auf den Punkt gebracht (Moser 1976). Er spricht von einem Gott, der Angst erzeuge, der dem Menschen in einer erdrückenden und rücksichtslosen Weise überlegen sei, der als ewig kontrollierender und erbarmungslos Gedanken lesender Gott kein Erwachsenwerden des Menschen zulasse. Neuerdings hat der Salzburger Religionspädagoge Anton Bucher diese Kritik an negativen und damit potenziell krank machenden Gottesbildern wieder aufgegriffen (Bucher 2017). Als Wirkungen nennt Bucher: Erzeugung von Angst und unbegründeten Schuldgefühlen, Begünstigung von Skrupulosität und zwanghaftem Verhalten, Minderung des Selbstwertgefühls, Förderung feindseliger Haltungen. All dies führe dazu, dass der Glaube Menschen daran hindere, Krisen zu bewältigen und ein erfülltes Leben zu führen.

Krank anstatt gesund kann Religion auch dort machen, wo sie die Krankheit als Strafe Gottes sieht. Eine solche Deutung von Krankheit hat es zuletzt in den Anfangsjahren der

Aids-Erkrankung gegeben. Konservative christliche Bischöfe und evangelikale Pastoren sahen in Aids eine Strafe Gottes, was namentlich auch auf die als schwer sündhaft betrachteten homosexuellen Beziehungen gemünzt war. Im Neuen Testament gebe es diesen Zusammenhang nicht, betont Bibelwissenschafterin Weissenrieder:

> „Es gibt eben gerade keinen Zusammenhang zwischen Krankheit und Sünde. Lediglich in einer einzigen Heilungsgeschichte wird dieser Zusammenhang hergestellt, aber gleichzeitig auch aufgelöst, indem die Sündenvergebung und die Heilung aller Krankheiten nebeneinander gestellt werden und das Erbarmen Gottes mit einem Vater verglichen wird, der sich seinen Kindern zuwendet. Das heißt, entscheidend ist, dass in der Präsenz und im Handeln Jesu Sünde und Krankheit ihre Präsenz und Macht verlieren." (Weissenrieder 2020)

Schon in seiner Kirchlichen Dogmatik von 1964 hat der evangelische Theologe Karl Barth festgehalten, dass Gott ganz auf Seiten der Kranken und damit gegen die Krankheit stehe (Barth 1955). Die Heilungspraxis Jesu mache deutlich: „Gott will das nicht, was den Menschen plagt, quält, stört und zerstört." Und selbst die uns heute fremd gewordene dämonologische Deutung von Krankheit lehrt keineswegs, dass der Kranke aufgrund eigener Sünde leide. „Die dämonologische Deutung von Krankheit im Neuen Testament will den Menschen vielmehr von der Verantwortung für seine eigene Krankheit entlasten", stellt Etzelmüller (2020) fest. „Der Kranke muss sich seine Krankheit nicht als Folge eigener Schuld zurechnen, sondern ist als Mensch wahrzunehmen, der einem sinnlosen Angriff von außen ausgesetzt und erlegen ist." Dies komme dem Verständnis von Krankheit in der modernen Medizin nahe, wenn diese etwa von der Überschwemmung durch Mikroorganismen spreche.

Die unmittelbare Verbindung von Krankheit und Sünde sei auch deshalb schädlich, so der Kieler Theologe Hartmut Rosenau, weil dadurch falsche Hoffnungen auf Heilung entstehen könnten (Rosenau 2005): Wenn die Krankheit durch meine Sünde entstanden ist, dann kann ich durch moralische Besserung, durch Änderung des Lebensstils, auch meine Gesundheit wieder herstellen. Dies werde in manchen esoterischen Kreisen, aber auch in manchen pietistisch-fundamentalistischen Bewegungen propagiert – zum Nachteil der Betroffenen, wie Rosenau überzeugt ist. Denn hier entstehe ein nicht einlösbarer Erfolgszwang zum Gesundwerden, der sich eher schädlich auswirke. Auch Kaiser (2010) weist darauf hin, dass in Spiritualität und Salutogenese insofern eine Gefahr liegen könnte, dass durch die Überbetonung und Überbewertung der Individualität, der Selbstbestimmtheit und der Möglichkeiten eines persönlichen oder ‚göttlichen' Eingreifens, um die Situation ins Positive zu wenden, der Umgang mit dem Scheitern verlernt werden könnte.

Koenig (2012) fasst die möglichen negativen Wirkungen von Religion und Spirutualität in seiner Metastudie so zusammen:

> „Religion may be used to justify hatred, aggression, prejudice, and the exclusion of others; gain power and control over vulnerable individuals (as seen in cults); foster rigid thinking and obsessive practices; lead to anxiety, fear, and excessive guilt over minor infractions (and even self-mutilation in some cases); produce psychosocial strains due to failure to live up to high religious standards; lead to escape from dealing with family problems (through excessive in-

volvement in religious or spiritual activities); and delay diagnosis and effective mental health care (due to antagonistic relationships with mental health professionals)." (Koenig 2012)

2.7 Der religiös-spirituelle Aspekt von Psychotherapie

In weiten Kreisen der Psychologie und Psychotherapie des 20. Jahrhunderts wurde religiöser Glaube pauschal pathologisiert. Mittlerweile gibt es eine differenzierte Sicht, wonach Religion und Spiritualität ein Teil des Problems, aber ebenso – oder mehr noch – ein Teil der Lösung sein können. Die Fachgruppe 36 der American Psychological Association trägt den Namen „Society for the Psychology of Religion and Spirituality". Sie hat mehr als 2000 Mitglieder. Seit 2013 erscheint mehrmals jährlich das Journal „Spirituality in Clinical Practice". Ein Schwerpunkt sind spirituell orientierte Interventionen in Psychotherapie, Beratung und Coaching. Die Marmara University in Istanbul gibt seit 2016 halbjährlich in englischer Sprache die Zeitschrift „Spiritual Psychology and Counseling" heraus.

„Patienten dürfen von ihrem Arzt oder Psychotherapeuten eine ganzheitliche Wahrnehmung ihrer Lebenssituation einschließlich der existenziellen, spirituellen und religiösen Dimension erwarten, ohne Angst haben zu müssen, einem Guru auf den Leim zu gehen", stellt Michael Utsch in seinem Beitrag „Religionssensible Behandlungen" unter Bezug auf eine Analyse von 11 Studien fest (Utsch 2020a). Diese komme zu dem Schluss, „dass Psychotherapie mit integrierter Religiosität bei der Behandlung von Depressionen und Angststörungen mindestens so wirksam ist wie säkulare Formen der gleichen Psychotherapie". Ebenso weise eine Metastudie über 97 Einzelstudien auf eine bessere Wirksamkeit von Behandlungen hin, „wenn bei gläubigen Menschen ihre Religion oder Spiritualität mit einbezogen wird". Selbst in Deutschland, wo religiöser Glaube in Fachkreisen früher eher pathologisiert worden sei, „kann Spiritualität inzwischen als Ressource angesehen werden". Dabei würden in jüngerer Zeit Ansätze buddhistischer Psychologie die Aufmerksamkeit auf sich ziehen. „Unter Therapeuten wird der Buddhismus geschätzt, weil er den weit verbreiteten narzisstischen Störungen etwas entgegensetzen kann", erläutert Utsch. „Das buddhistische Geistestraining stellt Möglichkeiten zur Überwindung von ungesunden Selbstkonzeptionen zur Verfügung, durch die egoistische Motive unwichtiger werden und das Selbst-Mitgefühl wachsen kann."

„Der Behandler sollte auf respektvolle Weise religiös neutral bleiben, aber aufgeschlossen sein für einen möglichen Transzendenzbezug seines Patienten", betont Utsch. Psychiatrische und psychotherapeutische Behandlung einerseits und Seelsorge und spirituelle Führung andererseits sollten jedoch unterschieden werden und getrennt bleiben. Die wichtigste Aufgabe des Behandlers sei demnach zu erkennen bzw. darauf zu achten, ob der Glaube bei einer psychischen Erkrankung Teil des Krankheitsbildes sei oder sich als Ressource in die Behandlungsstrategie einbinden lasse. Und: „Bei aller Euphorie über die empirisch belegten Gesundheitseffekte positiver Religiosität und Spiritualität darf jedoch auch ihr Negativ- und Missbrauchspotenzial nicht übersehen werden. *Glaube ist zugleich Ressource und Risiko.*"

2.8 Schamanen und Geistheiler

Bleibt zuletzt ein Blick auf die Welt der Schamanen und Geistheiler. Darstellungen von Schamanen mit ihren typischen Insignien finden sich bereits in den Gravuren steinzeitlicher Höhlen. „Die Universalität schamanistischer Behandlungsmethoden und ihre Dominanz in den meisten bekannten Kulturen legen die Vermutung nahe, daß sie ein archetypisches Grundmuster des menschlichen Umgangs mit Krankheit darstellen", stellt der Psychiater und Psychoanalytiker Gerhard Heller dazu fest (Heller 1990). Gerade das Fehlen einer höher entwickelten Technologie wie sie der westlichen Medizin zur Verfügung stehe, habe die Heiler in archaischen und sogenannten primitiven nichtwestlichen Kulturen gezwungen, das Minimum an Geräten und Technik durch ein Maximum an Beobachtungsgabe, Konzentration und Einfühlungsgabe auszugleichen.

„Der Schamane ist Spezialist einer Trance, in der seine Seele den Körper verläßt und gen Himmel fliegt oder in die Unterwelt hinabsteigt", hat Mircea Eliade 1975 festgestellt (zitiert nach Heller). Eliade reserviert die Bezeichnung Schamane für Heiler, die willentlich veränderte Bewusstseinszustände erzeugen können und sie gezielt diagnostisch und therapeutisch nutzen. Schamanistische Therapie, in diesem Sinne verstanden, gilt demnach als die älteste, sehr weit verbreitete Psychotherapie. Es gibt allerdings bis heute keine allgemein anerkannte Definition dessen, was ein Schamane ist und was er macht. Häufig werden alle nichtwestlichen Heiler als Schamanen bezeichnet, synonym mit Medizinmann, Zauberdoktor, Hexendoktor. Schamanen gibt es in nahezu allen nichtwestlichen Kulturen, und in den meisten dieser Kulturen gelten außergewöhnliche Bewusstseinszustände als wertvoll und sind institutionalisiert.

Meister Juan Carmago Huaman aus Cusco, Peru, brachte es in der ORF-Dokumentation „Wunderheiler und Schamanen" aus dem Jahr 2015 auf den Punkt:

> „Wir heilen nicht, wir öffnen nur einen Raum der Stille und des Jetzt, wo es keine Vergangenheit und keine Zukunft gibt. Hier wird die Seele des Menschen wieder spürbar und so kommt er in Berührung mit sich selbst und mit dem Vertrauen zu sich selbst. Heilung bedeutet immer tiefe Vergebung für uns selbst. Wenn ich mir und den anderen vergeben kann, dann kann Heilung passieren." (Camarago 2020)

Eine häufige Interpretation ist, dass die Suggestionskraft bei östlichen Heilern wie den Schamanen einen wesentlichen Teil ihrer Erfolge ausmache. Die westliche Schulmedizin sei dagegen zu sehr auf Einzelorgane und Zellen ausgerichtet. Demnach fehle ihr weithin diese Suggestionskraft, die die Selbstheilungskräfte des Menschen in Gang setzen könne. Andere führen die Heilkraft von schamanischen Ritualen auf Stressreduzierung, auf die Bearbeitung sozialer Konflikte und auf Vertrauensbildung zurück. Möglicherweise könne man davon ausgehen, dass Heilrituale die Randbedingungen eines Systems etwa der Familie, aber auch des Körpers selbst, so veränderten, dass sich diese Veränderung bis hin ins Soziale und Körperliche auswirke.

Thomas Bruckner, Diagnose Hirntumor, schulmedizinisch angesagte Therapie Extraktion, hat in einem Selbstversuch in St. Jaun, einem kleinen Ort direkt am Chinesischen

Meer, den „Geistchirurgen" William Nonog aufgesucht (Bruckner 2018). Nachdem er zunächst bei Operationen zugesehen hatte, ließ Bruckner sich selbst operieren. „Er griff hinein in meinen Körper wie in einen Teich. Er operierte mich am Bauch, am Kopf und am Rücken. Alles hängt mit allem zusammen, meinte er, als ich ihn fragte, warum er mich am Bauch operiere. Doch eigentlich war das natürlich ganz und gar unmöglich. Ich wusste das immer."

Bruckner schildert den Geistheiler als einen vom Leben gezeichneten Menschen wie auch einen von Gott mit herausragenden Fähigkeiten Gesegneten, Patient wie Heilender, Leidender wie Glückseliger – der authentischste Mensch, den er erlebt habe. Zurück nach Österreich ließ Bruckner eine Magnetresonanztomografie (MRT) machen. „Der Tumor steckte nach wie vor unverändert in meinem Kopf. Trotzdem war da etwas anders. Ich spürte es klar und deutlich. Mein Körper und meine Psyche – beide wirkten wie generalsaniert. Kein Zwicken und kein Zwacken mehr an meinen körperlichen Schwachstellen, und ein neues seelisches Gleichgewicht in mir." Es sei gewesen als hätte jemand seinen Lebensgrundton auf Dur gestellt, schreibt Bruckner. „Waren Williams Operationen der Grund dafür? Ja, ich glaube schon. Aber zur Untermauerung dieser Aussage fehlen mir jegliche Beweise."

Literatur

Barth K (1955) Die Lehre von der Versöhnung. Kirchliche Dogmatik, IV/2, Evangelischer, S 249

Bruckner T (2018) Beim Heiler. Salzburger Nachrichten, 10.11.2018, Wochenende, S 9. Siehe auch: Bruckner T (2018) Wundersuche. Von Heilern, Geblendeten und Scharlatanen. Picus, Wien

Bucher A (2017) Zornig und strafend – oder zu milde? Negative Gottesbilder. In: Zwingmann Ch, Klein C, Jeserich F (Hrsg) Religiosität: Die dunkle Seite. Beiträge zur empirischen Religionsforschung. Waxmann, Münster, S 23–42

Camarago J (2020) Interview in: Wunderheiler und Schamanen, ORF III, Kultur und Information, Themenmontag „Heilung" vom 27.01.2020

Etzelmüller G (2020) Religion und Heilung. Eine christlich-theologische Perspektive. In: Tulaszewski M, Hock K, Klie T (Hrsg) Was Heilung bringt: Krankheitsdeutung zwischen Religion, Medizin und Heilkunde. Transcript, Bielefeld, S 125–152

Heller G (1990) Wie heilt ein Schamane? Die therapeutische Trance als Wirkfaktor archaischer Psychotherapie. In: Lang H (Hrsg) Wirkfaktoren der Psychotherapie. Springer, Berlin/Heidelberg, S 164–178

Jakob B (2020) Heilung durch den Glauben. Evangelische AltenPflegeHeimSeelsorge, Württemberg, S 2

Jung CG (1933) Psychotherapists or the clergy. In: Jung CG (Hrsg) Modern man in search of a soul. Harcourt, Brace & World, S 255–282

Kaiser P (2010) Glaube und psychische Gesundheit – neue Fragen und Ergebnisse der empirischen Religionspsychologie. Zeitschrift für Religionswissenschaft 18(9):91–114

Koenig HG (2012) Religion, spirituality, and health: the research and clinical implications, Kap. 5. In: International Scholarly Research Notices (ISRN) Psychiatry, Bd 2012, online publiziert am 16.12.2012

Moser T (1976) Gottesvergiftung. Suhrkamp, Frankfurt

Rosenau H (2005) Heil und Heilung – über die Verwandtschaft von Religion und Medizin. In: Medizinische Missionshilfe Report Nr. 9, S 1–4

Utsch M (2020a) Religionssensible Behandlungen: Einbeziehung oder Ausschluss spiritueller Methoden? In: Tulaszewski M, Hock K, Klie T (Hrsg) Was Heilung bringt. Krankheitsdeutung zwischen Religion, Medizin und Heilkunde. Transcript, Bielefeld, S 109–123

Utsch M (2020b) Vergebung und Hoffnung. Wie ein ermutigender Glaube hilft, Krankheiten zu bewältigen, Bd 1. Publik Forum Extra, Thema Resilienz, S 15–17

Voltmer E (2004) Glaube macht krank – oder? In: Oestreich B (Hrsg) Religion als gesellschaftliche Kraft. Interdisziplinäre Beiträge zu Religion und Gesellschaft. Peter Lang, Frankfurt a.M./Berlin/Bern, S 175–202

Weissenrieder A (2020) Über die Bedeutung von Krankheit und Heilung in der Religion.Ein Interview mit Prof. Dr. Annette Weissenrieder (Professorin am Institut für Bibelwissenschaften der Martin-Luther-Universität in Halle-Wittenberg) in domradio.de, 07.02.2020. Zugegriffen am 25.07.2022

Die Seelsorge – aus persönlicher Sicht eines Priesters

3

Richard Schwarzenauer

Inhaltsverzeichnis

Literatur 23

In jeder meiner Pfarreien (vor meiner Pensionierung) hatte ich auch ein Krankenhaus zu betreuen. Natürlich brachte das auch viele Gespräche mit Patienten in verschiedensten Phasen der Krankheit. Oft wurde ich dabei auch mit der Frage konfrontiert: „Wie kann der Herrgott das zulassen? – Ich war doch immer ein gläubiger und anständiger Mensch".

Zuerst war ich oft fast sprachlos; doch langsam spürte ich – im Laufe der Gespräche – eine Rückfrage: „Hätte Gott da tatsächlich die Freiheit ‚aussetzen' sollen, um so etwas zu verhindern?"

Sicher: So einfach ist es selten. Aber langsam verstand ich: Eigentlich muss sich zuerst mein Blick dafür weiten, dass die Entscheidungsfreiheit erst die Würde als Mensch ausmacht! – Gespräche am Krankenbett sind eine riesige Chance, solche Einsichten zu fördern.

Wenn es um „Palliativmedizin" geht, steht immer auch das Thema „Sterben" (ein wenig)im Hintergrund. Sterben gehört eben zum Leben des Menschen: Wir haben nur beschränkte Zeit; – dann kommt der Abschied von dieser Welt, von allen Lieben und Fremden, von den Beziehungen und Sorgen; von den Sicherheiten und Gefahren.

Richard Schwarzenauer ist pensionierter Aushilfspriester in Golling-Scheffau

---

R. Schwarzenauer (✉)
Hallein, Österreich

© Der/die Autor(en), exklusiv lizenziert an Springer-Verlag GmbH, DE, ein Teil von Springer Nature 2023
G. Bernatzky et al. (Hrsg.), *Schmerzbehandlung in der Palliativmedizin*,
https://doi.org/10.1007/978-3-662-64329-7_3

Und in diesen „letzten" Phasen des Lebens steigen sowohl Angst wie auch Dankbarkeit, Rückschau, aber auch die Sorge um „Was kommt dann wirklich?". Glücklich die Menschen, die jemanden haben, mit dem/der sie über all das reden können – (wenn sie noch reden wollen oder können).

Als „Seel-Sorger" fühlte ich mich dabei immer besonders herausgefordert. Denn sowohl mein Glaube an die „unsterbliche Seele" als auch die „Sorge" um jeden Menschen, der diese Phasen durchzustehen hat, drängten (und drängen) mich zur helfenden Beteiligung an den inneren Fragen und Prozessen. Und von meiner Mutter habe ich gelernt, dass alles Schwere auch eine riesige Chance zu mehr Reife werden kann. Fast so, wie es z. B. auch der südafrikanische Erzbischof Desmond Tutu – im Blick auf die 27 Jahre Gefängnis des späteren Präsidenten Nelson Mandela – sagte „… Es dürfte viele überraschen, wenn ich behaupte: Nein, diese 27 Jahre waren notwendig. Sie waren notwendig, um die „Schlacke" zu entfernen. Durch das Leiden im Gefängnis wurde er großherziger und konnte auch der anderen Seite zuhören …" (Lama et al. 2019)

Immer mehr bin ich selbst wirklich der Überzeugung, dass kein Leiden ohne Segen ist – für jemand, der es anzunehmen bereit und imstande ist. Es macht jeweils reifer.

Wie aber kann man es „annehmen"? Wenn etwa der NS-Ortsgruppenleiter einem 8fachen Vater den Einberufungsbefehl überbringt – und dieser dann spurlos „verschwindet"? – Die Mutter muss also den Bergbauernhof und die 8 Kinder jetzt allein „meistern".- Und sie hat es gemeistert – mit ihrem Bruder. Auf dem Sterbebett hat sie nur noch gesagt: „So sind wir alle mehr zusammen gewachsen". Ich rede nicht von irgendwem, sondern von meiner Mutter.

Oft habe ich ähnliche Dramen in Gesprächen mit Schwerkranken erfahren. Und davon jetzt reden zu können, machte sie dankbar. Ob es um eine zerbrochene Ehe ging oder um einen schweren Entscheidungsfehler, ob um eine lebenslange Behinderung, den Kirchenaustritt oder … In solchen Gesprächen konnte vieles aus der Lebensgeschichte zur Sprache kommen und langsam die Dramatik verlieren; – oft sogar eine neue Reifephase einleiten.

Wenn ich jetzt auf die Erfahrungen der christlichen Urgemeinde zurückschaue, bestätigt sich das erst recht: Dort war es klar: Die ganze Gemeinde muss sich der Kranken annehmen. Im Jakobusbrief des Neuen Testaments (NT) wird z. B. die Helferpraxis deutlich geschildert: Weil sie glauben, dass der helfende „Kyrios (= Herr)" Jesus immer anwesend ist, dürfen sie in Seinem Geist keinen Kranken übersehen. – Denn Jesus hat jeden Kranken aufmerksam beachtet, ja auch Wunder an ihnen gewirkt! Wie viel ER dabei riskiert hat, steht z. B. im Johannesevangelium 9,1–41). Da wird von einer Blindenheilung am Sabbat erzählt. – Die Pharisäer wollten ihn deshalb sogar aus der Synagoge ausschließen; ER hatte ja „am Sabbat geheilt".

Der Jakobusbrief bringt dann den Auftrag des Herrn auf den Punkt, wenn er schreibt: „Ist jemand krank unter Euch, so rufe er die Ältesten der Gemeinde. Die sollen über ihn beten und ihn im Namen des Herrn mit Öl salben. Das Gebet des Glaubens wird ihn retten und der Herr wird ihn wieder aufrichten. Wenn er Sünden begangen hat, werden sie ihm vergeben…" (Jak 5,13–16). „Während die Qumran-Gemeinden (1977) Kranke und

Behinderte aus der Gemeinde ausschlossen (LThK), forderte schon die frühjüdisch- rabbinische Tradition das Gebet und die helfende Sorge für die Kranken. Dem Salböl, das man verwendete, schrieb man ja exorzistische Kraft zur Dämonenabwehr zu.

Die Christengemeinden haben daher die „Krankensalbung" als Auftrag des Herrn verstanden und immer deutlicher unter die „Sakramente" eingereiht. Da im Mittelalter aber die „Sündenvergebung" immer auch mit Nachlass der Kirchenstrafen verbunden war, schoben es die Christen oft auf das Lebensende hinaus. Man sprach daher dann meist von der „letzten Ölung". Erst im 2. Vatikanischen Konzil (1962–1965) beschlossen die Bischöfe, wieder von der „Krankensalbung" zu sprechen und sie für alle Situationen, wo Krankheit und Leiden … jemanden beherrschen, anzuraten. Denn: Der Herr wird sicher nicht einfach „Wunder" wirken, wo die Ärzte dran sind und wo die Lebenszeit eines Menschen beendet wird. Aber ER wird allen, die IHM vertrauen wollen, helfen, und beistehen, diesen „Prozess" gut zu meistern.

„Prozess": Wo spielt der sich eigentlich ab?

Der Körper ist eine Einheit von Organen, Hormonen und Wachstumsgesetzen … Er wird offensichtlich „von innen" gesteuert, auch wenn viele meinen, letztlich sei doch für alles nur (äußere)Medizin und Forschung zuständig. Diesen „inneren Kern" der Person nennen wir „Seele". Wir Christen nehmen ja an, dass jedes „Ich", ob ganz entwickelt oder nichtim (materiellen) Körper eine geistige (= Intellektuelle) und empathische (= Gefühls-) Potenz hat, die unser Mensch-Wesen im Tiefsten ausmachen: In uns lässt sich ein Geheimnis erahnen, das auf die Existenz des „Göttlichen" verweist. Wie könnte es sonst verstanden werden, dass Gott den Menschen „nach Seinem Abbild geschaffen" hat (Gen 2010)?!

Aus dieser Überzeugung, im menschlichen Körper (= „materielle" Erscheinung der Person), eine unsterbliche Seele (= Wesen dieses Ichs) annehmen zu dürfen, orientiere ich (in Gesprächen) meinen Blick und meine Fragen auf das „Seelische" (=Unsichtbare) des Du: Sollte er/sie aber wegen körperlicher Schmerzen oder atheistischer Grundeinstellung nichts wirklich Geistiges behandeln wollen, nehme ich (erst recht) alle Äußerungen sehr ernst. Viele der Aussagen meiner GesprächspartnerInnen weisen aber ohnehin über das Sichtbare und Messbare hinaus auf (unsichtbare)Gefühle und Ängste, auf Hoffnungen bzw. Sorgen, die nicht schnell lösbar erscheinen.

Ich biete dann oft an, mich an „Gott" zu wenden mit einem Gebet, weil ich sicher bin, dass es IHN gib und dass ER jeden Menschen gern hat und segnend begleiten möchte, sobald *wir* IHM eine Chance geben. Dabei verlasse ich mich etwa auch auf die Aussage Jesu „So sehr hat Gott die Welt geliebt, dass er seinen Sohn hingab" … (Joh o.J.).

Sollten dann noch die Fragen kommen, was nach dem Tod kommen „könnte", verweise ich auf die (für mich logische) Schlussfolgerung, dass unser Geist dann ja „unbeschränkt" frei ist und alles „sieht" (= weiß), was im „irdischen Leben" geschehen ist: Jede/r wird zu sich stehen (müssen): „Das war (= bin) ich": Alle Folgen meiner Worte und Taten, alle Gefühle und Ahnungen, … aber auch alles Nichtdenken und „spontane Handeln" sehe ich also ungeschminkt offen vor mir. – Wie stehe ich nun zu meiner Geschichte? Und niemand, dem ich geholfen oder geschadet habe, bleibt „ungewusst". Ich darf/muss davon ausgehen, dass es eine „letzte Gerechtigkeit" geben wird. Wenn wir Christen von „Himmel,

Hölle und Fegefeuer" reden, ist das wie ein bildhafter Hinweis auf den „Reinigungsprozess" im Wahrheits-Blick meines unbeschränkten Geistes. Der Gott der Liebe, wie wir IHN aus der Rede Jesu kennen, wird uns „nachreifen" lassen, bis jede/r „vollendet" ist.

Wir sollen es uns also „leisten", öfters an diese „Tatsachen" zu denken. Das kann nur ein Schluss der Ehrlichkeit und „Weisheit" sein. Und mir fällt dazu ein hintergründiger Satz ein, der mich seit meiner Jugend begleitet hat, dessen Autor ich aber nicht mehr wirklich weiß: „Das könnte manchem so passen, wenn mit dem Tod alles aus wäre. Dann wäre es gleich gewesen, ob ich als KZ-Aufseher Tausende vergast oder 2 Verfolgte versteckt hätte; ob ich (im Großkaufhaus …) täglich Tonnen von Lebensmitteln entsorgen lassen habe oder als Bettler von dem Brot, das in den Mülleimern zu finden war, leben habe müssen … Das könnte manchem so passen … Aber das wird es nicht spielen, – weil es einen liebenden Gott gibt. ER wird zum Schluss für Gerechtigkeit sorgen. Er hat uns ja nie zum Guten zwingen ‚können', weil ER uns geliebt hat …".

Doch auch im Koran steht: „Sie erwarteten nicht die Rechenschaft …" (Sure 1995); – und spricht von der „Hölle". Alle Religionen gehen – meines Wissens – davon aus, dass es eine letzte Wahrheit und Gerechtigkeit geben wird.

Mit meinen Gesprächen möchte ich aber nicht Angst (vor „Strafe"…) aufbauen, sondern nur den geistigen Horizont weiten, um statt „alles ist mit dem Sterben des Körpers aus", die innere Ahnung zu stärken, dass wir durch das Sterben als „Gottes Ebenbild" erst wirklich offenbar und ernst genommen werden.

Und gerne biete ich auch (m)einen besonderen Höhepunkt an: Das Sakrament der *Krankensalbung*: Gnade, Glaube und Hoffnung lassen sich ja schlecht mit Worten allein erklären, sondern eher durch vieldeutige Zeichen. Soweit der Betroffene noch gesprächsfähig ist, soll zuerst sein körperliches Befinden zur Sprache kommen dürfen. Dann beginnen wir mit einem Kreuzzeichen: Das weist auf die innere Verbindung mit Jesus Christus hin. Auch (ein Tropfen) Weihwasser ist dienlich, um an die Taufe und damit an den Bund mit Gott erinnert zu werden. Ein (kurzes) Beichtgespräch oder das „Sündenbekenntnis" mit Vergebungszusage sollte dann befreiend wirken: Leg alles IHM hin: = Lass Dich durch Deine Vergangenheit nicht mehr belasten. Darauf folgt ein „Wort der Bibel" (= Vertrauen auf Gottes Mitsorgen wird ausgedrückt). Dann versuchen wir, unsere (Für-)Bitten an Gott zu formulieren; und der Priester spricht das Segnungsgebet über das geweihte Öl aus. Daraufhin legt der Priester dem Patienten die (geweihten) Hände auf (den Kopf) und sagt den Schutz Gottes zu. Alles wird sodann gleichsam „gekrönt" durch die Salbung von Händen und Stirn, mit dem begleitenden Gebet: „Durch diese heilige Salbung helfe Dir der Herr in Seinem reichen Erbarmen; er stehe Dir bei …" Nach dem Schlussgebet kommt noch ein ausdrücklicher Segen (für diesen kranken Menschen) (Gotteslob 1994).

Grundlage meines Besuches und Dienstes an kranken und sterbenden Menschen ist der Respekt vor jedem Menschen, wie ihn nicht nur die Hospizbewegung (siehe Kap. 1 von Hildegard Teuschl) einmahnt, sondern etwa auch Papst Franziskus. Wenn aber anderseits der deutsche Bundestag kürzlich ein Gesetz verabschiedet hat, das es dem einzelnen freistellt, den eigenen Tod zu planen, kann ich nur auf die Grundhaltung unserer katholischen Kirche verweisen, die unmissverständlich klarstellt: „… Christen glauben, dass

‚Leben' kein persönlicher Besitz ist, mit dem man machen kann, was man will … Jede Art von kommerzieller Sterbehilfe ist absolut verwerflich …" (Docat 2016)

Wir sind – viel mehr – dazu aufgerufen, niemanden in Schmerzen, besonders etwa in den letzten Phasen des Lebens allein zu lassen. – Dem hat sich die Hospizbewegung buchstäblich verschrieben. Wir alle können das nur mit Dank anerkennen und fördern.

Schmerzen lindern, solange es geht, muss die Devise sein. Aber nie Leben aktiv beenden!

Literatur

„Docat – Was tun?" herausgegeben von der Österreichischen Bischofskonferenz 2016, S 80/81. ISBN 978-3-945148-06-8

Gen 1,26 = 1. Buch Mose, Herder, Freiburg 2010, Spalte 2

„Gotteslob" Katholisches Gebet- und Gesangbuch, Nr. 602, Verlag Katholisches Bibelwerk Stuttgart,-Wiener Dom-Verlag 2013 bzw. „Benediktionale", Herder 1994, S 102 bzw. 250 f

Joh 3,16

Lama D, Tutu D, Abrams D (2019) Das Buch der Freude. Heyne, München, S 58

LThK Bd 6/S 418 „Krankensalbung"

„Qumran-Gemeinden" (sind „essenisch" geprägte Juden, die in klosterähnlichen Siedlungen am Toten Meer lebten. Sie standen im Gegensatz zum offiziellen Judentum.) Kleines Stuttgarter Bibel-Lexikon, Verlag KBW, 1977, S 245

Sure 78 aus „Lexikon des Islam", Thomas Patrick Hughes, Fourier-Verlag 1995, S 303

Hospiz- und Palliative Care – Definitionen, abgestufte Versorgung, Organisationsformen und Bedarf

Johann Baumgartner

Inhaltsverzeichnis

4.1	Begriffsdefinitionen	26
	4.1.1 Der Begriff „Palliativ"	26
	4.1.2 Der Begriff „Hospiz"	26
	4.1.3 Definition Palliativmedizin	26
4.2	Die abgestufte Hospiz- und Palliativversorgung	27
	4.2.1 Die palliativmedizinische Grundversorgung	28
	4.2.2 Spezialisierte Hospiz- und Palliativeinrichtungen	28
4.3	Spezialisierte Organisationsformen	30
	4.3.1 Das Hospizteam	30
	4.3.2 Das mobile Palliativteam	30
	4.3.3 Der Palliativkonsiliardienst	30
	4.3.4 Das Tageshospiz	31
	4.3.5 Das stationäre Hospiz	31
	4.3.6 Die Palliativstation	32
4.4	Bedarf	32
Literatur		33

Im nachstehenden Beitrag finden Sie die gängigen Definitionen der Begriffe „Hospiz", „Palliativ" und „Palliativmedizin", und eine knappe Beschreibung der abgestuften Hospiz- und Palliativversorgung, der einzelnen Einrichtungsarten sowie der Bedarfswerte.

J. Baumgartner (✉)
Graz, Österreich
e-mail: johann.baumgartner@kages.at

© Der/die Autor(en), exklusiv lizenziert an Springer-Verlag GmbH, DE, ein Teil von Springer Nature 2023
G. Bernatzky et al. (Hrsg.), *Schmerzbehandlung in der Palliativmedizin*,
https://doi.org/10.1007/978-3-662-64329-7_4

4.1 Begriffsdefinitionen

4.1.1 Der Begriff „Palliativ"

„Palliativ" leitet sich ab vom lateinischen Wort „pallium" mit der Bedeutung „Umhang" und steht synonym für Linderung. Palliativmedizin ist somit eine „lindernde Medizin".

Der englische Begriff „palliative care" umfasst körperliche, psychische, soziale, spirituelle und kulturelle Dimensionen in der Betreuung und Begleitung durch die verschiedenen beteiligten Berufsgruppen. Im deutschen Sprachraum wird aus pragmatischen Gründen häufig der Begriff Palliativmedizin, zumeist gleichbedeutend mit dem Begriff Palliative Care, verwendet. Palliative Care gilt als der international übliche Fachausdruck.

4.1.2 Der Begriff „Hospiz"

„Hospiz" kommt vom lateinischen Wort „hospitium", bedeutet „„Gastfreundschaft" bzw. „Gast" und steht synonym für „würdevolles Leben bis zuletzt".

Im Mittelalter wurden an gefährlichen Wegstrecken (z. B. vor Pässen) Hospize für Pilger errichtet. Die Sisters of Charity führten in Dublin und London Hospize für chronisch Kranke und Sterbende. 1967 eröffnete Cicely Saunders das St. Christopher's Hospice, in dem schwerkranke und sterbende Patient*innen betreut wurden. Der Begriff „Hospiz" wird als nähere Bezeichnung für Einrichtungen, Organisationen und Werthaltungen verwendet, die auf die liebevolle Zuwendung und würdevolle Versorgung in der letzten Lebensphase und in der Zeit der Trauer abzielen. Die Abgrenzung zum Begriff „Palliativ" ist unscharf. Die kombinierte Verwendung der Begriffe „Hospiz" und „Palliativ" (z. B. Hospiz- und Palliativversorgung) ist zu empfehlen, wodurch ihre Zusammengehörigkeit wie zwei Seiten einer Medaille signalisiert wird.

4.1.3 Definition Palliativmedizin

Das primäre Ziel der Palliativmedizin liegt in der Verbesserung und im Erhalt der Lebensqualität von Menschen in der letzten Lebensphase. Die European Association for Palliative Care (EAPC) hat eine Definition von Palliative Care erarbeitet, die 2002 von der WHO weiterentwickelt wurde. Die aktuelle Definition der Weltgesundheitsorganisation beschreibt die wesentlichen Aufgabengebiete und grundlegenden Normen und Werte der Palliativmedizin:

> Palliative care is an approach that improves the quality of life of patients (adults and children) and their families who are facing the problems associated with life-threatening illness, through the prevention and relief of suffering by means of early identification and correct assessment and treatment of pain and other problems, whether physical, psychosocial or spiritual;

Palliative care:

- provides relief from pain and other distressing symptoms;
- affirms life and regards dying as a normal process;
- intends neither to hasten or postpone death;
- integrates the psychological and spiritual aspects of patient care;
- offers a support system to help patients live as actively as possible until death;
- offers a support system to help the family cope during the patients' illness and in their own bereavement;
- uses a team approach to address the needs of patients and their families, including bereavement counselling, if indicated;
- will enhance quality of life, and may also positively influence the course of illness;
- is applicable early in the course of illness, in conjunction with other therapies that are intended to prolong life, such as chemotherapy or radiation therapy, and includes those investigations needed to better understand and manage distressing clinical complications.(WHO 2020)

Die überwiegende Anzahl der palliativmedizinisch betreuten Patienten leidet an den Folgen einer unheilbaren fortgeschrittenen Tumorerkrankung. In den letzten Jahren stieg der Anteil an Patienten mit unheilbaren neurologischen oder internistischen Krankheiten im fortgeschrittenen Stadium, die von Hospiz- und Palliativeinrichtungen betreut werden.

Eine gebräuchliche kürzere Definition lautet

„Palliativmedizin ist die aktive, umfassende Behandlung von Patienten mit einer nicht heilbaren, progredienten und weit fortgeschrittenen Erkrankung mit begrenzter Lebenserwartung. Sie strebt die Besserung körperlicher Krankheitsbeschwerden, ebenso wie psychischer, sozialer und spiritueller Probleme an. Das Hauptziel der palliativmedizinischen Betreuung ist die Verbesserung der Lebensqualität für Patienten und Angehörige."

Die Kurzbeschreibung der Palliativmedizin „Wenn nichts mehr zu machen ist, ist noch viel zu tun und zu lassen!" macht insbesondere deutlich, dass die Vermeidung von Unter- und Überversorgung ein wichtiges Anliegen der Hospiz- und Palliativbetreuung darstellt.

4.2 Die abgestufte Hospiz- und Palliativversorgung

„Palliativmedizin für alle, die sie brauchen!" Die Möglichkeiten der Palliativmedizin müssen für alle Menschen, die sie brauchen, flächendeckend, gleichwertig und leistbar verfügbar sein – unabhängig vom Alter, von der Grunderkrankung und von ihrem Aufenthaltsort. Die abgestufte Hospiz- und Palliativversorgung (GÖG/ÖBIG et al. 2004) soll allen Palliativpatienten in allen Versorgungsbereichen unseres Gesundheits- und Sozialwesens kompetente Palliativmedizin in ausreichender Qualität und Quantität gewährleisten. Es darf nicht vom Zufall abhängen, ob jemand die richtige Hospiz- und Palliativbetreuung zur richtigen Zeit und am richtigen Ort erhält.

4.2.1 Die palliativmedizinische Grundversorgung

Palliativmedizinische Grundversorgung leisten die einzelnen Berufsgruppen in den unterschiedlichen Versorgungsbereichen der Gesundheits- und Sozialeinrichtungen. Die Qualität der palliativmedizinischen Grundversorgung hat in den letzten Jahren zweifelsohne zugenommen. Das Sterben im Badezimmer gehört der Vergangenheit an. In den Berufsgruppen der Ärzt*innen, Diplomierten Pflegepersonen, Sozialarbeiter*innen, Physiotherapeut*innen etc. wird Palliative Care zunehmend anerkannt und bewusster praktiziert. Dennoch besteht ein beträchtlicher Bildungsbedarf, da Palliative Care in den einzelnen Berufsausbildungen nicht im erforderlichen Umfang vermittelt wird. Notwendiges Grundverständnis, palliativmedizinisches Wissen, die Anwendung spezieller Fähigkeiten und die Haltung muss in weiten Bereichen verbessert werden. Einschlägige Fort- und Weiterbildungsangebote für palliativmedizinische Grundversorgung sollen gezielt gefördert und die Integration der Palliativmedizin in der Routine des Betreuungsalltages selbstverständlicher werden.

Die gezielte Einbindung spezialisierter Hospiz- und Palliativeinrichtungen setzt – von der Verfügbarkeit der Einrichtungen abgesehen – auch das Wissen um deren Erreichbarkeit und Unterstützungsmöglichkeiten voraus. Für die Akzeptanz der spezialisierten Einrichtungen sind persönliche Kontakte nicht zu unterschätzen, ebenso wenig der Stellenwert, den die Führungspersönlichkeiten dem Aufgabenbereich Palliative Care implizit und explizit geben.

Mit steigender Qualität der palliativmedizinischen Grundversorgung ist davon auszugehen, dass die spezialisierten Einrichtungen zeitgerechter eingebunden werden. Ganz im Sinne der abgestuften Hospiz- und Palliativversorgung, die zum Ziel hat, dass die Betroffenen zur richtigen Zeit, am richtigen Ort richtig behandelt werden.

Empfehlenswert ist der Praxisleitfaden zur systematischen Umsetzung von Hospiz- und Palliative Care in der palliativmedizinischen Grundversorgung, der 2018 im Auftrag des damaligen Gesundheitsministeriums erarbeitet worden ist und an dem sich viele ExpertInnen aus allen Bereichen des Gesundheits- und Sozialbereiches beteiligt haben (GÖG/ÖBIG et al. 2018).

4.2.2 Spezialisierte Hospiz- und Palliativeinrichtungen

Die spezialisierten Einrichtungen der abgestuften Hospiz- und Palliativversorgung können in beratende und betreuende Einrichtungen eingeteilt werden (Abb. 4.1).

Entscheidend bei der abgestuften Hospiz- und Palliativversorgung ist die rechtzeitige und gezielte Einbindung der Spezialisten durch die Grundversorger für Beratung und Betreuung von Palliativpatienten.

Von wesentlicher Bedeutung für die vernetzte Arbeitsweise ist eine Vertrauensbasis durch persönliche Kontakte, praktische Informationen und gemeinsame Fortbildungen.

4 Hospiz- und Palliative Care – Definitionen, abgestufte Versorgung,…

Abgestufte Hospiz- und Palliativversorgung				
	Routine-situationen	**Komplexe Situationen, schwierige Fragestellungen**		
	Palliativmedizinische Grundversorgung	Unterstützende Einrichtungen		Betreuende Einrichtungen
Akutbereich	Krankenhäuser		Palliativ-konsiliardienste	Palliativ-stationen
Langzeitbereich	Alten- und Pflegeheime	Hospizteams		Stationäre Hospize
Zuhause	Niedergelassene Ärzte, Mobile Dienste etc.		Mobile Palliativteams	Tageshospize

Abb. 4.1 Abgestufte Hospiz- und Palliativversorgung. (Mod. nach ÖBIG 2004)

Ebenso hilfreich ist die Nennung von Ansprechpersonen und Absprachen über Möglichkeiten der Zusammenarbeit, wie telefonische Beratung, konsiliarische Unterstützung, Übernahmen etc.

So sind die spezialisierten Hospiz- und Palliativeinrichtungen eine Ergänzung der palliativmedizinischen Grundversorgung und stellen eine Differenzierung des Versorgungsangebotes für Patienten im letzten Lebensabschnitt dar. Hospiz- und Palliativeinrichtungen dienen auch der Aus-, Fort- und Weiterbildung, der Qualitätssicherung und der Forschung.

Dieses Modell der abgestuften Hospiz- und Palliativversorgung wurde im Jahr 2004 vom Österreichischen Bundesinstitut für Gesundheit (ÖBIG, jetzt Gesundheit Österreich GmbH GÖG) beschrieben und hat bei Politikern und Führungskräften das Verständnis über die Rolle von Palliative Care im Gesundheits- und Sozialbereich wesentlich mitbestimmt. Sowohl auf Bundes- als auch auf Landesebene dient dieses Modell seither als Grundkonzept für den Auf- und Ausbau von Hospiz- und Palliativstrukturen in Österreich. Auch in Deutschland wurde dieses Konzept rezipiert und hat dort ebenfalls die weitere Umsetzung von Hospiz- und Palliativeinrichtungen positiv beeinflusst.

Mittlerweile gibt es Überlegungen zur Weiterentwicklung der abgestuften Hospiz- und Palliativversorgung: Welche Versorgungstrukturen sind in Zukunft für palliative Pädiatrie und Geriatrie erforderlich und wie können und sollen sie in diesem Modell dargestellt werden?

4.3 Spezialisierte Organisationsformen

4.3.1 Das Hospizteam

Das Hospizteam besteht aus qualifizierten ehrenamtlichen Hospizmitarbeitern und einem hauptamtlichen Koordinator. Die ehrenamtlichen Hospizmitarbeiter bieten Palliativpatienten und Angehörigen einfühlsame Begleitung und Unterstützung in der Zeit der Krankheit, des Abschieds und der Trauer. Das Hospizteam, eine organisierte Gruppe von ehrenamtlichen Hospizmitarbeitern, ist Teil eines Betreuungsnetzwerkes und arbeitet eng mit den anderen Hospiz- und Palliativeinrichtungen zusammen. Die ehrenamtlichen Hospizmitarbeiter sind in allen Versorgungskontexten – zuhause, im Heim und im Akutkrankenhaus – tätig. Zielgruppen sind Palliativpatienten jeder Altersgruppe, Angehörige und Trauernde. Die ehrenamtlichen Hospizmitarbeiter leisten einen wichtigen Beitrag zur psychosozialen und emotionalen Unterstützung von Patienten und Angehörigen. Sie tragen zur Erhaltung und Verbesserung der Lebensqualität der Betroffenen bei. Die Hospizteams mit ihren Ehrenamtlichen stellen einen integrativen Teil in der Hospiz- und Palliativversorgung dar.

4.3.2 Das mobile Palliativteam

Das mobile Palliativteam besteht aus Ärzten, Pflegepersonen und Sozialarbeitern und ist bei Symptomkontrolle, Palliativpflege und psychosozialer Begleitung beratend und anleitend tätig. Zielgruppen sind Palliativpatienten und Angehörige sowie die professionellen Betreuer vor Ort (Hausärzte, Pflegepersonen der Heime und der mobilen Dienste, etc.). Das mobile Palliativteam unterstützt auch die Übergänge zwischen Krankenhaus und Betreuung zuhause und in Heimen.

Die Hauptaufgabe eines mobilen Palliativteams liegt in der bestmöglichen Linderung der vielfältigen Symptome der Palliativpatienten. Weitere wichtige Aufgabenbereiche des mobilen Palliativteams sind:

- Hilfestellungen, um den Verbleib des Patienten zuhause/im Pflegeheim zu erleichtern und um Wiederaufnahmen in ein Akutkrankenhaus zu vermeiden
- Unterstützung der Übergänge zwischen stationärer und ambulanter Betreuung
- Ethische Beratung in schwierigen Betreuungssituationen
- Emotionale und praktische Unterstützung der Angehörigen

4.3.3 Der Palliativkonsiliardienst

Der Palliativkonsiliardienst besteht aus Ärzten, Pflegepersonen und Sozialarbeitern. Er bietet im Akutkrankenhaus Unterstützung bei Schmerztherapien, Symptomkontrolle, Palliativpflege und psychosozialer Begleitung und ist beratend und anleitend tätig. Der Palliativkonsiliardienst richtet sich primär an die betreuenden Ärzte und Pflegepersonen aber auch an Palliativpatienten und ihre Angehörigen. Die Entscheidung über die Durchführung die empfohlenen Maßnahmen liegt beim betreuenden Personal.

Die Hauptaufgaben des Palliativkonsiliardienstes liegen in der Unterstützung der bestmöglichen Linderung der vielfältigen Symptome der Palliativpatienten. Weitere Aufgaben des Palliativkonsiliardienstes sind:

- Die Mitarbeit bei der koordinierten Entlassung nach Hause oder in ein Heim
- Ethische Beratung in schwierigen Betreuungssituationen
- ggf. die Übernahme auf eine Palliativstation

4.3.4 Das Tageshospiz

Das Tageshospiz bietet Palliativpatienten die Möglichkeit in einer eigenen Einrichtung tagsüber speziell beraten und betreut zu werden und an verschiedenen Aktivitäten teilzuhaben. Ärzte, Pflegepersonen und weitere Berufsgruppen bieten medizinische, pflegerische und psychosoziale Unterstützung.

Das Tageshospiz kann als eigenständiges Angebot von Palliativpatienten jeder Altersgruppe in Anspruch genommen werden, die mobil bzw. transportfähig sind und bietet tageweise Betreuung.

Wesentliche Ziele sind

- Förderung der Lebensqualität
- Erweiterung des Lebensumfeldes zur Verhinderung sozialer Isolation
- Förderung der Selbstständigkeit
- Ermöglichung von Gemeinschaft in einer Gruppe gleichermaßen Betroffener
- Vermeidung unnötiger Krankenhausaufenthalte
- Entlastung der Angehörigen

4.3.5 Das stationäre Hospiz

Das stationäre Hospiz ist eine Einrichtung für Palliativpatienten, bei denen eine Behandlung im Akutkrankenhaus nicht mehr erforderlich und eine Betreuung zuhause oder in einem Pflegeheim nicht mehr gut möglich ist. Ein multiprofessionell zusammengesetztes Team aus Ärzten, Pflegepersonen, Sozialarbeitern, Physiotherapeuten etc. sorgt für eine umfassende Betreuung der Patienten und ihrer Angehörigen.

Das Hauptziel der Betreuung im stationären Hospiz liegt in der Linderung von Symptomen und in der Erreichung der bestmöglichen Lebensqualität der Betroffenen bis zuletzt.

Zugangskriterien in ein Stationäres Hospiz sind:

- Der Patient bzw. seine Vertrauensperson stimmen der Aufnahme zu,
- der Patient ist weitestgehend über die unheilbare Erkrankung aufgeklärt und
- der Patient und seine Angehörigen sind über die Arbeitsweise des stationären Hospizes informiert.

4.3.6 Die Palliativstation

Die Palliativstation ist ein eigener Bereich innerhalb eines Akutkrankenhauses und auf die Versorgung von Palliativpatienten spezialisiert. Ein multiprofessionell zusammengesetztes Team aus Ärzten, Pflegepersonen, Sozialarbeitern, Physiotherapeuten etc., sorgt für eine umfassende Betreuung und Begleitung der Patienten und ihrer Angehörigen.

Auf einer Palliativstation werden Palliativpatienten jeder Altersgruppe mit komplexer medizinischer, pflegerischer oder psychosozialer Symptomatik und hohen Betreuungsaufwand aufgenommen. Das Ziel der Behandlung und Betreuung ist die bestmögliche Linderung der oft vielfältigen Symptome. Nach Besserung oder Stabilisierung wird eine Entlassung der Patienten nach Hause oder in eine adäquate Einrichtung angestrebt. Zugangskriterien auf eine Palliativstation sind

- Krankenhausbedürftigkeit
- Zustimmung des Patienten zur Aufnahme
- Weitestgehende Aufklärung des Patienten über die unheilbare Erkrankung
- Wissen über die Arbeitsweise der Palliativstation

4.4 Bedarf

Für den Aufbau von Hospiz- und Palliativeinrichtungen wurden von einer österreichweiten Arbeitsgruppe Bedarfsrichtwerte der abgestuften Hospiz- und Palliativversorgung empfohlen, die in Tab. 4.1 dargestellt sind.

Tab. 4.1 Schätzungen zum Bedarf für Versorgungsangebote der abgestuften Hospiz- und Palliativversorgung (GÖG/ÖBIG et al. 2004)

Angebot	Schätzung zum Bedarf	Einzugs-/Versorgungsgebiet
Palliativstation	50 Betten je Mio. Einwohner	Mindestens 200.000 Einwohner
Stationäres Hospiz	Bis zu 30 Betten je Mio. Einwohner	Geografisch zusammengehörige Regionen (auch bundesländerübergreifend)
Tageshospiz	Bis zu 10 Einrichtungen bundesweit	Mindestens 150.000 Einwohner, im Ballungsraum (auch bundesländerübergreifend)
Palliativkonsiliardienst	Für jedes Krankenhaus verfügbar, jeder Palliativstation muss ein Palliativkonsiliardienst angegliedert sein	Krankenhaus bzw. regionaler Krankenhausverbund
Mobiles Palliativteam	1 Team (mindestens 4,5 VZÄ) je 140.000 Einwohner	140.000 Einwohner (abhängig von geografischen Gegebenheiten ist für ein Team auch ein kleineres Einzugsgebiet möglich)
Hospizteam	2 Teams mit hauptamtlicher Koordination je 60.000–80.000 Einwohner	ca. 30.000–40.000 Einwohner (abhängig von geografischen Gegebenheiten ist für ein Team auch ein kleineres Versorgungsgebiet möglich)

Literatur

GÖG/ÖBIG, Nemeth et al (2004) Gesundheit Österreich GmbH/Österreichisches Bundesinstitut für Gesundheitswesen. Abgestufte Hospiz- und Palliativversorgung in Österreich im Auftrag des Bundesministeriums für Gesundheit und Frauen (BMGFJ), Wien 2004, 2. aktualisierte Auflage 2014 als PDF http://www.sozialministerium.at

GÖG/ÖBIG, Schleicher B et al (2018) Gesundheit Österreich GmbH/Österreichisches Bundesinstitut für Gesundheitswesen. Hospizkultur und Palliative Care für Erwachsene in der Grundversorgung – Praxisleitfaden zur systematischen Umsetzung von Hospiz- und Palliative Care in der Grundversorgung, Wien 2018, als PDF. http://www.sozialministerium.at.

WHO (2020) Global atlas of palliative care, 2. Aufl. S., London, S 13

Zur Geschichte der Hospizbewegung

Andreas Heller und Sabine Pleschberger

Inhaltsverzeichnis

5.1	Die christentümlichen Wurzeln	36
5.2	Die gesellschaftlichen Wurzeln	36
5.3	Die interdisziplinären Wurzeln	37
5.4	Internationalisierung und Etablierung	37
5.5	Herausforderungen für die Zukunft	39
Literatur		40

Die Hospizbewegung ist die weltweit erfolgreichste Bürgerrechtsbewegung für ein menschenwürdiges Sterben. Ihre Geschichte ist weniger in ihrer chronologischen Abfolge sinnvoll zu verstehen, sondern als komplexes Geflecht unterschiedlicher Wurzeln, die die Gegenwart und Zukunft der Hospizbewegung maßgeblich beeinflussen.

A. Heller (✉)
Küb, Österreich
e-mail: andreas.heller@uni-graz.at

S. Pleschberger
Gesundheit Österreich GmbH, Wien, Österreich
e-mail: sabine.pleschberger@goeg.at

© Der/die Autor(en), exklusiv lizenziert an Springer-Verlag GmbH, DE, ein Teil von Springer Nature 2023
G. Bernatzky et al. (Hrsg.), *Schmerzbehandlung in der Palliativmedizin*, https://doi.org/10.1007/978-3-662-64329-7_5

5.1 Die christentümlichen Wurzeln

Die Idee der modernen Hospizbewegung als absichtslose Gastfreundschaft gerade gegenüber den Fremden lässt sich bis in die Frühzeit des Christentums zurückverfolgen. Auch im Judentum und im Islam ist diese Haltung als religiöses Ethos bekannt. In der Apostelgeschichte wird von der diakonisch-gemeindlichen Sorge um Hilfsbedürftige berichtet. Als „Häuser" stehen Hospize in der Tradition der mittelalterlichen Gastfreundschaft und des Herbergswesens für Pilger (hospitium). Die christliche Interpretation des Lebens als irdische Pilgerschaft mobilisierte viele Menschen zu Wallfahrten. Die großen Mönchsorden bauten Hospize entlang von Pilgerwegen, sie standen allen offen, die unterwegs und hilfebedürftig waren. Sterbende zu begleiten, Tote zu bestatten und Trauernde zu trösten waren die Grundtugenden christlicher Barmherzigkeit. Bis in das 20. Jahrhundert – wenn auch nicht frei von Brüchen – entwickelt sich die Hospizbewegung in enger Zusammenarbeit mit kirchlichen Trägern. Zu nennen ist hier etwa das erste moderne Hospiz in Dublin, gegründet von Mary Aikenhead („Irische Schwestern der Barmherzigkeit") Mitte des 19. Jahrhunderts. Das St. Christopher's Hospice, gegr. 1967 in London, nimmt viele Aspekte aus dieser Tradition auf und verknüpft diese zu einem Konzept das Versorgung am Lebensende auch nach wissenschaftlichen Erkenntnissen ausrichtet. In der Diktion vom „modernen Hospiz" wird der Unterschied markiert. In den vielen Hospizgründungen finden etwa in den Namensgebungen noch die christentümlichen Wurzeln ihren Ausdruck, z. B. Franziskus Hospiz in Recklinghausen (1987) oder das Hospiz St. Raphael in Wien (1991).

5.2 Die gesellschaftlichen Wurzeln

Die neuzeitliche oder moderne Hospizbewegung muss auch als organisierte Reaktion auf den Umgang mit Sterben und Tod in der „modernen" Gesellschaft gesehen werden. Dieser ist neben Individualisierung und Institutionalisierung in besonderem Ausmaß durch Medikalisierung gekennzeichnet (Feldmann 1997). Paradigmatisch dafür ist das medizinisch dominierte Krankenhaus. Dort stehen organisationstheoretisch gesprochen bis heute die Ziele der Gesundung, der Rehabilitation und der maximalen Lebensverlängerung im Vordergrund. Das Sterben gilt in dieser Logik als „Betriebsunfall", als „Versagen medizinischer Leistungsfähigkeit" (Heller 1994). Dieses Paradigma führt dazu, dass selbst bei sterbenden Menschen zahlreiche – häufig intensivmedizinische – Interventionen gesetzt werden, die in Verbindung mit Defiziten in der persönlichen Begleitung oder bei spirituellen Angeboten den Sterbeprozess inhuman und unpersönlich erscheinen lassen.

Vor allem die durch die Intensivmedizin entstehenden ethischen Problemlagen (z. B. Behandlungsabbruch) provozieren öffentliche Debatten über die Reichweite medizinischer Eingriffe. Sie finden gegenwärtig etwa im Diskurs über die Patientenverfügungen ihren Ausdruck, der auch als wachsendes Misstrauen der Patientinnen gegenüber einer bestimmten Form der Medizin gelesen werden kann (Klie und Student 2008).

Schließlich kann die Hospizbewegung auch als Gegenströmung zu den lauter werdenden Euthanasiediskussionen in den 70er-Jahren in Deutschland gesehen werden. Es galt Alternativen zu dem von den Befürwortern proklamierten „Beenden eines sinnlosen Leidens" aufzuzeigen, und zwar über eine bessere Versorgung, über die Begleitung sterbender Menschen in einem umfassenden Sinne. Die anhaltenden Debatten und die jüngsten Gesetzgebungen zum Assistierten Suizid zeigen auf, dass dieses Problem durch die Hospizidee und Palliative Care nicht hinreichend gelöst werden kann (Gronemeyer 2007).

5.3 Die interdisziplinären Wurzeln

Zwei Frauen stehen an der Wiege eines menschenwürdigeren Umgangs mit Sterbenden und ihren Bezugspersonen: Die Psychiaterin Elisabeth KüblerRoss hat in den 60er-Jahren des letzten Jahrhunderts das Tabuthema Sterben aufgegriffen (Kübler-Ross 1969). Erstmals wurden die Bedürfnisse und emotional-kognitiven Auseinandersetzungen von Menschen angesichts ihres nahen Todes interaktiv erarbeitet. Cicely Saunders, die Gründerin des St. Christopher's Hospice in London 1967 (Saunders 1984), belegt mit ihrem Hintergrund als Ärztin, Krankenschwester und Sozialarbeiterin eindrucksvoll einen multidimensionalen Blick auf PatientInnen, auf ihr Befinden und nicht auf ihre Befunde. Saunders revolutionierte die Schmerztherapie, indem sie die Zeitabstände zwischen den Morphingaben so weit reduzierte, dass neben dem Schmerz auch die Angst vor dem Schmerz behandelt werden konnte (ebd.). Bis heute bestimmt das von Saunders geprägte Signalwort vom „total pain" Theorie und Praxis von Palliative Care. Darin wird am Phänomen Schmerz exemplarisch die Multidimensionalität von Palliative Care illustriert. Robert Twycross hat dies mit systematischer Forschung untermauert (Twycross 1979). An dieser Stelle möchten wir auch den kanadischen Onkologen Balfour Mount erwähnen, der die Bezeichnung „Palliative Care" geprägt hat. Er richtete 1974 einen Palliativdienst im Royal Victoria Hospital in Montreal ein und tat dies bewusst nicht unter der Bezeichnung „Hospiz", weil diese bei den französischsprachigen Kollegen mit einem passiven Versorgungsmodell für Sterbende assoziiert wurde, was nicht im Einklang mit der positiven Botschaft und dem aktiven Betreuungsmodell stand (NCHSPCS 1995). Ein weiterer Baustein für das umfassende hospizliche Versorgungskonzept wurde durch die Trauerforschung, bspw. von Colin Murray Parkes (1993) eingebracht.

5.4 Internationalisierung und Etablierung

Von Großbritannien ausgehend verbreitete sich der Hospizgedanke zunächst im angelsächsischen und nordamerikanischen Raum. In diesen Ländern vollzog sich in den späten achtziger Jahren bereits eine schrittweise Institutionalisierung und Überführung in das Konzept „Palliative Care". Maßgeblichen Anteil daran hatte auch das Engagement der Weltgesundheitsorganisation (WHO), die 1990 eine Definition und konzeptionelle

Beschreibung von Palliative Care vorlegte (World Health Organization 1990, 2002) und sich bis heute einer weltweiten Verbreitung des Konzeptes verpflichtet fühlt.

Die Umsetzung der Hospizidee setzte im deutschsprachigen Raum mit einer erheblichen zeitlichen Verzögerung ein.[1] Analysen, warum es fast zwanzig Jahre braucht, bis dass in Deutschland die erste Palliativstation in Köln 1983 (Jonen-Thielemann 2001) eröffnet wird, verweisen auf die negative Rezeption des Films von Jesuitenpater Reinhold Iblacker, „Noch 16 Tage. Bericht aus einer englischen Sterbeklinik", der 1977 im deutschen Fernsehen ausgestrahlt wurde (Seitz und Seitz 2002). Vor allem die beiden großen Kirchen, die Wohlfahrtsverbände und Krankenhausgesellschaften äußerten sich auf eine Anfrage des deutschen Bundesministeriums für Jugend, Familie und Gesundheit 1978 negativ. Zwar wurde erkannt, dass es vielfältiger Maßnahmen bedarf, um überall ein menschenwürdiges Sterben zu ermöglichen, die Hospizidee – wohl aufgrund der unglücklichen Begriffswahl „Sterbeklinik" – wurde jedoch mit einer Ghettoisierung Sterbender gleichgesetzt (Heller et al. 2013). Diese Ausgangslage mündete in eine zweigleisige Entwicklung in Deutschland – auf der einen Seite die ärztlich dominierte „Palliativmedizin", auf der anderen die Hospizbewegung als Bürgerbewegung (Radbruch und Zech 1997). Letzterer gelang es schließlich dennoch, den anfänglichen Widerstand zu brechen: 1986 und 1987 entstanden die ersten stationären Hospize, parallel dazu zahlreiche Hospizvereine, die als ambulante Hospizdienste ehrenamtlich getragene Angebote zur Sterbebegleitung entwickelten (Heller et al. 2013). Palliativstationen und -einheiten in Krankenhäusern sowie ambulante Palliativdienste ergänzen die so entstandene bunte Versorgungslandschaft: Aktuell gibt es in ganz Deutschland 1500 ambulante Hospizdienste, ca .400 mobile Palliativdienste (SAPV-Teams), ca. 250 stationäre Hospize, a. 340 Palliativstationen und ca. 120.000 Ehrenamtliche in der Hospizbewegung (https://www.dhpv.de/zahlen_daten_fakten.html). (http://www.dgpalliativmedizin.de; http://www.hospiz-net.de).

Bemerkenswert ist auch, dass die Auseinandersetzung mit Palliative Care im Pflegeheim schon früh begonnen hat (Heimerl et al. 2005; Wilkening und Kunz 2003). In den letzten zehn Jahren schreitet mit der Errichtung von Lehrstühlen für Palliativmedizin auch die Akademisierung des Bereiches voran. Nennenswerte bundesweite Organisationen sind der Deutsche Hospiz- und Palliativverband e.V. (DHPV) sowie die Fachgesellschaft „Deutsche Gesellschaft für Palliativmedizin (DGP)".

Die *österreichische Entwicklung* vollzieht sich wiederum als verzögerte Reaktion auf die Situation in Deutschland (Höfler 2001). Die unmittelbare Verbindung zum Mutterland England wird durch die Psychologin Dr. Irma Schwartz und die englische Krankenschwester Ruth Cecil Ende der 80er-Jahre hergestellt, und von einer Wiener Hospizgruppe der Caritas Socialis systematisch weiter verfolgt. Ausgehend von Wien lässt sich ab Mitte der 90er-Jahre eine explosionsartige Entwicklung von ambulanten und stationären Einrichtungen in ganz

---

[1] Für eine detaillierte Auseinandersetzung möchten wir auf die folgen Publikationen verweisen: *Heller et al. (2013)* sowie Spörk und Heller (2012). Sie basieren auf Interviews mit Pionierinnen und Pionieren der Hospizbewegung sowie Palliativmedizin in Deutschland sowie Österreich

Österreich beobachten (Heimerl und Pleschberger 2002). Dem Dachverband Hospiz gelang es, die Rahmenbedingungen für einen weiteren Ausbau voranzutreiben. Stationäre palliative Versorgungsstrukturen wurden 1999 erstmals in den Österreichischen Krankenanstalten- und Großgeräteplan aufgenommen (ÖBIG 2000) und münden schließlich in das Konzept der Abgestuften Versorgung (ÖBIG 2004). Konzeptionell wurde die österreichische Entwicklung vor allem über die Arbeiten am Institut für Palliative Care und OrganisationsEthik der Fakultät für Interdisziplinäre Forschung und Fortbildung (IFF) der Universität Klagenfurt geprägt. Seit dem Jahr 1999 erschienen im der Buchreihe zum Thema „Palliative Care und Organisationsethik" im Lambertus-Verlag Freiburg 21 Bände (exempl. Heller 2000). Nicht zuletzt deshalb kam es hierzulande unter Verwendung des Begriffes „Palliative Care" auch zu keiner Spaltung zwischen Hospizbewegung und Palliativmedizin.

An der IFF wurde auch im Jahr 2007 die bislang einzige Professur für „Palliative Care" im deutschsprachigen Raum eingerichtet. Eine Professur für Palliativmedizin besteht ebenfalls seit 2007 an der Medizinischen Universität Wien. Neben diesen Schritten zur Akademisierung lassen sich noch weitere Beispiele dafür anführen, dass auch in Österreich die Pionierzeit vorbei ist: (1) Eine bundesweite ehrenamtliche Hospizbewegung; (2) Zahlreiche Fortbildungsangebote, interdisziplinäre Universitätslehrgänge in Wien und Salzburg und ein Promotionsstudiengang (an der IFF, Universität Klagenfurt bis #), (3) Qualitätsstandards für Spezialausbildungen, (4) ein abgestuftes Versorgungskonzept mit spezialisierten Hospiz- und Palliative Care Angebote im stationären und ambulanten Bereich, und (5) der breite parteienübergreifende politische Wille, diesen Bereich der Versorgung zu forcieren (zuletzt mit dem Hospiz- und Palliativfondsgesetz HosPalFG 2022).

Dies eröffnet gleichzeitig auch die Auseinandersetzung darüber, wie der Hospizgedanke und das Konzept von Palliative Care nachhaltig in die Regelversorgung integriert werden können, insbesondere für Kinder und Jugendliche ebenso wie auch für alte und demenziell veränderte Menschen (Heller und Kittelberger 2010; Pleschberger 2008). Hierzu gab und gibt es fortlaufend Modellprojekte, landesweit zunächst in Vorarlberg (Bischof et al. 2003), dann auch im Burgenland, in Salzburg und Niederösterreich oder auch von einzelnen Trägern wie dem ÖRK (Wegleitner et al. 2007), der Caritas Socialis (Spörk) und anderen. Mit Ende 2008 waren in Österreich 2854 Ehrenamtliche Mitarbeiterinnen in 173 Hospizteams engagiert, es gab 61 Palliativkonsiliardienste, 60 mobile Palliativteams, 43 Palliativstationensowie 14 stationäre Hospize oder Hospizstationen im Pflegeheim (http://www.hospiz.at).

5.5 Herausforderungen für die Zukunft

Angesichts der eindrucksvollen Geschichte und Entwicklung von Palliative Care erscheint es uns wichtig, abschließend auch einen kritischen Blick auf mögliche Folgen für den Umgang mit Sterben und Tod zu werfen.

Im Zuge eines Vergleiches der Hospizarbeit in Europa hat etwa Gronemeyer auf die ambivalenten Züge des „neuen Gesichts von Palliative Care" hingewiesen. Der frühe Beginn von Palliative Care, wie er sich konzeptionell zunehmend durchsetzt, biete zwar die Chance, palliative Maßnahmen erfolgreicher durchzuführen als bisher, dränge aber gleichzeitig mit der Akzentuierung des Begriffs Lebensqualität das würdevolle Sterben als Zielsetzung zurück (Gronemeyer et al. 2004). Damit verbunden scheint ein Prozess der „Bürokratisierung des Sterbens" eingesetzt zu haben, der die Standardisierung von Sterbequalitätskriterien zum Ziel hat und weitgehend abstrahiert vom Ansehen der Person (Max Weber, (James und Field 1992)). Und schließlich gibt es Anzeichen dafür, dass die in der Versorgungsphilosophie von Palliative Care angelegte Gleichheit und Ergänzungsbedürftigkeit der verschiedenen Berufsgruppen (Heller 2000) aufgelöst wird zugunsten der Medizin als Leitdisziplin und Ärztinnen und Ärzten als Leitprofession (Heller und Heller 2003). Vor diesem Hintergrund plädieren wir für organisierte interdisziplinäre Irritationen, wie sie etwa durch konsequente Einbindung von ehrenamtlicher Hospizarbeit repräsentiert werden, einer stärken Berücksichtigung der Kategorie Geschlecht in Forschung und Praxis (Reitinger und Beyer 2010), oder einer Umsetzung ethischer Entscheidungsprozesse in und zwischen den entsprechenden Organisationen (Krobath und Heller 2010). Auch im deutschsprachigen Raum ist es an der Zeit, die Frage des Zugangs zu Palliative-Care-Versorgungsleistungen zu diskutieren, wie dies in den USA oder in Großbritannien schon seit längerem geschieht (Bruera et al. 2004). Denn auch hierzulande muss davon ausgegangen werden, dass es erhebliche (soziale, ethnische, religiöse) Zugangsbarrieren gibt. Auf Menschen mit Behinderungen sei in diesem Zusammenhang besonders verwiesen.

All diese Aspekte zeigen, dass das Konzept Palliative Care einen tragfähigen Versorgungsrahmen darstellt. Darin gewinnen neben einem adäquaten Umgang mit Symptomen am Lebensende etwa die Begleitung, Spiritual Care und Organisationskultur an Bedeutung, und zwar „für alle, die es brauchen" (Bischof et al. 2003).

Literatur

Bischof HP, Heimerl K, Heller A (Hrsg) (2003) Für alle, die es brauchen. Integrierte palliative Versorgung – das Vorarlberger Modell. Palliative Care und OrganisationsEthik. Lambertus, Freiburg/Br

Bruera E, DeLima L, Woodruff R, Doyle D (2004) International Association for Hospice and Palliative Care (IAHPC): working to improve access to palliative care. Palliat Med 18:491–493

Davies E, Higginson I (2004) Better palliative care for older people? WHO Regional Office for Europe. WHO, Geneva

Feldmann K (1997) Sterben und Tod. Sozialwissenschaftliche Theorien und Forschungsergebnisse. Leske & Budrich, Opladen

Gronemeyer R (2007) Sterben in Deutschland. Wie wir dem Tod wieder einen Platz in unserem Leben einräumen können. Fischer, Frankfurt

Gronemeyer R, Fink M, Globisch M, Schumann F (2004) Helfen am Ende des Lebens. Hospizarbeit und Palliative Care in Europa. Hospiz Verlag, Wuppertal

Heimerl K, Pleschberger S (2002) Palliative Versorgung in Deutschland und Österreich: Angebote und Strukturen. In: Pleschberger S, Heimerl K, Wild M (Hrsg) Palliativpflege. Grundlagen für Praxis und Unterricht. Facultas, Wien, S 44–60

Heimerl K, Heller A, Kittelberger F (2005) Daheim sterben. Palliative Kultur im Pflegeheim. Lambertus, Freiburg/Br

Heller A (Hrsg) (1994) Kultur des Sterbens. Bedingungen für das Lebensende gestalten. Lambertus, Freiburg/Br

Heller A (2000) Die Einmaligkeit von Menschen verstehen und bis zuletzt bedienen. In: Heller A, Heimerl K, Husebø S (Hrsg) Wenn nichts mehr zu machen ist, ist noch viel zu tun. Wie alte Menschen würdig sterben können. Lambertus, Freiburg, S 9–24

Heller A, Kittelberger F (Hrsg) (2010) Hospizkompetenz und Palliative Care im Alter. Eine Einführung. Lambertus, Freiburg/Br

Heller A, Pleschberger S, Fink M, Gronemeyer R (2013) Die Geschichte der Hospizbewegung in Deutschland. 2. Aufl (2012). Hospiz, Esslingen

Heller B, Heller A (2003) Sterben ist mehr als Organversagen. Spiritualität und Palliative Care. In: Heller B (Hrsg) Aller Einkehr ist der Tod. Interreligiöse Zugänge zu Sterben, Tod und Trauer. Lambertus, Freiburg, S 7–21

Höfler E (2001) Die Geschichte der Hospizbewegung in Österreich. Zukunft braucht Vergangenheit. Kursbuch Palliative Care, Wien

http://www.hospiz.at

James N, Field D (1992) The routinization of hospice: charisma and bureaucratization. Soc Sci Med 34:1363–1375

Jonen-Thielemann I (2001) Organisation der Palliativmedizin in Klinik und Ambulanz – das Dr. Mildred Scheel Haus am Klinikum der Universität zu Köln. In: Heimerl K, Heller A (Hrsg) Eine große Vision in kleinen Schritten. Aus Modellen der Hospiz- und Palliativbetreuung lernen. Lambertus, Freiburg/Br, S 215–233

Klie T, Student JC (2008) Die Patientenverfügung. Was Sie tun können, um richtig vorzusorgen, 9. Aufl. Herder, Freiburg/Br

Krobath T, Heller A (Hrsg) (2010) Ethik organisieren. Handbuch der Organisationsethik. Lambertus, Freiburg/Br

Kübler-Ross E (1969) Interviews mit Kranken im Endstadium. Interviews mit Sterbenden. Kreuz Verlag, Stuttgart

NCHSPCS (1995) Specialist palliative care. A statement of definitions. National Council for Hospice and Specialist Palliative Care Services, London

ÖBIG (2000) Österreichischer Krankenanstalten- und Großgeräteplan 2001. Bundesministerium für soziale Sicherheit und Gesundheit, Wien

ÖBIG (2004) Abgestufte Hospiz- und Palliativversorgung in Österreich. Im Auftrag des Bundesministeriums für Gesundheit und Frauen, Wien

Parkes CM (1993) Bereavement. In: Doyle D, Hanks G, Macdonald N (Hrsg) Oxford textbook of palliative medicine. Oxford Medical Press, Oxford

Pleschberger S (2008) Leben und Sterben in Würde. Palliative Care und Hospizarbeit. In: Bundesministerium für Soziales und Konsumentenschutz (Hrsg) Hochaltrigkeit in Österreich eine Bestandsaufnahme. BMSK, Wien, S 447–480

Radbruch J, Zech D (1997) Definition, Entwicklung und Ziele der Palliativmedizin. In: Aulbert E, Zech D (Hrsg) Lehrbuch der Palliativmedizin. Schattauer, New York/Stuttgart, S 1–11

Reitinger E, Beyer S (Hrsg) (2010) Geschlechtersensible Hospiz- und Palliativkultur in der Altenhilfe. Mabuse, Frankfurt a. M

Saunders C (1984) The philosophy of terminal care. In: Saunders C (Hrsg) The management of terminal malignant disease. Arnold, London, S 232–241

Seitz O, Seitz D (2002) Die moderne Hospizbewegung in Deutschland auf dem Weg ins öffentliche Bewusstsein. Ursprünge kontroverse Diskussionen, Perspektiven. Centaurus, Herbolzheim

Spörk E, Heller A (Hrsg) (2012) Die Hospizidee hat viele Mütter und Väter. Die Geschichte der Hospizbewegung in Österreich, Tyrolia Innsbruck-Wien

Twycross R (1979) The brompton cocktail. In: Bonica JJ, Ventafridda V (Hrsg) Advances in pain research and therapy, Bd 2. Raven Press, New York

Wegleitner K, Heimerl K, Wild M (2007) Palliative Care in der Hauskrankenpflege – oder das Überwinden traditioneller Versorgungsmuster. In: Heller K, Heimerl K, Husebø S (Hrsg) Wenn nichts mehr zu machen ist, ist noch viel zu tun. Wie alte Menschen würdig sterben können. Lambertus, Freiburg/Br, S 524–540

Wilkening K, Kunz R (2003) Sterben im Pflegeheim. Perspektiven und Praxis einer neuen Abschiedskultur. Vandenhoeck & Ruprecht, Göttingen

World Health Organization (1990) Cancer pain relief and palliative care. Report of a WHO Expert Committee. WHO, Genf

World Health Organization (2002) National Cancer Control Programmes. Policies and managerial guidelines, 2. Aufl. WHO, Genf

Die Österreichische Palliativgesellschaft (OPG)

Eva Katharina Masel und Franz Zdrahal

Inhaltsverzeichnis

6.1 Einleitung 43
6.2 Wichtige Meilensteine und Errungenschaften 44
6.3 Schwerpunkt Aus- und Weiterbildung 44
6.4 Zukunftsausblick 45

6.1 Einleitung

Die Österreichische Palliativgesellschaft (OPG) kann seit 2019 auf eine 20-jährige Geschichte und ein rundes Jubiläum zurückblicken. Die OPG wurde 1999 am Allgemeinen Krankenhaus Wien als unabhängige, interdisziplinäre und multiprofessionelle Gesellschaft gegründet.

E. K. Masel (✉)
Abteilung für Palliativmedizin, Universitätsklinik für Innere Medizin I, Klinische Abteilung für Palliativmedizin, Wien, Österreich
e-mail: eva.masel@meduniwien.ac.at

F. Zdrahal
Facharzt für Anästhesie und Intensivmedizin, Wien, Österreich
e-mail: franz.zdrahal@chello.at

6.2 Wichtige Meilensteine und Errungenschaften

In den 20 Jahren ihres Bestehens hat die OPG oft Neuland betreten. Beginnend mit der grundsätzlichen Definition der Bedeutung und Notwendigkeit des Konzepts einer Palliativversorgung bis hin zur Implementierung einer bundesweiten abgestuften Hospiz- und Palliativversorgung. Unter Mitarbeit von OPG-Mitgliedern sowie des Dachverbandes Hospiz Österreich fand das Konzept einer abgestuften Hospiz- und Palliativversorgung über eine Grundversorgungsvereinbarung (Artikel 15a) zwischen Bund und Ländern Einzug in die österreichische Gesundheitsplanung (Österreichisches Bundesinstitut für Gesundheitswesen/ÖBIG). Eine *Grundversorgung in Hospiz und Palliative Care* soll möglichst in allen Einrichtungen des Gesundheits- und Sozialwesens erfolgen. Das spezialisierte Versorgungsangebot hingegen umfasst sechs Formen: Hospizteam, mobiles Palliativteam, Palliativkonsiliardienst, Tageshospiz, stationäres Hospiz und Palliativstation.

Ebenfalls viel entwickelt hat sich in den Möglichkeiten der Symptomkontrolle. Fortbildungen und Publikationen im Bereich der „Palliative Care" (z. B. die Leitlinie zur palliativen Sedierungstherapie von Weixler et al.) sowie internationale „landmark trials" haben dazu verholfen, evidenzbasierte Palliative Care betreiben zu können und die PatientInnenversorgung zu verbessern. Die OPG ist auch international vernetzt und Mitglied der 1988 gegründeten European Association for Palliative Care (EAPC).

Im Jahr 2020 zählt die OPG ca. 700 Mitglieder.

6.3 Schwerpunkt Aus- und Weiterbildung

Die Konfrontation mit Sterben und Tod betrifft zahlreiche Professionen und es ist erfreulich zu beobachten, dass mehr und mehr Menschen sich dieser Thematik zuwenden möchten und ihre Bedeutung erkennen. Es scheint, dass Betreuende heute weniger Angst haben als früher, Menschen in ihrer letzten Lebensphase zu begleiten, Lebensende, Sterben und Tod anzusprechen sowie zu helfen und zu unterstützen.

Jährlich veranstaltet die OPG Fachtage und Palliativtage, um einerseits häufige Herausforderungen im Alltag als auch unterrepräsentierte Gebiete interprofessionell zu beleuchten. Alle 2 Jahre findet der Österreichische Palliativkongress in unterschiedlichen Bundesländern statt, der bereits zu einem „save the date" für viele Interessierte wurde und eine hohe Besucherrate hat.

Der seit 1999 jährlich stattfindende ÄrztInnenlehrgang der OPG für Palliativmedizin für niedergelassene und stationär tätige ÄrztInnen erfreut sich ebenfalls großer Beliebtheit und ist stets ausgebucht. Seit 2002 ist es möglich, das Diplom der Österreichischen Ärztekammer (ÖAK-Diplom) für Palliativmedizin zu erwerben. Ebenfalls hat das Fachgebiet Palliative Care in die universitäre Lehre Einzug gehalten und nimmt auch in der Pflegeausbildung und in anderen Professionen einen zunehmenden Stellenwert ein.

Nach jahrelangen Bemühungen ist es der OPG im Jahr 2017 gelungen, auch in Österreich eine zeitgemäße und qualitätsvolle Spezialisierung in Palliativmedizin zu schaffen. Die Ausbildung dauert 18 Monate. Nähere Informationen finden Sie auf der Homepage der Österreichischen Ärztekammer.

Des Weiteren informiert die OPG über Advance Care Planning, das unter anderem das Errichten einer Ärztekammer und/oder Vorsorgevollmacht sowie den Vorsorgedialog beinhaltet.

Die OPG sendet regelmäßig Newsletter aus und veröffentlicht Stellungnahmen zu gesellschaftspolitisch relevanten Themen, um eine differenzierte Meinungsbildung anzuregen und Öffentlichkeitsarbeit zu leisten.

Betroffenen wie Professionellen soll ein einfacher Informationszugang gewährt werden, weswegen eine laufende Aktualisierung der Homepage der OPG, http://www.palliativ.at, erfolgt.

6.4 Zukunftsausblick

Palliative Care bleibt Pionierarbeit. Immer noch gilt es, die Wichtigkeit der Palliativarbeit zu erläutern, Betroffene, deren An-und Zugehörige als auch Professionelle zu entängstigen und nicht müde zu werden, die gesellschaftliche Bedeutsamkeit der Palliative Care aufzuzeigen. Mit der Novelle des Ärztegesetzes im Dezember 2019 erfolgte eine wichtige Klarstellung hinsichtlich der ärztlichen Begleitung von PatientInnen am Lebensende. Zum einen wurde im ärztlichen Berufsbild die Verankerung der Schmerztherapie und Palliativmedizin festgehalten, zum anderen wurde eine Beistandspflicht für Sterbende festgelegt.

Darüber hinaus fördert die OPG eine umfassende palliative Betreuung. Die vielschichtigen Arbeitsgruppen der OPG wie Palliativpflege, Palliativsozialarbeit, Ethik in Palliative Care, Spiritualität in Palliative Care, Forschung in Palliative Care und medizinisch-technische Berufe (PhysiotherapeutInnen, ErgotherapeutInnen, MusiktherapeutInnen, LogopädInnen, DiätologInnen, HeilmasseurInnen) unterstreichen die Möglichkeiten und Herausforderungen einer umfassenden palliativen Betreuung.

Die Vernetzung mit der Hospizbewegung und der gemeinsame Gedanke des Ausbaus und der Finanzierung palliativer Einrichtungen muss weiterhin verfolgt werden.

Eine frühzeitige Klärung und die gesetzliche Verankerung einer beratenden vorausschauenden Planung in Anlehnung an das deutsche Modell „Behandlung im Voraus planen", um Wünsche und Erwartungen von Betroffenen an eine palliative Betreuung zu erheben, ist ein weiteres Ziel der OPG.

Bereits jetzt unterstützt der Vorsorgedialog in Alten- und Pflegeheimen in Form eines vorausschauenden Nachdenkens über die eigenen Wünsche für ein gutes Leben und ein würdiges Sterben sowie das schriftliche Festhalten dieser Wünsche die Selbstbestimmung.

Nicht nur die Erfahrung im Palliativbereich, sondern auch zahlreiche wissenschaftliche Studien zeigen, dass PatientInnen, die in einem palliativen Setting gut versorgt sind, eine Verbesserung ihrer Lebensqualität erfahren, die sogar lebensverlängernd wirken kann. Ein großes Anliegen ist auch die Begleitung und Unterstützung von An- und Zugehörigen, da das soziale Umfeld der PatientInnen eine bedeutende Rolle in der Palliative Care einnimmt.

Ziele der OPG sind die weitere Forcierung einer flächendeckenden und qualitätsvollen palliativmedizinischen Versorgung und die Möglichkeit, dass Palliative Care in Österreich für alle Menschen verfügbar ist. Menschen leiden nicht primär an ihren Erkrankungen, sondern sie leben mit ihren Erkrankungen. Ihnen sieht sich die OPG verpflichtet, zu verhelfen, ihr Leben bis zuletzt schön gestalten zu können!

Der Schmerz: Häufigkeit und Entstehung tumorbedingter Schmerzen

Günther Bernatzky und Rudolf Likar

Inhaltsverzeichnis

7.1	Häufigkeit tumorbedingter Schmerzen	47
7.2	Inzidenz von Schmerz bei Tumoren	48
7.3	Häufigkeit von Symptomen bei Tumorschmerzpatienten	48
7.4	Entstehung tumorbedingter Schmerzen (Portenoy 1989)	48
7.5	Tumorbedingte Schmerzen treten in 60 % bis 90 % auf und haben oft mehrere Ursachen (Krause und Aulbert 1997; Sittl und Griessinger 1995)	49
Literatur		50

7.1 Häufigkeit tumorbedingter Schmerzen

Tumorerkrankungen stellen weltweit ein großes Problem dar: Jedes Jahr werden annähernd 6 Millionen neue maligne Erkrankungen diagnostiziert und über 4 Millionen Patienten sterben. Der Schmerz ist dabei ein häufiges Problem, wobei etwa 70 % der Patienten mit Tumoren im fortgeschrittenen Stadium als Hauptsymptom Schmerzen aufweisen. Im Terminalstadium haben 90–100 % Schmerzen. In einer europäischen Studie aus dem Jahr 2007 wurde gezeigt, dass im länderweiten Überblick 56 % aller Tumorpatienten Schmer-

---

G. Bernatzky (✉)
Fachbereich für Biowissenschaften, Arbeitsgruppe für Schmerz/Musikforschung,
Universität Salzburg, Salzburg, Österreich
e-mail: guenther.bernatzky@plus.ac.at

R. Likar
MSC Landeskrankenanstalten-Betriebsgesellschaft – KABEG, Klinikum Klagenfurt am Wörthersee, Abteilung für Anästhesiologie und Intensivmedizin, Klagenfurt, Österreich

© Der/die Autor(en), exklusiv lizenziert an Springer-Verlag GmbH, DE, ein Teil von Springer Nature 2023
G. Bernatzky et al. (Hrsg.), *Schmerzbehandlung in der Palliativmedizin*,
https://doi.org/10.1007/978-3-662-64329-7_7

zen berichten. Davon schildern 21 % dieser Patienten starke bis sehr starke Schmerzen täglich. Eine vorsichtige Schätzung geht davon aus. dass jeden Tag ca. 60 % aller Menschen (mindestens 3,5 Millionen Menschen) unter tumorbedingten Schmerzen leiden. Das Auftreten und Ausmaß von Schmerz ist bei verschiedenen Tumorerkrankungen unterschiedlich (Anderson und Sjogren 1998; Valeberg et al. 2008; European Pain in Cancer Survey, European Association of Palliative Care 2007).

7.2 Inzidenz von Schmerz bei Tumoren

Knochen, Gebärmutter (85 %); Mund-, Rachenraum (80 %); Magen (75 %); Lunge, Urogenitaltrakt, Pankreas (70 %); Brust (65 %); Kolon, Rektum, Darm (60 %); Niere (55 %); Lymphdrüsen (20 %); Leukämie (5 %).

Da bei Tumorschmerzpatienten nicht nur Schmerz als schwere Beeinträchtigung der Lebensqualität gesehen werden muss, sondern auch andere Faktoren, werden diese quälenden Symptome im Folgenden nach ihrer Häufigkeit geordnet, vorgestellt (Tab. 7.1):

7.3 Häufigkeit von Symptomen bei Tumorschmerzpatienten

Schmerzen (70,3 %), Mundtrockenheit (67,5 %), Anorexie (60,9 %), Schwäche (46,8 %), Verstopfung (44,7 %), Luftnot (42,3 %), Übelkeit (36,2 %), Schlaflosigkeit (34,2 %), Schwitzen (25,3 %), Schluckbeschwerden (23,3 %), urologische Symptome, wie Harnretention, Dysurie, Pollakisurie (21,3 %), Neuropsychiatrische Symptome, wie Agitiertheit, Desorientiertheit, Verwirrtheit, Krämpfe, Schwindel, Tremor, Sedierung (19,8 %), Erbrechen (18,5 %), dermatologische Symptome wie Juckreiz, Infektionen, allergische toxische Reaktionen, Decubitalulcera (16,3 %), Dyspepsie (1–1,3 %), Diarrhoe (7,6 %) (Daten von zehn Studien mit insgesamt 12.438 Patienten).

7.4 Entstehung tumorbedingter Schmerzen (Portenoy 1989)

Die physiologischen Entstehungsmechanismen tumorbedingter Schmerzsyndrome sind noch unvollständig geklärt. Schmerzen treten bei der Krebserkrankung nur selten im Frühstadium auf. Wenn ein Karzinom Schmerzen verursacht, ist es meist schon in einem fortgeschrittenen

Tab. 7.1 Angaben der Häufigkeit des Auftretens von Tumorschmerzen

Direkte Tumorschmerzen	Indirekte Tumorschmerzen
Wenn der Tumor	Wenn der Tumor
– Knochen angreift	– Entzündungen bewirkt
– auf Nerven drückt	– Knochenbrüche verursacht
– Organe beeinträchtigt	– Hohlorgane verstopft (z. B. Darm, Blase)

Stadium. Karzinomschmerzen haben keine einheitliche Pathogenese. Der Schmerz hat bei diesen Patienten seinen Sinn als warnende Schutzfunktion des Körpers verloren.

7.5 Tumorbedingte Schmerzen treten in 60 % bis 90 % auf und haben oft mehrere Ursachen (Krause und Aulbert 1997; Sittl und Griessinger 1995)

Man geht davon aus, dass es zu einer Reihe neuropharmakologischer und neurophysiologischer Veränderungen z. B. in Knochen, Weichteilen, Lymphgefäßen, Blutgefäßen, Nerven und inneren Organen kommt. Diese Veränderungen führen zu mechanischen (Tumorkompression) oder chemischen Reizen (Knochenmetastasen), die die Nozizeptoren und Mechanorezeptoren aktivieren und sensibilisieren. Damit kommt es zu intermittierenden oder dauerhaften Schmerzen, die gut mit Analgetika zu behandeln sind. Bei einigen Patienten führt die Tumorinfiltration oder die lang anhaltende Kompression eines Nervs zu teilweiser Schädigung der Axone und der Nervenmembranen, die dann gegenüber mechanischen oder chemischen Reizen äußerst empfindlich reagieren. Daraus resultiert der oberflächliche brennende Schmerz (Denervierungsschmerz), der nicht auf Opioide reagiert. Durch adjuvante Medikamente können diese Schmerzen aber in unterschiedlichem Ausmaß gelindert werden. Einige Patienten leiden auch unter stechenden (lanzierenden) Schmerzen. 70 % der Tumorpatienten mit neuropathischem Schmerz weisen eine Rhythmik im Schmerzempfinden auf. 40 % dieser Patienten geben ein Maximum dieses Schmerzes in den frühen Abendstunden an.

Eine zusätzliche klinisch-neurologische Untersuchung des Patienten ermöglicht großteils eines oder mehrere der in der Folge angeführten pathologisch-anatomischen Korrelate als Schmerzursache zu evaluieren:

- Nervenkompression
- Tumorbefall: periphere Nerven (perineural, endoneural); Weichgewebe (Skelettmuskulatur, Retroperitoneum); Knochen und Periost; eingekapselte Organe mit Volumenvermehrung (Binnendrucksteigerung sowie Belastung der Organaufhängung); Hohlorgane (Magen-Darm-Trakt, Blase)
- Metastasen, die auf Nerven oder Knochen drücken (oder einwachsen)
- Paraneoplasien: Symptome, die nicht vom Tumor oder seinen Metastasen selbst ausgehen, sondern durch Hormonwirkung meist an Nerven oder Gelenken auftreten
- Gestörte Vitalfunktion (mechanisch bedingt): Bei Darmkrebs zum Beispiel kann die Darmfunktion eingeschränkt werden
- Neoplastische entzündliche Prozesse an seriösen Häuten (Peritonitis, Peritonealkarzinose)
- Durch Tumorbefall ausgelöste Entzündungen bzw. Nekrosen solider Organe (tryptische Pankreatitis usw.)
- Tumorbedingte Gefäßverschlüsse, resultierende Nekrosen, Entzündungen usw.

Diagnostisch bedingte Schmerzen (Lumbalpunktion, Knochenmarkspunktion, Biopsie, Venenpunktion); **Therapiebedingte Schmerzen** (Mukositis, periphere Nervenschmerzen, postoperative Schmerzen, Phantomschmerzen); In ca. 10–25 % kann es sich um Schmerzen handeln, die mit der Krebstherapie in Zusammenhang stehen: Sie können im Verlauf oder als Ergebnis eines chirurgischen Eingriffs (Phantomschmerz, Narbenschmerzen), einer Chemotherapie (Neuropathien) oder einer Strahlentherapie (z. B. Plexusfibrosen) auftreten.

Tumorbedingte Schmerzen (Knochenschmerzen, neuropathische Schmerzen, viszerale Schmerzen); **Tumorassoziierte Schmerzen** bedingt durch die herabgesetzte Abwehrlage des Patienten (z. B. Zosterneuralgie, Pilzinfektionen oder Decubitalgeschwüre) sind in 5–20 % vorhanden.

Tumor- und Therapieunabhängige Schmerzen sind in 3–10 % primär vor der Tumorerkrankung schon vorhanden (z. B. Myalgien, Arthalgien).

Angst, Depressionen und Vereinsamung verstärken und potenzieren das Beschwerdebild oder sie können von einem tumorassoziierten Leiden (z. B. Herpes simplex-Infektionen) herrühren (Breitbart et al. 1999; Cherny und Portenoy 1999; Pipam et al. 2002).

Jeder starke Schmerz ist ein Mosaik, in dem sich verschiedene Teilaspekte, wie Mechanismus, Stärke und Lokalisation, emotionale Beeinträchtigung und zeitliche Besonderheiten zu einem individuellen Bild zusammenfügen!

Literatur

Anderson G, Sjogren P (1998) Epidemiology of cancer pain. Ugeskr Laeger 160:2681–2684
Breitbart W, Passik SD, Rosenfeld B (1999) Cancer, mind and spirit. In: Wall PD, Melzack R (Hrsg) Textbook of pain. Churchill Livingstone, Edinburgh/London, S 1065–1112
Cherny NI, Portenoy RK (1999) Cancer pain: principles of assessment and syndromes. In: Wall PD, Melzack R (Hrsg) Textbook of pain. Churchill Livingstone, Toronto, S 1017–1064
European Pain in Cancer Survey, European Association of Palliative Care (2007) Half of European cancer patients have moderate to severe pain: one in five patients does not receive treatment. J Pain Palliat Care Pharmacother 21(4):51–53
Krause D, Aulbert E (1997) Onkologische Erkrankungen. In: Lehrbuch der Palliativmedizin. Schattauer, Stuttgart/New York, S 99–114
Pipam W, Likar R, Klocker J, Bernatzky G, Platz T, Sittl R, Janig H (2002) Ergebnisse einer Umfrage zu Schmerzen und Lebensqualität bei Tumorpatienten. Der Schmerz 16:481–489
Portenoy RK (1989) Cancer pain – epidemiology and syndromes. Cancer 63:2298
Sittl R, Griessinger H (1995) Zirkadiane Rhythmik bei neuropathischen Tumorschmerzen. Z Allg Med 71:206–210
Valeberg BT, Rustoen T, Bjordal K, Hanestad BR, Paul S, Miaskowski C (2008) Self-reported prevalence, etiology, and characteristics of pain in oncology outpatients. Eur J Pain 12:582–590

Schmerzdiagnostik bei Tumorpatienten

Gudrun Russ

Inhaltsverzeichnis

8.1	Ursache von Schmerzen bei Tumorpatienten	52
8.2	Diagnostische Maßnahmen	53
	8.2.1 Schmerzanamnese	53
	8.2.2 Zeitlicher Aspekt	54
	8.2.3 Schmerzintensität	54
8.3	Onkologische und allgemeine Anamnese	55
8.4	Psychosoziale Anamnese	56
8.5	Körperliche Untersuchung	56
8.6	Therapieplanung	56
Literatur		57

Schmerzen treten bei Tumorpatienten im fortgeschrittenen Stadium mit einer Prävalenz von zumindest 70 % auf. Sie gehören zu den quälendsten Symptomen der Betroffenen neben Müdigkeit, Kraftlosigkeit, Inappetenz, Angst und Depressivität (Bonica 1985). Anhaltende Schmerzen reduzieren die körperliche Leistungsfähigkeit, sie können möglicherweise das Tumorwachstum über eine Immunmodulation fördern (Liebesking 1991) und es gibt Anzeichen dafür, dass sie die Lebenserwartung verkürzen (Staats 1998). Schmerz bei Tumorpatienten ist nicht nur eine körperliche Wahrnehmung, sondern ein komplexes seelischkörperliches Erlebnis, das durch physikalische, psychologische, soziale und religiöse Faktoren beeinflusst wird und – unbehandelt – das Leben des Patienten beherrschen kann.

G. Russ (✉)
Onkologische Bettenstation, LKH Salzburg, Salzburg, Österreich
e-mail: g.russ@salk.at

© Der/die Autor(en), exklusiv lizenziert an Springer-Verlag GmbH, DE, ein Teil von Springer Nature 2023
G. Bernatzky et al. (Hrsg.), *Schmerzbehandlung in der Palliativmedizin*,
https://doi.org/10.1007/978-3-662-64329-7_8

Angst, Einsamkeit, Trauer, Isolation und soziale Probleme können Schmerz und Leid verstärken, umgekehrt kann der chronische Schmerz die Ursache psychischer Störungen sein (Bonica und Loeser 1990).

8.1 Ursache von Schmerzen bei Tumorpatienten

Schmerzen können

- tumorbedingt,
- tumorassoziiert,
- therapiebedingt bzw. diagnosebedingt,
- tumorunabhängig

auftreten.

Für die Diagnose ist eine genaue Anamnese und eine körperliche Untersuchung Grundvoraussetzung. Bildgebende Verfahren sind vielfach unerlässlich. **Tumorbedingte Schmerzen** entstehen zumeist durch infiltratives und destruktives Wachstum des Primärtumors oder von Metastasen und begleitende Entzündungsreaktionen sowie Ischämien. Pathophysiologisch kann es sich dabei sowohl um einen Nozizeptorschmerz (somatisch oder viszeral) als auch um einen neuropathischen Schmerz handeln. Der somatische Schmerz entsteht durch Aktivierung von Nozizeptoren in der Haut oder in tiefen Gewebsschichten, zum Beispiel durch Knochenmetastasen. Er ist üblicherweise gut lokalisierbar und kann vom Patienten gut beschrieben werden. Der viszerale Schmerz hat seinen Ursprung in den inneren Organen, entsteht durch Verletzung, Dehnung oder Torsion, ist diffus lokalisiert, kann vom Patienten zumeist schlecht beschrieben werden und ist fast immer von motorischen und vegetativen Reflexen sowie von besonders starken negativen Affekten wie Angst und der Erfahrung einer Bedrohung begleitet. Viszerale Schmerzen entstehen beispielsweise bei Magen-Darmpassagestörungen durch Reflux und entzündliche Veränderungen im Ösophagus oder bei hochgradiger Stenose durch konsekutive Koliken oder bei rasch wachsenden Lebermetastasen durch die Leberkapselspannung. Typisch für den viszeralen Schmerz ist auch die Wahrnehmung des Schmerzes in einer entfernten Region. So werden beispielsweise subphrenische Prozesse in die Schulter projiziert oder Pankreasprozesse in den Rücken (Referred Pain). Die Erklärung dafür beruht auf dem sogenannten Konvergenzmodell, wonach simultane Afferenzen aus dem entsprechenden Dermatom, Myotom und Viscerotom dafür verantwortlich sind. Man findet in diesem korrespondierenden Myotom und Dermatom häufig auch Verspannungen, Hyperalgesie und autonome Veränderungen.

Neuropathische Schmerzen entstehen durch tumorbedingte Infiltration oder Kompression zentraler oder peripher nervöser Strukturen. Sie haben oft brennenden, bohrenden oder stechenden, elektrisierend einschießenden Charakter und sind ebenfalls häufig schlecht lokalisierbar. Darüber hinaus kann im entsprechenden Hautsegment eine Allodynie (Überempfindlichkeit auf Berührung) oder eine Hyperalgesie (Schmerzreize werden besonders intensiv wahrgenommen) auftreten. Neuropathische Schmerzen sind von somatischen Schmerzen abzugrenzen, da sie ein anderes Therapiekonzept erfordern.

8 Schmerzdiagnostik bei Tumorpatienten

Tumorassoziierte Schmerzen verursachen laut Literatur etwa 5–20 % aller Schmerzzustände bei Tumorpatienten (Foley 1979; Twycross und Fairfield 1982). Sie werden indirekt durch die Erkrankung verursacht. Eine thromboembolische Komplikation erleidet etwa jeder 10. Patient, Decubitalulcera können bei immobilen Patienten Schmerzen verursachen, auch Kopfschmerzen beim Phäochromocytom (Katecholaminproduktion), paraneoplastische Myelitiden oder Polyneuropathien oder auch Schmerzen durch Verletzungen, die sich ein Patient aufgrund seiner tumorbedingten Schwäche zuzieht, können in diese Gruppe gerechnet werden.

Therapiebedingte Schmerzen können durch invasive Verfahren ebenso verursacht werden (postoperativer Wundschmerz oder postpunktionelle Kopfschmerzen nach intrathekaler Chemotherapie) wie durch konservative Methoden und können nozizeptiver oder auch neuropathischer Natur sein. Eine Stomatitis oder Pharyngitis nach Chemo- oder Radiotherapie, ein neuropathischer Schmerz nach Behandlung mit Vincaalkaloiden oder als Spätfolge einer Radiotherapie könnte man hier als Beispiele anführen. Therapiebedingte Schmerzen findet man bei etwa 10–25 % aller Betroffenen (Foley 1979; Twycross und Fairfield 1982).

Schließlich finden sich **tumorunabhängige Schmerzen,** beispielsweise Kopf- oder Zahnschmerzen oder auch Rückenschmerzen. Sie können akut oder chronisch sein und bedürfen entsprechender Beachtung, Diagnostik und Behandlung.

8.2 Diagnostische Maßnahmen

8.2.1 Schmerzanamnese

8.2.1.1 Lokalisation

Im Rahmen der Schmerzdiagnostik kommt der genauen Anamnese größte Bedeutung zu. Einerseits muss die Schmerzlokalisation möglichst genau abgefragt werden. Es kann hilfreich für das weitere Prozedere sein, die Lokalisation und Ausdehnung der Schmerzen in ein Körperschema einzutragen, das die Versorgungsgebiete der wichtigsten peripheren Nerven enthält, da man so eventuell Rückschlüsse auf die Schmerzgenese ziehen kann. Wichtig ist auch, ob der Schmerz in der Tiefe oder der Oberfläche wahrgenommen wird, gut oder schlecht lokalisierbar ist.

8.2.1.2 Schmerzcharakteristik

Die Schmerzcharakteristik liefert Informationen über die Pathogenese:

- brennend, bohrend, elektrisierend oder einschießend attackenartig bei neuropathischen Schmerzen,
- dumpf oder kolikartig, in der Tiefe empfunden bei viszeralen Schmerzen,
- schneidend, hell ziehend oder stechend und zumeist gut lokalisierbar bei somatischen Schmerzen.

Jeder Schmerz hat aber auch seine affektive Komponente. So werden viszerale Schmerzen oft als bedrohlich empfunden und sind von vegetativen Symptomen begleitet. In diesem Zusammenhang müssen oft sehr gezielte Fragen an den Patienten gestellt werden, der von sich aus häufig nur sparsame Beschreibungen gibt.

8.2.2 Zeitlicher Aspekt

Der Schmerz kann plötzlich Auftreten oder sich langsam zunehmend entwickelt haben. Ersteres kann Hinweis für eine Komplikation, zum Beispiel eine pathologische Fraktur, sein. Letzteres deutet sehr oft auf ein Fortschreiten der Tumorerkrankung hin. Die Schmerzintensität kann aber auch tageszeitlich schwanken. Therapeutische Maßnahmen sollten diesen tageszeitlichen Schwankungen angepasst werden. So ist es möglich, dass beim einzelnen Patienten ein Retardpräparat eine etwas kürzere als die zu erwartende Wirkdauer hat, dem ist durch die Änderung des Applikationsintervalles Rechnung zu tragen.

8.2.3 Schmerzintensität

Auch die genaue Anamnese der Schmerzintensität ist für eine Optimierung der symptomatischen Therapie erforderlich. Zur Messung der Schmerzintensität eignen sich verschiedene Instrumente wie die visuelle Analogskala oder numerische bzw. verbale Ratingskalen, mit Hilfe derer zwischen keinem und maximal vorstellbarem Schmerz graduell unterschieden werden kann. Eine genaue Erklärung dieser Skalen kann durch ein gut geschultes und motiviertes Pflegepersonal erfolgen.

Die **visuelle Analogskala** (VAS) ist ähnlich einem Rechenschieber aufgebaut und enthält eine 10 cm lange Linie mit klar definiertem Anfang und Ende. Anhand dieser Linie kann mittels eines Schiebers die Schmerzintensität markiert und auf der Rückseite in Zahlen ausgedrückt abgelesen werden. Die visuelle Analogskala setzt ein gewisses Abstraktionsvermögen voraus und ist aus diesem Grund nicht für alle Patienten geeignet, insbesondere für ältere oder kognitiv eingeschränkte Patienten manchmal zu schwierig (Kremer et al. 1981).

Die **numerische Ratingskala** bietet dazu eine etwas vereinfachte Alternative. Hier werden Zahlen von 0–10 zur Quantifizierung des Schmerzes verwendet. Diese Variante bietet kaum Probleme für die Patienten (Kremer et al. 1981).

Verbale Ratingskalen verwenden schmerzbeschreibende Begriffe wie keine, leichte, mittlere oder starke Schmerzen und sind damit weniger differenziert, aber einfach in der Anwendung und für viele ältere Patienten oder Patientinnen mit motorischer und kognitiver Beeinträchtigung leichter handhabbar.

Mehrdimensionale Skalen wie der McGill Pain Questionnaire oder die Memorial Pain Assessment Card sind sehr umfangreiche Methoden und entsprechend zeitaufwendig. Im ersten Fall kann der Patient in 20 verschiedenen Fragegruppen jeweils zwischen

2–6 schmerzbeschreibenden Adjektiven wählen. Die Patienten brauchen zum Ausfüllen des Fragebogens 15 Minuten und teilweise mehr, Sprachkenntnisse sind erforderlich. Auch ist für Patienten, die den Bogen selbst nicht lesen oder nicht ausfüllen können, eine Hilfestellung in Form eines Interviews nötig, zeitaufwendig und schwierig (Cleeland et al. 1988). Der McGill Pain Questionnaire steht in verschiedenen Varianten in deutscher Sprache zur Verfügung, die sich zum Teil beträchtlich voneinander unterscheiden und auch vom englischen Original abweichen (Cleeland et al. 1988).

Die **Memorial Pain Assessment Card** steht in deutscher Sprache nicht zur Verfügung. Der Pain Disability Index erfasst unter anderem schmerzbedingte Beeinträchtigung im Bereich Familie, soziale Aktivitäten, Sexualleben, Selbstversorgung und anderes und wird vor allem bei Nicht-Tumorpatienten mit chronischen Schmerzen eingesetzt.

Für Kinder im Vorschulalter eignen sich **Smiley-Skalen,** mit Hilfe derer das Kind über vorgegebene Gesichtsausdrücke die eigene Befindlichkeit aufzeigen kann.

Jedenfalls ist zu bedenken, dass häufig schwerkranke onkologische Patienten mit weit fortgeschrittener Erkrankung betreut werden, für die ein möglichst einfaches Hilfsmittel gewählt werden soll, um den Patienten nicht zu überfordern (Tait et al. 1987).

Unabhängig davon, welches Hilfsmittel der Patient nun benützt, sollte er – wenn irgendwie möglich – entsprechende Aufzeichnungen in einem sogenannten **Schmerztagebuch** führen. Dabei ist es auch wichtig, dass der Patientin die jeweilige Tätigkeit notiert, die zu einer Aggravation der Schmerzen geführt hat – man spricht in diesem Fall von „Incident Pain" – und dass Häufigkeit und Ausmaß von Durchbruchschmerzen aufgezeichnet werden, die unabhängig von äußeren Einflüssen aufzutreten scheinen. Auch im Einzelfall gesetzte Maßnahmen zur Linderung der Schmerzen bzw. der Erfolg dieser Maßnahmen sollte dokumentiert werden. Derartige Aufzeichnungen erlauben in übersichtlicher Weise einen Einblick in die Schmerzsituation des Patienten seit dem letzten Kontakt und ermöglichen notwendige therapeutische Korrekturen. Regelmäßige und unmittelbare Aufzeichnungen unterliegen darüber hinaus einer geringeren Fehlerquelle als Erzählungen aus der Erinnerung des Patienten.

8.3 Onkologische und allgemeine Anamnese

Die onkologische Anamnese soll Informationen über Tumorstadium, bisherige Diagnostik und kausale Vorbehandlung erbringen, um einen individuellen Behandlungsplan erstellen zu können. Kausaltherapeutische Maßnahmen können (unter anderem) mit dem Ziel der Schmerzreduktion eingesetzt werden.

Kausaltherapeutische Maßnahmen sind aber auch unter dem Aspekt möglicherweise bestehender Begleiterkrankungen zu sehen, die limitierende Größen darstellen können. So können beispielsweise kardiotoxische Medikamente bei vorbestehender Herzinsuffizienz zu schwerwiegenden Komplikationen führen, eine bestehende Nieren- oder Leberinsuffizienz kann eine Chemotherapie schwierig oder sogar unmöglich machen. Auch neurologische Begleiterkrankungen können limitierend sein.

8.4 Psychosoziale Anamnese

Eine Tumorerkrankung führt bei allen Betroffenen zu Ängsten, die mehr oder weniger intensiv sein können. Es sind dies Ängste vor dem Tod, vor Verstümmelung, Behinderung, Schmerzen, Abhängigkeit, Verlust der Zuwendung durch die nächsten Angehörigen und vieles mehr. Die grundsätzliche Einstellung zur Erkrankung, die emotionale Stabilität, Bewältigungsmechanismen, das Vorhandensein sozialer Unterstützung durch Freunde und Angehörige bestimmen, ob aus einer psychischen Befindlichkeitsstörung letztendlich eine psychische Störung entsteht. Derogatis et al. (Derogatis et al. 1983) fanden 1983 in einer Untersuchung bei 47 % der Patienten eine klinisch relevante psychische Störung, vor allem in Form von Angst und depressiver Symptomatik. Bei Patienten mit starken Schmerzen, die nicht adäquat gelindert werden, ist das Risiko, eine Depression zu entwickeln, wesentlich größer als bei schmerzfreien Patienten im gleichen Krankheitsstadium (Spiegel et al. 1994). Umgekehrt kann eine psychische Störung die Schmerzschwelle senken, sodass der Leidensdruck des Patienten zunimmt. Aus diesem Grund sollte eine psychologische Unterstützung bzw. psychiatrische Behandlung immer in Erwägung gezogen werden. Besonders bedauerlich ist auch, dass für die soziale Unterstützung vereinsamter Patienten kaum Strukturen wie z. B. Tageshospize zur Verfügung stehen, Strukturen, die auch pflegenden Angehörigen zur Entlastung dienen und auf diesem Weg zur Bewahrung der Familienintegrität beitragen können.

8.5 Körperliche Untersuchung

Mit der körperlichen Untersuchung ist vielfach eine Zuordnung der geschilderten Symptome zu einzelnen Organen oder Organsystemen möglich. Sie kann auch bislang unbekannte Befunde zutage fördern. Es kann nicht Aufgabe dieses Buches sein, einen allgemein internistischen Untersuchungsgang darzustellen, es ist aber klar, dass durch Inspektion, Palpation und Auskultation wichtige Informationen gewonnen werden können, die auch wegweisend sind für die vielleicht nachfolgende bildgebende Diagnostik. Spezialisten einzelner Fachgebiete müssen gegebenenfalls zugezogen werden, wie der Neurologe bei Verdacht auf das Vorliegen eines neuropathischen Schmerzes oder der HNO-Facharzt bei Prozessen im nicht ohne weiteres einsehbaren Hals-, Nasen-, Ohrenbereich.

Das Ausmaß weiterführender diagnostischer Maßnahmen über die allgemeine körperliche Untersuchung hinaus ist dabei auf die Gesamtsituation des Patienten abzustimmen, auf seine Belastbarkeit und auf sich aus der Diagnostik ergebende Konsequenzen, insbesondere der sterbende Patient muss davon verschont werden.

8.6 Therapieplanung

Wenn mittels Anamnese, körperlicher Untersuchung und weiterführender Diagnostik ein Gesamteindruck gewonnen worden ist, kann ein individueller Therapieplan erstellt werden. Dieser Therapieplan umfasst neben **symptomatischen** in vielen Fällen auch **kau-**

saltherapeutische Maßnahmen, die im Einzelfall mit dem Patienten zu besprechen sind. Der Patient ist über mögliche Wirkungen und vor allem auch Nebenwirkungen jeder Behandlung aufzuklären, da nur auf diesem Weg auch mit seiner Compliance gerechnet werden kann. Hilfreich ist in diesem Zusammenhang die Vereinbarung eines gemeinsamen Therapieziels, denn die Erwartungen der Patienten können außerordentlich divergieren und auch unrealistisch sein. Wenn hier nicht korrigierend eingegriffen wird, beeinträchtigt das scheinbare Scheitern des Therapiezieles das Arzt-Patientenverhältnis sehr wesentlich und es kann zum Therapieabbruch durch den Patienten kommen.

Ganz besonders im Zusammenhang mit der Gabe von Opioiden sind Vorurteile nach wie vor sehr weit verbreitet – diese betreffen insbesondere Sucht oder Toleranz – und müssen Teil eines ärztlichen Gesprächs sein.

Ein ausführliches Informationsgespräch und ein Konsens über die zu erreichenden Therapieziele sind letztlich die Basis für eine tragfähige Arzt-Patienten-Beziehung. Jede Verunsicherung der Patienten durch vorhersehbare, aber nicht mit ihnen besprochene Nebenwirkungen oder Komplikationen kann diese Beziehung beeinträchtigen und muss vermieden werden, da die weitere Versorgung der Patienten dadurch erschwert werden und ein eventueller Therapieabbruch mit großem Leid verbunden sein könnte.

Literatur

Bonica J (1985) Treatment of cancer pain: current status and future needs. Advances in pain research and therapie, Bd 9. Raven Press, New York

Bonica JJ, Loeser JD (1990) Medical evaluation of the patient with pain. The management of pain. Lea & Febinger, Philadelphia

Cleeland CS, Ladinsky JL, Serlin RC, Nugyen CT (1988) Multidimensional measurement of cancer pain: comparisons of US and Vietnamese patients. J Pain Symptom Manage 3:23

Derogatis RL, Morrow GR, Fettnig J, Penman D, Piasetsky S, Schmale AM, Henrichs M, Carnicke CL (1983) The prevalence of psychiatric disorders among cancer patients. JAMA 249:751–757

Foley KM (1979) Pain syndromes in patients with cancer. Advances in pain research and therapy, Bd 2. Raven Press, New York

Kiss J, Muller H, Abel M (1987) The McGill pain questionnaire – German version. A study on cancer pain. Pain 29:195

Kremer E, Atkinson JH, Ignelzi RJ (1981) Measurement of pain: patient preference does not confound pain measurement. Pain 10:241

Liebesking JC (1991) Pain can kill. Pain 44:3–4

Spiegel D, Sands S, Koopman C (1994) Pain and depression in patients with cancer. Cancer 74:2570–2578

Staats PS (1998) The pain mortality link: unraveling the mysteries. Assessment and treatment of cancer pain. Progress in pain research and management, Bd 12. IASP Press, Seattle

Tait RC, Pollard CA, Margolis RB, Duckro PN, Krause SJ (1987) The Pain Disability Index: psychometric an validity data. Arch Phys Med Rehabil 68:438

Twycross RG, Fairfield S (1982) Pain in far advanced cancer. Pain 14:303

Probleme der Schmerzerkennung bei alten Menschen mit Demenz

Marina Kojer und Martina Schmidl

Inhaltsverzeichnis

9.1 Warum werden Schmerzen nicht erkannt? (Schmidl 2021) 60
9.2 Welche Sprache verstehen Menschen mit Demenz? 62
9.3 Woran lassen sich Schmerzen von Menschen mit Demenz erkennen? 63
9.4 Multidimensionale und multiprofessionelle Schmerzerfassung 64
Literatur 65

Demenz ist eine unheilbare, progrediente Erkrankung des Gehirns, die nachweislich den Tod beschleunigt (Guehne et al. 2005; Tschanz et al. 2005). Menschen mit fortgeschrittener Demenz können allgemein gebräuchliche Kommunikationsroutinen nicht mehr bedienen: Sie sind in allen Belangen desorientiert, können ihre Eindrücke nicht mehr zuordnen, ihre Schmerzen nicht mehr orten, ihre Wünsche und Bedürfnisse nicht mehr formulieren. Dadurch stellen sie Ärzte und Betreuer vor Situationen und Aufgaben, auf die weder Studium noch Aus- oder Fortbildung ausreichend vorbereiten.

„Erfolgreiche Linderung setzt das frühzeitige und sorgfältige Wahrnehmen und Berücksichtigen der Kernbedürfnisse und Kernprobleme der Betroffenen voraus" (Auszug aus der WHO Definition von Palliative Care 2002). Die richtige Diagnose ist die unabdingbare Voraussetzung für das Gelingen der Therapie. Solange Schmerzen, quälende

M. Kojer (✉)
Wien, Österreich

M. Schmidl
Wiener Neustadt, Österreich
e-mail: martina.schmidl@wienkav.at

Beschwerden, körperliche und seelische Belastungen und Bedürfnisse der Patienten nicht erkannt werden, bleiben ärztliche Kompetenz und Fachwissen vergeblich. Was wissen wir von Demenzkranken? Wie erkennen wir ihre körperlichen Schmerzen? Wie erfahren wir von ihren seelischen Nöten? Wissen wir, was für sie wichtig ist? „Menschen, die an einer Demenz sterben, haben Symptome und medizinisch/pflegerische Bedürfnisse, die vergleichbar sind mit denen von Krebspatienten" (McCarthy et al 1997). Fortgeschrittene Demenzkranke drücken sich über ihren Körper und durch ihr Verhalten aus. Betreuer aller Berufsgruppen, die nicht gelernt haben mit ihnen zu kommunizieren, verstehen diese „Sprache" in der Regel nicht oder doch nicht ausreichend.

Chronische Schmerzen zermürben Leib und Seele und zehren die Lebenskraft auf. Viele der hochbetagten Patienten in den Pflegeheimen der ganzen Welt leiden an chronischen Schmerzen, nur etwa die Hälfte von ihnen wird adäquat therapiert (Ferrell 1995). Internationale Studien zeigen seit Jahrzehnten, dass Demenzkranke noch schlechter versorgt werden als zerebral intakte Hochbetagte:

- Demente Menschen bekommen generell weniger Analgetika als nichtdemente (Bernabei et al. 1998).
- Nichtdemente Menschen bekommen nach Schenkelhalsfraktur 3-mal so viel Morphiumäquivalent wie demente (Morrison und Siu 2000).

An diesem Missstand hat sich in den letzten 20 Jahren kaum etwas geändert, wie neuere Studien zeigen (De Souto Barreto et al. 2013; Husebo et al. 2016; Tsai et al. 2018).

Das Problem ist kein Randproblem: Fast ein Drittel aller über 80-Jährigen, mehr als zwei Drittel aller Pflegeheimpatienten sind dement. Die durchschnittliche Lebenserwartung steigt kontinuierlich an, mit ihr steigt auch die Zahl demenzkranker alter Menschen. Es muss daher das Anliegen jedes verantwortungsbewussten Arztes sein, zu lernen, die Schmerzen der Betroffenen verlässlich zu erkennen. Erst dann kann seine Kompetenz zum Tragen kommen Schmerzen zu lindern, den Verlauf zu beurteilen und die Therapie an die jeweiligen Erfordernisse anzupassen.

9.1 Warum werden Schmerzen nicht erkannt? (Schmidl 2021)

Schmerz kann nur von dem Leidenden selbst wahrgenommen und in seiner Intensität beurteilt werden. Der Arzt kann erst dann helfend eingreifen, wenn er das Problem erkannt hat und der Patient bereit ist, seine Hilfe anzunehmen. Diese selbstverständlichen Prämissen gelingender Schmerztherapie gelten für alle Menschen. Problematisch werden sie erst, wenn wir mit unseren bewährten Kommunikationsroutinen scheitern. In der Begegnung mit dementen Menschen verlieren die gewohnten Spielregeln der Kommunikation rasch ihre Gültigkeit:

1. Die Kontaktaufnahme scheitert.
    Ist der Verlust der kognitiven Leistungsfähigkeit weit genug fortgeschritten, kann Kontakt ausschließlich auf der Gefühlsebene gelingen. Dies ist für den Arzt schwierig

und ungewohnt und wird durch die besonderen Fähigkeiten dementer Menschen weiter erschwert: Ihre Antennen für Gefühle, Stimmungen und Haltungen reagieren viel sensibler als unsere. Auch wenn sie unsere Worte oft nicht mehr verstehen, lassen sie sich nicht täuschen. Mühelos orten sie Respektlosigkeit und/oder mangelnde Wertschätzung und unterscheiden auf Anhieb zwischen echter Zuwendung und bloßem freundlichen Gehabe. Hier helfen ein offenes Herz, Feinfühligkeit, Geduld und Mitgefühl mehr als fachliches Können und Wissen. Die Einübung empathischer Fähigkeiten und die (Wieder-)Entdeckung und Entwicklung der Kunst des „Sicheinlassens" werden zu unabdingbaren Voraussetzungen für die adäquate Behandlung Demenzkranker.

2. Die Kommunikation misslingt.

Der Patient:
- Er weiß nicht wer wir sind und was wir von ihm wollen,
- er hat Angst, ist aufgeregt, lässt sich nicht untersuchen, schreit, wehrt sich, schlägt um sich, will flüchten,
- er versteht unsere Fragen nicht,
- er findet keine Worte für seinen Schmerz und kann ihn nicht mehr orten.

Der Arzt:
- Seine eigene Hilflosigkeit erhöht den Stress des Patienten,
- er zeigt seine Ungeduld, redet zu schnell und unverständlich, hört nicht zu, unterbricht den dementen Menschen,
- er ignoriert ihn, hantiert stumm an ihm herum und kommuniziert ausschließlich mit dem Pflegepersonal.

Für den Arzt ist es unter diesen Bedingungen fast unmöglich, den Demenzkranken sorgfältig zu untersuchen und seine Schmerzen zu diagnostizieren. Die Betreuer sehen oft nur, dass der alte Mensch ihnen das Leben schwer macht. Chronische Schmerzen bleiben daher oft unerkannt. An ihrer Stelle werden die wesentlich augenfälligeren Schmerzfolgestörungen festgestellt und behandelt. Dazu gehören in erster Linie „störende" Symptome, d. h. Verhaltensstörungen wie erhöhte Reizbarkeit, Unruhe, Schreien, Aggressionsdurchbrüche und Schlafstörungen (welches Psychopharmakum?), aber auch anhaltende Essensverweigerung (Percutane Endoscopische Gastrostomie (PEG)-Sonde?) oder eine verschlechterte Immunlage mit erhöhter Infektanfälligkeit (welches Antibiotikum?). Der Patient hat weiterhin Schmerzen. Dazu kommen nicht selten iatrogene Störungen (z. B. unerwünschte Folgen der Sedierung).

Die Compliance fehlt
Der Mensch mit Demenz spürt, wenn er nicht respektiert, nicht ernstgenommen und nicht verstanden wird. Mangel an Wertschätzung und fehlende Kommunikation machen ihm Angst. Das heißt für den Arzt, dass es immer zunächst darum geht, eine von Vertrauen getragene Beziehung herzustellen, „dass also die Medizin als Handlungswis-

senschaft in einer Medizin als Beziehungswissenschaft zu gründen hat" (Dörner 2001, S. 21). Wenn der Patient nicht Vertrauen fassen kann, setzt er sich zur Wehr. Das ändert sich nur, wenn es dem Arzt gelingt, sich ihm von innen heraus zuzuwenden und ihm (verbal oder nonverbal) in einer Sprache, die der Patient versteht, zu erklären, wozu die verordnete Maßnahme dient. Oft ist es bei Menschen mit mäßig fortgeschrittener Demenz auch möglich, sie in die Entscheidung über die Darreichungsform einzubinden. Viele (auch zerebral intakte alte Menschen) haben bestimmte Vorstellungen von „Stärke" und „Wirksamkeit". Sie sind z. B. bereit, Tropfen zu nehmen, weil sie „leichter" und „weniger schädlich" sind. Manche akzeptieren nur eine Spritze, weil nur diese „richtig stark wirkt" und bisher „immer" geholfen hat. Andere schwören auf das Einreiben mit einer Salbe.

Hier gilt für mich: Hauptsache die geplante Maßnahme wird von diesem speziellen Menschen mitgetragen und verschafft ihm die ersehnte Erleichterung. Nur so hat die Therapie Aussicht auf Erfolg. Es geht dem Patienten besser und er ist zufriedener. Last, but not least gestaltet sich auch die Einnahme der verordneten Mittel wesentlich reibungsloser (weniger Eintragungen wie „verweigert die Medikamente", „spuckt die Tabletten aus" in der Krankenakte).

9.2 Welche Sprache verstehen Menschen mit Demenz?

Kommunikation ist die Schlüsselkompetenz im Umgang mit Demenzkranken. Wer mit alten Menschen mit Demenz in Beziehung treten will, muss ihre Wirklichkeit respektieren und sich darum bemühen, ihre Sprache zu erlernen. An dieser Erkenntnis kommt niemand vorbei, der ernsthaft helfen möchte. Solange der Arzt seinen Patienten nicht versteht und von diesem nicht verstanden wird, wird er keinen Schritt weiterkommen.

Das Verstehen der Signale, das herantastende Erkennen der Leiden eines uns in seinem Anderssein fremd gewordenen Menschen, beginnt mit der Reflexion der eigenen Denkabläufe und des eigenen Verhaltens:

- Welcher Frage gehe ich nach, bevor ich über eine therapeutische Maßnahme nachdenke? Frage ich mich ernstlich, was meinen Patienten quält oder beschäftige ich mich mehr damit, was mich und andere an seinem Verhalten belastet?
- Denke ich primär darüber nach, wie ich dem Patienten helfen und wie ich sein Leiden lindern kann? Oder geht es mir vor allem darum, die störende Situation so gut es geht, in den Griff zu bekommen und wenn möglich zu beenden?
- Stelle ich mir die Frage, ob ein medikamentös „beruhigter" Demenzkranker sich tatsächlich wohler fühlt? Oder höre ich mit dem Ende der Störung auch auf, mich mit ihm zu beschäftigen?
- Hinterfrage ich meine Einstellung und mein Verhalten Menschen mit fortgeschrittener Demenz gegenüber und stelle beides immer wieder auf den Prüfstand?
- Gehen mir Leiden und Verzweiflung demenzkranker Menschen noch nahe?

Die Kommunikationsmethode, die es uns möglich machte, dementen Menschen näher zu kommen, ist die *Validation* nach Naomi Feil. (Feil 2007; Kojer et al. 2007; Feil und de Klerk-Rubin 2017; Gutenthaler und Kojer 2021). Validation öffnet die Tür in die Welt demenzkranker Menschen und weist uns den Weg zu ihren Herzen. Erst dadurch kann es uns gelingen, unsere fachliche Kompetenz als Ärzte und Schmerztherapeuten zu nützen. Ohne diese Befähigung werden wir häufig weder zu einer stimmigen Diagnose noch zu einer wirksamen Therapie kommen.

Bei oberflächlicher Betrachtung mögen manche meinen, dass Beziehungsarbeit Sache der Pflegenden ist und Fachkompetenz Sache des Arztes. Dies würde den Unterschied zwischen einem Automechaniker und einem Arzt auf die Art des gewarteten Materials reduzieren. Erst gelingende Beziehung und Fachkompetenz ermöglichen erfolgreiche Schmerzdiagnose und -therapie bei alten Menschen mit Demenz und optimieren die Erfolgsaussichten der Behandlung.

9.3 Woran lassen sich Schmerzen von Menschen mit Demenz erkennen?

Ist uns der demenzkranke Mensch als Person und Individuum vertraut, kennen wir sein Verhalten und seine Eigenheiten, fällt es uns nicht sonderlich schwer, Verhaltensänderungen zu erkennen. Reicht die Bekanntschaft mit ihm nicht so weit, sind wir meist auf die gute partnerschaftliche Kommunikation mit seinen Betreuern angewiesen. Jede Verhaltensänderung kann – aber muss nicht – bedeuten, dass der Patient Schmerzen hat. Die sorgsame Beobachtung seines Verhaltens gibt uns Hinweise auf sein Befinden (Schmidl 2021). Indirekte Schmerzzeichen wie zunehmende Unruhe, Schlafstörungen, gestörtes Essverhalten, veränderter Atemrhythmus oder unsicheres Gehen sollten Arzt und Betreuungspersonen nicht gleich veranlassen, auf rasche Abhilfe zu sinnen, sondern erst einmal an mögliche Ursachen zu denken und diese zu bestätigen oder auszuschließen. Schmerz ist eine der häufigsten Ursachen für anscheinend unbegründet verändertes Verhalten. Bisher bekannte standardisierte Instrumente wie z. B. Doloplus (Kunz 2000) oder Beurteilungsskala von Schmerzen bei Demenz (BESD) (Basler et al. 2006) erwiesen sich in unserer Praxis als wesentlich grobmaschiger und weniger sensibel als genaue Beobachtung und Dokumentation von Verhaltensänderungen.

Dazu ein Beispiel: Frau B., hochbetagt, mittelschwer dement war noch gehfähig und tagsüber kontinent. Sie legte großen Wert auf ihre Sauberkeit und fand immer den Weg zur Toilette. Von einem Tag zum anderen ging sie nicht mehr auf die Toilette, sondern setzte sich zum Urinieren auf den Abfallkorb, der in ihrem Zimmer stand. Zuerst erwogen wir eine (schließlich nicht unwahrscheinliche) Progredienz ihrer Demenz. Daneben dachten wir jedoch auch daran, dass Verhaltensänderungen immer auch Schmerzzeichen sein können. Nach Schmerzen befragt, blickte uns Frau B. verwundert an und verneinte die Frage mehrmals ausdrücklich. Dennoch begannen wir ex juvantibus mit einer Stufe-1-Therapie mit Metamizol und siehe da: Bereits am nächsten Tag ging Frau B. wieder wie gewohnt zur Toilette.

9.4 Multidimensionale und multiprofessionelle Schmerzerfassung

Im Folgenden soll eine erprobte Möglichkeit, Schmerzen bei Demenzkranken zu erfassen, kurz skizziert werden (Schmidl 2007):

- Schmerzbefragung
  Es lohnt sich, mittel bis schwer demente Menschen erst einmal zu fragen, ob sie Schmerzen haben. Wir sind immer wieder überrascht, wie viele Patienten trotz kognitiver Einschränkungen Schmerzen noch immer verbal oder durch Zeigen auf die schmerzende Stelle ausdrücken können.
- Suche nach Schmerzursachen:
  - Körperliche Ursachen finden und falls möglich beheben
  - Seelische Ursachen beachten
  - Umweltfaktoren überprüfen und Störungen wie Lärm oder grelles Licht ausschalten
- Beobachtung des Verhaltens:
  Indirekte Schmerzzeichen (z. B. Unruhe, Änderung des Essverhaltens, Auftreten von Schluckstörungen, erhöhte Sturzneigung) sind oft Hinweise darauf, dass der demenzkranke Mensch Schmerzen hat.
- Berichte anderer Personen:
  Die Kommunikation mit Pflegenden, Therapeuten, Angehörigen oder ehrenamtlichen Mitarbeitern kann die Schmerzerfassung deutlich verbessern.
- Probatorische Analgetikagab
  Nicht in allen Fällen lassen sich die Ursachen für das geänderte Verhalten in Erfahrung bringen. In diesen Fällen ist ein Behandlungsversuch mit einem Analgetikum sinnvoll. Die Gabe einer kleinen Opiatdosis (in der Geriatrie vorzugsweise Hydromorphon) hat sich zur Bestätigung oder zum Ausschluss von z. B. Agitation als Schmerzzeichen bewährt.
- Kontinuierliche Beobachtung, Einschätzung und Dokumentation des Verhaltens
  Eine punktuelle Dokumentation hat wenig Aussagekraft. Die gelingende Schmerzerfassung und -behandlung erfordert kontinuierliche Beobachtung, verbalen Austausch und eine Dokumentation, die den Mitarbeitern erlaubt persönliche Wahrnehmungen des Verhaltens von Menschen mit Demenz zu beschreiben.

Zum Schluss noch ein Wort zur erstaunlich weit verbreiteten Ansicht, nach der Menschen mit fortgeschrittener Demenz weniger schmerzempfindlich sein sollen als nichtdemente Personen. In der Literatur findet sich kein Hinweis, der diese Ansicht stützt! Demenzkranke sind jedoch – wie erwähnt – häufig nicht mehr in der Lage, ihre Schmerzen auf eine Art auszudrücken, die wir sofort verstehen. Ich orientiere mich daher im Zweifelsfalle an einer Aussage von Keela Herr, Professor of Nursing, University of Iowa: „Wenn Sie in Zweifel sind, gehen Sie davon aus, dass es weh tut! Es kommt nicht nur darauf an, wie stark die Schmerzen dieser Menschen sind. Was uns beschäftigen sollte ist vor allem, wie sehr dieser Schmerz die Lebensqualität der Betroffenen beeinträchtigt." (mündliche Mitteilung ca. 2000)

Literatur

Basler HD, Hüger D, Kunz R, Luckmann J, Lukas A, Nikolaus T, Schuler MS (2006) Beurteilung von Schmerz bei Demenz (BESD) – Untersuchung zur Validität eines Verfahrens zur Beobachtung des Schmerzverhaltens. Der Schmerz 20(6):519–526

Bernabei R, Gambassi G, Lapane K, Landi F, Gatsonis C, Dunlop R, Lipsitz L, Steel K, Mor V (1998) Management of pain in elderly patients with cancer. JAMA 279(23):1877–1882

De Souto Barreto P, Lapeyre-Mestre M, Vellas B, Rolland Y (2013) Potential underuse of analgesics for recognized pain in nursing home residents with dementia: a cross-sectional study. Pain 154:2427–2431

Dörner K (2001) Der gute Arzt. Lehrbuch der ärztlichen Grundhaltung. Schattauer, Stuttgart

Feil N (2007) Validation in Anwendung und Beispielen: Der Umgang mit verwirrten alten Menschen, 7. Aufl. Reinhardt, München

Feil N, de Klerk-Rubin V (2017) Validation, Ein Weg zum Verständnis verwirrter alter Menschen, 11. Aufl. Reinhardt, München

Ferrell BA (1995) Pain evaluation and management in the nursing home. Ann Intern Med 123:681–687

Guehne U, Riedel-Heller S, Angermeyer MC (2005) Mortality in dementia. Neuroepidemiology 25(3):153–162

Gutenthaler U, Kojer M (2021) Die Kunst der Validation. In: Kojer M (Hrsg) Alt, krank und verwirrt, 4. Aufl. Kohlhammer, Stuttgart

Husebo B, Achterberg W, Flo E (2016) Identifying and managing pain in people with Alzheimer's disease and other types of dementia: a systematic review. CNS Drugs 30(6):153–162

Kojer M, Gutenthaler U, Schmidl M (2007) Validation nach Naomi Feil. In: Gatterer G (Hrsg) Multiprofessionelle Altenbetreuung, 2. Aufl. Springer, Wien/New York

Kunz R (2000) Schmerzerfassung bei Patienten mit Kommunikationsstörungen- Erfahrungen mit dem Instrument Doloplus. Infokara 2:14–17

McCarthy M, Addington-Hall J, Altmann D (1997) The experience of dying with dementia: a retrospective study. Int J Geriatr Psychiatry 12:404–409

Morrison RS, Siu AL (2000) A comparison of pain and its treatment in advanced dementia and cognitively intact patients with a hip fracture. Pain Symptom Manag 19:240–248

Schmidl M (2007) Schmerzen und Demenz. In: Heller A, Heimerl K, Husebo S (Hrsg) Wenn nichts mehr zu machen ist, ist noch viel zu tun, 3. Aufl. Lambertus, Freiburg i. Pr

Schmidl M (2021) Schmerzerkennung bei Demenzkranken. In: Kojer M (Hrsg) Alt, krank und verwirrt, 4. Aufl. Kohlhammer, Stuttgart

Tsai IP, Jeong S, Hunter S (2018) Pain assessment and management for older patients with dementia in hospitals: an integrative literature review. Pain Manag Nurs 19(1):54–71

Tschanz JT, Corcoran C, Skoog I et al (2005) Dementia the leading predictor of death in a defined elderly population: the Cache Country Study. Neurology 62(7):1156–1162

WHO (2002) www.who.int/news.room/fact-sheets/detail/palliative-care. Zugegriffen am 21.10.2022

Schmerzmessung bei älteren und kognitiv beeinträchtigten Patienten

Georg Pinter und Rudolf Likar

Inhaltsverzeichnis

10.1	Einleitung	67
10.2	Problemfelder in der Schmerzerfassung von alten und kognitiv beeinträchtigten Patienten	69
10.3	Schmerzassessment bei alten und kognitiv beeinträchtigten Patienten	70
10.4	Strukturierte Schmerzerfassung	73
10.5	Zusammenfassung	77
	Literatur	78

10.1 Einleitung

Mit dem Alter nehmen chronisch-schmerzhafte Erkrankungen kontinuierlich zu. Je nach Untersuchung variieren die Angaben über das Vorkommen von Schmerzen bei Personen über 65 Jahren zwischen 50 und 86 % (Horgas et al. 2009).

Etwa 40–80 % der Bewohner von Pflegeheimen leiden unter anhaltenden, häufig nicht diagnostizierten Schmerzen (Achterberg et al. 2010) und mit der Nähe zum Lebensende steigt die Schmerzhäufigkeit weiter an (Landi et al. 2001).

G. Pinter (✉)
Landeskrankenanstalten-Betriebsgesellschaft – KABEGKLINIKUM KLAGENFURT am WÖRTHERSEE, Zentrum für Altersmedizin, Klagenfurt am Wörthersee, Österreich
e-mail: georg.pinter@kabeg.at

R. Likar
MSC Landeskrankenanstalten-Betriebsgesellschaft – KABEG, Klinikum Klagenfurt am Wörthersee, Abteilung für Anästhesiologie und Intensivmedizin, Klagenfurt, Österreich

© Der/die Autor(en), exklusiv lizenziert an Springer-Verlag GmbH, DE, ein Teil von Springer Nature 2023
G. Bernatzky et al. (Hrsg.), *Schmerzbehandlung in der Palliativmedizin*,
https://doi.org/10.1007/978-3-662-64329-7_10

In einer Erhebung in der Bevölkerung im Bundesland Kärnten gaben mehr als die Hälfte der Männer und nahezu zwei Drittel der Frauen über 65 Jahren an, unter teils starken bis sehr starken Schmerzen zu leiden. Die am häufigsten genannten Schmerzen betreffen den muskuloskelettalen Bereich (Janig et al. 2005).

Bei Menschen mit Demenz ist mit einer hohen Schmerzprävalenz zu rechnen. Sie beträgt bei Patienten mit Alzheimer-Demenz 45,8 %, bei Patienten mit vaskulärer Demenz 56,4 % und bei gemischter Demenz 53,9 % (van Kooten et al. 2016).

Zu den wichtigen Ursachen für chronische Schmerzen im Alter gehören degenerative und entzündliche Erkrankungen des Bewegungsapparates, osteoporotische Frakturen, Kompressionssyndrome, neuropathische Schmerzen unterschiedlicher Genese und Tumorerkrankungen. Auch Schmerzen aufgrund von Angina pectoris oder Durchblutungsstörungen der Beine, Insultfolgen oder Ischämie nehmen mit dem Alter zu.

Der chronische Schmerz ist ein multifaktorielles Geschehen, das ein umfassendes und interdisziplinäres Therapiekonzept erfordert. Mit jedem unzureichend behandelten Schmerzdurchbruch nehmen Schmerzintensität und –folgen wie Depression, Schlafprobleme, eingeschränkte soziale Kontakte und damit verbundene Vereinsamung weiter zu (Basler et al. 2004) (Abb. 10.1).

Immobilität geht häufig mit Schmerzen im Alter einher und fördert den Verlust von Muskelmasse, wodurch sich das Risiko von Stürzen und weiterer Immobilität erhöht. Schmerzen führen zu körperlichen, funktionellen und kognitiven Einschränkungen,

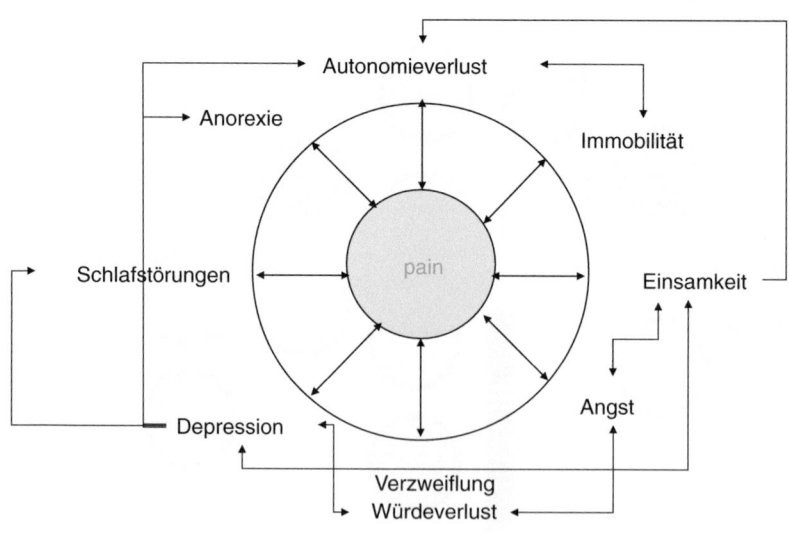

Abb. 10.1 Die Schmerzspirale

beeinträchtigen die Aktivitäten des täglichen Lebens, führen aber auch zu Appetitverlust, Schlafstörungen, Depression, Angst bis hin zum Verlust an Autonomie. Insgesamt tragen Schmerzen im Alter zu einer sozialen Verarmung und Isolierung bei (Pinter et al. 2016).

Die informierte Zustimmung des Patienten zu einer bestimmten schmerztherapeutischen Strategie kann dort an ihre Grenzen stoßen, wo bei älteren oder betagten Menschen die Einwilligungsfähigkeit nur teilweise oder eingeschränkt gegeben ist. Aus ethischer Sicht muss eine der Situation angepasste Patientenaufklärung jedenfalls auch bei eingeschränkt entscheidungsfähigen Patienten erfolgen. Fehlt die Entscheidungsfähigkeit bzw. kognitive Kompetenz beim Patienten im Einzelfall völlig, so ist die Frage nach dem mutmaßlichen Willen des Patienten entscheidend. Hinweise können eine eventuelle Vorsorgevollmacht, die Angehörigen oder die Erwachsenenvertretung liefern (Pinter et al. 2020).

10.2 Problemfelder in der Schmerzerfassung von alten und kognitiv beeinträchtigten Patienten

In einer Querschnittserhebung bei 425 Bewohnern in 12 österreichischen Altenpflegeheimen zeigte sich eine sehr hohe Schmerzprävalenz von bis zu 70 %. 4 von 5 Bewohnern, die mindestens täglich Schmerzen hatten, waren bereits über ein Jahr betroffen. Mehr als die Hälfte der Befragten hatten schon einmal einen Schmerz verschwiegen oder nahmen diesen als altersbedingt hin. Die Autoren kommen zum Schluss, dass insbesondere kognitiv beeinträchtigte Altenheimbewohner Gefahr laufen, an unerkannten Schmerzen zu leiden. Der Wahl adäquater Schmerzerfassungsinstrumente sollte mehr Beachtung zukommen, da nur eine valide Schmerzerfassung für ein zielführendes Schmerzmanagement dienen kann (Schreier et al. 2015).

Auch die SHELTER-Studie (Services and Health for Elderly in Long-Term Care) kommt zur Erkenntnis, dass das Schmerzmanagement von bis zu einem Drittel der Pflegeheimbewohner als insuffizient anzusehen ist (Lukas et al. 2015).

Ursachen für die unzureichende Schmerzdiagnostik sind (Hanlon et al. 1996; Bruckenthal 2008):

- Unterschätzung der Schmerzintensität durch die Behandler
- Underreporting durch die Betroffenen
- Symptomenwandel
- Multimorbidität
- Zurückhaltende Schmerztherapie aufgrund von vorbestehender Polypharmazie
- Störung der Kommunikation (demenzielles Syndrom, Delir, Intelligenzminderung, Aphasie, Dysarthrie, Presbyakusis, Visusminderung)
- Zu niedrige Dosierung oder zu große Dosierungsintervalle
- Unzureichende Schmerzmessung

Patienten mit Demenz klagen seltener über Schmerzen als gleichaltrige Patienten ohne kognitive Beeinträchtigung, und sie untertreiben Schmerzen häufiger (Boerlage et al. 2008). Schmerz ist bei dieser Patientengruppe nicht weniger wahrscheinlich, sondern tritt vielmehr häufiger und intensiver auf (Lautenbacher et al. 2007).

Trotz dieser Tatsache erhalten Patienten mit Demenz signifikant seltener eine adäquate Schmerztherapie als Menschen ohne kognitive Einschränkungen (Reynolds et al. 2008). Die mangelhafte schmerztherapeutische Versorgung Betroffener hat wiederum negative Auswirkungen auf die Kognition, denn unzureichend kontrollierte Schmerzen bei alten Menschen tragen zu einer Verschlechterung der Kognition bei (van der Leeuw et al. 2016).

Chronische Schmerzen haben einen starken Einfluss auf die Stimmung, die Ernährung, den Schlaf und die Lebensqualität alter Menschen und sind in dieser Patientengruppe unterbehandelt (Zanocchi et al. 2008).

Zeigen Menschen mit Demenz ein auffälliges Verhalten, sollte immer an die Möglichkeit von Schmerzen gedacht und eine entsprechende therapeutische Intervention eingeleitet werden. Antipsychotika sind nicht die erste Wahl bei Verhaltensauffälligkeiten (Schippinger et al. 2018).

Vielmehr ist ein angemessenes Schmerzmanagement von zentraler Bedeutung. Wie eine Erhebung zeigte, verbessert ein standardisiertes Schmerzprotokoll bei Bewohnerinnen und Bewohnern von Pflegeheimen mit mäßiger bis schwerer Demenz nicht nur den Schmerz, sondern auch Agitation und Aggression. Schmerzreduzierende Maßnahmen führten zu einer Reduktion von antipsychotischen Medikamenten (Husebo et al. 2011).

Eine standardisierte Schmerzerfassung und -therapie sollte also integraler Bestandteil der Behandlung und Betreuung von Menschen mit Demenz innerhalb und außerhalb von Pflegeeinrichtungen sein (Ballard et al. 2011).

Ein großer Anteil von Personen mit Demenz und Nichttumorschmerzen erhält keine pharmakologische Behandlung gegen den Schmerz. Infolgedessen sind alte Personen mit moderater, mittelstarker und starker Demenz und Personen mit Behinderungen die höchsten Risikogruppen für eine nicht suffiziente Schmerztherapie. Ein weiteres Problem bei dementen Patienten ist die Erfassung von Nebenwirkungen, da eine verbale Kommunikation oft nicht möglich ist. Auch aus diesem Grund müssen Demenzpatienten sorgfältig beobachtet werden (Hutchinson et al. 2007).

Das Ziel jeder Schmerztherapie ist eine bessere Lebensqualität. Es liegt hier in der Erfahrung der klinisch tätigen Personen, den Schmerz richtig zu erkennen und zu behandeln.

10.3 Schmerzassessment bei alten und kognitiv beeinträchtigten Patienten

Aufgrund der komplexen physischen, psychischen und sozialen Veränderungen im Alter stellen Schmerzmessung für ältere und betagte Patienten eine besondere Herausforderung dar.

Diese Veränderungen, aber auch sensorische und kognitive Beeinträchtigungen, Multimorbidität und Polypharmazie machen das Schmerzassessment und das Schmerzmanagement bei alten und hochbetagten Menschen zu einer besonderen Herausforderung. Schmerzen werden bei geriatrischen Patienten oft nicht ausreichend erkannt und bleiben somit auch häufig unterbehandelt. In besonderem Maß gilt das für alte Menschen, die kognitive Defizite oder Probleme mit der Verbalisierung haben.

Unabhängig von der Frage, ob bei einem alten Menschen eine Demenz oder eine kommunikative Einschränkung vorliegt, gibt es im Alter generell eine Reihe von Besonderheiten und fehlende Warnsignale, die es schwieriger machen können, Schmerzen zu erkennen. Dazu gehören etwa Veränderungen bzw. ein eingeschränktes Repertoire in der Mimik und Gestik, oder die Tatsache, dass Schmerzen von Betroffenen nicht oder nur indirekt angesprochen werden (Pinter et al. 2016).

Grundvoraussetzung für eine gute Schmerztherapie ist das Erkennen und Bewerten von Schmerzen im Rahmen eines regelhaften und strukturierten Assessments, das durch standardisierte Assessmentinstrumente unterstützt werden kann. Dies gilt, wegen ihrer Häufigkeit vor allem für Bewohner der stationären Altenhilfe.

In der eben zitierten S3-Leitlinie (2017) zum Schmerzassessment in der vollstationären Altenhilfe wird auch festgehalten, dass Altenheimbewohner explizit nach Schmerz befragt werden sollen. Für das Screening nach Schmerzen, aber auch für das Schmerzassessment sollen neben der direkten Frage nach Schmerz auch Schmerzsynonyme wie „aua", „weh" oder bewohnerinneneigene Worte verwendet werden. Das aktuelle Verhalten der Bewohner soll mit bekannten Verhaltensweisen verglichen werden und während der pflegerischen Versorgung sollen Bewohnerinnen in Hinblick auf Ihr Schmerzverhalten beobachtet und/oder befragt werden.

Bei Bewohnern mit kognitiven Beeinträchtigungen sollen deren Angehörige zu Schmerzen der Bewohner befragt werden. Das Screening soll zwischen Schmerzen in Ruhe und Aktivitätssituationen differenzieren. Gibt das Screening den Hinweis auf Schmerz, soll unmittelbar ein systematisches Schmerzassessment erfolgen. Dieses soll mit der Selbstauskunft der Bewohner beginnen, die Beobachtung der Bewohner beinhalten und bei Bewohnern mit kognitiven Beeinträchtigungen sollen Instrumente zur systematischen Fremdeinschätzung von Schmerz genutzt werden. Wichtig ist auch die Schmerzeinschätzung in Ruhe und in Aktivitätssituationen. Zur Erfassung der Schmerzintensität sollen bei auskunftsfähigen Bewohnern eindimensionale Skalen genutzt werden. Alle Mitarbeitenden des multiprofessionellen Teams mit unmittelbarem Kontakt zu Bewohnern sollen zu einem gemeinsamen Schmerzassessment beitragen, welches die Erstellung eines multiprofessionellen Behandlungsplanes nach sich ziehen muss. Alle relevanten Informationen sollten an einer eindeutig definierten Stelle für alle Mitarbeitenden des multiprofessionellen Teams zugänglich dokumentiert werden. Bei der Schmerzverlaufserfassung sollen dieselben Instrumente verwendet werden wie beim Schmerzassessment (Sirsch et al. 2012).

Es ist daher anzustreben, dass in stationären Therapie-, Pflege- oder Rehabilitationseinrichtungen ebenso wie in der häuslichen Betreuung bei älteren und betagten Menschen Schmerzen routinemäßig und systematisch erhoben werden (Schreier et al. 2015).

Neben speziellen Fragestellungen im Zusammenhang mit Schmerz und Demenz gibt es im Alter auch eine Reihe anderer Besonderheiten, die eine Schmerzerkennung für den Behandler schwierig machen können. Dazu gehören etwa Mimik und Körpersprache, die eingeschränkt und daher im Hinblick auf Schmerzen weniger aussagekräftig sein können. Klagen von Patienten bleiben manchmal ganz aus, in anderen Fällen gibt es nur schwer verwertbare Angaben, die die tatsächlichen Schmerzen oder Schmerzregionen oft nicht erkennen lassen. Der Ausdruck „Schmerz" wird häufig verneint, aber verwandten Begriffen wird durchaus zugestimmt, Folgen von Schmerzen werden eher thematisiert, wie zum Beispiel Schlafstörungen.

Die wichtigste Ursache für die Unterbehandlung bei alten Patienten, ob mit oder ohne kognitive Beeinträchtigung, ist die weit verbreitete unzureichende Schmerzerfassung (Bruckenthal 2008).

Die häufig mangelnde Schmerzerfassung bei dieser Patientengruppe hat mehrere Ursachen: Zum einen fehlen in Pflegeeinrichtungen und Krankenanstalten oft die strukturellen und personellen Voraussetzungen für eine konsequente Schmerzerfassung. Dazu kommt die Schwierigkeit, bestehende und bewährte Instrumente der Schmerzmessung auf diese Gruppe anzuwenden: Vor allem Verluste der kognitiven Funktionen beeinträchtigen auch die Validität herkömmlicher diagnostischer Verfahren (Rubey 2005).

Ziel muss es sein, in Pflege- und Behandlungsinstitutionen ebenso wie in häuslichen Pflegesettings bei allen Patienten den Schmerz als 5. Vitalparameter regelmäßig zu erheben. Denn schon durch ein standardisiertes Vorgehen bei der Schmerzerfassung ist eine deutliche Schmerzreduktion erzielbar. Die ausreichende Etablierung systematischer und regelmäßiger Schmerzmessungen ist eine wesentliche Voraussetzung für die bessere schmerztherapeutische Versorgung älterer und betagter Patienten.

Im Vereinten Königreich beinhaltet die Leitlinie zum Schmerzassessment bei alten Patienten folgende Punkte (Schofield 2018):

- Bewusstsein für Schmerz von allen Heilberufen
- Aktives Ansprechen von Schmerz (Schmerz als 5. Vitalparameter)
- Beschreibung des Schmerzes (Art, Lokalisation, Intensität, emotionale Komponente, Auswirkung auf Funktionalität, Aktivitäten des täglichen Lebens und der sozialen Partizipation)
- Kommunikation sicherstellen (Rücksichtnahme und Unterstützung bei Hör- und Sehproblemen, Anbieten von Selbstevaluierungsbögen)
- Spezielle Schmerzerfassung bei Menschen mit Beeinträchtigung der Kognition und Kommunikation
- Genaue Untersuchung der Schmerzursache
- Reevaluierung des Schmerzes immer unter Verwendung desselben Erfassungsinstrumentes

10.4 Strukturierte Schmerzerfassung

Grundsätzlich ist es aufgrund der altersspezifischen Besonderheiten insbesondere bei geriatrischen Patienten in der Schmerzerfassung von Bedeutung, die Diagnostik so zu gestalten, dass sich der Patient nur in geringem Umfang einer objektiven Erfassung entziehen kann. Im Rahmen einer strukturierten Schmerzerfassung und -einschätzung ist es für den Behandler besonders wichtig, bei geriatrischen Patienten noch stärker als sonst auf indirekte Schmerzzeichen zu achten (Basler et al. 2006).

Nur vereinzelt gibt es Skalen, die speziell für ältere und betagte Menschen entwickelt wurden, wie die Geriatric Pain Measure (GPM) und das Geriatric Painful Events Inventory. Da die überwiegende Zahl alter Patienten zumindest eine chronische Erkrankung aufweist, sollten multidimensionale Erfassungsinstrumente öfter als Selbsteinschätzungsinstrumente verwendet werden (Kang und Demiris 2018). Für die GPM wurde auch eine gekürzte Form mit 12 Items unter anderem in Deutschland und der Schweiz evaluiert. Diese erfasst trotz ihrer Kürze die Multidimensionalität des Schmerzes in 3 Subskalen (Blozik et al. 2007).

Zudem stehen zahlreiche validierte Instrumente und Scores zur Schmerzerhebung zur Verfügung. Für alte Schmerzpatienten sind besonders die VAS (Visuelle Analog Skala), VRS (Visuelle Rating Scala) und NRS (Numerische Rating Skala) geeignet. Für Menschen mit Hörproblemen kann die VAS, bei Sehproblemen die VRS bzw. NRS von Vorteil sein (Booker und Herr 2016).

Während diese Instrumente grundsätzlich auch bei alten Patienten gut eingesetzt werden können, sind die herkömmlichen Skalen für die Schmerzmessung bei verbal nicht kommunikationsfähigen Personen und bei Patienten mit kognitiven Beeinträchtigungen oft nur sehr eingeschränkt oder gar nicht anwendbar. Um die schmerztherapeutische Unterversorgung dieser Patientengruppe zu verhindern, muss der Schmerz konsequent gemessen werden.

Ohne gezielte Schmerzbeobachtung bei Menschen mit Demenz ist keine angemessene Schmerztherapie möglich! (Pfisterer 2019)

Prinzipiell sollte auch bei diesen Patienten der Selbstbeurteilung gegenüber einer Fremdbeurteilung der Vorzug gegeben werden, wenngleich die verbale Kommunikationsfähigkeit aufgrund von Sprach- oder Sprechstörungen unterschiedlicher Ursache eingeschränkt oder inadäquat sein kann und die üblichen Schmerzskalen ihre Aussagekraft verlieren. Bei milder Demenz kann die VRS gut zur Schmerzerfassung eingesetzt werden (Basler et al. 2004).

Wenn die verbale Kommunikation stärker eingeschränkt ist und die kognitiven Fähigkeiten beeinträchtigt sind, muss auf indirekte Zeichen vorhandener Schmerzen geachtet werden. Hier sind bei der strukturierten Schmerzerfassung Symptome, wie angespannter Gesichtsausdruck, Schonhaltung, verkrampfte Haltung, veränderter Atemrhythmus, Verhaltensänderungen, Appetitverlust, Schlafstörungen, Verwirrtheit, eine Verschlechterung des Allgemeinzustandes, Tachykardien, gequälte Lautäußerungen, ängstliche

Abwehr von Berührung, Grimassieren, Stirnrunzeln oder eine starre Mimik, zu nennen (Horgas et al. 2009). Schweißneigung und Schwitzen kann bei alten Patienten oft fehlen. Eine besonders wichtige Rolle kommt gerade bei dieser Patientengruppe Pflegepersonen und Angehörigen zu, die aufgrund ihrer Beobachtung derartige Anzeichen oft früh erkennen können (Davis und Srivastava 2003).

Bei Menschen mit Demenz besteht eine erschwerte Kommunikationsfähigkeit. Trotz der Verwirrtheit und der Hirnleistungsstörungen bleibt die Fähigkeit zu leiden aufrecht. Demenzkranke Patienten können nicht um Hilfe bitten, sie wissen oft nicht, was ihnen weh tut oder wo die Schmerzen lokalisiert sind. Daher ist es wichtig, auf auftretende Verhaltensänderungen und auf vegetative Zeichen zu achten. Zu beobachten ist auch die Körperhaltung des Patienten (z. B. Embryonalstellung) oder ob der Betroffene die Hand auf die schmerzende Stelle legt, sowie der Gesichtsausdruck (Stirnrunzeln, starre Mimik).

Für verbal und kognitiv eingeschränkte Patienten sind inzwischen Scores und Skalen entwickelt worden. In einer Analyse von 28 verschiedenen Assessmenttools für die klinische Praxis der Schmerzerfassung von Menschen mit Demenz zeigte sich dabei keine eindeutige Überlegenheit eines einzelnen Instrumentes (Lichtner et al. 2014).

Die Autoren dieses Kapitels verwenden in der Praxis folgende Tools in ihren Institutionen:

Die *BESD (Beurteilung von Schmerz bei Demenz)* (Basler et al. 2006), die deutsche Fassung der PAINAD-Scale (Pain Assesement in Advanced Dementia) beruht auf einem relativ kurzen, relativ einfach durchzuführenden Test und ist vor allem für mobilere Patienten gut geeignet; sowohl chronische als auch akute Schmerzen lassen sich damit gut erfassen (Tab. 10.1).

Die *Doloplus-2-Skala* wurde in der deutschsprachige Version im Rahmen einer Studie in Kärnten an 3 verschiedenen Krankenanstalten evaluiert (Tab. 10.2) (Gatternig et al. 2013). Sie erfasst somatische, psychomotorische und psychosoziale Auswirkungen von Schmerzen in einer 30-punktigen Skala. Im Gegensatz zu anderen Erhebungen kam diese Evaluierung zum Ergebnis, dass die Skala sich als tauglich zur Schmerzerfassung erweist. Die Beurteilungen von Ärzten und Pflegepersonen stimmten weitgehend überein. Eine gute Einschulung des Pflegepersonals ist die Voraussetzung für die erfolgreiche Anwendung bei kognitiv beeinträchtigten Patienten. Der Score ist auch in der Verlaufsmessung reliabel, die Skala zeigt eine gute Sensitivität. Bei zunehmender Erfahrung nimmt das Ausfüllen der Skala immer weniger Zeit in Anspruch. Wenn die Möglichkeit besteht, sollte vor Ort eine Referenzperson ernannt werden.

Tab. 10.1 BESD-Skala: Die Beobachtungskriterien im Überblick

Atmung	- Normal - Gelegentlich angestrengt atmen - Kurze Phasen von Hyperventilation - Lautstark angestrengt atmen - Lange Phasen von Hyperventilation - Cheyne-Stoke-Atmung
Negative Lautäußerungen	- Keine - Gelegentliches Stöhnen und Ächzen - Sich leise negativ oder missbilligend äußern - Wiederholt beunruhigt rufen - Lautes Stöhnen und Ächzen - Weinen
Gesichtsausdruck	- Lächelnd oder nichtssagend - Trauriger Gesichtsausdruck - Ängstlicher Gesichtsausdruck - Sorgenvoller Blick - Grimassieren
Körpersprache	- Entspannt - Angespannte Körperhaltung - Nervös hin und her gehen - Nesteln - Körpersprache starr - Geballte Fäuste - Angezogene Knie - Sich entziehen oder wegstoßen, schlagen
Trost	- Trösten nicht notwendig - Ablenken oder Beruhigen durch Stimme oder Berührung möglich - Trösten, Ablenken oder Beruhigen nicht möglich

Die Erfahrungen sprechen für eine gute und einfache klinische Anwendbarkeit der Doloplus-2-Skala. Die Skala sollte von Angehörigen verschiedener Disziplinen ausgefüllt werden, und zwar unabhängig davon, ob der Patient zuhause gepflegt wird oder in einem stationären Setting (Zwakhalen et al. 2006).

Die **Doloplus-2-Short-Skala**, die Kurzform der Doloplus-2-Skala, wurde ebenso in deutscher Sprache evaluiert und hat sich im klinischen gebrauch als sehr nützliches und gut einsatzbares Instrument zur Erfassung und Verlaufsbeobachtung von Schmerz bei oben beschriebener Patientengruppe erwiesen (Abb. 10.2) (Likar et al. 2015).

Tab. 10.2 Doloplus-2-Skala: Beurteilungskriterien im Überblick

Verbaler Schmerzausdruck	- Keine Äußerung - Äußerungen nur bei Patientenkontakt - Gelegentliche Äußerungen - Dauernde spontane Schmerzäußerungen
Schonhaltung in Ruhe	- Keine Schonhaltung - Gelegentliches Vermeiden gewisser Haltungen - Ständige, wirksame Schonhaltung - Ständige, ungenügend wirksame Schonhaltung
Schutz von schmerzhaften Körperzonen	- Kein Schutz - Bei Patientenkontakt ohne Hinderung von Pflege und Untersuchung - Bei Patientenkontakt mit Hinderung jeglicher Handlung - Schutz auch in Ruhe, ohne direkten Kontakt
Mimik	- Übliche Mimik - Schmerzausdrückende Mimik bei Patientenkontakt - Schmerzausdrückende Mimik ohne Patientenkontakt - Dauernde ungewohnte, ausdruckslose Mimik
Schlaf	- Gewohnter Schlaf - Einschlafschwierigkeiten - Häufiges Erwachen (motorische Unruhe) - Schlaflosigkeit mit Auswirkungen auf den Wachzustand
Waschen/Ankleiden	- Unveränderte gewohnte Fähigkeiten - Wenig eingeschränkt - Stark eingeschränkt - Unmöglich, Patient wehrt sich bei jedem Versuch
Bewegung/Mobilität	- Unverändert gewohnte Fähigkeiten - Aktiv wenig vermindert - Aktiv und passiv eingeschränkt - Bewegungen unmöglich, Mobilisationsversuch wird abgewehrt
Kommunikation	- Unverändert - Intensiviert - Vermindert, Rückzug - Fehlen oder Abweisen jeglicher Kommunikation
Soziale Aktivitäten	- Teilnahme an gewohnten Aktivitäten - Gewohnte Aktivitäten nur auf Anregung oder Drängen - Teilweise Ablehnung gewohnter Aktivitäten - Ablehnung jeglicher sozialer Aktivitäten
Verhaltensstörungen	- Gewohntes Verhalten - Wiederholte Verhaltensstörungen bei Patientenkontakt - Dauernde Verhaltensstörung bei Patientenkontakt - Dauernde Verhaltensstörung ohne äußeren Anlass

10 Schmerzmessung bei älteren und kognitiv beeinträchtigten Patienten

Skala Doloshort		Untersucher		Untersucher	
		Datum/ Uhrzeit	Datum/ Uhrzeit	Datum/ Uhrzeit	Datum/ Uhrzeit
Name:		..../..../....	..../..../....	..../..../....	..../..../....
Vorname:		............h	............h	............h	............h
1. Verbaler Schmerzausdruck	• keine Äußerungen • Äußerungen nur bei Patientenkontakt • gelegentliche Äußerungen • dauernde spontane Schmerzäußerungen	0 1 2 3	0 1 2 3	0 1 2 3	0 1 2 3
2. Schonhaltung in Ruhe	• keine Schonhaltung • vermeidet gelegentlich gewisse Haltungen • ständige, wirksame Schonhaltung • ständige, ungenügend wirksame Schonhaltung	0 1 2 3	0 1 2 3	0 1 2 3	0 1 2 3
3. Schutz von schmerzhaften Körperzonen	• kein Schutz • bei Patientenkontakt, ohne Hinderung von Pflege und Untersuchung • bei Patientenkontakt, mit Hinderung jeglicher Handlungen • Schutz auch in Ruhe, ohne direkten Kontakt	0 1 2 3	0 1 2 3	0 1 2 3	0 1 2 3
4. Soziale Aktivitäten	• Teilnahme an gewohnten Akitvitäten (Essen, Ergotherapie, Anlässe) • gewohnte Aktivitäten nur auf Anregung oder Drängen • teilweise Ablehnung gewohnter Aktivitäten • Ablehnung jeglicher sozialer Aktivitäten	0 1 2 3	0 1 2 3	0 1 2 3	0 1 2 3
5. Verhaltens-störungen	• gewohntes Verhalten • wiederholte Verhaltensstörungen bei Patientenkontakt • dauernde Verhaltensstörungen bei Patientenkontakt • dauernde Verhaltensstörungen ohne äußeren Anlass	0 1 2 3	0 1 2 3	0 1 2 3	0 1 2 3
Gesamtscore:		..../....	..../....	..../....	

Abb. 10.2 Doloplus-2-Short-Skala (Likar et al. 2015)

Neuere Untersuchungen zur Schmerzerkennung durch die Beobachtung des Gesichtsausdruckes und der Vokalisierungscharakteristik von Schmerz weisen auf Möglichkeiten der Erweiterung des diagnostischen Repertoires hin (Lautenbacher et al. 2017, 2018).

10.5 Zusammenfassung

Schmerzerfassung ist bei alten und kognitiv beeinträchtigten Patienten, sowie bei Patienten, wo die verbale Kommunikation stärker eingeschränkt ist, ein komplexer Vorgang. Entscheidend für die Lösung ist neben der gelingenden Kommunikation mit den Patienten, den Angehörigen und dem interdisziplinären Team die einfühlsame Beobachtung und die sorgsame Beachtung möglicher Schmerzursachen. Instrumente zur Schmerzerfassung unterstützen diesen Prozess im Sinne einer sinnvollen Ergänzung, einer Verlaufsevaluierung und Steuerung der Therapie.

Tab. 10.3 Schmerztherapeutische Intervention bei Vorliegen der folgenden Erhebungswerte

- VAS: ≥3
- VRS: ≥2
- Doloplus-2-Skala: ≥5
- BESD-Skala: ≥2
- Doloplus-2-Short-Skala: ≥3

Entscheidend bei Menschen mit Demenz ist, dass eine allfällige Verhaltensauffälligkeit nicht sofort mit Psychopharmaka behandelt, sondern dass eine sorgfältige Schmerzdiagnostik und eventuell eine adäquate Schmerztherapie durchgeführt werden. Die Interventionsgrenzen für schmerztherapeutische Maßnahmen sind in der folgenden Übersicht Tab. 10.3 ersichtlich.

Dazu werden medikamentöse und nichtmedikamentöse Verfahren angewendet, die bei chronischen Schmerzpatienten in ein multimodales Konzept einzubauen sind. Wie diese Konzepte für kognitiv beeinträchtigte Menschen noch besser auszuformulieren sind, sollte zukünftig noch eingehender erforscht werden.

Literatur

Achterberg WP, Gambassi G, Finne-Soveri H, Liperoti R, Noro A, Frijters DH, Cherubini A, Dell'aquila G, Ribbe MW (2010) Pain in European long-term care facilities: cross-national study in Finland, Italy and The Netherlands. Pain 148:70–74

Ballard C, Smith J, Husebo B, Aarsland D, Corbett A (2011) The role of pain treatment in managing the behavioural and psychological symptoms of dementia (BPSD). Int J Palliat Nurs 17:420, 422, 424

Basler HD, Hesselbarth S, Schuler M (2004) Pain assessment in the geriatric patient. Part I: pain diagnostics. Schmerz 18:317–326

Basler HD, Hüger D, Kunz R, Luckmann J, Lukas A, Nikolaus T, Schuler MS (2006) Beurteilung von Schmerz bei Demenz (BESD). Der Schmerz 20:519–526

Blozik E, Stuck AE, Niemann S, Ferrell BA, Harari D, Renteln-Kruse WV, Gillmann G, Beck JC, Clough-Gorr KM (2007) Geriatric pain measure short form: development and initial evaluation. J Am Geriatr Soc 55:2045–2050

Boerlage AA, Van Dijk M, Stronks DL, De Wit R, Van der Rijt CC (2008) Pain prevalence and characteristics in three Dutch residential homes. Eur J Pain 12:910–916

Booker SQ, Herr KA (2016) Assessment and measurement of pain in adults in later life. Clin Geriatr Med 32:677–692

Bruckenthal P (2008) Assessment of pain in the elderly adult. Clin Geriatr Med 24(213-36):v–vi

Davis MP, Srivastava M (2003) Demographics, assessment and management of pain in the elderly. Drugs Aging 20:23–57

Gatternig K, Hammerschlag A, Kager I, Likar R, Pipam W, Sittl R, Stampfer-Lackner W, Pinter G (2013) Schmerzmessung bei kognitiv beeinträchtigten Patienten mit der Doloplus-2-Skala. Geriatrische Notfallversorgung. Springer

Hanlon JT, Fillenbaum GG, Studenski SA, Ziqubu-Page T, Wall WE Jr (1996) Factors associated with suboptimal analgesic use in community-dwelling elderly. Ann Pharmacother 30:739–744

Horgas AL, Elliott AF, Marsiske M (2009) Pain assessment in persons with dementia: relationship between self-report and behavioral observation. J Am Geriatr Soc 57:126–132

Husebo BS, Ballard C, Sandvik R, Nilsen OB, Aarsland D (2011) Efficacy of treating pain to reduce behavioural disturbances in residents of nursing homes with dementia: cluster randomised clinical trial. BMJ 343:d4065

Hutchinson K, Moreland AM, Williams ACDC, Weinman J, Horne R (2007) Exploring beliefs and practice of opioid prescribing for persistent non-cancer pain by general practitioners. Eur J Pain 11:93–98

Janig H, Penz H, Pipam W, Likar R (2005) Lebensqualität und Schmerz im Alter – Ergebnisse einer repräsentativen Befragung im Bundesland Kärnten. Lebensqualität im Alter. Springer

Kang Y, Demiris G (2018) Self-report pain assessment tools for cognitively intact older adults: integrative review. Int J Older People Nurs 13:e12170

Landi F, Onder G, Cesari M, Gambassi G, Steel K, Russo A, Lattanzio F, Bernabei R (2001) Pain management in frail, community-living elderly patients. Arch Intern Med 161:2721–2724

Lautenbacher S, Kunz M, Mylius V, Scharmann S, Hemmeter U, Schepelmann K (2007) Multidimensional pain assessment in patients with dementia. Schmerz 21:529–538

Lautenbacher S, Salinas-Ranneberg M, Niebuhr O, Kunz M (2017) Phonetic characteristics of vocalizations during pain. Pain Rep 2

Lautenbacher S, Walz AL, Kunz M (2018) Using observational facial descriptors to infer pain in persons with and without dementia. BMC Geriatr 18:88

Lichtner V, Dowding D, Esterhuizen P, Closs SJ, Long AF, Corbett A, Briggs M (2014) Pain assessment for people with dementia: a systematic review of systematic reviews of pain assessment tools. BMC Geriatr 14:138

Likar R, Pipam W, Neuwersch S, Köstenberger M, Pinter G, Gatternig C, Marksteiner J (2015) Schmerzmessung bei kognitiv beeinträchtigten Patienten mit der Doloshort-Skala. Der Schmerz 29:440–444

Lukas A, Mayer B, Onder G, Bernabei R, Denkinger MD (2015) Pain therapy in German long-term care facilities in a European comparison. Results of the SHELTER study. Schmerz 29:411–421

Pfisterer M (2019) Mehr Schmerzassessment bei Menschen mit fortgeschrittener Demenz! Springer

Pinter G, Likar R, Kada O, Janig H, Schippinger W, Cernic K (2016) Der ältere Patient im klinischen Alltag: ein Praxislehrbuch der Akutgeriatrie. Kohlhammer

Pinter G, Stromer W, Donnerer J, Geyrhofer S, Leeb B, Mitrovic N, Pils K, Likar R (2020) Pain and pain management in old age: special features and recommendations. Z Gerontol Geriatr 54(5):507–512

Reynolds KS, Hanson LC, Devellis RF, Henderson M, Steinhauser KE (2008) Disparities in pain management between cognitively intact and cognitively impaired nursing home residents. J Pain Symptom Manag 35:388–396

Rubey RN (2005) Treatment of chronic pain in persons with dementia: an overview. Am J Alzheimers Dis Other Demen 20:12–20

S-3-Leitlinie (2017) Schmerzassessment bei älteren Menschen in der vollstationären Altenhilfe, AWMF Registernummer 145–001

Schippinger W, Glechner A, Horvath K, Sommeregger U, Frühwald T, Dovjak P, Pinter G, Iglseder B, Mrak P, Müller W, Ohrenberger G, Mann E, Böhmdorfer B, Roller-Wirnsberger R (2018) Optimizing medical care for geriatric patients in Austria: defining a top five list of „Choosing Wisely" recommendations using the Delphi technique. Eur Geriatr Med 9:783–793

Schofield P (2018) The assessment of pain in older people: UK national guidelines. Age Ageing 47:i1–i22

Schreier MM, Stering U, Pitzer S, Iglseder B, Osterbrink J (2015) Pain and pain-assessment in nursing homes: results of the OSiA study. Schmerz 29:203–210

Sirsch E, Schuler M, Fischer T, Gnass I, Laekeman M, Leonhardt C, Berkemer E, Drebenstedt C, Löseke E, Schwarzmann G (2012) Schmerzassessment bei älteren Menschen in der vollstationären Altenhilfe. Der Schmerz 26:410–418

Van der Leeuw G, Eggermont LH, Shi L, Milberg WP, Gross AL, Hausdorff JM, Bean JF, Leveille SG (2016) Pain and cognitive function among older adults living in the community. J Gerontol Ser A Biomed Sci Med Sci 71:398–405

Van Kooten J, Binnekade TT, Van der Wouden JC, Stek ML, Scherder EJ, Husebø BS, Smalbrugge M, Hertogh CM (2016) A review of pain prevalence in Alzheimer's, vascular, frontotemporal and lewy body dementias. Dement Geriatr Cogn Disord 41:220–232

Zanocchi M, Maero B, Nicola E, Martinelli E, Luppino A, Gonella M, Gariglio F, Fissore L, Bardelli B, Obialero R (2008) Chronic pain in a sample of nursing home residents: prevalence, characteristics, influence on quality of life (QoL). Arch Gerontol Geriatr 47:121–128

Zwakhalen SM, Hamers JP, Abu-Saad HH, Berger MP (2006) Pain in elderly people with severe dementia: a systematic review of behavioural pain assessment tools. BMC Geriatr 6:3

Patientenführung, Compliance und Lebensqualität bei Tumorpatienten

11

Rudolf Likar und Günther Bernatzky

Inhaltsverzeichnis

11.1	Schmerzerfassung	82
11.2	Schmerzerfassung bei Kindern (Collins et al. 1995; McGrath 1990; McGrath und Unruh 1999; Pothmann 1996)	84
11.3	Schmerzerfassung beim geriatrischen Patienten	85
11.4	Compliance	85
11.5	Lebensqualität (Averbeck et al. 1997; Elsner et al. 1999; Pipam et al. 2002)	86
Literatur		87

Patienten, die unheilbar erkrankt sind, haben das Recht, den Rest des Lebens mit entsprechend zufriedenstellender Lebensqualität verbringen zu können. Lebensqualität wird dabei sowohl im körperlichen als auch im seelischen Sinne verstanden. Ein Element der körperlichen Lebensqualität ist die Schmerzlinderung bzw. Schmerzfreiheit. Um diesen Anforderungen gerecht zu werden, ist es wichtig, sowohl den Schmerz in qualitativer als auch in quantitativer Hinsicht zu erfassen, die Patienten während der Schmerztherapie zu führen und auch die Nebenwirkungen von Medikamenten prophylaktisch zu behandeln (Kremer et al. 1981; Melzack und Katz 1999).

R. Likar (✉)
MSC Landeskrankenanstalten-Betriebsgesellschaft – KABEG, Klinikum Klagenfurt am Wörthersee, Abteilung für Anästhesiologie und Intensivmedizin, Klagenfurt, Österreich

G. Bernatzky
Fachbereich für Biowissenschaften, Arbeitsgruppe für Schmerz/Musikforschung, Universität Salzburg, Salzburg, Österreich
e-mail: guenther.bernatzky@plus.ac.at

Für die Schmerztherapie gilt, aus der Fülle der Erfahrungen für die Patienten wenig belastende aber validierte und sensible Skalen auszuwählen. Bevor man eine Therapie beginnt, soll man sowohl die Schmerzintensität als auch die Schmerzqualität für die richtige Schmerztherapieeinstellung und auch den sozialen Hintergrund erheben. Die Schmerzwerte sollten dokumentiert werden, um einen Verlauf daraus zu ersehen und um Therapiemaßnahmen entsprechend danach richten zu können.

11.1 Schmerzerfassung

Zu Beginn einer jeden Schmerztherapie steht die Schmerzerfassung: Dabei ist es ganz besonders wichtig, den Patienten anhand von Skalen subjektiv seinen Schmerz beurteilen zu lassen. Es gibt mehrere Untersuchungen, bei denen gleichzeitig in der Schmerztherapie erfahrenes Personal (Ärzte und Pfleger) und Tumorpatienten selbst ihre Schmerzstärke klassifiziert und beurteilt haben. Das Ergebnis war, dass auf Grund einer Fremdbeurteilung Schmerz meistens zu niedrig eingeschätzt wurde. Gerade durch diese Fehlermöglichkeit einer Fremdbeurteilung kommt der subjektiven Schmerzbeurteilung des Patienten in der Schmerztherapie eine große Bedeutung zu (Cherny und Portenoy 1999; Staats 1998).

Die einfachsten Skalen sind **verbale deskriptive Skalen** (VRS = Verbale Rating Skalen). Den Patienten wird eine Liste von Worten vorgelegt bzw. vorgelesen – keine, leichte, mäßige, starke, stärkste vorstellbare Schmerzen. Es sind natürlich auch **affektiv ausgerichtete Skalen** denkbar, dazu gehören Schmerzbeschreibungen wie – keine, ungemütliche, ermüdende, zermürbende, zerreißende, unerträglich starke Schmerzen.

Die Patienten bevorzugen zur Schmerzbeschreibung oft **evaluative** gegenüber **effektiven Skalen**. Die **verbal deskriptiven Skalen** kann man mit einem Zahlenwert versehen, damit sie einfacher für die Auswertung sind – keine Schmerzen = 0, leichte Schmerzen = 1, mittelstarke Schmerzen = 2, starke Schmerzen = 3, stärkste vorstellbare Schmerzen = 4. Weitere Aussagen kann man mit **numerischen Ratingskalen** entweder zwischen 0 und 10 oder zwischen 0 und 100, 0 = kein Schmerz, 10 oder 100 = stärkste vorstellbare Schmerzen treffen (s. Abb. 11.1).

Bewährte Methoden sind **visuelle Analogskalen** (VAS), z. B. Schmerzschieber, der eine 10 cm lange horizontale Linie darstellt, wobei der linke Eckpunkt kein Schmerz (= 0), der rechte Eckpunkt stärkste vorstellbare Schmerzen (= 10) bedeutet.

Dabei ist zu beachten, dass beim Tumorerkrankten im Terminalstadium und unter analgetischer Medikation oft die Abstraktionsfähigkeit herabgesetzt sein kann. Auch körperliche Schwächen bei Patienten mit fortgeschrittenen Tumorleiden, z. B. Sehstörungen oder Tremor, können die Intensitätsangabe verfälschen.

Visuelle Analogskala (VAS)

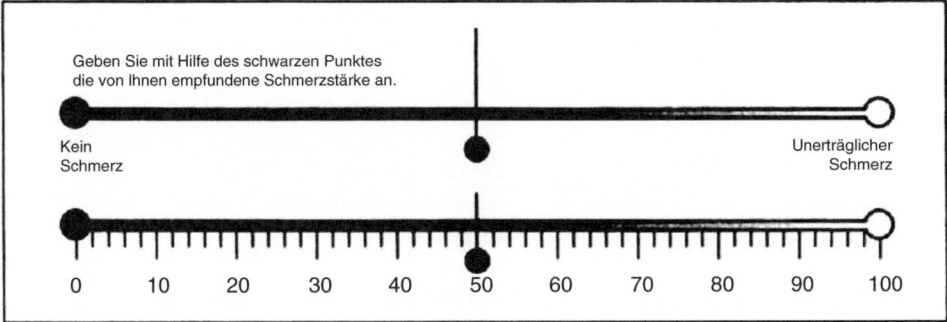

Numerische Ratingskala (NRS)

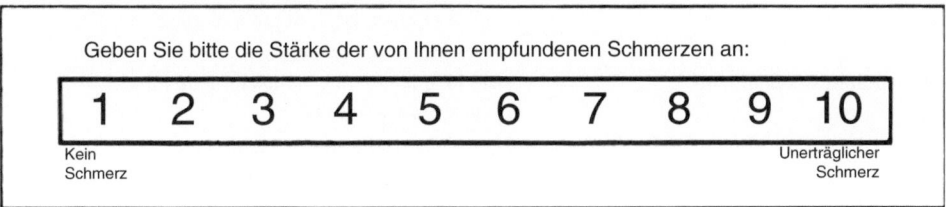

Verbale Ratingskala (VRS)

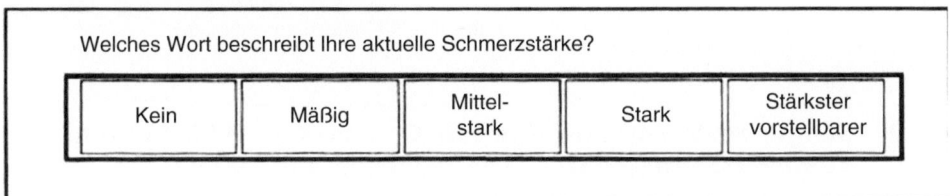

Abb. 11.1 Schmerzmessung

Es gibt noch mehrdimensionale Skalen wie McGill Pain-Questionnaire oder Brief Pain-Inventory (Kremer et al. 1981). Diese mehrdimensionalen Skalen sind auch zeitlich langwierig und schwierig zum Ausfüllen und überfordern oft die Patienten.

Im Schmerzfragebogen soll der Patient seine Schmerzen beschreiben, einzeichnen, lokalisieren und auch seine bisherigen Behandlungen und Therapieverfahren dokumentieren.

Das Führen eines **Schmerztagebuches** kann vor allem zu Beginn einer Therapie sowohl für den Patienten und dessen Familie als auch für den Arzt ein gutes Hilfsmittel sein (Bernatzky und Likar 2007) (Tab. 11.1).

Tab. 11.1 Zusammenstellung verschiedener Items von Schmerztagebüchern

Items	Realisierungsmöglichkeit
Schmerzart/-lokalisation/-ort	Freie Benennung
	Auswahl aus einer vorgegebenen Auflistung
	Einzeichnen in ein Körperschema
Schmerzintensität	Verbale, numerische Ratingskalen (VRS)
	Visuelle Analogskalen (VAS)
	Deskriptionsskalen
Schmerzqualität	Sensorisch-diskriminativ
	Affektiv-motivational
	Evaluativ
Aktivitäts- und Stimmungsparameter	Auswahl aus einer vorgegebenen Liste
	Globales Rating (gar nicht … sehr)
	Aktivitätsdauer
	Schmerzbedingte Hinderungen der Aktivität
	Offene Fragen bzgl. Schmerzcoping (Was haben Sie getan, …?)
Behandlungsmaßnahmen	Medikamentös/physikalisch/medizinisch/psychotherapeutisch
	Dosis/Dauer/Zeitpunkt/Häufigkeit
	Wirkungen/Erfolg der Maßnahmen
	Compliance
Persönliche Anpassungsstrategien	Schmerzbezogene Ängste
	Soziale Kontakte
	Schlafdauer und -qualität
	Schmerzbezogene Kognitionen
	Kausal- und Kontrollattributionen

11.2 Schmerzerfassung bei Kindern (Collins et al. 1995; McGrath 1990; McGrath und Unruh 1999; Pothmann 1996)

Bei Säuglingen und Kleinkindern werden Fremdbeobachtungsskalen verwendet. Die Beurteilung bei Kindern bis 5 Jahren kann man mit einem objektiven Pain-Score durchführen. Zwischen 5 und 7 Jahren können einfache Schätzskalen bzw. Gesichtsskalen eingesetzt werden. Ab dem 6. bis 7. Lebensjahr können Kinder ihr Zahlenverständnis in der Beurteilung der Schmerzstärke einbringen. Ab diesem Alter kann man numerische Schätzskalen, die von 0 = kein Schmerz bis 10 bzw. 100 = max. vorstellbare Schmerzen gehen, oder visuelle Analogskalen anwenden. Bei Problemen in der Schmerzmessung müssen vor allem die Erfahrungen der Eltern bzw. dem Betreuungspersonal herangezogen werden.

11.3 Schmerzerfassung beim geriatrischen Patienten

Der geriatrische Patient hat dieselbe Schmerzverarbeitung wie ein junger Mensch. Er hat häufig bestimmte Strategien im Umgang mit Schmerz gelernt. Häufig sind die Schmerzangaben ungenau oder stark abgeschwächt. Neue Untersuchungen zeigen, dass – ähnlich wie bei Kleinkindern – auch einfache Gesichts-Skalen Verwendung finden können. Es ist auch auf verschiedene andere Ausdrucksverhalten, wie zum Beispiel die Körperhaltung Rücksicht zu nehmen. Erfahrenes Pflegepersonal oder Verwandte haben dabei in der Beobachtung eine besonders wichtige Aufgabe.

Die Anamnese muss mit viel Sorgfalt und Geduld geführt werden. Oftmals haben sich Angaben anderer Familienmitglieder als hilfreich gezeigt. Indirekte Schmerzzeichen sind angespannter Gesichtsausdruck, verkrampfte Haltung, Unruhe und Schreien, Aggressivität, Ratlosigkeit, Verwirrtheit, Schlaflosigkeit und Verschlechterung des Allgemeinzustandes und sollten Beachtung finden.

Zur Schmerzevaluierung bei kognitiv beeinträchtigten Patienten kann vorwiegend die Doloplus 2-Skala oder auch der Fragebogen der DGSS (Basler) verwendet werden (Pinter et al. 2010; Holen et al. 2007; Website) Beides sind Fremdbeurteilungsverfahren. Dabei ist es besonders notwendig, die Anwender zuvor gut zu schulen (Pinter et al. 2010).

11.4 Compliance

Eine wichtige Voraussetzung für die Durchführung der Schmerztherapie ist die Compliance des Patienten: Dabei stellt eine ganz wesentliche Voraussetzung für den Erhalt der Compliance das Vertrauen zwischen behandelndem Arzt, Pflegepersonal und Patienten dar. Aus verhaltensmedizinischer Sicht ist es für den Therapieverlauf ganz entscheidend, im Laufe der Behandlung den Patienten von einer Fremdregulation seiner Beschwerden zur Selbstregulation zu führen. Hierzu muss der Patient wissen, welche Konsequenzen sein Verhalten, wie z. B. Einnahme oder Nichteinnahme und Verwendung von Medikamenten aber auch körperliche Inaktivität, Passivität und soziale Isolation haben kann. Ein Ziel in der Schmerztherapie sollte sein, die mögliche Eigenständigkeit des Patienten zu wahren, denn damit ist auch eine entsprechende Lebensqualität verbunden.

Je komplizierter die Behandlung ist, desto größer ist die Wahrscheinlichkeit, dass Complianceprobleme auftreten können! Daher ist es wichtig, dass die Dosierungsschemata vereinfacht sind. Eine 1- bis 2-mal tägliche Einnahme von einem Morphin-Retardpräparat wird kaum vergessen. Bei einer Anwendung eines Schmerzpflasters braucht der Patient nur alle drei Tage an die neue Applikation zu denken. So haben 95 % aller in einer Studie eingeschlossenen Patienten, die von oralem Morphin auf eine transdermale Applikation von Fentanyl umgestellt wurden, angegeben, sie wollten lieber nach Beendigung der Studie mit diesem Pflaster behandelt werden. Derartige Pflaster sind mit den Analgetikas Fentanyl oder mit Buprenorphin am Markt erhältlich. Falls die Möglichkeit zur Verwendung einer patientenkontrollierten Analgesie (PCA) besteht, so hat sich auch diese Möglichkeit als eine gerne angenommene Form der Medikamentenapplikation mit hoher Compliance gezeigt.

Compliance und damit die Qualität der Schmerztherapie wird durch derartige neue Therapieverfahren deutlich verbessert. Dem Patienten sollen zusätzlich Therapiepläne für Medikamente, Symptomkalender sowie Schmerztagebücher als Kontrollhilfen mitgegeben werden. Wichtige Informationen müssen dabei prägnant wiederholt werden. Es gibt aber auch einen sogenannten Painrecorder, der den Patienten an die Einnahme der Medikamente erinnert und mit dem der Patient seinen Schmerz dokumentieren kann (Wilkie et al. 1990).

Große Bedeutung haben Schmerztagebücher, die dem Patienten das Gefühl geben, dass er in die Therapie integriert ist, gleichzeitig müssen aus dieser Dokumentation entsprechende Konsequenzen für die Therapie gezogen werden. Solche Tagebücher sollten aber nur so viele Punkte beinhalten, wie der Patient innerhalb von wenigen Minuten zu beantworten vermag. Der Patient kann anhand dieser Schmerztagebücher seine Schmerzqualitäten und -quantitäten aufzeichnen und auch die Nebenwirkungen eintragen. Sowohl der Patient als auch der Arzt bekommen eine Reflexion aus diesem Tagebuch, um therapeutische Konsequenzen ziehen zu können.

11.5 Lebensqualität (Averbeck et al. 1997; Elsner et al. 1999; Pipam et al. 2002)

Für die Lebensqualität sind neben der Schmerzlinderung weitere Faktoren wichtig:

- die erhaltenen physischen Möglichkeiten,
- die Krankheitssymptome und Beschwerden,
- die Nebenwirkungen der Therapie,
- das emotionale Befinden,
- die krankheitsverarbeitende Bewältigung,
- die Qualität zwischenmenschlicher Beziehungen,
- die soziale Situation und
- Substitution von Mangelernährung.

Es ist im Gespräch mit dem Patienten von Bedeutung, die einzelnen Bereiche der Lebensqualität zu klären.

Lebensqualität kann nicht von anderen, sondern nur vom Kranken selbst als eine für sein individuelles Leben wichtige Qualität erlebt werden!

Zur Lebensqualität des Tumorpatienten gehört neben einer suffizienten Schmerztherapie (Schmerzmessung, Qualifizierung und Quantifizierung des Schmerzes) auch die Kontrolle der krankheits- und therapiebedingten Behinderungen, Beschwerden und Nebenwirkungen (s. S. 179–202).

Eine wirksame und eben konsequente Behandlung dieser Symptome ist die wesentlichste Voraussetzung für die Verbesserung der Lebensqualität von Patienten mit unheilbarer, chronisch fortschreitender Erkrankung. Es zeigt sich, dass ungenügend behandelte Schmerzen und Nebenwirkungen eine Hemmung bei der Krankheitsverarbeitung darstellen. Wenn es gelingt, diese Behinderungen, Beschwerden und Leiden zu lindern, ermöglicht dies vielen Patienten, die Krankheit zu bewältigen und eine Akzeptanz des schwächer werdenden Lebens zu erreichen. Damit wird dem Patienten trotz dieser Umstände noch eine entsprechende Lebensqualität gegeben. Neben den erwähnten Möglichkeiten werden auch andere im Rahmen des sogenannten Home-Care-Service angeboten. Der Ernährungssubstitution kommt ein hoher Stellenwert zu (s. S. 195–202). Daneben soll an weiterführende Möglichkeiten, die die Förderung der Lebensqualität zum Ziel haben, gedacht worden. So stellt gerade das Hören von Musik eine wesentliche Bereicherung dar (s. S. 229–234). Auch andere Entspannungstechniken, wie etwa Biofeedback können wesentlich zur Verbesserung der Lebensqualität beitragen (s. S. 235–240).

Patienten die unheilbar erkrankt sind, haben eine beschränkte Lebenserwartung; sie sind sich bewusst, dass sie sterben müssen. Wir können ihnen aber die Trauerarbeit darüber, dass sie alles verlieren werden, was ihnen lieb und wertvoll war, nicht abnehmen. Die einzige Hilfe, die wir ihnen geben können, ist, sie und ihre Angehörigen auf diesem Weg nicht allein zu lassen und sie zu begleiten. Es ist für einen Kranken von großer Bedeutung, zu wissen, dass er vom Arzt, der Vertrauens- und Bezugsperson in kontinuierlicher Weise begleitet werden wird. Das Angebot einer derartigen Hilfe hilft dem Patienten, notwendige Trauerarbeit über das Verlorene zu leisten und den Blick für das Verbliebene zu stärken.

Zum Thema Lebensqualität bei Tumorpatienten wurde in Kärnten eine umfangreiche Studie durchgeführt (Pipam et al. 2002).

Literatur

Averbeck M, Leiberich P, Grote-Kusch MT, Olbrich E, Schöder A, Brieger M, Schumacher K (1997) Skalen zur Erfassung der Lebensqualität (SEL). (Scales for the assessment of quality of life). Hogrefe, Göttingen

Bernatzky G, Likar R (2007) Schmerztagebuch, 2. Aufl. Verlag Clara Lumina, Salzburg, 52

Cherny NI, Portenoy RK (1999) Cancer pain: principles of assessment and syndromes. In: Wall PD, Melzack R (Hrsg) Textbook of pain. Churchill Livingstone, Edinburgh/London/Toronto, S 1017–1064

Collins JJ, Grier HE, Kinney HC, Brede CB (1995) Control of severe pain in children with terminal malignancy. J Pediatr 126:653–657

Elsner F, Kiencke P, Schmeißer N, Sonntag B, Radbruch L (1999) Ergebnisse einer Umfrage zu Schmerzen und Lebensqualität bei Patienten in der Tumornachsorge. Schmerz 5(Suppl 1):84

Holen JC, Saltveldt I, Fayers PM, Hjermstad MJ, Loge JH, Kaasa S (2007) Doloplus-2, a valid tool for behavioral pain assessment? BMC Geriatr 29:1–9

Kremer E, Atkinson JH, Ignelzi RJ (1981) Measurement of pain: patient preference does not confound pain measurement. Pain 10:241

McGrath P, Unruh A (1999) Textbook of pain. In: Wall PD, Melzack R (Hrsg) Measurement and assessment of paediatric pain. Churchill Livingstone, Edinburgh/London/Toronto, S 371–384

McGrath PA (1990) Pain in children: nature, assessment treatment. Guildford, New York

Melzack R, Katz J (1999) Pain measurement in persons in pain. In: Wall PD, Melzack R (Hrsg) Textbook of pain. Churchill Livingstone, Edinburgh/London/Toronto, S 409–426

Pinter G, Likar R, Anditsch M, Bach M et al (2010) Problemfelder in der Schmerzmessung und Schmerztherapie im Alter. Wien Med Wochenschr 160(9–10):235–240

Pipam W, Likar R, Klocker J, Bernatzky G, Platz T, Sittl R, Janig H (2002) Ergebnisse einer Umfrage zu Schmerzen und Lebensqualität bei Tumorpatienten. Der Schmerz 16:481–489

Pothmann R (1996) Besonderheiten des akuten Schmerzes im Kindesalter. Der Schmerz 10:1–13

Staats PS (1998) The pain mortality link: unraveling the mysteries. Assessment and treatment of cancer pain. Progress in pain research and management, Bd 12. IASP Press, Seattle

Website: Deutsche Gesellschaft zum Studium des Schmerzes: http://www.dgss.org/

Wilkie DJ, Holzemer WL, Tesler MD (1990) Measuring pain quality: validity and reliability of children's and adolescents' pain language. Pain 41:151–159

Sterben und Lebensqualität

12

Marina Kojer

Inhaltsverzeichnis

12.1	Kann Sterben Qualität haben?	89
12.2	Was ist Lebensqualität?	90
12.3	Die Orchestrierung des Lebensendes (Loewy und Springer-Loewy 2000)	91
	12.3.1 Fallbeispiel	92
	12.3.2 Was war geschehen, um diese Änderung herbeizuführen	92
12.4	Schmerzmanagement in der letzten Lebensphase	93
12.5	Kann es im Sterben Entfaltung geben?	94
	12.5.1 Fallbeispiel	95
Literatur		97

12.1 Kann Sterben Qualität haben?

Ist vom Sterben die Rede, tauchen in mir Erinnerungen auf, Bilder von Patienten, von Angehörigen. Als Ärztin frage ich mich, ob ich bei dem einen oder anderen rechtzeitig reagiert, richtig gehandelt habe.

Gedanken an den Tod lösen in den meisten Menschen Unbehagen, Angst und den Wunsch nach Distanzierung aus. Ganz allgemein herrscht Einverständnis darüber, dass alles getan werden soll, um den Betroffenen unnötiges körperliches und seelisches Leid zu ersparen. Wenige kommen auf den Gedanken sich zu fragen, ob die letzten Tage und Stunden ihre spezifische Qualität haben könnten, präziser formuliert, ob und in welchem Ausmaß die Zeit des Sterbens für den Sterbenden selbst erlebenswert sein kann. Definiert Beschwerdearmut bereits (gute) Qualität? Reicht kompetente Linderung von Schmerzen

M. Kojer (✉)
Wien, Österreich

und anderen quälenden Beschwerden für den „Lebenswert" eines Menschen im Vorzimmer des Todes aus? Oder ist Beschwerdearmut nur die Voraussetzung, um das Individuum für ein sinnerfülltes, den eigenen Werten entsprechendes Leben freizumachen? Haben diese Überlegungen für die letzte Wegstrecke überhaupt noch Gültigkeit? Auf den Punkt gebracht: Sind die Begriffe „Sterben" und „Lebensqualität" miteinander kompatibel? Kann es für Sterbende noch Lebensqualität geben? Wenn ja, worin könnte diese bestehen?

12.2 Was ist Lebensqualität?

Die WHO (Weltgesundheitsorganisation) beschreibt – in Anlehnung an den Gesundheitsbegriff – die gesundheitsbezogene Lebensqualität als größtmögliches Ausmaß an körperlichem, seelischem und sozialem Wohlbefinden. Diese Definition scheint für Menschen am Ende ihres Lebens äußerst problematisch: Vollständige körperliche Gesundheit und Sterben markieren diametral entgegengesetzte Pole im Spektrum des Lebens. Auch die allgemeine WHO-Definition der Lebensqualität (1997) bringt uns im Hinblick auf die Zeit des Sterbens nicht viel weiter. Sie lautet: „Lebensqualität ist die subjektive Wahrnehmung einer Person über ihre Stellung im Leben in Relation zur Kultur und den Wertsystemen, in denen sie lebt und in Bezug auf ihre Ziele, Erwartungen, Standards und Anliegen.". Diese Begriffsbestimmung kann wohl genauso wenig mit den Hoffnungen und Erwartungen eines Menschen in Todesnähe in Einklang gebracht werden.

Aus Aussagen schwerkranker und todesnaher Menschen wissen wir, dass ihr Leben für sie durchaus lebenswert sein und Qualität haben kann (Sahllberg-Blom et al. 2001). Zudem kann der eine die Zeit, die ihm noch bleibt, für ein kostbares Geschenk halten und nützen, während ein anderer, unter den gleichen Bedingungen, nur mehr an seinem Dasein und Sosein leidet. Das bedeutet aber, dass der Begriff Lebensqualität nicht an genau definierte Einzelkriterien (z. B. das Ausmaß der Bewegungseinschänkung) gebunden sein kann. Allgemein gültig können nur die *Voraussetzungen* sein, die erfüllt sein müssen, damit ein Mensch sich in seinem Leben wohlfühlt. Ganz bestimmt aber wächst angesichts des nahenden Todes der Wunsch; die verbleibende Zeit trotz Schwäche und Hilflosigkeit selbstbestimmt, dem eigenen Lebenssinn entsprechend zu gestalten (Lo et al. 2002; Steinhauser et al. 2002b). In den letzten 20 Jahren wurde eine Reihe von Messinstrumenten zur Erhebung der „Quality of dying" entwickelt und eine wachsende Zahl von Studien befasst sich mit dem Thema (Hales et al. 2008; Curtis et al. 2008; Gutiérrez Sánchez et al. 2018). So definieren z. B. Downey und Mitarbeiter (2010) 4 Kernbereiche guter Qualität in der Zeit des Sterbens: Symptomkontrolle, Vorbereitetsein, Verbundenheit mit Nahestehenden und Transzendenz. Eine interessante, etwas ältere Studie befasst sich mit den entscheidenden persönlichen Werten am Lebensende (Fegg et al. 2005). Mit zunehmender Erkrankung und näher rückendem Lebensende kommt es zu einem Response-Shift: Der Fokus verschiebt sich von der physischen Befindlichkeit, hin zu stützenden Beziehungen zu Partnern und Nahestehenden. Werte wie Güte (Benevolenz) und Selbstbestimmung gewinnen immer stärker an Bedeutung, während Werte wie Macht und Leistung immer unwichtiger werden.

12.3 Die Orchestrierung des Lebensendes (Loewy und Springer-Loewy 2000)

Die Lebensqualität eines Menschen in seinen letzten Tagen und Stunden hängt wesentlich davon ab, dass sowohl professionelle Helfer als auch Angehörige nichts unversucht lassen, um seine Wünsche und Bedürfnisse zu erkennen und ihnen gerecht zu werden. Dabei müssen 2 wesentliche Aspekte berücksichtigt werden:

1. Die bestmögliche Linderung von körperlichem und seelischem Leiden

Dies geschieht durch sorgsame, fachlich und menschlich kompetente palliative Behandlung und Betreuung (Sahllberg-Blom et al. 2001; Patrick et al. 2003; Downey et al. 2010), d. h.

– eine von Respekt und Wertschätzung getragene Haltung,
– kompetente Schmerztherapie und Symptomkontrolle (siehe Abschn. 12.4: Schmerzmanagement in der letzten Lebensphase),
– Zuwendung, Einfühlsamkeit und Taktgefühl,
– Sensibilität und Offenheit für Wünsche und Bedürfnisse,
– Einbindung der Angehörigen.

2. Unterstützung des Weges, den der Sterbende wählt, um bis zuletzt seinen eigenen Vorstellungen gemäß leben zu können

Dies geschieht sicher nicht dadurch, dass der wehrlos Gewordene ungefragt, von jedem, der vorbeikommt, mit Liebe und Nähe überschüttet wird. Man kann davon ausgehen, dass die Distanz oder Nähe, die ein Mensch bisher von anderen toleriert und gewünscht hat, ihm auch jetzt willkommen sein wird. Wärme und Nähe können trösten, Angst und seelischen Schmerz lindern und die Zunge lösen. Der Respekt vor der persönlichen Grenze ist jedoch nicht nur eine Voraussetzung für das Entstehen von Beziehung, er ist auch eine Vorbedingung für Offenheit, Wahrhaftigkeit und Vertrauen.

Die Befragung Schwerstkranker, die einen Arzt um Beihilfe zum Selbstmord gebeten hatten, ergab schon vor vielen Jahren, dass das Motiv in der Mehrzahl der Fälle nicht Angst vor unbeherrschbaren Schmerzen war, sondern die Angst davor, ausgeliefert, wehrlos preisgegeben und fremdbestimmt zu sein (Back et al. 1996). Ein Mensch alleine kann niemals in der Lage sein, allen Bedürfnissen eines Schwerkranken und Sterbenden gerecht zu werden. Dazu bedarf es eines Teams, in dem jedes Mitglied bereit ist, den seiner Kompetenz entsprechenden Beitrag zu leisten.

„Orchestrating the end of life depends upon a team approach in which all share a common purpose and pursue a common, agreed upon and frequently re-examined end." (Loewy und Springer-Loewy 2000, S. 84)

In einer Zeit, die ungern anerkennt, was nicht „evidence based" belegt werden kann, werden sich solche Überlegungen nur langsam durchsetzen. Einzelne im Vorfeld des Todes durchgeführte Studien weisen jedoch darauf hin, dass gute Symptomkontrolle alleine nicht gleichbedeutend mit guter Lebensqualität sein muss (Lo et al. 2002; Patrick et al. 2003; Steinhauser et al. 2002; Saunders et al. 1995; Vig und Pearlman 2003).

Im Team (dazu zählen auch die Angehörigen!) muss besprochen werden, was zu tun ist und wer sich dafür jeweils am besten eignet. Häufig wissen Angehörige oder nahe Freunde besser als professionelle Helfer, worauf der Sterbende Wert legt. In einer Zeit zunehmender Isolierung des Individuums ist der Einzelne leider oft ganz auf professionelle Betreuung angewiesen.

12.3.1 Fallbeispiel

Frau PI war todunglücklich und wollte nicht mehr leben, als sie, an einem metastasierten Mammakarzinom mit infauster Prognose erkrankt, von Schmerzen, einem mächtigen Lymphödem und chronischem Hustenreiz gequält, abhängig und hilflos geworden in einer Langzeiteinrichtung aufgenommen wurde. Sie war zeitlebens eine selbstbewusste, sehr selbstständige Frau gewesen. Nach anfänglicher Verzweiflung begann sich, trotz rascher Progredienz der Erkrankung, ihr subjektiver Zustand kontinuierlich zu verbessern. Sie begann jeden Tag zu genießen. „Bei Euch habe ich erst zu leben gelernt", sagte sie wenige Monate vor ihrem Tod. Ihr Leben blieb für sie bis zuletzt erlebenswert (Kojer und Zsifkovics 2021).

12.3.2 Was war geschehen, um diese Änderung herbeizuführen

1. Linderung von körperlichem und seelischem Leid
   - Es gelang dem betreuenden Team zunehmende körperliche Schmerzen und quälende Beschwerden kompetent zu lindern.
   - Der erdrückende seelische Schmerz konnte aufgefangen werden: Frau PI erlebte Respekt und Wertschätzung. Sie konnte ihren Zorn und ihre Enttäuschung artikulieren. Ihre Fragen wurden ehrlich und in verständlicher Form beantwortet. Da ihr alle mit Verständnis und Empathie begegneten, gelang es ihr, ihre bedrückende innere Not auszusprechen.
   - Ihr Wille, ihre persönlichen Rhythmen, ihre kleinen Eigenheiten wurden bis zuletzt respektiert.

2. Unterstützung des eigenen Weges

Frau PI bekam kaum Besuch. Sie war, um ihren eigenen Weg zu gehen, ganz auf die „Stationsfamilie" angewiesen. Erst mit der Zeit gelang es uns, ihr Vertrauen zu verdienen. Erst dann erlaubte sie uns, sie näher kennen zu lernen und von ihr zu lernen, wie sie leben wollte. Auch als sie nur mehr mit den Augen und mit sparsamster Mimik kommunizieren konnte, gab sie uns ihre Wünsche zu verstehen. Ihr letztes Lebensziel war es, ihre Autonomie trotz ihrer augenscheinlichen Hilflosigkeit zu bewahren und täglich unter Beweis zu stellen. Dass ihr dies mit unserer Hilfe gelang, gab ihrem Leben und Sterben seine besondere Qualität und machte es für sie bis zuletzt erlebenswert.

12.4 Schmerzmanagement in der letzten Lebensphase

Schmerzen und andere quälende Symptome, die den Menschen völlig in Beschlag nehmen, ihn erschöpfen und seine Lebenskraft aufzehren, vernichten seine Erlebnisfähigkeit für alles andere. Der Schmerz wird zur einzig beherrschenden Farbe, die jede Minute, jede Stunde in jedem endlosen Tag annehmen muss. Nie werde ich den Anblick eines Schwerkranken vergessen, zu dem ich vor langer Zeit mit der Bitte um „Schmerzbegutachtung" und Therapievorschlag gerufen wurde. Sein schweißüberströmtes, zur Fratze verzerrtes Gesicht war grau-zyanotisch, das nasse Haar klebte strähnig am Schädel fest. Aus weit aufgerissenen, geradezu hervorquellenden Augen schlug mir unverhüllt die unaussprechliche, kreatürliche Qual dieses Mannes entgegen. Sein Leben schien nicht mehr und nicht weniger zu sein als nacktes Leiden. Der alles beherrschende Schmerz ließ ihm nicht einmal genug Spielraum, um zu schreien.

Viele Sterbende haben Schmerzen. Die wesentliche Voraussetzung für eine Schmerztherapie ist, dass der Schmerz überhaupt erkannt wird! Oft ist es allerdings nicht einfach, den Schmerz eines Menschen zu erkennen, der sich nicht mehr artikulieren und kaum bewegen kann. Je näher der Tod rückt, desto wichtiger ist es, genau zu beobachten: Jede kleinste Verhaltensänderung kann (aber muss nicht!) bedeuten, dass der Sterbende Schmerzen hat. Das Urteil des Arztes alleine wird für die Entscheidung zur Schmerztherapie in den seltensten Fällen maßgebend sein: Er kennt den Patienten in der Regel lange nicht so gut wie Angehörige oder Pflegepersonen. Doch auch in seinen relativ kurzen Begegnungen mit dem Sterbenden kann der Arzt vieles erahnen, wenn er sich auf die Begegnung von Mensch zu Mensch einlässt und versucht, sich in seinen Patienten einzufühlen. Wirkt der Sterbende angespannt, ist er unruhig? Verstärken sich diese Zeichen bei Lageänderung? Im Zweifelsfall ist unverzüglich mit einer Therapie ex iuvantibus zu beginnen. Entspannt sich der Patient daraufhin, lässt die Unruhe nach, war die Annahme richtig. Wenn nicht, muss man weiter suchen. Oft kann der tiefe Schmerz mit Medikamenten alleine nicht besiegt werden. Vielleicht leidet der Sterbende zudem an quälender Einsamkeit, vielleicht hat er große Angst oder ist voll Sehnsucht nach einer bestimmten Bezugsperson…

Der Schmerz Sterbender ist immer ein „totaler Schmerz" (Loewy und Springer-Loewy 2000, S. 84), ein Schmerz, der auch dem wohlgefüllten Werkzeugkasten eines kompetenten Schmerztherapeuten nicht ganz weichen will. Körperliche, seelische, soziale und spirituelle Schmerzkomponenten sind unauflösbar ineinander verwoben. „Die Zurückbleibenden verlieren einen Menschen, der Sterbende verliert die ganze Welt" (Virth 1999–2001, wiederholte persönliche Mitteilung). Nicht nur sein körperlicher Schmerz, der ganze Mensch in seiner Not muss in den Fokus rücken. Daher kann Schmerztherapie nicht nur Sache des Arztes, sie muss Anliegen aller sein, die den Sterbenden umgeben. Lernt ein Team den Schwerstkranken erst kurz vor seinem Tod kennen – das geschieht leider viel häufiger, als es tatsächlich sein müsste – wird das Auffangen des totalen Schmerzes fast unmöglich. Ein Mensch der, von zuhause oder aus einem Pflegeheim, nur zum Sterben ins Krankenhaus gebracht wird, hat kaum noch die Chance auf eine, in welchem Sinn auch immer, erlebenswerte Zeit. Kommunikation mit dem Sterbenden setzt das Bestehen einer Beziehung voraus. Begleitung braucht Zeit: Vertrauen muss wachsen können, die Biografie, Eigenheiten, Wünsche und Bedürfnisse müssen bekannt sein. Ist das nicht der Fall, sollten die Angehörigen so genau wie möglich befragt werden. Angehörige sind allerdings angesichts des nahenden Todes ihres Lieben oft von der Situation überfordert und völlig hilflos. Advance Care Planning (Coors et al. 2015) und/oder eine Patientenverfügung helfen den Betreuern oft weiter.

Schmerztherapie hat Priorität vor allen anderen Maßnahmen. Liegt ein Mensch im Sterben, müssen die Uhren auch für seine Betreuer anders ticken. Es gibt nichts, keine Überlegung, kein „man könnte vielleicht noch …", keine medizinische oder pflegerische Maßnahme, die jetzt wichtiger sein könnte als dem Sterbenden unnötiges Leiden zu ersparen. Auch und gerade in dieser Situation muss die Therapie individuell angepasst und abgestimmt werden. Was geschehen sollte, liegt im Ermessen des Arztes. Wie viel an Therapie er wünscht und für erforderlich hält, bestimmt der Patient selbst.

12.5 Kann es im Sterben Entfaltung geben?

Wenn wir davon ausgehen, dass gute Lebensqualität auch für Schwerkranke und Sterbende erreichbar ist, sind Gesundheit, Leistungsfähigkeit und freie Beweglichkeit ungeeignete Parameter um diese Qualität zu beschreiben. Im Grunde kann nur der Leidende selbst definieren, was Lebensqualität für ihn bedeutet und ob ihm „ein gutes Leben" trotz schweren Leidens überhaupt vorstellbar erscheint. Maßgeblich dafür ist die Haltung der Betroffenen ihrem Leben und Sterben gegenüber. Menschen „für die nicht nur in Gesundheit und Freude, sondern auch in Krankheit und Leiden persönliches Geschick sichtbar wird" (Aulbert 2012, S. 29), gelingt es eher bis zuletzt Sinn und Erfüllung zu finden.

Was aber kann „Lebensentfaltung" angesichts des nahenden Todes bedeuten? Ist es denkbar, dass sich ein Lebensentwurf selbst noch im Sterben erfüllt? Es wäre allzu billig, diese Fragen vorschnell mit „Nein" zu beantworten. Sterbende sind noch nicht tot. Sterben ist eine Zeit des Lebens, eine Zeit, die noch immer ihre Chancen und Risiken birgt. „Und so kann sich Lebensqualität auch noch in der größten Beschränktheit zeigen, wenn der Kranke das ihm Verbliebene als Wert erkennt" (Schara 1990, zit. nach Aulbert 2012). Denn: „Entwicklung kann zu jedem Zeitpunkt stattfinden (…) Sie kann auch noch in der Terminalphase geschehen, eben so lange ein Mensch lebt " (Jonen-Thielemann 2012, S. 995) Im Normalfall ist das Loslassen des Lebens kein punktueller Vorgang, es ist ein Prozess und dauert seine Zeit. Ich vergleiche den Weg der persönlichen Sinnerfüllung und Lebensgestaltung gerne mit einer für diesen bestimmten Menschen einmaligen und einzigartigen Kennmelodie, einer Melodie, die bis zum letzten Augenblick weiterklingen soll. E. Loewy spricht in diesem Zusammenhang vom „individuellen Kunstwerk eines Lebens". Dieses Kunstwerk kann nur der Betroffene selbst so vollenden, wie es seinem innersten Wesen entspricht.

In dem Ausmaß, in dem es gelingt, einen Menschen von vermeidbarem Leiden zu befreien, eröffnet sich ihm die Möglichkeit, sein Dasein seinem Lebensentwurf entsprechend zu vollenden. Es ist keineswegs hilfreich „den Menschen die Entscheidungen abzunehmen, sondern ihnen zu helfen, die *für sie in ihrer aktuellen Situation angemessenen Entscheidungen* selbst zu treffen" (Borasio 2013, S. 59). Helfer und Begleiter können also nicht mehr tun als Hindernisse aus dem Weg zu räumen und günstige Vorbedingungen zu schaffen. Ob es dem Sterbenden, selbst unter optimalen Bedingungen, gelingt oder misslingt, die letzte Lebenszeit mit Sinn zu erfüllen, liegt nicht mehr in ihren Händen.

Sinn lässt sich nicht an andere vermitteln, jeder muss ihn für sich selbst finden (Frankl 1999). Sinnerfüllung ist individuell geprägt und nicht normierbar. Auch für ein und denselben Menschen können sich in verschiedenen Lebensabschnitten, in besonderen Situationen Wertigkeiten und Orientierungspunkte verändern. Daraus ergeben sich für ihn andere Möglichkeiten und Wege der Sinnfindung. Worin der Einzelne seinen Sinn findet, ist abhängig von Persönlichkeit und gesundheitlicher Situation, von Umweltfaktoren, vom Lebensalter und nicht zuletzt auch von der noch verbleibenden Lebensspanne. In einem sinnerfüllten Leben gelingt es dem Menschen, das anzustreben und zu verwirklichen, was für ihn jetzt noch bedeutsam und wertvoll ist, ihm Freude, Erleichterung und Seelenfrieden schenkt.

12.5.1 Fallbeispiel

Frau LP war ein hochintelligenter, sehr klarer Mensch und eine äußerst erfolgreiche Geschäftsfrau. Mit 63 Jahren erkrankte sie an einem Kolonkarzinom mit ausgedehnten Lebermetastasen. Sobald die Diagnose feststand, wusste sie, dass ihre Lebenszeit eng begrenzt war. In dieser Situation wählte sie mich zu ihrer behandelnden Ärztin auf Erlebenszeit. Vor Schmerzen hatte sie große Angst und ersuchte mich, sie so weit wie möglich davor zu bewahren. Außerdem erbat sie sich sehr nachdrücklich schrankenlose Ehrlichkeit. Beides sagte ich ihr gerne zu. Es gelang mir rasch, Familie und enge Freunde in die Betreuung einzubinden und damit gute Voraussetzungen für ein Leben zuhause zu schaffen. Viel schwieriger war es, alle Beteiligten davon zu überzeugen, dass man durch vorgetäuschten Optimismus niemanden vor bitteren Tatsachen „schützen" kann und dass auch große Zuwendung und das ehrliche Bemühen, die Kranke in jeder Hinsicht zu verwöhnen, alleine nicht genügen. Es bedurfte vieler Gespräche, um die Betreuer endlich davon zu überzeugen, dass ihre Mutter, Großmutter, Freundin nun in erster Linie ihren Mut und ihre Wahrhaftigkeit brauchte. Nur so könnte sie Sorgen, Befürchtungen und Ängste aussprechen und ihr Leben in der Art und Weise, die sie sich selbst wünschte, zu Ende führen.

Frau LP lebte noch ein halbes Jahr. Sie war eine erstaunliche Frau, eine souveräne und selbstbewusste Persönlichkeit. „Nun ist der Stab über mich gebrochen", sagte sie. Eine Zeitlang fiel sie in Abgründe der Angst und Verzweiflung und kämpfte vergeblich um ihr seelisches Gleichgewicht. Sobald sie aber spürte, dass um sie herum die Mauern des Schweigens und Verschweigens zu bröckeln begannen und schließlich ganz fielen, dass alle ihr mit Offenheit begegneten, ging sie aktiv und mit fast heiterer Gelassenheit daran, ihren Lebensentwurf zu aktualisieren. Wenn sich zwischendurch Angst und Verzweiflung meldeten, konnte sie mit allen darüber sprechen und jeder war bereit, sie in den Arm zu nehmen und auch einmal mit ihr zu weinen.

Den größten Teil der Zeit ging sie, dem Muster ihrer jahrzehntelangen erfolgreichen Berufstätigkeit folgend, planvoll und besonnen vor. Vorerst wurden Prognose und Behandlungsoptionen bis ins Detail mit mir geklärt und denkbare Eventualitäten erörtert. Mit mir und ihrem Mann legte sie ihre eigenen Kriterien für die von ihr gewünschte Dauer ihres Aufenthalts zuhause fest. Es war ihr ausdrücklicher Wunsch, sich gemeinsam mit ihrem Mann – von mir weiterbetreut – für ihre letzten Lebenstage in einem ihr vertrauten, hervorragenden Privatkrankenhaus aufnehmen zu lassen. Ihr Mann wollte sie viel lieber bis zuletzt zu Hause pflegen. Obwohl sie ihn sehr liebte, blieb sie jedoch bei ihrem Entschluss: Sobald sie auch mit Hilfe nicht mehr den Leibstuhl benutzen konnte und/oder sich einem Leberkoma näherte, wollte sie unverzüglich ins Krankenhaus.

Von nun an widmete sie sich voll der Aufgabe, in ihrem Leben Ordnung zu machen: Alte Zwistigkeiten wurden bereinigt, bisher Unausgesprochenes ans Tageslicht geholt und mit einzelnen Familienangehörigen und Freunden ausgesprochen. Sie machte ein neues, sehr detailreiches Testament, teilte ihr Vermögen so gerecht wie möglich zwischen ihren Kindern auf und übergab ihnen manches auch gleich. Lange dachte sie über sinnvolle Legate an andere ihr nahestehende Menschen nach. Sie war nie ein religiöser Mensch gewesen, doch eines Tages betraute sie mich mit der Aufgabe, ihr einen Priester als Gesprächspartner zu besorgen: „Ich muss noch dringend einen Seelenwinkel aufräumen. Aber bringen Sie mir dafür bitte keinen Trottel!"

Bald stellten sich stetig zunehmende Schmerzen ein, später kam mit ansteigendem Ikterus, ein quälender Pruritus hinzu. Ich besprach jede Therapieänderung mit meiner Patientin. Sobald ich ihr erklärt hatte, warum ich dies oder jenes für angezeigt bzw. für überflüssig hielt, war sie bereitwillig mit jeder vorgeschlagenen Maßnahme einverstanden. Die Schmerzen blieben bei laufender Therapieanpassung erträglich. Es gelang gut, den Pruritus zu kontrollieren. Ihre zunehmende Schwäche und Ermüdbarkeit konnte Frau LP annehmen. Bedachtsam teilte sie ihre immer kostbarer werdenden Tage danach ein.

Kurz vor ihrer Überstellung ins Krankenhaus traf ich sie einmal, das Telefon auf dem Schoß, im Bett sitzend an. Sie war gerade dabei, alle Menschen, die für ihr Leben bedeutsam gewesen waren, noch einmal anzurufen, ihnen zu danken und sich von ihnen zu verabschieden. Knapp 14 Tage später lag sie in ihrem schönen Spitalzimmer und schaute mich mit einem kleinen zufriedenen Lächeln an. Ich merkte, dass sie mir noch etwas sagen wollte, aber es machte ihr Schwierigkeiten, die Worte zu finden und zu artikulieren. Es dauerte lange, ehe es ihr gelang, ihre Botschaft auszusprechen: „Es ist alles gut. Jetzt wünsch' ich mir nur mehr eines: Dass es nicht mehr zu lange dauert." Sie hatte ihr Lebenskunstwerk rechtzeitig vollendet.

Literatur

Aulbert E (2012) Lebensqualität bei inkurablen Erkrankungen. In: Aulbert E, Nauck F, Radbruch L (Hrsg) Lehrbuch der Palliativmedizin. Schattauer, Stuttgart

Back AL, Wallace JI, Starks HE, Pearman RA (1996) Physician-assisted suicide in Washington State: patient requests and physician responses. JAMA 275(12):919–925

Borasio JD (2013) The role of palliative care in patients with neurological diseases. Nat Rev Neurol 9(5):292–295

Coors M, Jox R, in der Schmitten J (2015) Advance care planning. Kohlhammer, Stuttgart

Curtis JR, Treece PD, Nielsen EL et al (2008) Integrating palliative and critical care: evaluation of a quality improvement intervention. Am J Respir Crit Care Med 178(3):269–275

Downey L, Curtis JR, Lafferty WE et al (2010) The quality of dying and death questionnaire (QODD): empirical domains and theoretical perspectives. J Pain Symptom Manage 39(1):9–22

Downey L, Curtis JR, Lafferty WE, Hertins JR, Engelberg RA (2010) The Quality of Dying and Death Qustionnaire (QODD): emporoiaö domains and theortical perspectives. J Pain Symptom manage 39(1):9–22

Fegg MJ, Wasner M, Neudert C, Borasio GD (2005) Personal values and individual quality of life in palliative care patients. J Pain Symptom Manage 30(1):51–62

Frankl V (1999) Der Mensch vor der Frage nach dem Sinn, 11. Aufl. Piper, München

Gutiérrez Sánchez D, Pérez Cruzado D, Cuesta-Vargas AI (2018) The quality of dying and death measurement instruments: a systematic psychometric review. J Adv Nurs https://doi.org/10.1111/jan.1368

Hales S, Zimmermann C, Rodin G (2008) The quality of dying and death. Arch Intern Med 168(9):912–918

Jonen-Thielemann I (2012) Therminalphase. In: Aulbert E, Nauck F, Radbruch L (Hrsg) Lehrbuch der Palliativmedizin. Schattauer, Stuttgart

Kojer M, Zsifkovics M (2021) Bei Euch habe ich erst zu leben gelernt. In: Kojer M (Hrsg) Alt, krank und verwirrt, 4. Aufl. Lambertus, Freiburg i. Br

Lo RS, Woo J, Zhoc KC et al (2002) Quality of life of palliative care patients in the last two weeks of life. J Pain Symptom Manage 24:388–397

Loewy EH, Springer-Loewy R (2000) The ethics of terminal care. Orchestrating the end of life. Kluwer Academic/Plenum Publishers, New York

Patrick DL, Curtis JR, Engelberg RA et al (2003) Measuring and improving the quality of dying and death. Ann Intern Med 139(5 Pt 2):410–415

Sahllberg-Blom E, Ternestedt BM, Johansson JE (2001) Is good „quality of life" possible at the end of life? J Clin Nurs 10:550–562

Saunders C, Baines M, Dunlop R (1995) Living with dying, 3. Aufl. Oxford University Press, Oxford
Schara J (1990) Was bedeutet Lebensqualität bei Krebs? Zit. Nach Aulbert E: Lebensqualität in der Palliativmedizin, S 23. In: Aulbert E (2012) Lebensqualität bei inkurablen Erkrankungen. In: Aulbert E, Nauck F, Radbruch L (Hrsg) Lehrbuch der Palliativmedizin. Schattauer, Stuttgart
Steinhauser KE, Bosworth HB, Clipp EC et al (2002a) Initial assessment of a new instrument to measure quality of life at the end of life. J Palliat Med 5:829–841
Steinhauser KE, Clipp EC, Tulsky JA (2002b) Evolution in measuring the quality of life. J Palliat Med 5:407–414
Vig EK, Pearlman RA (2003) Quality of life while dying. J Am Geriatr Soc 51:1595–1601
Virth G (1999–2001) Wiederholte mündliche Mitteilung 1999–2001
WHO (1997) WHOQOL measuring quality of life world health organization – division of mental health and prevention of substance abuse. Zugegriffen am 24.06.2020

Seelenschmerz und Trauer – Störfall oder Ressource?

Christian Metz

Inhaltsverzeichnis

13.1 Wer ist (oder fühlt sich) zuständig für die Trauer? 99
13.2 Seelenschmerz und Trauer im Krankheitsverlauf 100
13.3 Trauer – ein Störfall, der unter Kontrolle zu bringen ist? 101
13.4 Trauern ist die Lösung: In der Störung liegt (auch) die Ressource 102
Literatur 103

„Was alle angeht, können nur alle angehen":

13.1 Wer ist (oder fühlt sich) zuständig für die Trauer?

Trauerbegleitung gilt als integraler Bestandteil von Palliative Care und Hospizarbeit, welche „die Unterstützung der Familie bei der Krankheitsbewältigung und bei der Trauer über den Verlust hinaus" ernst nimmt (Doyle 1993; WHO 1990/2002). Damit sind quer zu fach- und berufsbezogenen Kompetenzen und Rollen eine selbstkritische Reflexion der eigenen Entwicklung sowie eine psycho-soziale und auch spirituelle Kompetenzerweiterung im Umgang mit Verlust und Trauer gefragt (Metz 2003). Eine solche Kompetenz ist noch stärker in den Aus- und Fortbildungen der Gesundheitsberufe zu verankern, allen voran bei Psycholog*innen, Psychotherapeut*innen sowie Seelsorger*innen, ohne damit allerdings die Zuständigkeit allein auf diese Berufsgruppen zu beschränken (Metz 2011).

In der historischen Entwicklung wurde Trauer zunehmend privatisiert und individualisiert – um den Preis der Vereinsamung und Isolation der Trauernden. Jede/r trauert für

C. Metz (✉)
Hospiz, Palliative Care, Demenz Kardinal König Haus, Wien, Österreich

© Der/die Autor(en), exklusiv lizenziert an Springer-Verlag GmbH, DE, ein Teil von Springer Nature 2023
G. Bernatzky et al. (Hrsg.), *Schmerzbehandlung in der Palliativmedizin*,
https://doi.org/10.1007/978-3-662-64329-7_13

sich – oft im Verborgenen. Nicht selten entsteht ein moralischer Anspruch: *Du musst nur richtig trauern* – und das nicht zu lange. Trauer erscheint problemlos, wenn und solange man noch funktioniert. Eine solche Trauernorm verlangt letztlich eine unauffällige Anpassung und diagnostiziert rasch eine Anpassungsstörung, wenn ein Trauerprozess andauert. „Trauerarbeit" ist überwiegend zum Gegenstand psychologischen Interesses geworden (Freud 1917/1982), (einseitige) Entwicklungen in der Trauerforschung gehen einher mit chronischen Defiziten in der Schulung und theoretischen Reflexion von Trauerbegleitung. Ein vorherrschendes Interesse an Trauerphänomenen und Trauerkonstrukten fördert die Tendenz zu einer Pathologisierung der Trauer und zur Stigmatisierung von trauernden Menschen (Parkes 1996).

Das Verhältnis von Trauerbegleitung bzw. -beratung einerseits und Trauerforschung andererseits ist nicht selten von wechselseitigem Vorbehalt geprägt. Es ist wünschenswert, dass Wissenschaftler*innen sich auf eine praktische Erfahrung im Umgang mit Trauer beziehen wie auch „Praktiker*innen" (zumindest) ein wissenschaftliches Interesse aufbringen an den Erkenntnissen der Trauerforschung als einer reflektierten Basis ihres praktischen Handelns (Müller und Willmann 2020; Znoi 2019).

13.2 Seelenschmerz und Trauer im Krankheitsverlauf

Die WHO-Definition von Palliative Care (2002) betont die *Prävention*: das frühzeitige Erkennen, die entsprechende Einschätzung und Behandlung von Schmerzen sowie anderen belastenden Beschwerden körperlicher, psychosozialer und spiritueller Art (Sepulveda et al. 2002). Das zugrunde liegende Konzept des „totalen Schmerzes" (Cicely Saunders) schließt den „*Soul Pain*" bei Trauerprozessen ein (Kearney 1996). Der Trauerprozess von Menschen mit chronischen oder todbringenden Krankheiten umfasst das gesamte krankheitsbedingte Verlusterleben und beginnt in der Regel bereits mit der Diagnosestellung. Was der konkrete Verlust jeweils bedeutet, lässt sich (annähernd!) nur im Zusammenhang mit der jeweiligen Lebensgeschichte verstehen. Somit ist die Begleitung und Betreuung schwerkranker Menschen und ihrer Zu- und Angehörigen stets auch Trauerbegleitung: im (An)Erkennen von – in der Regel ungleichzeitig verlaufenden – unterschiedlichen Prozessen des Abschiednehmens.

Ein fortschreitend kranker oder sterbender Mensch ist – längst vor der sogenannten „Terminalphase"- immer wieder auch ein trauernder Mensch: Im Erleben und Erleiden, wie ihre/seine Kräfte von Tag zu Tag abnehmen, unberechenbar werden; wie gewohnte Fähigkeiten und Fertigkeiten schwinden, körperliche Unversehrtheit nicht mehr gegeben ist, autonome Lebensgestaltung und Mobilität nicht länger selbstverständlich sind. Funktionen, Rollen und Ziele im Beruf sowie in der Familie ändern sich oftmals erheblich. In der Beziehung zu Angehörigen und Freund*innen kann die Ungleichzeitigkeit der Trauer über die jeweiligen Einschränkungen und Verluste zudem entfremden und isolieren (Metz 2019). Zu pendeln zwischen Momenten der ‚Trauerarbeit' und der Orientierung hin auf neue Lebensziele und Möglichkeiten kann als eine weiterführende Strategie wirken: das Zulassen auch von positiven Gefühlen sowie ein (zeitweiliges) Vermeiden ausdrücklicher

Trauer-Themen kann durchaus funktional sein für die zunehmende Anerkennung und womöglich gar Integration des (drohenden) Verlustes (Stroebe und Stroebe 1987).

Für die verbreitete Hypothese und bisweilen erteilte Empfehlung, Trauer sei bereits antizipierend zu „bewältigen", fehlen eindeutige empirische Belege (Steffen-Bürgi 2019). Antizipatorische Trauer meint den Trauerprozess, den Menschen angesichts eines vorhersehbaren oder erwarteten Verlustes durchleben (Lindemann 1944; Rando 2000). Die Auseinandersetzung mit dem drohenden Verlust, das Ahnen von dessen Tragweite und Konsequenzen, löst Trauerreaktionen aus. Diese zeigen sich nicht unbedingt (nur) als Traurigkeit, es werden unterschiedliche Gefühle ausgelöst zwischen Akzeptanz und Auflehnung, Deprimiertsein und Wut. Und doch ist die Differenz zwischen vorgestelltem oder befürchtetem Verlust und dem tatsächlich erlebten Verlust meist erheblich. Es ist ein Unterschied zu denken, wie es wohl sein wird ohne ..., und es dann konkret und leibhaftig zu spüren, wie es wirklich ist: die Lücke: die leere Bettseite, die verlassene Zahnbürste auf dem Badezimmerbord, die ausgetretenen Hausschuhe unter der Garderobe, die vergessene Pfeife im Aschenbecher, die unbewohnten Anzüge im Schrank, der einsame Korbsessel auf der Terrasse ... (Müller und Schnegg 2016)

Trauer beschränkt sich keineswegs nur auf Sterbe- und Todesfälle, vielmehr ist es die menschliche Reaktion auf Verlust und Trennung: der Verlust des Partners oder der Partnerin durch Trennung oder Scheidung; unfreiwillige Kinderlosigkeit; schleichender oder plötzlicher Verlust der Gesundheit, der Mobilität; akute und chronische Behinderungen; Verluste im (Mit)Erleben von Demenz; Verlust des Arbeitsplatzes, der Heimat, der vertrauten Umgebung; der Verlust und Abschied von Idealen, Lebensplänen, Hoffnungen etc. All das kann quälen und schmerzen.

13.3 Trauer – ein Störfall, der unter Kontrolle zu bringen ist?

Bisweilen herrscht der Mythos vor, Trauer sei generell behandlungsbedürftig – ein Fall für die Psychotherapie oder Psychiatrie. Doch Trauer ist prinzipiell keine Krankheit, die „behandlungspflichtig" ist. Schätzungsweise brauchen über 60 % der trauernden Hinterbliebenen keine besondere Begleitung oder Betreuung, ungefähr 30 % bemühen sich um Begleitung oder bitten um Hilfe, nur 10 % weisen Anzeichen eines sehr schweren Trauererlebens auf und brauchen medizinische und/oder psychotherapeutische Hilfe (Worden 2018). Die Anzahl der Menschen, die unter einer „Störung durch anhaltende komplexe Trauerreaktion" leiden, liege zwischen 2,4 und 4,8 Prozent (Falkai und Wittchen 2018). Solche Angaben und Studien sind mit Vorsicht zu betrachten; gesicherte und vergleichbare Prävalenzraten zur Erfassung problematischer Trauerverläufe stehen aus (Müller und Willmann 2020; Znoi 2019).

Trauer hat viele Gesichter und sie tritt unterschiedlich stark auf: neben der individuellen Verschiedenheit der betroffenen Personen gilt es kulturelle und insbesondere auch geschlechtsspezifische Unterschiede wahrzunehmen (Golden 1998, 2000; Levang 2002; Parkes 2009). Viele Modelle und Konzepte von Trauer(verläufen) orientieren sich vorwiegend an einem weiblichen Typus von Trauer und markieren hiermit nicht selten (Ab)Wertungen von anderweitigem Verhalten und Erleben. Dass oder wenn Männer anders trauern, belegt das nicht die Hypothese, dass Männer eben nicht (richtig) trauern (Achenbach 2019). Gender-Aspekte einzubeziehen für eine angemessene Wahrnehmung und Begleitung von Trauerverläufen sowie zur kritischen Reflexion von (oft impliziten) Trauernormen und Stereotypen sind bedeutsam (Heller 2019).

Unsere Sprache entlarvt oft bewertende Interpretationen:

> Wie lange willst du noch trauern? / Der zeigt ja gar keine Trauer! / Du solltest mittlerweile doch schon akzeptiert haben, loslassen können, fertig geworden sein mit deiner Trauer …

Nicht selten werden „normale" Trauerreaktionen (Gefühle, körperliche Empfindungen, Verhaltensweisen, Gedanken) pathologisiert, obwohl sie angemessene Umgangsweisen mit Trauer darstellen (Kachler 2017). So ist die Art und Weise, wie mit Menschen in schmerzvollen Situationen umgegangen wird, oftmals eine größere Belastung für die Betroffenen als der Verlust selbst. Der hohe Anspruch einer inszenierten „Trauerbearbeitung" oder verordneten „Trauerbegleitung" mag gut gemeint sein, wirkt jedoch nicht selten gegenläufig für die Trauernden selbst. Was wenig ausrichtet, doch oft viel anrichtet, sind Beschwichtigungen („*Es ist besser so.*" / „*Die Zeit heilt alle Wunden.*"), Vertröstungen („*Sie haben ja Gott sei Dank noch Ihr anderes Kind*"), interpretierende Spekulationen („*bei dieser Familiengeschichte ja kein Wunder*"), fromme Sprüche, Patentrezepte oder ein vorschnelles Zudecken mit anderen bzw. eigenen Erfahrungen („*Du musst das so machen wie …*").

Trauer ist weder kurz noch schmerzlos. Die Vorstellung oder der Anspruch, radikale Lebensveränderungen müssten schmerzfrei vonstatten gehen, ist eine Illusion! Insbesondere darf der radikale Unterschied der Betroffenheit und Tragweite nicht verwischt werden: Für die Welt stirbt ein Mensch, doch für den Sterbenden stirbt die ganze Welt. Für professionelle Helfer*innen ist es bedeutsam, diesen Unterschied anzuerkennen und zu wahren sowie (sich selbst) kritisch zu fragen: Was geschieht mir und der anderen Person (die immer mehr ist als nur „Patient*in"/ „Bewohner*in"/ „Klient*in"/ „Kolleg*in") in dieser aktuellen Verlusterfahrung? Wecken überwältigende Trauererfahrungen womöglich (leibhafte) Erinnerungen an frühere Verluste und koppeln sich so mit diesen? Welche Wirkung hat unser konkreter Umgang mit der erlebten Trauer? Trauer kann auch traumatische Auswirkungen haben, eine Reihe traumatischer Erfahrungen führt zu anhaltenden Trauergefühlen und komplizierten Trauerreaktionen. Es ist ratsam, sich eines möglichen „Trauma-Eisbergs im mäandernden Trauerfluss" gewahr zu sein, damit eine ‚Trauerbegleitung' den organismischen Prozess des Trauerns nicht zusätzlich erschwert (Paul 2019).

13.4 Trauern ist die Lösung: In der Störung liegt (auch) die Ressource

Das Thema Trauer hat eine hohe Relevanz für viele Therapieprozesse – keineswegs nur im Kontext von Palliative Care. „Schätzungen zufolge steht hinter jeder dritten psychischen Störung eine komplizierte Trauerreaktion" (Znoj 2012). Hilfreich erscheint hierbei die

Unterscheidung zwischen dem Verlusterleben, dem traumatischen Geschehen sowie der Art und Weise des Umgangs mit diesem Ereignis. Inwieweit lässt die alltägliche Erfahrung von Hilflosigkeit, Ohnmacht oder Schuld(gefühlen) im Berufsalltag Helfende zu chronisch Trauernden werden? Hier wirken berufsvorbereitende Ausbildung, kontinuierliche Fort- und Weiterbildung, (themenzentrierte) Teamgespräche, eine geregelte Kommunikations- und Abschiedskultur, die stete eigene Übung einer Präsenz-stärkenden Achtsamkeit und Reflexivität sowie regelmäßige Supervision oder Intervision als wertvolle und unverzichtbare Gegenkräfte.

Lebensdienliche Umgangsweisen mit Trauer(nden) und bedeutsame Neuerungen – auch in der Theoriebildung – entstammen der Wertschätzung von persönlicher Erfahrung (Kachler 2010). Von der erkannten Bedeutung „fortdauernder Bindungen" ist etwa zu lernen, sinn(en)volle Erinnerungen aus der reichhaltigen Beziehungsgeschichte zu pflegen und diese womöglich zu (re)konstruieren (Klass et al. 1996). So können Lebensbeziehungen zu Verstorbenen als innere wie als soziale Wirklichkeit dauerhaft bleiben: als Quellen des Trostes und als wertvolle Ressourcen im Umgang mit unabänderlichen Grenzen. Dann kann auch eine weiter bestehende bzw. wieder gegenwärtige „Resttrauer" wie der jeweilige Trauer-Ausdruck – zu Gunsten der Trauernden – anders bewertet, verborgene und aberkannte Trauer anerkannt und gewürdigt werden (Doka 2002). Auch bei der Entwicklung von stimmigen Ritualen sind die Betroffenen in ihrer Selbstkompetenz im Umgang mit dem erlittenen Verlust wahrzunehmen. So kann Trost zum erlebten Schmerz hinzukommen, in diesen eingehen, ohne ihn wegzunehmen. Ein trauersensibler Umgang bedarf einer berufsübergreifenden Kompetenz, die aufmerksam(er) werden lässt für Menschen in ihrem Seelenschmerz und Verlust-Erleben als Ausdruck von Trauer. Dann kann es tröstlich und ermutigend wirken, dass der Tod zwar ein Leben beendet, nicht aber eine gelebte lebendige Beziehung. *„Was wirklich zählt, ist das erlebte Leben"* (Kast 2010).

Literatur

Achenbach T (2019) Männer trauern anders – Was ihnen hilft und guttut. Patmos, Düsseldorf
Doka K (Hrsg) (2002) Disenfranchised grief: new directions, challenges and strategies for practice. Research Press, Champaign
Doyle D (1993) Preface to the first edition. In: Doyle D, Hanks G, Cherny N, Calman K (2005) (Hrsg) Oxford textbook of palliative medicine, 3. Aufl., Section 19. Oxford University Press, Oxford/New York, S 1135–1151
Falkai P, Wittchen H-U (2018) für die American Psychiatric Association. Diagnostisches und Statistisches Manual Psychischer Störungen DSM-5, 2. Aufl. Hogrefe, Göttingen
Freud S (1917/1982) Trauer und Melancholie. Fischer, Frankfurt
Golden T (1998) When a man faces grief. Willowgreen, Fort Wayne
Golden T (2000) Swallowed by a snake. The gift of the masculine side of healing, 2. Aufl. Golden Healing Publishing
Heller B (2019) Der Tod und die Trauer – Gender Aspekte. In: Schärer-Santschi E (Hrsg) Trauern. Trauernde Menschen in Palliative Care und Pflege begleiten. Hans Huber, Bern, S 188–195

Kachler R (2010) Hypnosystemische Trauerbegleitung: Ein Leitfaden für die Praxis. Carl-Auer, Heidelberg

Kachler R (2017) Meine Trauer wird dich finden. Herder, Freiburg

Kast V (2010) Was wirklich zählt, ist das gelebte Leben. Die Kraft des Lebensrückblicks. Herder, Freiburg i.Br

Kearney M (Hrsg) (1996) Mortally wounded: stories of soul pain, death, and healing. Mercier, Dublin, S 11–12

Klass D, Silverman P, Nickman S (Hrsg) (1996) Continuing bonds: new understandings of grief. Taylor & Francis, Washington

Levang E (2002) Männer trauern anders. Herder, Freiburg i.Br

Lindemann E (1944) Anticipatory grief/mourning. Am J Psychiatry 101:141–148

Metz C (2003) Trauerbegleitung. In: Stumm G, Wiltschko J, Keil W (Hrsg) Grundbegriffe der Personzentrierten und Focusing-orientierten Psychotherapie und Beratung. Pfeifer bei Klett-Cotta, Stuttgart, S 317f

Metz C (2011) Die vielen Gesichter der Trauer: Anregungen zum Umgang mit Trauer und Trauernden. Psychotherapie-Wissenschaft 3:177–186

Metz C (2019) Trauer und Demenz. In: Santschi E (Hrsg) Trauern. Huber, Bern, S 177–187

Müller H, Willmann H (2020) Trauerforschung. Basis für praktisches Handeln. Vandenhoeck & Ruprecht, Göttingen

Müller M, Schnegg M (2016) Unwiederbringlich. Von der Krise und dem Sinn der Trauer. Vandenhoeck & Ruprecht, Göttingen

Parkes CM (1996) Counselling in terminal care and bereavement. British Psychological Society, Leicester

Parkes CM (2009) Love and loss. The roots of grief and its complications. Routledge, London/New York

Paul C (2019) Trauer-Fluss und Trauma-Eisberg. PERSON 2:122–129

Rando TA (Hrsg) (2000) Clinical dimensions of antipicatory mourning. Theory and practice in working with the dying, their loved ones, and their caregivers. Research Press, Champaign

Sepulveda C et al (2002) Palliative care: the World Health Organization's global perspective. JPSMEU 24:91–96

Steffen-Bürgi B (2019) Antizipatorische Trauer. In: Santschi E (Hrsg) Trauern. Huber, Bern, S 239–244

Stroebe W, Stroebe MS (1987) Bereavement and health. Cambridge University Press, Cambridge

WHO (1990/2002) Cancer pain relief and palliative care. Report of a WHO Expert Committee. World Health Organization, Geneva

WHO (2020) https://www.who.in/news-room/fact-sheets/detail/palliative-care

Worden JW (2018) Grief counseling and grief therapy, 5. Aufl. Springer, Wien/New York

Znoi H (2019) Trauer und Forschung. In: Santschi E (Hrsg) Trauern. Huber, Bern, S 64–79

Znoj H (2012) Trauer und Trauerbewältigung. Psychologische Konzepte im Wandel. Kohlhammer, Stuttgart, S 78

Schmerztherapie bei Tumorpatienten

14

Rudolf Likar, Markus Köstenberger
und Stefan Neuwersch-Sommeregger

Inhaltsverzeichnis

14.1	Therapieprinzipien		106
14.2	WHO-Stufenplan		107
	14.2.1	Stufe I: Nichtopioidanalgetika	108
	14.2.2	Stufe II und III: Schwache und starke Opioide	110
14.3	Therapie von Durchbruchschmerzen		112
	14.3.1	Charakteristikum einer Durchbruchschmerzepisode	112
	14.3.2	Arten von Durchbruchschmerzen	112
	14.3.3	Fentanyl	113
	14.3.4	Bukkale Applikationsform	113
	14.3.5	Sublinguale Applikationsform	113
	14.3.6	Koanalgetika bei Tumorschmerz	114
	14.3.7	Trizyklische Antidepressiva	114
	14.3.8	Antikonvulsiva	115
	14.3.9	Kortikosteroide	115
	14.3.10	Bisphosphonate	115
	14.3.11	Cannabinoide	115

R. Likar (✉)
MSC Landeskrankenanstalten-Betriebsgesellschaft – KABEG, Klinikum Klagenfurt am Wörthersee, Abteilung für Anästhesiologie und Intensivmedizin, Klagenfurt, Österreich

M. Köstenberger
Klinikum Klagenfurt am Wörthersee, Abteilung für Anästhesiologie und Intensivmedizin, Klagenfurt, Österreich

S. Neuwersch-Sommeregger
KSN Medical OG, Klagenfurt am Wörthersee, Österreich
e-mail: Stefan.Neuwersch-Sommeregger@kabeg.at

© Der/die Autor(en), exklusiv lizenziert an Springer-Verlag GmbH, DE, ein Teil von Springer Nature 2023
G. Bernatzky et al. (Hrsg.), *Schmerzbehandlung in der Palliativmedizin*,
https://doi.org/10.1007/978-3-662-64329-7_14

14.4	Invasive Schmerztherapie	116
	14.4.1 Neurolysen	119
	14.4.2 Vor- und Nachteile der Neurolysen	121
	14.4.3 Plexus-coeliacus-Blockade	122
Literatur		123

In etwa 60–90 % der Schmerzzustände bei Tumorpatienten sind durch Infiltration, Kompressionen mit konsekutiver Durchblutungsstörung, Ödem, Ulzeration oder Perforation direkt tumorbedingt. 10–25 % der Schmerzzustände sind therapiebedingt. Operation, Chemotherapie, Hormontherapie oder Radiatio können schmerzhafte Folgezustände wie z. B. Neuralgien, Phantomschmerz, Fibrose, Mukositis oder Ödem verursachen. Außerdem unterscheidet man zwischen tumorassoziierten Schmerzursachen wie z. B. Pneumonie, Pilzinfektion, Venenthrombose, Dekubitus (5–20 %) und tumorunabhängigen Schmerzursachen wie z. B. Migräne oder Arthrits (3–10 %). Neben somatischen Ursachen beeinflussen kulturelle, psychosoziale und spirituelle Faktoren das Schmerzerleben. Pathophysiologisch unterteilt man den Karzinomschmerz in den Nozizeptorschmerz und neuropathischen Schmerz bzw. gemischten Schmerz.

14.1 Therapieprinzipien

Eine erfolgreiche Schmerztherapie setzt eine gründliche Schmerzanamnese und Dokumentation voraus. Der Charakter, die Lokalisation, die Dauer und Intensität des Schmerzes müssen festgehalten werden. Zur Erfassung der Schmerzintensität eignen sich Messskalen wie z. B. die numerische Ratingskala (0 = kein Schmerz, 10 = unerträglicher Schmerz) oder die visuelle Analogskala in Form von Schmerzlinealen.

Die Schmerztherapie sollte nach ausführlicher Aufklärung individualisiert erfolgen. In jeder Phase der Erkrankung muss erneut die Möglichkeit einer kausalen Therapie erwogen werden. Eine orale, transdermale Medikamentenverabreichung ist zu bevorzugen, während eine parenterale Applikation einer besonderen Indikation bedarf. Die Medikamenteneinnahme soll regelmäßig und nach einem festen Zeitschema und nach der Schmerzstärke und nicht erst beim Eintritt der Schmerzen erfolgen, da sonst die Gefahr der Entwicklung einer physischen Abhängigkeit erhöht ist. Zu bevorzugen sind langwirksame Retardpräparate, da diese die Compliance des Patienten steigern. Für Schmerzspitzen muss dem Patienten eine kurzwirksame Bedarfsmedikation zur Verfügung stehen. Begleitsymptome und Nebenwirkungen müssen konsequent, teilweise auch prophylaktisch, behandelt werden. Eine regelmäßige Kontrolle der medikamentösen Schmerztherapie ist notwendig, um eine effektive Dosisanpassung auch bei Veränderung der Schmerzsymptomatik zu ermöglichen.

14 Schmerztherapie bei Tumorpatienten

Die medikamentöse Schmerztherapie sollte so lange wie möglich oral mit retardierten Präparaten oder transdermal durchgeführt werden. Eine subkutane, intravenöse, epidurale bzw. spinale Medikamentengabe bzw. Nervenblockaden sollten nach spezieller Indikationsstellung zum Einsatz kommen. Für diese Maßnahmen sind Schmerz- und Palliativzentren notwendig. Begleitet werden soll die Schmerztherapie von physikalischen, ergotherapeutischen, sozialen und psychotherapeutischen Maßnahmen.

14.2 WHO-Stufenplan

Die World Health Organization (WHO) nennt für das von ihr vorgeschlagene Stufenschema zur medikamentösen Behandlung der Schmerzen Erfolgsraten von bis zu 90 %, eingeteilt wird in 3 Stufen (Abb. 14.1, Abb. 14.2).

Es sollte heute nicht nur nach dem WHO-Stufenplan therapiert werden, sondern eine pathomechanismenorientierte Schmerztherapie durchgeführt werden. Man überlegt, welche Pathomechanismen stecken dahinter (Tab. 14.1).

Ist zum Beispiel der Schmerzcharakter belastungabhängig, handelt es sich um eine Druckschmerzhaftigkeit.

Sind keine Entzündungszeichen vorhanden im muskuloskeletalen System, Diagnose: Infiltratives Tumorwachstum: Es ist ein rein nozizeptiver Schmerz. Es kommt zu Nozizeptoraktivierung und die endogene Schmerzhemmung ist reduziert. Welche Schmerzmedi-

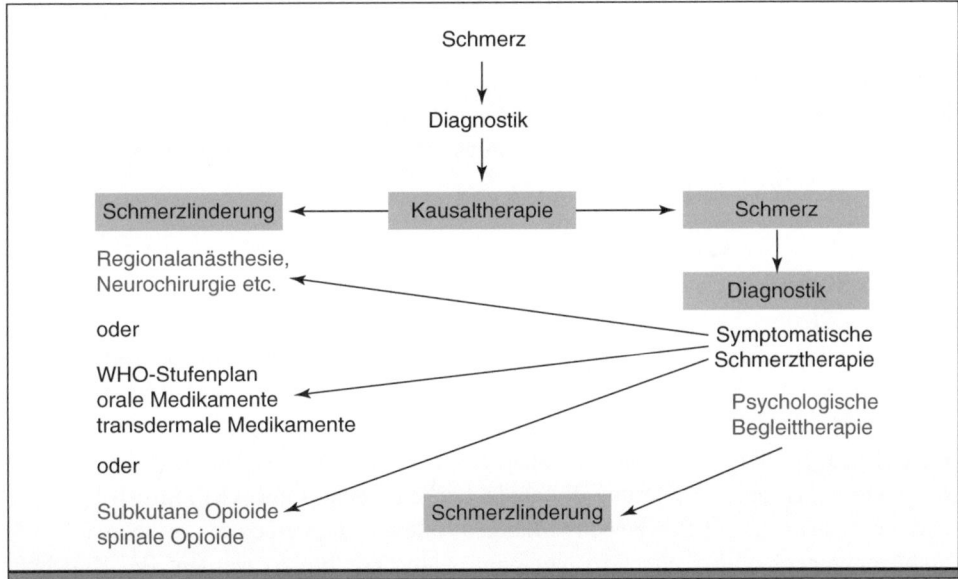

Abb. 14.1 Schmerz – Diagnostik – Therapie; *rot* Aufgaben in speziellen Schmerz- und Palliativzentren

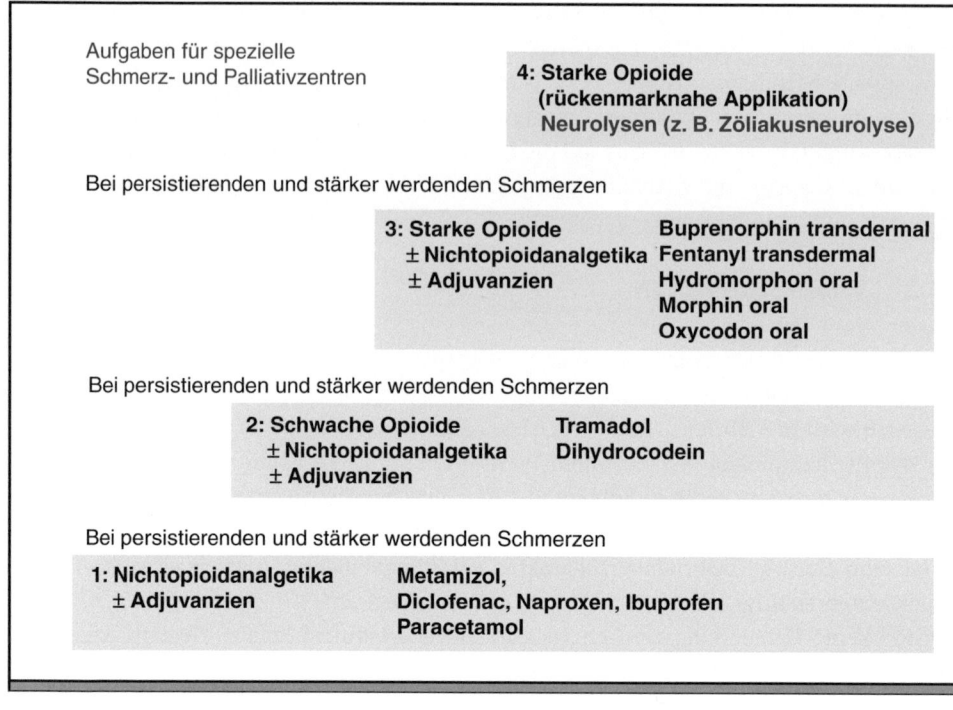

Abb. 14.2 WHO-Stufenschema zur Schmerztherapie bei chronischen Tumorschmerzen

kamente kommen in Frage? Nichtopioide, Metamizol, nichtsteroidale Antirheumatika, Paracetamol nur in Ausnahmefällen und Opioide.

Knochenmetastasen sind gemischte Schmerzen, sowohl entzündlich, als auch neuropathisch und nozizeptiv. Hier kommen nichtsteroidale Antirheumatika zur Anwendung, Kortison, Opioide und Medikamente, die gegen neuropathische Schmerzen wirken z. B Antidepressiva, Antikonvulsiva.

14.2.1 Stufe I: Nichtopioidanalgetika

Zu den Nichtopioidanalgetika gehören die nichtsteroidalen Antirheumatika (NSAR) wie Acetylsalicylsäure, Ibuprofen, Dexibuprofen, Naproxen, Diclofenac und Cyclooxygenase 2 Hemmer Celecoxib, Anilinderivate wie Paracetamol und Pyrazolderivate wie Metamizol. Bei den meisten dieser Medikamente treten ab bestimmten Dosierungen verstärkt Nebenwirkungen ohne Steigerung des analgetischen Effektes auf (Ceiling-Effekt). Beim Risiko von gastrointestinalen Nebenwirkungen sollten nichtsteroidale Antirheumatika mit Protonenpumpenhemmer oder Prostaglandin analog kombiniert werden. Bei Knochenschmerzen und Entzündungen werden hauptsächlichen NSAR und COX-2-Hemmer ein-

14 Schmerztherapie bei Tumorpatienten

Tab. 14.1 Pathomechanismenorientiertes Konzept

Schmerzcharakter/Symptome	Diagnosen-Tumorbereich	Mechanismen		Medikamentöse Schmerztherapie
Muskel- und Skelettsystem betroffen/belastungsabhängig/lokal/druckschmerzhaft/keine Entzündungszeichen	Infiltratives Tumorwachstum	Nozizeptiv	Nozizeptoraktivierung/reduzierte endogene Schmerzhemmung	Nichtopioide (Metamizol, Paracetamol, NSAR), Muskelrelaxanzien / Opiode
Muskel- und Skelettsystem betroffen/belastungsabhängig/Entzündungszeichen/lokal/drückend, stechend, bohrend	Knochenmetastasen	Nozizeptiv/entzündlich/neuropathisch	Nozizeptoraktivierung und -sensibilisierung/zentrale Sensi-bilisierung	NSAR/Gukokortikoide/Opioide
Nervale Struktur betreffend/brennend/einschießend/neurologische Begleitsymptome	Postzosterneuralgie/Cemotherapieinduzierte Neuropathie/Nerveninfiltration	Neuropathisch	Bildung neuer Kanäle und Rezeptoren/ektopische Reizbildung (Spontanaktivität)	Antikonvulsiva (Na- und Ca-Kanalblocker)/Antidepressiva (hier v. a. TZA)
			Zentrale Sensibilisierung	
			Reduzierte endogene Schmerz-hemmung	Noradrenerge und serotonerge Wiederaufnahmehemmung (Antidepressiva)/Opioide
Multilokulär/keine pathologischen Laborbefunde/keine radiologischen Befunde/schmerzüberempfindlich/vegetative und/oder psychische Symptome	Somatoforme Schmerzstörung	Dysfunktional/noziplastisch	Reduzierte endogene Schmerzhemmung und veränderte Schmerzverarbeitung	Noradrenerge und serotonerge Wiederaufnahmehemmung (Antidepressiva)

NSAR ..., TZA ...

	Pyrazolone, z. B. Metamizol	Analgetische Säuren, z. B. Diclofenac Ibuprofen	Anilinderivate, z. B. Paracetamol
Analgetisch	+++	++	+
Antipyretisch	++	+	+
Antiinflammatorisch	(+)	++	0
Spasmolytisch	+	0	0

Abb. 14.3 Nichtopioidanalgetika (Wirkweisen)

Wirkstoff	Handelsname	Einzeldosis mg/kg KG	Wirkdauer/h	Dosierung mg/Tag	Tageshöchstdosis THD in mg
Ibuprofen	Brufen/Avallone	10	8	3- bis 4-mal 400–600	2400
Diclofenac	Voltaren	1	8	3- bis 4-mal 50	200
Naproxen	Miranax	5	12	2-mal 550	1100
Metamizol	Novalgin	10	4	4- bis 6-mal 500–1000	6000
Paracetamol	Mexalen	15	6	4- bis 6-mal 500–1000	6 g (THD: max. 72 h)
Celecoxib	Celebrex	1,5–3	12	1- bis 2-mal 100–200	400

Abb. 14.4 Nichtopioidanalgetika (Angabeempfehlungen für Erwachsene)

gesetzt. Bei viszeralen und Kopf-/Gesichtsschmerzen kommt Metamizol unter Berücksichtigung der Kontraindikationen zur Anwendung.
(Abb. 14.3, Abb. 14.4).

14.2.2 Stufe II und III: Schwache und starke Opioide

Kann mit den Nichtopioidanalgetika keine akzeptable Schmerzreduktion erzielt werden, so ist die zusätzliche Verschreibung eines Opioids (meist reiner Agonist) erforderlich. Eine Kombination von retardierten Opioiden ist nicht ratsam. Zur Stufe II gehören Tramadol (Tageshöchstdosis = THD 600 mg/Tag und Dihydrocodein (THD 240 mg/Tag). Aufgrund der Metabolisierung und Elimination sollte bei Leberschädigung Tramadol bevorzugt werden. Aufgrund dessen, dass Tramadol in den ersten 14 Tagen Übelkeit und Erbrechen hervorrufen kann, sollte in diesem Zeitraum eine Kombination mit einem Antiemetikum erfolgen. Dihydrocodein ist bei einer zusätzlich erwünschten antitussiven Wirkung indiziert. Allerdings ist wegen ausgeprägter Obstipation eine prophylaktische Gabe eines Laxans notwendig. Bei unzureichender Wirkung sollte zügig auf ein starkes Opioid der Stufe III umgestellt werden.

In der Tumorschmerztherapie – wenn Stufe I nicht ausreichend ist – kann man anstatt von schwachen Opioiden (Tramadol) auch mit stärkeren Opioiden in niedriger Dosierung beginnen z. B. mit niedrig dosierten retardierten Hydromorphon, Oxycodon, Buprenorphin.

14 Schmerztherapie bei Tumorpatienten

Tab. 14.2 Opioidumrechnungstabelle

Wirkstoff	Handelsnahme z. B.	Angaben in mg							
Tramadol oral	Tramal	150	300	450	600				
Tramadol s.c., i.v.	Tramal	100	200	300	400	500			
DHC Dihydrocodein oral	Codidol	120	240						
Morphin oral	Mundidol retard	30	60	90	120	150	180	210	240
Morphin s.c., i.v.	Vendal	10	20	30	40	50	60	70	80
Oxycodon oral	Oxygesic		30		60		90		120
Hydromorphon oral	Hydal	4	8	12	16	20	24	28	32
Fentanyl TTS (µg/h)	Durogesic		25		50		75		100
Buprenorphin sublingual	Temgesic	0,9	0,6	0,8	1,2	1,8	2,0	2,2	2,4
Buprenorphin TTS (µg/h)	Transtec			35	52,5		87,5		105

Hierbei sind die äquianalgetischen Umrechnungsregeln zu beachten (Tab. 14.2). Aufgrund einer inkompletten Kreuztoleranz wird bei der Opioidrotation aufgrund von Nebenwirkungen eine Dosisreduktion von bis zu 30 % empfohlen. Auf der Stufe III ist Morphin nach wie vor das Standardmedikament. Bei Niereninsuffizienz und älteren Patienten empfiehlt sich eine Dosisreduktion oder eine Opioidrotation, da es zu einer Kumulation der Morphinmetaboliten Morphin-3- und Morphin-6-Glucuronid kommen kann. Alternativpräparat wäre in diesem Fall das Hydromorphon und Buprenorphin transdermal. Es weist im Vergleich zu Morphin im Trend geringere Nebenwirkungen wie Übelkeit und Erbrechen auf. Eine weitere Alternative stellt das transdermale Fentanyl (Agonist) oder das transdermale Buprenorphin (Partialagonist) dar. Die Akzeptanz erhöht sich durch den nur jeden 3. bzw. 4. Tag notwendigen Pflasterwechsel und einer Reduktion von Übelkeit bzw. Erbrechen gegenüber Morphin.

Die Wirkung der Pflaster tritt durchschnittlich erst nach 12 h ein. Die Abklingzeit beträgt nach Entfernung des Pflasters ca. 16 h. Es steht uns heute Buprenorphin auch in niedriger Dosis zur Verfügung – 5, 10 und 20 µg – mit einer Wirkdauer von 7 Tagen. Dies hat den Vorteil, dass man ältere Tumorpatienten mit niedriger Buprenorphindosis einstellen kann. Bei Morphin, Hydromorphon, transdermalem Fentanyl und transdermalem Buprenorphin gibt es keine THD. Allerdings liegt unserer klinischen Erfahrung nach die Grenze beim transdermalen Fentanyl bei 300–400 µg/h.

Die Behandlung eines opioidnaiven Patienten sollte grundsätzlich mit der niedrigsten Pflasterstärke begonnen werden. Entgegen früherer Vorstellungen kann aufgrund der geringen Anzahl von Rezeptoren, die durch Buprenorphin besetzt werden, bei Notwendigkeit ohne Unterbrechung der analgetischen Versorgung auf einen reinen Opioidagonisten (z. B. Morphin/Hydromorphon) umgestellt werden. Neben der oralen und transdermalen Opioidanwendung ist bei entzündlichen Schleimhaut- und Hautschäden, wie z. B. bei Mukositis, die lokale Anwendung von 0,1 %igem Morphingel eine therapeutisch sinnvolle Option.

14.3 Therapie von Durchbruchschmerzen

Als *Durchbruchschmerzen* („breakthrough pain") werden spontan auftretende oder durch bestimmte Reize ausgelöste, transiente Schmerzexazerbationen bezeichnet, die aufgrund ihrer Intensität die ansonsten suffiziente Analgesie der Basismedikation „durchbrechen" und trotz eines relativ stabilen und adäquat kontrollierten Hintergrundschmerzes auftreten können. Dies entweder spontan oder im Zusammenhang mit spezifischen, vorhersehbaren oder unvorhersehbaren Triggern.

Hintergrundschmerz ist definiert als ein mindestens 12 h pro Tag in der vorangegangenen Woche vorhandener Schmerz bzw. ein Schmerz, der ohne die aktuelle Schmerzmedikation mehr als 12 h pro Tag vorhanden gewesen wäre. Der Hintergrundschmerz wird als ausreichend kontrolliert angesehen, wenn kein oder nur milder Schmerz für mindestens 12 h pro Tag der vorangegangenen Woche vorhanden war. Im Gegensatz zum episodisch auftretenden Durchbruchschmerz handelt es sich beim Hintergrundschmerz (auch: Basis- oder Dauerschmerz) um eine Schmerzform, die von geringen Intensitätswechseln einerseits und gleichzeitig lang anhaltendem Schmerzniveau andererseits gekennzeichnet ist. Es kann durchaus zu Änderungen der Schmerzintensität in der Aktivitäts- und Ruheposition kommen, das Schmerzniveau ändert sich innerhalb einer Periode aber kaum.

14.3.1 Charakteristikum einer Durchbruchschmerzepisode

Eine typische Durchbruchschmerzepisode ist von mittlerer bis starker Intensität und charakterisiert durch raschen Beginn (Zeit bis zum Intensitätsmaximum rund 3–5 min), kurze Dauer (durchschnittlich 30 min) und eine mediane Häufigkeit von 4 Episoden pro Tag. Am häufigsten treten Durchbruchschmerzen bei Tumorschmerzen auf.

14.3.2 Arten von Durchbruchschmerzen

- Belastungsschmerzen oder „vorhersehbare" Durchbruchschmerzen („incident pain"): Darunter fallen Schmerzspitzen aufgrund bestimmter Aktivitäten oder Auslöser wie Husten, willkürliche
  Bewegung, aber auch Umbetten oder Miktion.
- „Unvorhersehbare" Durchbruchschmerzen („spontaneous pain"): spontan auftretende,
- unvorhersehbare Schmerzen ohne erkennbare Auslösefaktoren – die häufiger auftretende Form von Durchbruchschmerz
- Von diesen beiden Formen des Durchbruchschmerzes abzugrenzen ist der End-of-dose-Schmerz, der auf eine unzureichende lange Wirkung der Basistherapie hinweist z. B. Hydromorphon retard kann dann nicht nur 2-mal täglich, sondern 3-mal täglich verordnet werden.

Bis zu 90 % aller Patienten mit Krebsschmerzen können Phasen von Durchbruchschmerzen erleiden. Wobei mit dem Fortschreiten der Erkrankung in der Regel deren Prävalenz steigt. Sind Durchbruchschmerzen mehr als 4-mal pro Tag vorhanden, ist die Hintergrunddosis zu adaptieren. Sind weniger als 4-mal Durchbruchschmerzen vorhanden, ist zu unterscheiden: Ist es ein langanhaltender Durchbruchschmerz, dann sind die nichtretardierten klassischen Medikamenten, wie Hydromorphon nicht retardiert, Oxycodon nicht retardiert, Morphin nicht retardiert zu verwenden.

Das Problem ist, dass die Wirkung von diesen klassischen nichtretardierten Medikamenten und Opioiden erst nach 30–45 min eintreten. Ist ein kurzwirksamer Durchbruchschmerz vorhanden, dann erscheint Fentanyl (ROO's = rapid onset of opioids) aufgrund seiner pharmakokinetischen Eigenschaft besser geeignet zu sein.

14.3.3 Fentanyl

Fentanyl erscheint aufgrund seiner pharmakokinetischen Eigenschaften besser zur Behandlung von Durchbruchschmerzen mit kurzer Dauer geeignet. Es hat einen schnellen Wirkeintritt und eine kurze Halbwertszeit, sodass es auch bei kurzfristig auftretenden Durchbruchschmerzen relativ schnell wirkt und bei häufigerer Einnahme nicht kumuliert. Hier spielt auch eine wichtige Rolle, dass keine aktiven Metaboliten gebildet werden und es keine Enzyminduktion in der Leber verursacht. Es sind zurzeit 4 verschiedene Applikationsformen verfügbar: 1. Oral-transmukosales Fentanylcitrat (OTFC), 2. bukkale Applikationsform, 3. intranasale Form, 4. sublinguale Form. Durch die Aufnahme über die Mundschleimhaut ist der First-pass-Effekt fast vernachlässigbar, da der Wirkstoff Fentanyl als hoch lipophile Substanz direkt in die Blutbahn gelangt.

14.3.4 Bukkale Applikationsform

Einen schnelleren Wirkungseitritt und eine höhere Plasmakonzentration erreicht man durch Anwendung der Bukkaltablette (Effentora). Eine merkliche Schmerzreduktion tritt nach ca. 10 min ein; die analgetische Wirkung hält bis zu 2 h an. Die Bukkaltablette wird bei eintretendem Durchbruchschmerz in die obere Wangentasche über einen der Backenzähne gelegt. Dabei wird das in der Tablette enthaltene Kohlendioxid freigesetzt, das die Resorption über die Wangenschleimhaut unterstützt. Die Bukkaltablette (Effentora) ist in 5 Stärken von 100–800 µg erhältlich.

14.3.5 Sublinguale Applikationsform

Eine weitere Applikationsform von Fentanyl ist die Sublingualtablette (Vellofent). Es tritt eine klinisch relevante Wirkung nach ca. 8–10 min ein. Bei Kontakt mit dem Speichel wird der Wirkstoff freigesetzt, wobei sich dieser durch die mukoadhäsiven Komponenten an die Mundschleimhaut haftet. Die Sublingualtablette gibt es in den Dosierungen 67, 133, 267, 400, 533–800 µg und ist aufgrund des raschen Wirkungseintritt und der flexiblen Dosierung gut geeignet für die Therapie von Durchbruchschmerzen.

14.3.6 Koanalgetika bei Tumorschmerz

Bei vielen Schmerzsyndromen ist eine Kombination von Opioiden und Nichtopioiden nicht ausreichend effektiv (Abb. 14.5). Daher sollte zusätzlich zum WHO-Stufenschema zur Behandlung verschiedener Symptome der Tumorerkrankung immer die Gabe von adjuvanten Medikamenten und Koanalgetika erwogen werden. Vor allem bei Patienten mit neuropathischen Schmerzen ist der zusätzliche Einsatz von Koanalgetika in der Kombination mit Opioiden zu empfehlen.

14.3.7 Trizyklische Antidepressiva

Trizyklische Antidepressiva wie Amitriptylin (25–75 mg/Tag) oder Clomipramin (1- bis 2-mal 10–25 mg/Tag) werden vor allem bei neuropathischen, brennenden Dauerschmerzen verwendet.

Medikamente	Dosierung mg/Tag	Anwendung
Amitriptylin (Saroten®)	25–100	Neuropathische Dauerschmerzen
Gabapentin (Neurontin®)	900–2700	Neuropathische Dauerschmerzen
Pregabalin (Lyrica®)	150–600	Neuropathische Dauerschmerzen
Carbamazepin (Tegretol®)	600–1200	Neuropathische Dauerschmerzen
Dexamethason (Fortecortin®)	Bolus 40–100 i.v., danach oral, über 2–3 Wochen	Nervenschmerzen oder Weichteilkompression, Hirnödem, Kapselschmerz, Knochenmetastasen, Übelkeit
Zoledronsäure (Zometa®)	4 i.v. alle 4 Wochen	Knochenschmerzen
Pamidronsäure (Aredia®)	30–90 i.v. 2–4 Wochen	z. B. osteolytische Knochenmetastasen, alle Knochenschmerzen, z. B. osteolytische Knochenmetastasen
Butylscopolamin (Buscopan®)	Akut: 20 mg i.v., 3- bis 5-mal 10 mg oral	Kolikschmerzen, z. B. Spasmen glatter Muskulatur
Midazolam (Dormicum®)	10–25 mg	Unruhezustände, Angst, Übelkeit

Abb. 14.5 Koanalgetika (Auswahl nach Schmerzart)

Ihre Wirkung beruht auf einer Verstärkung der schmerzhemmenden serotonergen und noradrenergen Bahnen. Die wesentlichen Nebenwirkungen sind Mundtrockenheit, Sedierung, Schwindel und Tachykardie. Die analgetische Wirkung der Antidepressiva setzt erst nach 3–4 Tagen ein.

14.3.8 Antikonvulsiva

Antikonvulsiva wie Carbamazepin (600–1200 mg/Tag), Gabapentin (Neurontin®) (1200–2700 mg/Tag) und Pregabalin (Lyrica®) (150–600 mg/Tag) kommen bei blitzartig einschießenden neuropathischen Schmerzattacken zum Einsatz. Antikonvulsiva können Müdigkeit und Schwindel verursachen.

14.3.9 Kortikosteroide

Kortikosteroide wie Dexamethason (Fortecortin®) finden bei Nerven- und Weichteilkompressionen, Leberkapselspannung, Ödemen und Knochenmetastasen Anwendung und wirken antiphlogistisch. Gleichzeitig wirkt Dexamethason appetitsteigernd, euphorisierend und antiemetisch. Die Therapie sollte mit einer initialen i.v.-Bolusgabe von 40–100 mg begonnen werden. Danach folgt eine orale Gabe von 16 bzw. 8 mg Dexamethason. Zur Appetitsteigerung und Hebung der Stimmung empfiehlt sich eine Dauertherapie mit 4 mg Dexamethason p.o. Weiters kann zur Appetitsteigerung bzw. zur Behandlung von Übelkeit und Erbrechen auch Dronabinol mit 3-mal 3 Tropfen/Tag (2,5 mg) bis maximal 3-mal 12 Tropfen/Tag (10 mg) zur Anwendung kommen.

14.3.10 Bisphosphonate

Bisphosphonate wie Pamidronsäure (60–90 mg i.v. über 1–1,5 h alle 4 Wochen), Zelodronat (Zometa® 4 mg i.v. alle 4 Wochen) oder Ibandronat (Bondronat 2–6 mg i.v. alle 4 Wochen; alternativ 50 mg p. o. 1-mal 1/Tag) finden vor allem bei Schmerzen aufgrund von Knochenmetastasen Anwendung. Neben den Bisphosphonaten kommt bei Knochenmetastasen Denosumab (RANK-Ligand) immer mehr zur Anwendung. Vorteil ist, dass man die Dosierung nicht bei eingeschränkter Nierenfunktion adaptieren muss.

14.3.11 Cannabinoide

Cannabinoide wirken appetitanregend und antiemetisch, führen zu einer Reduktion von Krämpfen bzw. muskulärer Verspannung und Schmerzen sowie zu einer Stimmungsaufhellung.

Als Nebenwirkungen können Schwindel, Benommenheit, Panikattacken, psychotische Symptome, Tachykardie und Orthostase auftreten.

Zusammenfassung
Auch eine optimale Schmerztherapie kann nicht immer zu Schmerzfreiheit/Schmerzlinderung führen. Die Behandlung von Tumorschmerzen wird dann eine interdisziplinäre Aufgabe. Bei neu aufgetretenem Schmerz muss primär geklärt werden, ob eine kausale Behandlung der Schmerzen, wie z. B. die chirurgische Entfernung von Metastasen, eine Bestrahlung bzw. eine hormonell/zytostatische Behandlung möglich ist. Bei stärkeren Schmerzen sollte jedoch bereits parallel zur Diagnostik mit einer suffizienten medikamentösen Schmerztherapie begonnen werden.

14.4 Invasive Schmerztherapie

Bei 10–30 % der Patienten die nicht auf das orale, transdermale Therapiekonzept ausreichend ansprechen, benötigt man invasive Verfahren. Schmerzen, die ein Problem in der Therapie verursachen können, sind der neuropathische und der viszerale Schmerz. Zu bedenken ist, dass Tumorpatienten über mehrere Schmerzlokalisationen und unter mehreren Schmerzarten leiden können.

Denken wir an eine Mammakarzinompatientin mit lokalem Rezidiv. Diese hat im lokalen Brustbereich einen bohrenden, ziehenden Schmerz – einen sog. genannten Nozizeptorschmerz); kommt es zur Infiltration im Bereich des Plexus brachialis, dann hat sie einen einschießenden neuropathischen Schmerz. Wenn sie zusätzlich Metastasen im Bereich der Brustwirbel hat, dann kann das gemischte Schmerzen verursachen. Das heißt diese Patientin hat 3 verschiedenen Schmerzorte und 3 verschiedene Schmerzarten und das muss in der Therapie berücksichtigt werden.

Die 4. Stufe sind also die invasiven Methoden (Nervenblockaden, patientenkontrollierte Analgesie intravenös bzw. subkutan, Verabreichung von Medikamenten über den Epiduralraum und Intrathekalraum, neurolytische Therapieverfahren z. B. Plexuscoeliacus-Blockaden bzw. intrathekale Neurolyse) (Abb. 14.6)

Die Indikation für subkutane bzw. intravenöse kontinuierliche Opioidgabe ist dann gegeben, wenn eine orale transdermale Gabe aufgrund von therapieresistenten Nebenwirkungen oder ungenügender Wirkung nicht möglich ist. Einer der Hauptgründe dafür sind die oft auftretenden Durchbruchschmerzen. Es wird empfohlen, einfache Pumpensysteme zu verwenden. Die Pumpensysteme können gefüllt werden mit bis zu 4 %igem Morphin. Wenn der Verbrauch von Morphin mehr als 200 mg pro Tag beträgt, empfiehlt es sich, S-Ketamin in der Dosierung von 25–50–100 mg pro Tag beizumischen, um die Dosissteigerung der Opioide gering zu halten.

Wichtig ist es, die Patienten und deren Angehörige bezüglich der Anwendung der Pumpe zu schulen. Der Patient bekommt über die Schmerzpumpe eine kontinuierliche Rate von Morphin pro Stunde, kann sich aber eine Bolusgröße selbst dazu drücken – in der

14 Schmerztherapie bei Tumorpatienten

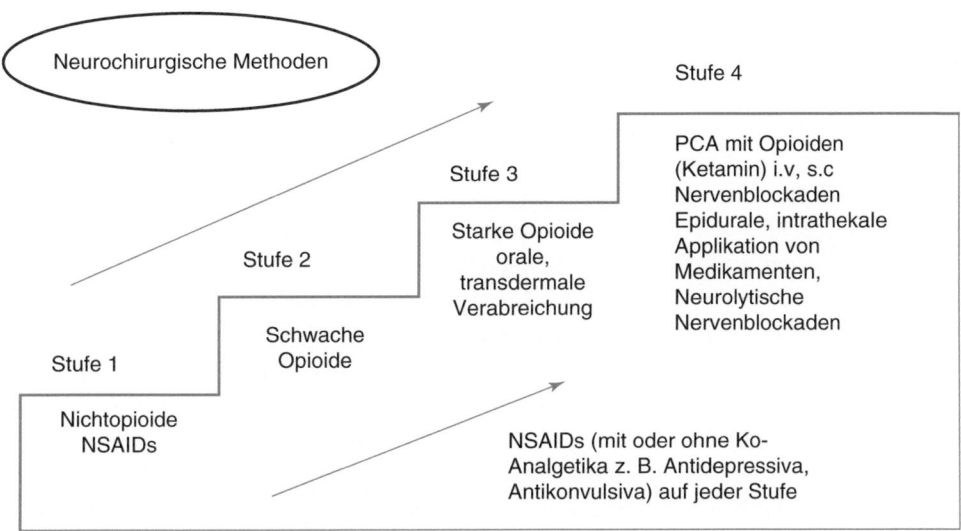

Abb. 14.6 NSAIDs nichtsteroidale Entzündungshemmer, PCA patientenkontrollierte Analgesie

Regel alle 15 min, wobei die Menge des Bolus 50–100 % der Stundendosis beträgt. Die ambulante Weiterbetreuung der Patienten soll über den Hausarzt in Zusammenarbeit mit der Hauskrankenpflege und dem mobilen Palliativteam erfolgen.

Man kann das Morphin auch subkutan verabreichen. Es kommt hier aber lokal zu einer Histaminausschüttung und damit zu Knötchenbildungen. Diese Knötchen können sich sekundär infizieren. Daher ist es ratsam, primär einen Port-a-Cath oder PICC-Katheter zu implantieren und über den Port-a-Cath oder PICC-Katheter das Opioid (Morphin oder Hydromorphon) durch die Schmerzpumpen zu verabreichen. Die Patienten sollen regelmäßig auf Wirkung und Nebenwirkungen der Medikamente kontrolliert werden.

Indikationen für die rückenmarknahe Verabreichung epidural oder intrathekal sind dann gegeben, wenn systemische Analgetika aufgrund therapieresistenter Nebenwirkungen ohne Erfolg bleiben. Die epidurale Verabreichung ist indiziert, wenn man Lokalanästhetika verabreicht. Die Verabreichung von Lokalanästhetika ist notwendig, wenn durch ein Pleuramesotheliom mehrere Interkostalnerven infiltriert sind und dadurch massive neuropathische Schmerzen auftreten.

Die intrathekale Verabreichung von Opioiden ist bei therapieresistenten Schmerzen gegeben, die multilokulär auftreten. Der Vorteil ist hier, dass intrathekal z. B. von Morphin nur mehr ein Hundertstel der Dosis notwendig ist. Bei der intrathekalen Verabreichung muss man auch oft verschiedene Medikamente wie Morphin und Clonidin und Bupivacain kombinieren.

Die letzte Konsensusempfehlung der Verabreichung von intrathekalen Medikamenten, publiziert in der Zeitschrift Neuromodulation 2017, unterscheidet zwischen diffusen oder lokalisierten nozizeptivem Schmerz und neuropathischem Schmerz. Bei nozizeptivem

Schmerz werden als First-line-Medikamente empfohlen: Morphin und Ziconotid. Bei neuropathischen Schmerzen erfolgt die Empfehlung der First-line Medikation: Ziconotid und Morphin.

Zu bedenken ist, dass, wenn man Medikamente intrathekal gibt, dass es natürlich auch Nebenwirkungen gibt, die intrathekal stärker sind als bei der oralen Verabreichung von Opioiden wie Harnretention. Juckreiz und auch Übelkeit kann bei intrathekaler Verabreichung von Opioiden vermehrt vorkommen.

Bei massivsten neuropathischen Schmerzen steht uns heute Ziconotid als eine neue Substanz zur Verfügung. Ziconotid wirkt über den N-Typ des Kalziumkanals.

Bevor man eine Schmerzpumpe implantiert, empfiehlt sich eine intrathekale Austestung über einen intrathekalen Katheter mit Port-a-Cath. Erst wenn die Austestungsphase positiv ist, d. h. die Schmerzlinderung mehr als 50 % erreicht, kann man an die Möglichkeit der Implantation einer Schmerzpumpe unter die Haut denken.

Bei Tumorpatienten ist es immer wichtig, den Benefit und das Risiko von invasiven Methoden gegeneinander abzuwägen und bei der epiduralen, spinalen Verabreichung von Medikamenten orientiert man sich nach an der Lebenserwartung.

Ein möglicher Algorithmus hinsichtlich der Lebenserwartung weniger und mehr als 3 Monate ist in der Abbildung dargestellt (Abb. 14.7).

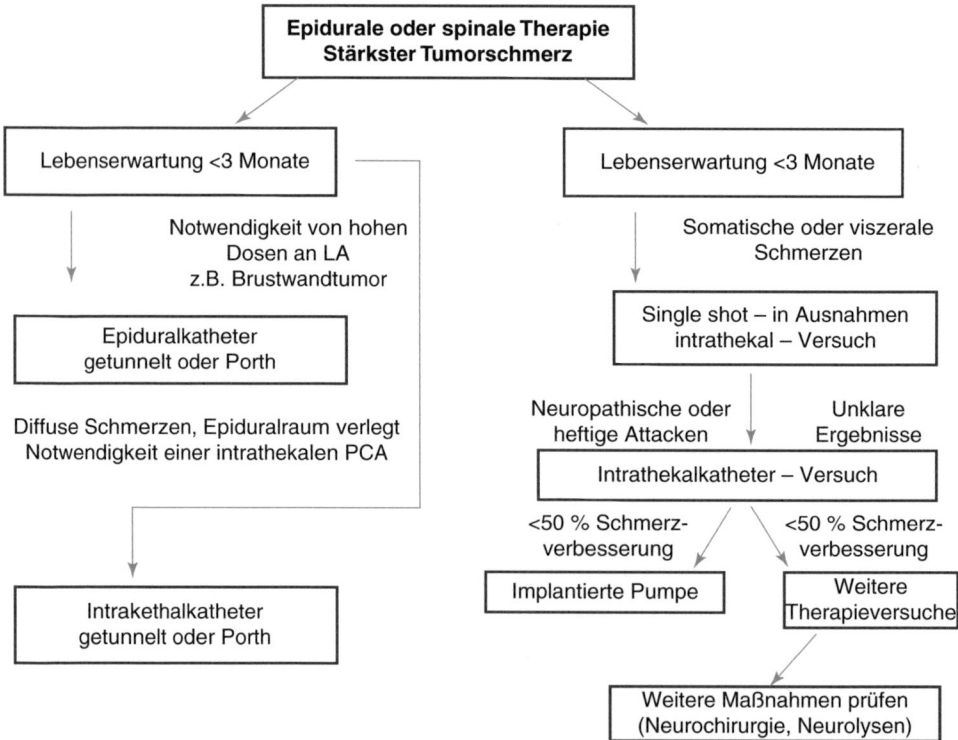

Abb. 14.7 Lokalanästhetika (LA), Patientenkontrollierte Analgesie (PCA)

14.4.1 Neurolysen

Voraussetzungen für Neurolysen sind gegeben, wenn eine Kausaltherapie nicht mehr möglich ist oder wenn die medikamentöse Therapie nicht ausreichend ist. Es muss sich bei den Schmerzen des Patienten um lokal begrenzte Schmerzen handeln. Es dürfen keine bedeutsamen motorischen Fasern durch die Neurolyse geschädigt werden.

Bevor man eine neurolytische Blockade durchführt, sollte man eine prognostische Blockade mit Lokalanästhetika durchführen, um zu überprüfen, ob der Patient überhaupt einen Benefit hat.

Für eine Neurolyse geeignete Strukturen sind:

- Sensible Nerven
- Interkostalnerven
- Hintere Wurzel – Spinalnerven
- Plexus coeliacus, Plexus hypogastricus
- Plexus lumbalis

Die Indikationen für eine Plexus-coeliacus-Blockade sind Tumorschmerzen bei Oberbauchkarzinom, z. B. bei Pankreaskarzinom oder Kolonkarzinom.

Eine Metaanalyse von Eisenberg et al. zeigte, dass Patienten durch eine Neurolyse des Plexus coeliacus bis zum Tode oder mehr als 3 Monate lang eine 70 %ige Schmerzlinderung haben. Nebenwirkungen, die auftreten können, sind lokaler Schmerz, Diarrhö oder Hypotension. Es können auch erschwerte Komplikationen auftreten wie z. B. Verletzungen der Organe oder ein Pneumothorax.

Es empfiehlt sich aus unserer Praxiserfahrung der Zugang mit Computertomografie(CT) gezielt von vorne (Abb. 14.8).

Es ist wichtig, die Methode zu visualisieren, d. h. weitere bildgebende Methoden der Plexus-coeliacus-Blockade sind durchleuchtungsgezielt und sonografisch-endoskopisch.

Yamamuro et al. fasst zusammen, dass neurolytische Zöliakusblockaden eine deutliche Verbesserung der Lebensqualität bei Patienten bewirken, die an schwer definierbaren Schmerzen leiden. Die neurolytische Zöliakusblockade ist eine evaluierte Technik mit einer geringen Indizenz für Nebenwirkungen und Komplikationen und soll fester Bestandteil des Schmerzmanagements bei Tumorpatienten sein. Bei der Zöliakusblockade wird zuerst eine prognostische Blockade mit Lokalanästhetika durchgeführt. Wenn diese einen Erfolg zeigt, wird eine therapeutische Blockade mit 95 %igem Alkohol angeschlossen. Es empfiehlt sich, Zöliakusblockaden im frühen Stadium der Erkrankung des Pankreaskarzinoms durchzuführen, da die Patienten dann weniger Opioide benötigen und damit weniger Nebenwirkungen durch die medikamentöse Therapie auftreten, was wiederum zu einer Verbesserung der Lebensqualität führt.

Eine weitere Methode ist die Blockade des Plexus hypogastricus bei viszeralen Schmerzen im Beckenbereich.

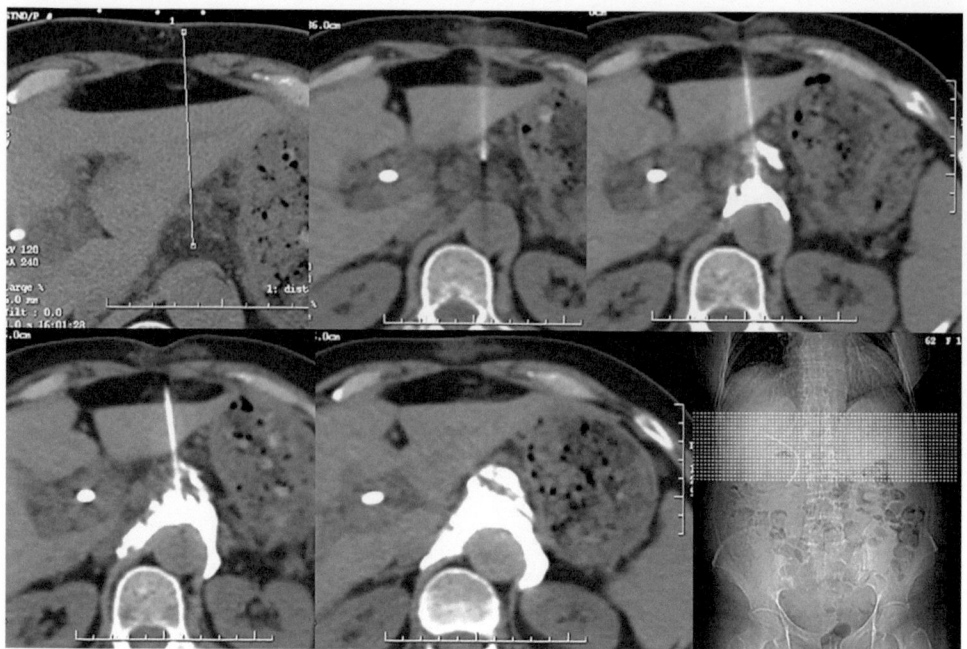

Abb. 14.8 Zöliakusblockade

Eine andere Möglichkeit ist die intrathekale Neurolyse. Indikationen sind neuropathische, therapieresistente Schmerzen (z. B. perianale Schmerzen bei einer Infiltration des Os sacrum durch Rektumkarzinom bedingt). Auch hier sollte man vor der intrathekalen Neurolyse einen prognostischen Sattelblock mit einem hyperbaren Lokalanästhetikum durchführen und dann in weiterer Folge eine intrathekale Neurolyse mit Phenol 6 % anschließen. Nebenwirkungen der intrathekalen Neurolyse sind Sphinkterparese der Blase bei 3–10 % und muskuläre Parese der unteren Extremität bei 5–12 % der Patienten. Die intrathekale Neurolyse ist durch andere Therapieoptionen in den Hintergrund geraten, aber es gibt Indikationen, bei denen man daran denken sollte.

Beispiel
Wir hatten eine Patientin, die an einem Vulvakarzinom litt und Zeugin Jehovas war. Sie lehnte die Opioide ab. Sie hatte ein massives lokales Rezidiv und eine massive Infiltration des Plexus sacralis, dadurch bedingt sehr starke neuropathische Schmerzen. Wir führten wir bei ihr eine intrathekale Blockade zuerst mit einem Lokalanästhetikum durch. Die Patientin hatte eine gute Schmerzlinderung, daher schlossen wir eine intrathekale Neurolyse mit Phenol 6 % an. Sie hatte ein halbes Jahr bis zum Ableben keine Schmerzen.

Neurolytische Verfahren können auch nach 3–6 Monaten wiederholt werden, wenn die Schmerzlinderung nachlässt.

14.4.2 Vor- und Nachteile der Neurolysen

Vorteile der Neurolysen:

- Starke Wirkung bei instabilen Schmerzen
- Wirken bei Nervenschmerzen
- Medikamentenunabhängig

Nachteile der Neurolysen:

- Keine Differenzialblockade
- Keine anhaltende Wirkung
- Nebenwirkungen wie Neuralgien, Nervenschäden, Paresen und Blasenfunktionsstörungen können auftreten

Eine weitere Möglichkeit der Invasivität sind periphere Nervenblockaden, z. B. Durchführung von
Intrakostalblockaden bei Patienten, die an einem Pleuramesotheliom leiden bzw. lokaler Tumorinfiltration im Bereich der Interkostalnerven. Es wird empfohlen, nicht mehr als 2–3 Interkostalnerven zu blockieren, weil dadurch die muskulär-mechanische Beatmung beeinträchtigt ist. Voraussetzung für die Durchführung einer Interkostalblockade mit Phenol ist zuerst das Durchführen einer prognostischen Blockade mit Lokalanästhetikum. Die prognostischen Blockaden können heute ultraschallgezielt durchgeführt werden.

Führt man eine Neurolyse durch, dann sollte man sie unter dem Bildwandler kontrollieren, da es wichtig ist, die Ausbreitung des Kontrastmittels entlang des Gefäß-Nerven-Stranges zu sehen. 50–80 % der Patienten haben eine deutliche Verbesserung der Lebensqualität und einen Benefit durch neurolytische Methoden. Neurochirurgische Verfahren werden aufgrund der verbesserten medikamentösen Therapie und der anderen zur Verfügung stehenden invasiven Verfahren selten angewandt. Neurochirurgische Verfahren sind in der Tumorschmerztherapie: Chordotomie, Rhizotomie, Traktotomie und Thalamotomie.

Insgesamt liegt die Notwendigkeit der Anwendung von invasiven Verfahren in der Tumorschmerztherapie heute zwischen 10–15 %.

Bei den invasiven Verfahren ist es wichtig, den Wunsch des Patienten zu berücksichtigen. Es sollten immer die Erhöhung der Lebensqualität und die Autonomie des Patienten im Vordergrund stehen. Mit der erhöhten Lebensqualität steigt auch die soziale Integrationsmöglichkeit (Vissers et al. 2011).

Auch eine optimale Schmerztherapie kann nicht immer zu Schmerzfreiheit führen. Die Behandlung von Tumorschmerzen ist eine interdisziplinäre Aufgabe. Bei neu aufgetretenem Schmerz muss primär geklärt werden, ob eine kausale Behandlung der Schmerzen, wie z. B. die chirurgische Entfernung von Metastasen, eine Bestrahlung bzw. eine hormonell/zytostatische Behandlung möglich ist. Bei stärkeren Schmerzen sollte jedoch bereits parallel zur Diagnostik mit einer suffizienten medikamentösen Schmerztherapie bzw. wenn notwendig mit einer invasiven Schmerztherapie begonnen werden.

Beispiel
Stationärer Aufenthalt der Patientin (geb. 29. November 1948) auf der Palliativstation vom 6. März 2015 bis 9. April 2015 (†) zur Schmerzeinstellung bei Pankreaskarzinom in Progression.

Diagnosen:
- Pankreaskarzinom in Progression
- Cum filiae hepatis et carcinosis peritonei
- Status post (St.p.) Chemotherapie mit Gemcitabine/Paclitaxel
- St.p. partieller Duodenopankreatektomie 28.02.2013
- Histologie pT3pN1b
- St. p. gastrointestinale Blutung
- Ösophagusvarizen mit Banding mit 7 Ligaturen
- Protrahierte Dünndarmblutung mit Argon-Plasma-Koagulation (27. Oktober 2014)

Der Erstdiagnose im Februar 2013 eines Adenokarzinoms des Pankreaskopfes (Grad 3,pT3, pN1) folgte eine partielle Duodenopankreatektomie am 28. Februar 2013 im Sinne einer Kausch-Whipple-OP; danach erfolge eine adjuvante Chemotherapie mit Gemzar. Die Patientin wurde zwischenzeitlich immer wieder in der Zentralen Notfallaufnahme des Klinikums Klagenfurt vorstellig wegen intestinaler Blutungen, Schmerzen, Übelkeit und Erbrechen.

- 2014: Neuerliche Chemotherapie bei V. a. Rezidiv
- März 2015: Deutliche Tumorprogression, Aufklärung der Patientin und der Angehörigen bezüglich des doch deutlich fortgeschrittenen Befundes
- Festlegung eines Best Supportive Care

Die Möglichkeit einer palliativen Chemotherapie wird von der Patientin abgelehnt. Sie wünscht eine gute Schmerztherapie und eine Therapie gegen ihre Angst- und Panikattacken sowie die Rückkehr nach Hause zu ihrer Familie so rasch wie möglich, um dort die ihr verbleibende Zeit im Familienkreise zu verbringen. Eine Schmerztherapie Stufe III nach WHO-Schema wird begonnen.

14.4.3 Plexus-coeliacus-Blockade

Ab Mitte März 2015 (13. März 2015) wird eine Plexus-coeliacus-Blockade CT-gezielt mit Bucain 0,25 % 20 ml durchgeführt. Die Nadel wird vor der Aorta positioniert. Man sieht schön die haubenförmige Verteilung mittels Kontrastmittel.

Bei suffizienter Analgesie wurde nach einer Woche eine Neurolyse (95 % Alkohol) durchgeführt. Die Schmerztherapie wurde vor der Plexus-coeliacus-Blockade mit Hydromorphon retardiert 2-mal 4 mg und Hydromorphon nicht retardiert 1,3 mg Kapseln 2- bis 3-mal bei Durchbruchschmerzen durchgeführt.

Zur Appetitsteigerung wurde Tetrahydrocannabinol (THC) 3-mal 2,5 mg zusätzlich gegeben. Schmerzen wurden vor der Blockade mit Visuelle Analog Skala (VAS) 8–9 angegeben.

Nach der neurolytischen Blockade hatte die Patientin keine Schmerzen. Hydromorphon-Kapseln 1,3 mg wurde nur mehr 2–3 pro Woche benötigt. Weil sich der Zustand verschlechterte, wurde die Patientin wurde am 31. März von Hydromorphon 2-mal 4 mg/Tag auf transdermales Fentanyl 12,5 µg umgestellt, was am Tag des Ablebens auf 25 µg/h erhöht wurde.

Die Patientin hatte in den letzten Tagen eine Verschlechterung des Allgemeinzustandes und Zunahme des Aszites, welcher auch punktiert wurde. Es wurde eine Aszitesdrainage am 3. April angelegt. Von der Schmerzsituation her war die Patientin über einen großen Zeitraum stabil, hatte keine Schmerzen – sie verstarb am 9. April 2015.

Wir konnten mit der Plexus-coeliacus-Blockade bei der Patientin über mehrere Wochen Schmerzfreiheit erzielen, mussten die Schmerztherapie auch nicht in der letzten Phase des Lebens steigern. Zu empfehlen ist aber, bei Patienten mit Pankreaskarzinom frühzeitig bei Beginn der ersten Schmerzen an eine Plexus-coeliacus-Blockade zu denken, da man dann über mehrere Monate eine gute Schmerzlinderung erzielen kann und ein Anheben der Lebensqualität erreichen kann.

Literatur

Cleary JF (2000) Cancer pain management. Cancer Control 7(2):120–131
Eisenberg E, Carr DB, Chalmers TC (1995) Neurolytic celiac plexus block for treatment of cancer pain: a metaanalysis. Anesth Analg 80(2):290–295
Felleiter P, Gustorff B, Lierz P, Hornykewycz S, Kress HG (2005) Use of the World Health Organisation guidelines on cancer pain relief before referral to a specialized pain service. Schmerz 19(4):265–271
Finnerup NB, Otto M, McQuay HJ, Jensen TS, Sindrup SH (2005) Algorithm for neuropathic pain treatment: an evidence based proposal. Pain 118(3):289–305
Janig H, Pipam W, Lastin S, Sittl R, Bernatzky G, Likar R (2005) Pain experience and pain therapy of tumor patients in the view of general practitioners. Schmerz 19(2):97–108
Lema MJ (2001) Invasive analgesia techniques for advanced cancer pain. Surg Oncol Clin N Am 10(1):127–136
Maj S, Centkowski P (2004) A prospective study of the incidence of agranulocytosis and aplastic anemia associated with the oral use of metamizole sodium in Poland. Med Sci Monit 10(9):P193–P195
Mercadante S, Fulfaro F, Casuccio A (2002a) A randomised controlled study on the use of anti-inflammatory drugs in patients with cancer pain on morphine therapy: effects on dose-escalation and a pharmacoeconomic analysis. Eur J Cancer 38(10):1358–1363

Mercadante S, Radbruch L, Caraceni A, Cherny N, Kaasa S, Nauck F, Ripamonti C, De Conno F (2002b) Steering Committee of the European Association for Palliative Care (EAPC) Research Network. Episodic (breakthrough) pain: consensus conference of an expert working group of the European Association for Palliative Care. Cancer 94(3):832–839

Munir MA, Enany N, Zhang JM (2007) Nonopioid analgesics. Med Clin North Am 91(1):97–111

Platzer M, Likar R, Stein C, Beubler E, Sittl R (2005) Topical application of morphine gel in inflammatory mucosal and cutaneous lesions. Schmerz 19(4):296–301

Sittl R, Nuijten M, Nautrup BP (2006) Patterns of dosage changes with transdermal buprenorphine and transdermal fentanyl for the treatment of noncancer and cancer pain: a retrospective data analysis in Germany. Clin Ther 28(8):1144–1154

Stute P, Soukup J, Menzel M, Sabatowski R, Grond S (2006) Analysis and treatment of different types of neuropathic cancer pain. J Pain Symtom Manage 26(6):1123–1131

Valeberg BT, Rustøen T, Bjordal K, Hanestad BR, Paul S, Miaskowski C (2008) Self-reported prevalence, etiology, and characteristics of pain in oncology outpatients. Eur J Pain 12(5):582–590

Vissers KC, Besse K, Wagemans M, Zuurmond W, Giezeman MJ, Lataster A, Mekhail N, Burton AW, van Kleef M, Huygen F (2011) 23. Pain in patients with cancer. Pain Pract Sep–Oct 11(5):453–75. https://doi.org/10.1111/j.1533-2500.2011.00473.x. Epub 2011 Jun 17

Cannabinoide in der Palliativmedizin

Hans-Georg Kress und Birgit Kraft

Inhaltsverzeichnis

15.1	Erwartungen an Cannabis und Cannabinoide	125
	15.1.1 Rezeptierbare Cannabinoide	126
	15.1.2 Cannabinoide als Analgetika	127
	15.1.3 Cannabinoide als Adjuvanzien zur Symptomkontrolle	128
15.2	Pharmakologie – was man über Cannabinoide wissen sollte	130
	15.2.1 Inhalative, orale und sublinguale Anwendung	130
	15.2.2 Pharmakologie, Metabolismus und Wechselwirkungen	132
15.3	Zusammenfassung: Aktueller Stellenwert der Cannabinoide	134
15.4	Ausblick	134
Literatur		135

15.1 Erwartungen an Cannabis und Cannabinoide

Bei Tumorkranken stößt die Schmerztherapie mit Opioiden mitunter an ihre Grenzen. Unzureichende Analgesie oder stark beeinträchtigende Nebenwirkungen machen den Einsatz von adjuvanten Therapeutika erforderlich und werfen die Frage nach möglichen Alternativen auf. Eine potenzielle „Option", die in den letzten Jahren vermehrt in den Mittelpunkt des

---

H.-G. Kress (✉)
Abt. Spezielle Anästhesie und Schmerztherapie, Medizinische Universität/AKH Wien, Wien, Österreich
e-mail: hans.georg.kress@chello.at

B. Kraft
Versorgungsmanagement 3, Wien, Österreich
e-mail: birgit.kraft@oegk.at

wissenschaftlichen, aber auch des öffentlichen Interesses gelangt ist, stellen Cannabis und seine Inhaltsstoffe dar. Die Hanfpflanze enthält mehr als 600 definierte Substanzen, darunter ein Gemisch aus über 100 verschiedenen psychotropen und nichtpsychotropen Cannabinoiden, sowie verschiedene Terpene (z. B. β-Caryophyllen) und Flavonoide. Die wichtigsten Cannabinoidinhaltsstoffe sind Δ9-Tetrahydrocannabinol (THC) und Cannabidiol (CBD), deren Indikationen und spezifische Wirkprofile im folgenden Kapitel beschrieben werden.

Die Berichte über eine medizinische Verwendung von Cannabis reichen bis in das 3. vorchristliche Jahrtausend zurück. Ayurvedische Pflanzenpräparate aus Cannabis sativa wurden in der indischen Volksmedizin gegen Kopfschmerzen verschiedenster Ursache verwendet. Noch bis Mitte des 20. Jahrhunderts waren Zubereitungen aus Cannabis sativa in der westlichen Medizin gebräuchlich und sogar Bestandteil der britischen und U.S.-Pharmakopoeia, verloren aber durch die Entwicklung moderner Analgetika mehr und mehr an Bedeutung. Die modernen Wirkstoffe waren den pflanzlichen Cannabisprodukten durch ihre genaue Dosierbarkeit und definierte Zusammensetzung weit überlegen. Dies sollte man auch bei der aktuellen Diskussion über den Einsatz von Cannabisblüten in der Medizin bedenken.

15.1.1 Rezeptierbare Cannabinoide

Die öffentliche Diskussion und die populärwissenschaftliche Literatur unterscheiden oftmals nicht zwischen (medizinischem) Cannabis und den natürlichen oder (halb-) synthetischen Einzelsubstanzen. Für den medizinischen Einsatz stehen derzeit in Österreich THC (Dronabinol) und Cannabidiol (CBD) als magistrale Rezepturarzneimittel, das Sublingualspray Sativex® (THC:CBD im Verhältnis 1:1) und das synthetische THC-Analogon Nabilon (Canemes®) zur Verfügung. Im Erstattungskodex (EKO) der Österreichischen Sozialversicherung sind allerdings nur Dronabinol für die Indikationen Schmerz/Palliativmedizin und Sativex® für die Behandlung von Spastik bei multipler Sklerose als bewilligungspflichtige Medikamente (gelber Bereich) aufgeführt. Canemes® und CBD sind nicht im EKO aufgenommen, eine Kostenerstattung ist daher nur in wenigen, sehr gut begründeten Ausnahmefällen möglich. In Deutschland kann seit März 2017 nach einer Gesetzesnovelle auch medizinisches Cannabis in Form von Blüten oder Extrakten verschrieben werden. Die erlaubte Höchstmenge an Blüten beträgt 100 g innerhalb von 30 Tagen. Auf dem Betäubungsmittelrezept ist immer die exakte Sortenbezeichnung notwendig, da in Deutschland mehr als 25 Medizinalhanfsorten („Strains") verschiedener Hersteller im Handel erhältlich sind. Der THC-Gehalt variiert – je nach Medizinalhanfsorte – zwischen 1 und 26 %, der CBD-Gehalt zwischen 0,5 und 20 %, sodass es zu erheblichen Unterschieden in der Wirkung kommen kann (https://www.cannabis-aerzte.de/medizinische-cannabissorten/). Medizinisches Cannabis kann geraucht, mit speziellen Apparaten vaporisiert oder als orale Zubereitung, z. B. in Form von Tee oder Cookies, enteral eingenommen werden. Auch hier muss die Einnahme detailliert mit den PatientInnen besprochen werden, da die Menge an wirksamen Cannabinoiden je nach Zubereitungsart und Applikationsweg große Unterschiede aufweist.

Im rohen Pflanzenmaterial liegen die Cannabinoide in Form von Carboxylsäuren vor. Erst durch die Abspaltung der Carboxylgruppe werden sie in Ihre pharmakologisch wirksame Form überführt – dies erfolgt in der Regel durch Erhitzen des Pflanzenmaterials und ist sowohl temperatur- als auch zeitabhängig. Die Ausbeute an wirksamen decarboxylierten Cannabinoiden fällt somit bei den verschiedenen Zubereitungsarten sehr unterschiedlich aus. Am höchsten ist sie bei Verbrennung/Vaporisation, am geringsten fällt sie beim Zubereiten von Tee (max. 5 % der Ausgangsmenge) aus (https://www.pharmazeutische-zeitung.de/ausgabe-112017/tee-lange-kochen-und-heiss-trinken/). Bei der Therapie mit Cannabisblüten ist eine exakte Dosierung nicht möglich, es wird ausschließlich „nach Wirkung" titriert, was nicht den Grundsätzen einer modernen Pharmakotherapie entspricht.

15.1.2 Cannabinoide als Analgetika

Die ersten Untersuchungen zur analgetischen Wirkung von Cannabinoiden bei Krebspatienten stammen aus den 70er-Jahren des letzten Jahrhunderts. In einer placebokontrollierten Studie an 36 Tumorpatienten von Noyes et al. wiesen orales THC und Codein (Noyes et al. 1975) eine vergleichbare analgetische Wirkung auf. In einer aktuelleren Studie (Johnson et al. 2010) an 177 Krebspatienten mit einem Sublingualspray, das entweder eine Mischung aus Dronabinol und Cannabidiol oder nur Dronabinol enthielt, zeigte sich eine Verbesserung der Schmerzen um ca. 30 %, verglichen mit Placebo. Fortgesetzter Morphinverbrauch und Durchbruchschmerzen wurden durch die Add-on-Medikation nicht beeinflusst.

Bei der Behandlung von chronischen Schmerzen im Bewegungsapparat oder anderen benignen chronischen Schmerzsyndromen (Plexusausriss, Human Immunodeficiency Virus (HIV)-assoziierte Polyneuropathie, rheumatoide Arthritis, multiple Sklerose) (Nurmikko et al. 2007; Abrams et al. 2007; McKerral et al. 2003; Blake et al. 2006; Boychuk et al. 2015) fanden sich stets sowohl Responder als auch Nonresponder, und nur bei Respondern eine statistisch signifikante analgetische Wirkung der verschiedenen Cannabinoidpräparate.

Rezente Metaanalysen konnten diese Ergebnisse bestätigen: Ein Add-on von THC oder Nabilon bei chronischen und neuropathischen Schmerzen führte durchschnittlich zu einer etwa 30% -igen Schmerzreduktion (Fitzcharles et al. 2016; Häuser et al. 2018). Die Evidenzlage für Cannabinoide als Analgetikum kann jedoch aufgrund der sehr heterogenen Studien und der Schwierigkeit einer effizienten Verblindung der Substanzen bestenfalls als „moderat" bewertet werden. Die auf ExpertInnenmeinung basierenden Leitlinien verschiedener Schmerzgesellschaften empfehlen daher THC und Nabilon als Zweit- oder Drittlinienanalgetika, die erst dann zum Einsatz kommen sollten, wenn Standardtherapien nicht den gewünschten Erfolg zeigen (https://dgs-praxisleitlinien.de/index.php/leitlinien/cannabis; https://docplayer.org/68460807-Positionspapier-der-oesterreichischen-schmerzgesellschaft-zum-klinischen-einsatz-von-cannabinoiden-in-der-schmerzmedizin.html; Casarett et al. 2019). Die errechnete „number needed to treat" (NNT) für Dronabinol bei neuropathischen Schmerzen allgemein (ohne weitere Spezifizierung) liegt bei 9 für eine >30%ige Schmerzreduktion, die „number needed to harm" wird zwischen 3 und 10 angegeben. Robuste Langzeitergebnisse fehlen, da bisher kaum Studien mit einer Beobachtungsdauer länger als 4 Wochen durchgeführt wurden. Aufgrund der schwachen analgetischen Potenz sind Cannabinode stets Add-on-Analgetika, sie können gegebenenfalls Opioide einsparen, diese jedoch nicht ersetzen!

THC und Nabilon waren in den Studien stets stärker analgetisch wirksam als reines CBD. In Studien, in denen unterschiedliche Mischungsverhältnis beider Substanzen verglichen wurden, führte die Steigerung des THC-Anteils konsistent zu einer verbesserten Analgesie. Bei der 1:1- Mischung (Sativex®) erweist sich somit auch das THC als die dominierende Cannabinoidsubstanz in Bezug auf Wirkung und Nebenwirkungen (Wilsey et al. 2008; Lynch et al. 2014).

Möglicherweise sind Cannabinoide aufgrund ihrer neuroprotektiven Eigenschaften wirksam bei der chemotherapieinduzierten Polyneuropathie. Eine Pilotstudie (Lynch et al.) mit Sativex® zeigte eine Schmerzreduktion um durchschnittlich 2,6 Punkte auf einer 11-teiligen Numeric Rating Scale (NRS) bei 5 (Therapieresponder) von 16 PatientInnen (NNT = 5) (Kraft et al. 2008).

Oft hängt der Behandlungserfolg auch von der Erfahrung des jeweiligen Therapeuten mit den Substanzen ab. Die Auswahl der PatientInnen, eine genaue Definition der Behandlungsziele und vor allem eine langsame und individuelle Titration (bis zum Eintritt von Wirkung oder Nebenwirkungen) tragen wesentlich zu Erfolg oder Misserfolg eines Therapieversuchs bei. Da eine sichere Bewertung der Wirkung meistens erst nach einigen Wochen unter konstanter Therapie möglich ist, sollte auch ausreichend lang therapiert und dokumentiert werden.

Der Therapieerfolg besteht nicht unbedingt in einer eindrucksvollen Schmerzlinderung, sondern in der gleichzeitigen Verbesserung verschiedener Beschwerden und des Allgemeinbefindens, z. B. Reduktion von Stress und Angst, besseres Coping und erholsamer Nachtschlaf. Der Therapieerfolg sollte daher nicht ausschließlich über das Ausmaß der Schmerzreduktion definiert werden. Um in solchen Fällen eine Kostenübernahme durch die Krankenkasse zu erreichen, ist eine gute Dokumentation (z. B. mittels Patiententagebuch) aller Effekte empfehlenswert.

Für die Behandlung akuter Schmerzen können Cannabinoide nicht empfohlen werden. Für eine wirksame Schmerzbehandlung ist die Gabe höherer Dosen (>5 mg Dronabinol) erforderlich. Die Gabe dieser Dosen ohne vorherige Titration führt meist zu starken Nebenwirkungen. In einigen Studien zum postoperativen Schmerz und in Untersuchungen mit definierten humanen Schmerzmodellen wurde sogar eine Schmerzverstärkung und Hyperalgesie nach Einnahme verschiedener, höher dosierter Cannabinoidpräparate beobachtet (Buggy et al. 2003; Holdcroft et al. 2006; Kraft et al. 2008; Naef et al. 2003; Wallace et al. 2007; Radbruch und Nauck 2004).

15.1.3 Cannabinoide als Adjuvanzien zur Symptomkontrolle

15.1.3.1 Übelkeit und Erbrechen

Übelkeit und Erbrechen, die im Rahmen palliativer Situation auftreten, können verschiedenste Ursachen haben – Nebenwirkungen von Medikamenten, insbesondere zur Chemotherapie (CINV), Konditionierungsvorgänge, zentrale und gastrointestinale Faktoren können dabei eine Rolle spielen. Die Leitlinien geben Empfehlungen und Therapiepfade vor, die sich vor allem an den Ursachen der Übelkeit orientieren. Cannabinoide werden aufgrund der unzureichenden Datenlage lediglich als Drittlinienmedikamente bei CINV oder konditioniertem Erbrechen bewertet (Radbruch und Nauck 2004; Marsicano et al. 2002; Mechoulam und Hanu 2001).

Auch wenn es qualitativ gute Studien zur Wirksamkeit von oralem THC (Dronabinol bzw. synthetisches Marinol ®) und Nabilon bei chemotherapieinduzierter Übelkeit (CINV) gibt, berücksichtigen diese aufgrund ihres Alters keine neueren und heute verfügbaren Antiemetika oder aktuelle Chemotherapieschemata. Auch wenn alle Studien konsistent auf eine gute Wirksamkeit von Cannabinoiden bei CINV hinweisen, erreichte kein Studienergebnis statistische Signifikanz (Meiri et al. 2007; Whiting et al. 2015).

Seit einer Metaanalyse von Tramer et al. aus dem Jahre 2001 (Tramer et al. 2001) mit 1366 Patienten aus 30 randomisierten, placebokontrollierten Studien sind kaum neue klinische Daten hinzugekommen.

Diese Metaanalyse zeigte eine überlegene antiemetische Wirksamkeit der untersuchten Cannabinoide (orales Nabilon, Dronabinol und intramuskulär verabreichtes Levonantradol) gegenüber den getesteten konventionellen Antiemetika Prochlorperazin, Metoclopramid, Chlorpromazin, Thiethylperazin, Haloperidol, Domperidon und Alizaprid mit einer Number Needed to Treat (NNT) von 8 zur vollständigen Kontrolle des chemotherapieinduzierten Erbrechens. Ein rezenter Cochrane-Review unter Verwendung der annähernd gleichen Studien bestätigt die Ergebnisse (Smith et al. 2015).

Will man Cannabinoide als Antiemetika einsetzen, sind meist höhere Einstiegs- und Tagesdosen nötig als bei den anderen Indikationen (Marsicano et al. 2002) bzw. bedarf es einer raschen Titration. Dies erklärt auch die Häufigkeit psychotroper Nebenwirkungen in den Studien, was letztlich den Einsatz der Cannabinoide limitiert. Unklar ist die Wirkung von CBD bei Übelkeit und Erbrechen, da in den Epilepsiestudien unter Einsatz von hoch dosiertem CBD auch Nebenwirkungen wie Appetitverlust, Durchfall und Übelkeit beobachtet wurden (https://www.epidiolex.com/sites/default/files/pdfs/0820/EPX-036450820_EPIDIOLEX_%28cannabidiol%29_USPI.pdf).

15.1.3.2 Appetitsteigerung

In den 1960er-Jahren berichteten Cannabiskonsumenten von wahren Heißhungerattacken, die einige Stunden nach Marijuanakonsum auftraten. Drogenerfahrene HIV-Patienten in den USA begannen mit der therapeutischen Nutzung dieser Effekte, wenn es infolge ihrer Erkrankung zu Appetitmangel und Gewichtsverlust kam. Dies brachte die Betroffenen zwangsläufig in Konflikt mit dem Gesetz, einige Präzedenzfälle erregten weltweites Aufsehen und brachten die öffentliche Diskussion über den medizinischen Einsatz von Cannabis und Cannabinoiden erneut in Gang. Wir wissen heute aufgrund von Tierversuchen, dass das körpereigene Cannabinoidsystem eine wichtige Rolle für Appetit und Nahrungsaufnahme spielt (Beal 1994). Der Hypothalamus, der Appetit und Nahrungsaufnahme steuert, weist eine hohe Cannabinoidrezeptordichte und hohe Endocannabinoidspiegel auf.

Interessanterweise waren die Ergebnisse klinischer Studien beim Menschen jedoch bisher bezüglich der induzierten Gewichtszunahme weniger überzeugend als es die tierexperimentellen Daten erwarten ließen. Zwei offene klinische Untersuchungen bei HIV- und Tumorpatienten zeigten unter THC-Therapie zwar eine Besserung der Stimmungslage und eine deutliche Appetitsteigerung, es ließ sich jedoch keine signifikante Gewichtszunahme nachweisen (Jatoi et al. 2002; Reynolds 2002; Strasser et al. 2006). In einer randomisierten, placebokontrollierten Studie konnten Strasser et al. (2006) ebenfalls keine signifikante Zunahme von Appetit und Körpergewicht bei 164 Tumorpatienten unter oralem Cannabisextrakt oder Dronabinol feststellen. Zu ähnlichen Resultaten kam eine weitere placebokontrollierte klinische Studie an 139 Aidspatienten, die unter einer Therapie mit 5 mg THC/Tag keine Gewichtszunahme erfuhren (Timpone et al. 1997). Allerdings wurden die Cannabinoide in beiden Studien in einer fixen (und vergleichsweise niedrigen) Tagesdosis – ohne individuelle Titration – verabreicht, eine Vorgehensweise, die für die klinische Praxis nicht empfohlen wird. Nebenzielparameter wie Stimmungslage, Appetit und Übelkeit der Patienten wurden jedoch signifikant verbessert.

Eine Arbeit von Jatoi et al. (2002) verglich erstmals die appetitsteigernden Effekte von THC (Dronabinol) mit Megestrolacetat bzw. einer Kombination beider Pharmaka bei 496 Patienten mit fortgeschrittenen Tumorerkrankungen. Dabei zeigte sich zwar eine signifikante Überlegenheit von Megestrolacetat gegenüber Dronabinol in puncto Gewichtszunahme, jedoch limitieren dessen hormonelle Nebenwirkungen oftmals den therapeutischen Einsatz. Die ebenfalls getestete Kombination beider Substanzen brachte keinen zusätzlichen Benefit im Vergleich zur alleinigen Megestrolacetatgabe.

Insgesamt muss anhand der Datenlage der Stellenwert von THC und Nabilon für die Kachexiebehandlung kritisch beurteilt werden. Hier steht nicht nur ein zweifelsfreier klinischer Beweis der Wirksamkeit aus, es fehlen auch Vergleichsstudien mit anderen appetitstimulierenden Pharmaka, wie z. B. Thalidomid oder Melatonin. Auch CBD scheint keine Vorteile aufzuweisen: Aufgrund von Beobachtungen im Rahmen der Epilepsiestudien steht CBD sogar unter Verdacht, den Appetit zu reduzieren (https://www.epidiolex.com/sites/default/files/pdfs/0820/EPX-036450820_EPIDIOLEX_%28cannabidiol%29_USPI.pdf).

15.2 Pharmakologie – was man über Cannabinoide wissen sollte

15.2.1 Inhalative, orale und sublinguale Anwendung

Viele Berichte über positive Effekte von Cannabinoiden in der Palliativtherapie beziehen sich oftmals auf das Rauchen von Marijuana. Cannabiserfahrene Patienten bevorzugen häufig die inhalative Anwendung, da die Wirkung bereits nach wenigen Minuten einsetzt und somit auch besser steuerbar ist als die orale Einnahme. Die bessere inhalative Bioverfügbarkeit und die möglicherweise vorteilhafte Kombination verschiedenster Inhaltsstoffe

(Cannabinoide, Terpene etc.) sind Argumente, die als Grund für die Verwendung von (medizinischem) Cannabis genannt werden, allerdings nicht ausreichend wissenschaftlich belegt sind.

Auch wenn die inhalative Anwendung von medizinischem Cannabis Vorteile aus pharmakokinetischer Sicht aufweisen mag, stehen diesen viele Nachteile und Risiken gegenüber. Die politisch und juristisch motivierte Zulassung von medizinischem Cannabis in Form von Blüten und Extrakten in Deutschland im März 2017 zeigt beispielhaft die verschiedenen Problemfelder auf. Aufgrund von Angebot und Nachfrage sind in Deutschland aktuell mehr als 21 verschiedene Medizinalhanfsorten („Strains") auf dem Markt. Der THC- und CBD-Gehalt der einzelnen Sorten variiert erheblich. So kann der THC-Gehalt zwischen 1 und 22 % liegen. Bei einer Verschreibung von 100 g Cannabisblüten kann die verordnete Menge an THC daher zwischen 1000 und 22.000 mg schwanken. Die Verordnung von medizinischem Cannabis setzt somit eine fundierte Sachkenntnis über die Zusammensetzung der aktuell angebotenen medizinischen Cannabissorten, die Anwendungsweise und die medizinische Wirkung von Cannabinoiden bei den verordnenden ÄrztInnen voraus (https://www.cannabis-aerzte.de/medizinische-cannabissorten/).

Wie bereits erwähnt, liegen Cannabinoide im rohen Pflanzenmaterial als organische Säuren vor. Um diese in die pharmakologisch wirksame Form zu überführen, ist eine Abspaltung (Decarboxylierung) der Säuregruppe nötig. Dies geschieht in geringem Umfang durch spontanen Zerfall oder ganz gezielt durch Erhitzen des Pflanzenmaterials. Der Decarboxylierungsprozess ist von verschiedenen Faktoren abhängig, wie z. B. Temperatur und Zeit; die Menge an wirksamen Cannabinoiden hängt außerdem stark davon ab, wie der Patient die Blüten verarbeitet und einnimmt (Inhalation, Cookies, Tee usw.). Wird das Material beispielsweise als Tee zubereitet, liegt die Ausbeute an aktiven Cannabinoiden – selbst bei optimaler Zubereitung – nur etwa bei 5 % der Ausgangsmenge, bei inhalativer Anwendung erreicht man unter idealen Bedingungen bis zu 98 %. Hier wiederum hängt die aufgenommene Dosis erheblich von der Inhalationstechnik des Patienten ab. Eine exakte Dosierung ist bei Verwendung von medizinischem Cannabis somit kaum möglich, die Tagesdosis von THC und CBD lässt sich – auch aufgrund der Unterschiede der oralen und inhalativen Bioverfügbarkeit (s. Tab. 15.1) – kaum schätzen (https://www.aerzteblatt.de/archiv/186476/Medizinisches-Cannabis-Die-wichtigsten-Aenderungen; Baldwin et al. 1997).

Die inhalative Anwendung hat auch ihre ganz spezifischen Risiken: Die hohen Cannabinoidkonzentrationen, die bei der Inhalation von Cannabisblüten in der Alveole erreicht werden, beeinträchtigen die lokale Immunität (Tashkin und Roth 2019). Zudem wurden bei Cannabisrauchern im Vergleich zu Tabakrauchern häufiger Metaplasien und präkanzeröse Veränderungen im Respirationstrakt gefunden, was unter anderem auf den höheren Schadstoffgehalt des Marijuanarauches zurückgeführt werden muss (Franz und Frishman 2016). Von einigen Firmen werden daher spezielle Inhalatoren angeboten, die aufgrund einer temperaturgesteuerten Vaporisierung weniger Schadstoffe erzeugen sollen. Diese Geräte müssen jedoch als zertifizierte Medizinprodukte ausgewiesen sein.

Tab. 15.1 Pharmakokinetische Kenndaten von THC und CBD in Abhängigkeit vom Applikationsweg

THC	Oral	Inhalativ	Sublingual
Bioverfügbarkeit	Maximal 10–14 %	15–35 %	Keine klinischen Daten
Psychotrope Schwelle	0,2–0,3 mg/kg KG	0,06–0,1 mg/kg KG	?
Wirkeintritt	30–60 min	5 min	15–40 min
Wirkdauer	6–8 h	2–4 h	2–4 h
CBD	oral	Inhalativ	Sublingual
Bioverfügbarkeit	ca. 6–16 %	30–40 %	
Wirkeintritt	60–120 min		
Wirkdauer	8–12 h		

KG Körpergewicht

Bei der inhalativen Anwendung treten psychotrope Effekte rasch und bei niedrigeren Dosierungen auf als bei der oralen Einnahme. Darüber hinaus scheint auch das Risiko kardiovaskulärer Ereignisse signifikant höher zu sein als bei oraler Einnahme. Fast alle Fallberichte von Myokardinfarkten und Insulten beziehen sich auf das Rauchen von Marijuana und nicht auf orale Einnahme von Cannabinoidmedikamenten. Laut einer Metaanalyse ist das Risiko eines Myokardinfarkts in den ersten 60 min nach Rauchen eines Joints um den Faktor 4,8 erhöht, insbesondere bei Cannabis mit hohem THC-Anteil (Latif und Garg 2020). Die Gründe dafür liegen in der spezifischen Wirkung von THC auf das Gefäßsystem: Flutet THC rasch an, kommt es zu einer peripheren Gefäßerweiterung mit reflektorischer Tachykardie und erhöhtem myokardialen Sauerstoffbedarf. In arteriellen Gefäßen im Myokard und im Gehirn kommt es allerdings zur Tonuserhöhung und gleichzeitig zu einer Aktivierung von Thrombozyten. Diese Konstellation reicht mitunter aus, um auch bei jungen und vermeintlich gesunden (zumeist männlichen) Konsumenten schwerwiegende kardiovaskuläre Ereignisse – bis hin zu letalen Myokardinfarkten – auszulösen (Stott et al. 2013). Bei Patienten mit kardiovaskulären Vorerkrankungen ist daher Vorsicht geboten und eine sorgfältige Risiko-Nutzen-Abwägung auch in einer palliativen Situation notwendig. Grundsätzlich gilt aber bei jeder medizinischen Anwendung von Cannabinoiden der Grundsatz:

Start low, go slow

15.2.2 Pharmakologie, Metabolismus und Wechselwirkungen

Alle Cannabinoidsubstanzen sind stark lipophil und nicht in Wasser löslich. Cannabinoide werden im Gastrointestinaltrakt individuell variabel resorbiert und unterliegen zudem einem ausgeprägten First-pass-Effekt. Daher müssen Cannabinoide stets individuell und nach Wirkung titriert werden. Bei oraler Therapie ist es ratsam, die Substanzen unter möglichst konstanten Bedingungen einzunehmen – eine gleichzeitige Aufnahme fetthaltiger Nahrungsmittel kann die Resorption verbessern.

Die Therapie mit der erreichten Dosis sollte dann möglichst über 2–4 Wochen konstant beibehalten werden, um die klinische Wirkung auch sicher einschätzen zu können. Das Führen eines Patiententagebuchs erleichtert die Beurteilung über die Weiterführung der Therapie und liefert darüber hinaus hilfreiche Argumente für die Bewilligung zur Kostenübernahme durch die Krankenversicherung.

15.2.2.1 THC (Dronabinol) und Nabilon (Canemes®)

THC ist im Plasma zu 95–99 % an Plasmaproteine gebunden, diffundiert rasch ins Fettgewebe und ZNS, wird von dort aus langsam freigesetzt und über Leberenzyme zum aktiven Metaboliten 11-OH-THC metabolisiert. Am Ende der verschiedenen Metabolisierungsschritte steht die Glucuronidierung von THC-COOH zu THC-COOH-Glucuronid, einem hydrophileren Molekül, das zu ca. 20–35 % über den Urin ausgeschieden wird (Drogentest), der Hauptanteil jedoch wird über die Fäzes eliminiert. Dronabinol kann daher auch bei PatientInnen mit Nierenfunktionsstörung eingesetzt werden. An der Metabolisierung in der Leber sind vorwiegend die Isoenzyme CYP 2C9 (11-OH-THC) und CYP 3A4 beteiligt. Medikamente, die über die gleichen Isoenzyme verstoffwechselt werden, bzw. starke Inhibitoren dieser Enzyme können möglicherweise klinisch relevante Wechselwirkungen verursachen (https://www.cannabis-med.org/german/sativex.pdf; https://www.epidiolex.com/sites/default/files/pdfs/0820/EPX-03645-0820_EPIDIOLEX_%28cannabidiol%29_USPI.pdf). Interessanterweise ist zum Zeitpunkt des maximalen psychoaktiven Effekts weniger als 1 % der gesamten THC-Dosis im Gehirn angereichert. Sowohl Blutspiegel als auch ZNS-Spiegel korrelieren nicht mit der psychotropen Wirkung.

Nabilon (Canemes®) wird über multiple CYP450- Enzyme abgebaut, eine klinisch relevante Inhibition von CYP-Isoenzymen konnte bisher nicht nachgewiesen werden. Die Ausscheidung erfolgt ebenfalls vorwiegend über die Fäzes.

Die wesentlichen Nebenwirkungen beider Substanzen sind: Müdigkeit, Schwindel, beeinträchtigte Reaktions- und Konzentrationsfähigkeit, Mundtrockenheit, Angst und Blutdruckabfall/Tachykardie.

Cannabidiol (CBD, Epidyolex®)

Anders als THC wirkt CBD nicht berauschend, sondern eher beruhigend, anxiolytisch und antipsychotisch. CBD wirkt zudem entzündungshemmend, antikonvulsiv und schwach analgetisch. CBD ist kein Agonist am CB1- Rezeptor, sondern ein sog. „negativer allosterischer Modulator". Für die Klinik bedeutet das, dass CBD die Wirkung von THC modulieren kann: CBD dämpft die psychotropen Effekte von THC, ohne aber dessen analgetische Wirkung zu verringern. CBD wirkt an zahlreichen anderen Rezeptorsystemen (z. B. TRPV1, GPR55 etc.), hemmt das Enzym Fettsäureamidohydrolase (FAAH), das den Abbau von Anandamid katalysiert, und ist zudem ein potentes Antioxidans. CBD ist eine sog. „Multitarget Drug", deren bisher weitgehend unerforschte klinische Wirkung letztlich die Summe aller Effekte an den unterschiedlichen Rezeptor- und Enzymsystemen darstellt.

CBD wird nach oraler Einnahme extensiv über CYP 3A4 und CYP 2C19 metabolisiert, die orale Bioverfügbarkeit liegt aufgrund des hohen First-pass-Metabolismus bei 6 %, kann aber durch gleichzeitigen Genuss fetthaltiger Nahrungsmittel bis auf ca. 16 % verbessert werden. Wechselwirkungen von CBD sind grundsätzlich mit allen Medikamenten möglich, die starke Induktoren, Inhibitoren oder Substrate dieser beiden Isoenzyme sind. Klinisch relevante Wechselwirkungen wurden bei einer Kombinationstherapie mit Antiepileptika, insbesondere mit Clobazam (bis zu 3fache Erhöhung des Blutspiegels von N-Desmethylclobazam), beobachtet, sodass – besonders in der Titrationsphase von CBD – entsprechende Blutspiegelkontrollen und Dosisanpassungen durchgeführt werden müssen. Weitere Interaktionen sind durch Hemmung der Enzyme Uridin-5′-diphospho-glucuronosyltransferase 1A9 (UGT1A9) (Substrate: Diflunisal, Propofol, Fenofibrat) und UGT2B7 (Substrate: Gemfibrozil, Lamotrigin, Morphin, Lorazepam) durch CBD denkbar, sodass auch hier eine Dosisanpassung der Substrate erforderlich sein kann (Huestis et al. 2019; Häuser et al. 2017).

Die wesentlichen Nebenwirkungen von CBD sind: Schläfrigkeit und Sedierung, Durchfall, erhöhte Körpertemperatur, Transaminasenerhöhung und verminderter Appetit. *Eine Anwendung von CBD in der Schwangerschaft ist kontraindiziert, da es zu Plazentafunktionsstörungen und Frühgeburtlichkeit kommen kann!*

15.3 Zusammenfassung: Aktueller Stellenwert der Cannabinoide

Die bisherigen Ergebnisse zur Effektivität von Cannabis und der verfügbaren Cannabinoide als Analgetika, Koanalgetika oder Adjuvanzien in der Palliativmedizin erlauben keine endgültige Bewertung ihres tatsächlichen medizinischen Nutzens.

Der generelle Einsatz von Cannabinoiden beim Palliativpatienten sollte daher vor dem Hintergrund der verfügbaren Alternativen und aus Sicht einer evidenzbasierten Medizin kritisch hinterfragt werden. Häuser et al. stellen in einem Review eine gewisse Diskrepanz zwischen der öffentlichen Wahrnehmung von Wirksamkeit, Verträglichkeit und Sicherheit der Cannabinoidmedikamente und den Ergebnissen systematischer Übersichtsarbeiten fest (Mücke et al. 2016; Rocha et al. 2014). Der geringen wissenschaftlichen Evidenz stehen aber oftmals positive Erfahrungen aus der Praxis gegenüber. Diese Erfahrungen und insbesondere der Wunsch der Patienten nach einer Cannabinoidtherapie haben in den letzten Jahren auch zu einem vermehrten Einsatz in Österreich geführt. Für die Kostenerstattung durch die Sozialversicherungsträger ist hier vor allem eine gute Dokumentation des Therapieerfolgs wichtig, neben der Schmerzstärke sollten auch weitere Parameter wie z. B. Schlaf, Stimmung und Coping schlüssig erfasst werden.

15.4 Ausblick

Präklinische Studien zeigen eine signifikante Antitumoraktivität von Cannabinoiden (sowohl CBD als auch THC oder ihre Kombination) bei verschiedenen Malignomen, wie etwa kolorektalen Tumoren, insbesondere aber bei Gliomen und Glioblastomen. Eine Übersichtsarbeit, in der 34 (von insgesamt 2260) präklinischen Studien zu Gliomen berücksichtigt werden konnten, fasst diese Arbeiten zusammen (López-Valero et al. 2018). CBD und THC wirkten antiproliferativ und induzierten Apoptose, Nekrose und Autophagie der Tumorzellen ohne Einfluss auf normale Zellen. Tierexperimentell wurden eine Reduktion der Tumorgröße, antiangiogene und antimetastatische Effekte beobachtet. Der Effekt des Chemotherapeutikums Temozolomid (TMZ) wurde durch CBD verstärkt und die Resistenzentwicklung von Tumorzellen verhindert. Auch hier war eine Kombination von THC und CBD wirksamer als die Einzelsubstanzen, wobei das Outcome am besten war, wenn die CBD-Dosis deutlich höher war als die von THC (Rodriguez-Almaraz et al. 2020).

Insgesamt ist die Evidenzlage für einen klinischen Einsatz in dieser speziellen Indikation allerdings noch unzureichend, da die wenigen vorhandenen klinischen Studien zu heterogen sind (verschiedene Cannabinoide, Applikationsformen, Outcome-Parameter, nur sehr kleine Studienpopulation) und oft nicht die geforderte Qualität (GRADE) für eine Metaanalyse aufweisen (López-Valero et al. 2018). Es ist aber zu erwarten, dass aussagekräftigere zukünftige Studien den Einsatz von Cannabinoiden (insbesondere CBD) bei Gliomen unterstützen könnten

Literatur

Abrams DI et al (2007) Cannabis in painful HIV-associated sensory neuropathy. Neurology 68:515–521
Baldwin GC et al (1997) Habitual smoking of marijuana and cocaine impairs alveolar macrophage function and cytokine production. J Respir Crit Care Med 156:1606–1613
Beal JA (1994) Appetite effect of dronabinol. J Clin Oncol 12:1524–1525
Blake DR et al (2006) Preliminary assessment of the efficacy, tolerability and safety of a cannabis-based medicine (Sativex) in the treatment of pain caused by rheumatoid arthritis. Rheumatology 45(1):50–52
Boychuk DG et al (2015) The effectiveness of cannabinoids in the management of chronic nonmalignant neuropathic pain: a systematic review. J Oral Facial Pain Headache 29(1):7–14
Buggy DJ et al (2003) Lack of analgesic efficacy of oral delta-9-tetrahydrocannabinol in postoperative pain. Pain 106(1–2):169–172
Casarett DJ et al (2019) Benefit of tetrahydrocannabinol versus cannabidiol for common palliative care symptoms. J Palliative Med 22(10):1180–1184
Fitzcharles MA et al (2016) Efficacy, tolerability and safety of cannabinoids in chronic pain associated with rheumatic diseases (fibromyalgia syndrome, back pain, osteoarthritis, rheumatoid arthritis): a systematic review of randomized controlled trials. Schmerz 30(1):47–61
Franz CA, Frishman WH (2016) Marijuana use and cardiovascular disease. Cardiol Rev 24(4):158–162
Häuser W et al (2017) Cannabinoide in der Schmerz- und Palliativmedizin: Eine Übersicht systematischer Reviews und prospektiver Beobachtungsstudien. Dtsch Arztebl Int 114:627–634
Häuser W et al (2018) European Pain Federation (EFIC) position paper on appropriate use of cannabis-based medicines and medical cannabis for chronic pain management. Eur J Pain 22(9):1547–1564
Holdcroft A et al (2006) A multicenter dose-escalation study of the analgesic and adverse effects of an oral cannabis extract (Cannador) for postoperative pain management. Anesthesiology 104(5):1040–1046

https://dgs-praxisleitlinien.de/index.php/leitlinien/cannabis. Zugegriffen am 09.09.2020
https://docplayer.org/68460807-Positionspapier-der-oesterreichischen-schmerzgesellschaft-zum-klinischen-einsatz-von-cannabinoiden-in-der-schmerzmedizin.html. Zugegriffen am 09.09.2020
https://www.aerzteblatt.de/archiv/186476/Medizinisches-Cannabis-Die-wichtigsten-Aenderungen. Zugegriffen am 15.09.2020
https://www.cannabis-aerzte.de/medizinische-cannabissorten/. Zugegriffen am 08.09.2020
https://www.cannabis-aerzte.de/medizinische-cannabissorten/. Zugegriffen am 15.09.2020
https://www.cannabis-med.org/german/sativex.pdf. Zugegriffen am 15.09.2020
https://www.epidiolex.com/sites/default/files/pdfs/0820/EPX-036450820_EPIDIOLEX_%28cannabidiol%29_USPI.pdf. Zugegriffen am 15.09.2020
https://www.epidiolex.com/sites/default/files/pdfs/0820/EPX-03645-0820_EPIDIOLEX_%28cannabidiol%29_USPI.pdf. Zugegriffen am 15.09.2020
https://www.pharmazeutische-zeitung.de/ausgabe-112017/tee-lange-kochen-und-heiss-trinken/. Zugegriffen am 08.09.2020
Huestis MA et al (2019) Cannabidiol adverse effects and toxicity. Curr Neuropharmacol 17(10):974–989
Jatoi A et al (2002) Dronabinol versus megestrol acetate versus combination therapy for cancer-associated anorexia: a North Central Cancer Treatment Group study. J Clin Oncol 20:567–573
Johnson JR et al (2010) Multicenter, double-blind, randomized, placebo-controlled, parallel-group study of the efficacy, safety, and tolerability of THC:CBD extract and THC extract in patients with intractable cancer-related pain. J Pain Symptom Manage 39(2):167–179
Kraft B et al (2008) Lack of analgesia by oral standardized cannabis extract on acute inflammatory pain and hyperalgesia in volunteers. Anesthesiology 109(1):101–110
Latif Z, Garg N (2020) The impact of marijuana on the cardiovascular system: a review of the most common cardiovascular events associated with marijuana use. J Clin Med 9(6):1925
López-Valero I et al (2018) Targeting glioma initiating cells with a combined therapy of cannabinoids and temozolomide. Biochem Pharmacol 157:266–274
Lynch ME et al (2014) A double-blind, placebo-controlled, crossover pilot trial with extension using an oral mucosal cannabinoid extract for treatment of chemotherapy-induced neuropathic pain. J Pain Symptom Manag 47(1):166–173
Marsicano G et al (2002) The endogenous cannabinoid system controls extinction of aversive memories. Nature 418:530–534
McKerral S et al (2003) Efficacy of two cannabis based medicinal extracts for relief of central neuropathic pain from brachial plexus avulsion: results of a randomised controlled trial. 2003 Symposium on the Cannabinoids, Burlington, Vermont, International Cannabinoid Research Society, S 45
Mechoulam R, Hanu L (2001) The cannabinoids: an overview. Therapeutic implications in vomiting and nausea after cancer chemotherapy, in appetite promotion, in multiple sclerosis and in neuroprotection. Pain Res Manag 6:67–73
Meiri E et al (2007) Efficacy of dronabinol alone and in combination with odansetron versus ondansetron alone for delayed chemotherapy-induced nausea and vomiting. Curr Med Res Opin 23(3):533–543
Mücke M et al (2016) Cannabinoide in der palliativen Versorgung: Systematische Übersicht und Metaanalyse der Wirksamkeit, Verträglichkeit und Sicherheit. Schmerz 30:25–36
Naef M et al (2003) The analgesic effect of oral delta-9-tetrahydrocannabinol (THC), morphine and a THC-morphine combination in healthy subjects under experimental pain conditions. Pain 105(1–2):79–80
Noyes R et al (1975) The analgesic properties of delta-9 tetrahydrocannabinol and codeine. Clin Pharmacol Ther 18(1):84–89

Nurmikko TJ et al (2007) Sativex successfully treats neuropathic pain characterised by allodynia: a randomised, double-blind, placebo-controlled clinical trial. Pain 133(1–3):210–220

Radbruch L, Nauck F (2004) Cannabinoide in der Behandlung von Übelkeit und Erbrechen. Schmerz 18:306–310

Reynolds R (2002) Comparative efficacy of dronabinol and megestrol acetate. J Clin Oncol 20:2912–2913

Rocha FCM et al (2014) Systematic review of the literature on clinical and experimental trials on the antitumor effects of cannabinoids in gliomas. J Neurooncol 116(1):11–24

Rodriguez-Almaraz JE et al (2020) A systematic review examining the effects of cannabis and its derivates in adults with central nervous system tumors. Neuro Oncol Pract 7(4):376–383

Smith LA et al (2015) Cannabinoids for nausea and vomiting in adults with cancer receiving chemotherapy. Cochrane Database Syst Rev 11:CD009464

Stott C et al (2013) A phase I, open-label, randomized, crossover study in three parallel groups to evaluate the effect of Rifampicin, Ketoconazole, and Omeprazole on the pharmacokinetics of THC/CBD oromucosal spray in healthy volunteers. SpringerPlus 2:236

Strasser F et al (2006) Comparison of orally administered cannabis extract and delta-9-tetrahydrocannabinol in treating patients with cancer-related anorexia-cachexia syndrome: a multicenter, phase III, randomized, double-blind, placebo-controlled clinical from the Cannabis-In-Cachexia-Study-Group. J Clin Oncol 24(21):3394–3400

Tashkin DP, Roth MD (2019) Pulmonary effects of inhaled cannabis smoke. Am J Drug Alcohol Abuse 45(6):596–609

Timpone JG et al (1997) The safety and pharmacokinetics of single-agent and combination therapy with megestrol acetate and dronabinol for the treatment of HIV wasting syndrome. Aids Res Human Retroviruses 13:305–315

Tramer MR et al (2001) Cannabinoids for control of chemotherapy induced nausea and vomiting: quantitative systematic review. BMJ 323:16–21

Wallace M et al (2007) Dose-dependent effects of smoked cannabis on capsaicin-induced pain and hyperalgesia in healthy volunteers. Anesthesiology 107:785–789

Whiting PF et al (2015) Cannabinoids for medical use: a systematic review and meta-analysis. JAMA 313(24):2456–2473

Wilsey B et al (2008) A randomized, placebo-controlled, crossover trial of cannabis cigarettes in neuropathic pain. J Pain 9(6):506–521

Tumorschmerztherapie bei Kindern und Jugendlichen

16

Reinhard Sittl, Chara Gravou-Apostolatou und Rudolf Likar

Inhaltsverzeichnis

16.1	Einleitung	140
16.2	Ursachen von Tumorschmerzen bei Kindern	140
16.3	Voraussetzungen einer Schmerztherapie bei tumorerkrankten Kindern	140
16.4	Medikamentöse Schmerztherapie	141
	16.4.1 Nichtopioidanalgetika	141
	16.4.2 Opioidanalgetika	141
	16.4.3 Opioidnebenwirkungen bei Kindern	142
	16.4.4 Koanalgetika	143
	16.4.5 Parenterale Therapie mit Schmerzpumpen	143
	16.4.6 Kurze schmerzhafte diagnostische und therapeutische Eingriffe (siehe oben)	144
Literatur		144

R. Sittl (✉)
Fürth, Deutschland
e-mail: Reinhard.Sittl@schmerzzentrum.imed.uni-erlangen.de

C. Gravou-Apostolatou
Kinder- und Jugendklinik, Universitätsklinikum Erlangen, Erlangen, Deutschland
e-mail: chara.gravou-apostolatou@uk-erlangen.de

R. Likar
MSC Landeskrankenanstalten-Betriebsgesellschaft – KABEG, Klinikum Klagenfurt am Wörthersee, Abteilung für Anästhesiologie und Intensivmedizin, Klagenfurt, Österreich

16.1 Einleitung

Die Schmerztherapie bei tumorkranken Kindern und Jugendlichen war lange Zeit ein vernachlässigtes Gebiet der pädiatrischen Onkologie. Auch bei Kindern mit Tumorerkrankungen ist eine gute Schmerzkontrolle möglich. Viele Kinder werden aber immer noch unzureichend behandelt, weil Unsicherheiten hinsichtlich der Schmerzbeurteilung und der Dosierung der Analgetika bestehen (*Tutelman PR* 2018)

16.2 Ursachen von Tumorschmerzen bei Kindern

Schmerzen durch Tumorerkrankungen treten bei Kindern und Jugendlichen in vergleichbarer Häufigkeit auf wie bei Erwachsenen. Die häufigsten tumorbedingten Schmerzursachen sind Knochen- und Gelenkschmerzen bei Osteosarkomen, Kapselspannung innerer Organe bei Leukämie, Nervenschmerzen durch lokale Infiltrationen bei Neuroblastomen und Kopfschmerzen durch Hirndrucksteigerung bei Medulloblastomen. Verglichen mit Erwachsenen haben Kinder wegen der zunehmend aggressiven Tumortherapie häufiger therapiebedingte Schmerzen wie Mukositis nach Knochenmarktransplantationen, Phantomschmerzen nach Amputationen bei Osteosarkomen und Plexopathien bzw. Neuropathien nach Bestrahlung und Chemotherapie. Auch die postoperativen Schmerzen müssen bei den häufig ausgedehnten Eingriffen adäquat behandelt werden.

16.3 Voraussetzungen einer Schmerztherapie bei tumorerkrankten Kindern

Eine erfolgreiche Schmerztherapie erfordert die interdisziplinäre Zusammenarbeit zwischen den behandelnden onkologischen Kollegen, dem Pflegepersonal, den Eltern und den konsiliarisch tätigen Ärzten, um die Schmerzursache, die Schmerzintensität und die psychischen Einflussfaktoren möglichst genau zu erfassen.

Eine ausführliche Information der Eltern und der Kinder über die schmerztherapeutischen Möglichkeiten und ihre Nebenwirkungen ist notwendig. Dies fehlt noch vielerorts [Uhl K,]. Die verbreitete Angst vor dem Einsatz starker Opioide, insbesondere Morphin, sollte in Gesprächen mit den Eltern thematisiert werden (Häberle und Niethammer 1995).

Im Therapieverlauf ist es wichtig, die Schmerzstärke, den Schmerzcharakter und die Nebenwirkungen der Medikamente durch die Angehörigen bzw. durch die Kinder selbst, z. B. durch das Führen von Schmerztagebüchern, dokumentieren zu lassen [Duffy EA]. Bei Problemen der Schmerzmessung sollten die Erfahrungen der Eltern und der Pflegekräfte mit herangezogen werden.

16.4 Medikamentöse Schmerztherapie

Wie bei den Erwachsenen werden Tumorschmerzen bei Kindern mechanismenorientiert behandelt, d. h. die Auswahl der Medikamente erfolgt aufgrund des Pathomechanismus der Schmerzen (nozizeptiv?, neuropathisch?, „mixed pain"?)

Bis zu einem Gewicht von 50 kg bzw. bis zur Pubertät wird die Medikamentendosis dem Gewicht angepasst. Schwierigkeiten ergeben sich bei der Behandlung von Kindern dadurch, dass nicht alle Medikamente in der gewünschten Applikationsform vorliegen bzw. für Kinder nicht zugelassen sind. Intramuskuläre Injektionen sollten bei Kindern vermieden werden.

16.4.1 Nichtopioidanalgetika

Nichtsteroidale Antirheumatika z. B. Ibuprofen sollten, wenn möglich, auch bei Kindern oral in flüssiger Form gegeben werden. Die intravenöse Applikation sollte nur in Ausnahmefällen erfolgen.

Wegen der Analgesie, der zusätzlichen antipyretischen Eigenschaften und der geringen Beeinflussung der Thrombozytenfunktion hat Metamizol einen hohen Stellenwert in der Tumorschmerztherapie von Kindern. Es ist in allen Applikationsformen vorhanden und für Kinder ab 3 Monaten zugelassen. In der Tumorschmerztherapie kommt Paracetamol nur zum Einsatz, wenn andere Nichtopioide wegen Kontraindikationen nicht verwendet werden können. Die Anfangsdosierung sollte bei 20–30 mg/kg Körpergewicht (KG) liegen. Die Erhaltungsdosis liegt bei 15 mg/kg KG alle 6 h oder 10 mg/kg KG alle 4 h. Eine höhere Dosierung darf wegen der Gefahr einer toxischen Leberschädigung nicht erfolgen. Paracetamol kann auch intravenös appliziert werden.

16.4.2 Opioidanalgetika

Das schwache Opioid Tramadol wird bis zu einer Dosis von 6–8 mg/kg KG/Tag, am besten als orales Retardpräparat, verabreicht. In Ausnahmefällen kann die Dosis bis auf 10 mg/kg KG/Tag erhöht werden.

Tramadol kann bei Kindern auch parenteral verabreicht werden und führt zu einer guten Schmerzlinderung ohne wesentliche respiratorische Komplikationen (Griessinger et al. 1997). Standardisierte Konzentrationen des Tramadols in der Spritzenfüllung und körpergewichtsbezogene Infusionsraten helfen, mögliche Dosierungsfehler zu vermeiden.

In Deutschland wird auch häufig das „schwache" Opioid Tilidin in Fixkombination mit Naloxon zur oralen Schmerztherapie eingesetzt. Es gibt Tropfen und Retardtabletten.

Für Tapentadol gibt es derzeit noch wenig Daten. Aufgrund des dualen Wirkmechanismus und unserer klinischen Erfahrung scheint es aber auch gut für die Therapie von Tumorschmerzen geeignet zu sein [Finkel JC; Homma M; Howard RF]. Wenn Kinder bereits vor Tumoroperationen starke Opioide eingenommen haben, müssen sie auch zur postoperativen Analgesie Opioide erhalten. Bei Kindern ab dem 7. Lebensjahr können diese Medikamente auch mithilfe einer patientenkontrollierten Analgesie (PCA) appliziert werden. Kinder diesen Alters können die PCA-Geräte zuverlässig bedienen.

Die postoperative Schmerztherapie und die intravenöse Schmerztherapie bei Mukositis nach Knochenmarkstransplantationen mit schwachen und starken Opioden erfordert eine regelmäßige Überwachung der respiratorischen Funktion und eine Dokumentation von Schmerzwert und Sedierungsgrad. Nur durch eine konsequente Erfassung des Schmerzwertes kann eine individuelle Dosisanpassung erfolgen.

Morphin oder Hydromorphon sind oral einsetzbare Opioide bei Tumorschmerzen, wenn mit Tramadol keine ausreichende Schmerzlinderung erreicht werden kann. Die Evidenz hierzu ist derzeit trotz guter klinischer Erfahrungen leider nicht vorhanden [Wiffen PJ]. Die Umstellung auf ein starkes Opioid sollte durch schmerztherapeutisch erfahrene Kollegen erfolgen.

Bei länger anhaltenden Schmerzzuständen wird es am besten als Retardform verabreicht. Eine mögliche Applikationsform ist das lösliche retardierte Morphingranulat, das leider jetzt nur noch in der 20-mg-Dosierung zur Verfügung steht. Die orale Initialdosis von Morphin sollte bei 0,5 mg/kg KG liegen. Die endgültige Dosis muss wie bei Erwachsenen individuell und schrittweise ermittelt werden.

Eine weitere Alternative ist ein transdermales Applikationssystem. Derzeit stehen Buprenorphin und Fentanyl als „Schmerzpflaster" zur Verfügung. Buprenorphin, ein Matrixpflaster liegt auch in niedrigen Dosierungen (5 µg/h) vor, sodass es auch bei kleineren Kindern verwendet werden kann [Ruggiero A].

Die Dosierungsintervalle unterscheiden sich bei Kindern nicht von denen der Erwachsenen. Ein enger Kontakt mit Eltern und Pflegekräften hilft, die richtige Dosis zu finden. Bei Kindern, die in der Klinik auf starke Opiode eingestellt werden, kann die Dosisfindung mithilfe einer PCA-Pumpe erfolgen.

Bei Unwirksamkeit der verwendeten Opioide bzw. bei Nebenwirkungen steht mit dem L-Methadon ein Alternativpräparat zur Verfügung. Es liegt in Tropfenform vor und kann Säften oder Tee beigemischt werden. Wegen der langen und individuell stark variierenden Eliminationshalbwertszeit müssen in der Einstellungsphase eine besonders engmaschige Therapiekontrolle und eine vorsichtige Dosisanpassung erfolgen [Habashy C].

16.4.3 Opioidnebenwirkungen bei Kindern

Die opiodbedingte Obstipation muss, wie bei Erwachsenen, prophylaktisch behandelt werden. Macrogol und Natriumpicosulfat sind die Medikamente der Wahl.

Besonders zu Beginn einer Opiodtherapie kann es zu Übelkeit kommen. Es empfiehlt sich eine prophylaktische Behandlung. Domperidon, Dimenhydrinat und Ondansetron werden empfohlen.

Dopaminantagonisten, wie z. B. Metoclopramid, dürfen wegen der gehäuft auftretenden extrapyramidal-motorischen Nebenwirkungen bei Säuglingen und Kleinkindern nicht eingesetzt werden.

Tritt unter Morphintherapie ein starker Juckreiz auf, der mit Antihistaminika nicht ausreichend gelindert werden kann, muss ein Opioidwechsel vollzogen werden. Reicht das nicht aus kann auch sehr niedrig dosiertes Naloxon verabreicht werden (1 µg/kg/h). Bei Wirksamkeit langsame Dosisreduktion.

Die Einstellung auf Morphin oder L-Methadon muss unter Kontrolle von Schmerzwert, Sedierungsgrad und Atemfunktion erfolgen, um mögliche respiratorische Nebenwirkungen rechtzeitig zu erkennen.

16.4.4 Koanalgetika

Bei neuropathischen Schmerzen setzt man auch bei Kindern neben Analgetika Antidepressiva bzw. Antikonvulsiva in einschleichender Dosierung ein. Eine Evidenz ist bei Kindern bisher nicht gezeigt.

Kortison ist indiziert bei Schmerzen, die durch Nervenkompression verursacht sind. Eine weitere Indikation sind Kapselschmerzen innerer Organe sowie Schmerzen durch Lymphödeme. Empfohlen wird eine einmalige intravenöse Gabe von 1 mg/kg KG Dexamethason als Kurzinfusion und eine niedrige Erhaltungsdosis (0,1 mg/kg KG/Tag) in den nächsten 2–4 Wochen. Bei Allodynie kann lokal Lidocain in Form eines Pflasters verwendet werden (Lidoderm®).

Wenn starke Opiode auch in hohen Dosierungen unter Zuhilfenahme der Koanalgetika zu keiner Schmerzlinderung führen und regionalanästhesiologische Maßnahmen nicht möglich sind, muss eine intravenöse Therapie mit Ketamin (NMDA-Rezeptorantagonist) in Erwägung gezogen werden [Courade M]. Die Umstellung auf Ketamin muss stationär erfolgen. Erfahrungen haben wir mit intravenösen Dosierungen von 5–10 mg/kg KG/Tag. Um psychomimetische Nebenwirkungen zu vermeiden, muss neben einer Dosistitration zusätzlich ein Benzodiazepin, z. B. Midazolam, in einer Dosierung von 0,3–0,5 mg/kg KG/Tag gegeben werden. In Einzelfällen können die notwendigen Dosierungen wesentlich höher liegen. Die Opiodtherapie wird beibehalten.

16.4.5 Parenterale Therapie mit Schmerzpumpen

Wenn eine orale Opiodbehandlung nicht mehr möglich oder sinnvoll ist, sind kontinuierliche parenterale Verabreichungen indiziert.

Liegt ein permanenter zentraler Venenzugang vor, sollte die Schmerztherapie grundsätzlich über diesen Katheter durchgeführt werden. Fehlt ein zentraler Zugang, können die Schmerzmittel subkutan appliziert werden. Die Punktionsstelle der subkutanen Dauernadel sollte vorher mit Emlacreme anästhesiert werden. Die kontinuierliche Verabreichung der Medikamente erfolgt mit mechanischen oder elektronischen Pumpsystemen, die möglichst einfach zu bedienen und störungsunanfällig sein müssen [Schiessl C].Wenn möglich sollen Pumpen verwendet werden, die zur Selbstmedikation geeignet sind (patienten- bzw. elternkontrollierte Analgesie).

Bei ambulant betreuten Kindern mit Schmerzpumpen muss ein 24-stündig erreichbarer ambulant tätiger pädiatrisch erfahrenen Palliativdienst (APPV) vorhanden sein.

Zur Prophylaxe von Phantomschmerzen nach Amputationen bei Tumoren des Knochensystems sollte eine Therapie mit rückenmarknahen Kathetern empfohlen werden (Collins et al. 1995).

16.4.6 Kurze schmerzhafte diagnostische und therapeutische Eingriffe (siehe oben)

Die kurzen schmerzhaften Maßnahmen wie Venenpunktionen, Liquorpunktionen, Sternalpunktionen oder Biopsien sind für Kinder sehr belastend. Sie empfinden besonders die Knochenmarkpunktion als außerordentlich schmerzhaft. Die ersten Punktionen sollten in maximaler Analgesie durchgeführt werden, um negative Konditionierungen zu verhindern.

Bei Knochenmarkpunktionen sollte eine Analgosedieung in Intubationsbereitschaft durchgeführt werden. Eine kontinuierliche Überwachung der respiratorischen Funktion ist Voraussetzung. Antagonisten (Naloxon und Flumazenil) sollten bereitliegen (Zernikow et al. 2000). Bei älteren Kindern können auch psychologische Methoden der Schmerztherapie erfolgreich eingesetzt werden.

Wie bei Erwachsenen, so ist auch bei Kindern eine effektive Therapie von Tumorschmerzen möglich. Mithilfe von ambulanten Teams sind die Behandlung und Betreuung von Kindern mit stärksten Schmerzen auch zu Hause möglich.

Literatur

Collins JJ, Grier HE, Kinney HC, Brede CB (1995) Control of severe pain in children with terminal malignancy. J Petiatr 126(4):653–657

Courade M, Bertrand A, Guerrini-Rousseau L, Pagnier A, Levy D, Lervat C, Cojean N, Ribrault A, Dugue S, Thouvenin S, Piguet C, Schmitt C, Marec-Berard P (2019) Low-dose ketamine adjuvant treatment for refractory pain in children, adolescents and young adults with cancer: a pilot study. BMJ Support Palliat Care 2019:bmj-spcare-2018-001739. https://doi.org/10.1136/bmjspcare-2018-001739. Online ahead of print

Duffy EA, Dias N, Hendricks-Ferguson V, Hellsten M, Skeens-Borland M, Thornton C, Linder LA (2019) Perspectives on cancer pain assessment and management in children. Semin Oncol Nurs. PMID: 31078340 Review

Finkel JC, Goldberg J, Rosenburg R, Ariyawansa J, Sun T, Ochs-Ross R, Zannikos P, Zhang L, Etropolski M (2019) First evaluation of tapentadol oral solution for the treatment of moderate to severe acute pain in children aged 6 to <18. J Pain Res 12:1925–1936

Griessinger N, Rösch W, Schott G, Sittl R (1997) Tramalinfusion zur Schmerztherapie nach großen Blaseneingriffen auf Kinderstationen. Urologe 36:552–556

Habashy C, Springer E, Hall EA, Anghelescu DL (2018) Methadone for pain management in children with cancer. Paediatr Drugs 20(5):409–416

Häberle H, Niethammer D (1995) Leben will ich jeden Tag. Leben mit krebskranken Kindern und Jugendlichen – Erfahrungen und Hilfen. Herder, Freiburg Basel Wien

Hanekop G-G, Sorge J, Aulbert E et al. Anleitung zur Tumorschmerztherapie bei Kindern und Jugendlichen. Arbeitskreis „Tumorschmerz" der DGSS (erhältlich bei Grünenthal GmbH, 52220 Stolberg)

Homma M, Kokubun H, Okuwaki K, Katada C, Hayashi N, Kanai A, Koizumi W, Atsuda K (2020) Pharmacokinetic analysis, analgesic effects, and adverse effects of tapentadol in cancer patients with pain. Biol Pharm Bull 43(6):1000–1006. https://doi.org/10.1248/bpb.b20-00084

Howard RF, Radic T, Sohns M, Eerdekens M, Waßmuth A (2020) Tapentadol prolonged release for long-term treatment of pain in children. J Pain Res 13:3157–3170

Kart T, Christrup LL, Rasmussen M (1997) Recommended use of morphin in neonates, infants and children based on literature review: part 2 – clinical use. Paediatr Anaesth 7(2):93–101

Pothmann R (1996) Besonderheiten des akuten Schmerzes im Kindesalter. Der Schmerz 10:1–13

Ruggiero A, Coccia P, Arena R, Maurizi P, Battista A, Ridola V, Attinà G, Riccardi R (2013) Efficacy and safety of transdermal buprenorphine in the management of children with cancer-related pain. Pediatr Blood Cancer 60(3):433–437

Schiessl C, Bidmon J, Sittl R, Griessinger N, Schüttler J (2007) Patient-controlled analgesia (PCA) in outpatients with cancer pain. Analysis of 1,692 treatment days. Schmerz 21(1):35–38, 40–42

Sittl R (1998) Wie behandelt man Krebsschmerzen bei Kindern und Jugendlichen? In Jage J (Hrsg) Medikamente gegen Krebsschmerzen, 3. Aufl. Chapman and Hall, S 230–239

Tutelman PR, Chambers CT, Stinson JN, Parker JA, Fernandez CV, Witteman HO, Nathan PC, Barwick M, Campbell F, Jibb LA, Irwin K (2018) Pain in children with cancer: prevalence, characteristics, and parent management. Clin J Pain 34(3):198–206

Uhl K, Burns M, Hale A, Coakley R (2020) The critical role of parents in pediatric cancer-related pain management: a review and call to action. Curr Oncol Rep 22(4):37

Wiffen PJ, Cooper TE, Anderson AK, Gray AL, Grégoire MC, Ljungman G, Zernikow B (2017) Opioids for cancer-related pain in children and adolescents. Cochrane Database Syst Rev 7(7):CD012564

Zernikow B, Griessinger N, Fengler R (2000) Praktische Schmerztherapie in der Kinderonkologie. Schmerz 13:213–235

Therapie mittels invasiver Techniken

17

Wilfried Ilias

Inhaltsverzeichnis

17.1	Indikation zur „minimal invasiven Schmerztherapie"	148
17.2	Methoden	149
	17.2.1 Ganglion Gasseri Blockade mit Hochfrequenzstrom (Tronnier et al. 2001)	149
	17.2.2 Vorgangsweise	149
	17.2.3 Ggl. Stellatum Blockade	152
	17.2.4 Subarachnoidale Neurolyse	153
	17.2.5 Epidurale Neurolyse	154
	17.2.6 Ganglion coeliacum Blockade	154
	17.2.7 Vertebroplastie	155
	17.2.8 Angiosklerose (Montgomery und Sullivan 2001)	156
Literatur		156

Die hier angesprochene „invasive" Schmerztherapie diskutiert ausschließlich Methoden, welche die Zerstörung von einzelnen Nerven oder Nervenplexus bezwecken. Nach rezenter Terminologie, sollte diese Art der Schmerztherapie jedoch eher als „minimal invasiv" bezeichnet werden. Die angesprochenen Methoden umfassen die Chemoneurolyse durch die Injektion von neurolytischen Substanzen wie Phenol, Phenol-Glycerin, Äthylalkohol, die Zerstörung von Nervengewebe durch physikalische Methoden wie Hochfrequenzstrom, Ultraschall sowie Kryolyse. Alle bis hier angesprochenen Methoden führen letztlich zur Zerstörung von Nerven, Nervenplexus und/oder Neuronen, wobei grundsätzlich

---

W. Ilias (✉)
Ordinationszentrum Wiener Privatklinik, Wien, Österreich
e-mail: iliasbhb@chello.at

© Der/die Autor(en), exklusiv lizenziert an Springer-Verlag GmbH, DE, ein Teil von Springer Nature 2023
G. Bernatzky et al. (Hrsg.), *Schmerzbehandlung in der Palliativmedizin*,
https://doi.org/10.1007/978-3-662-64329-7_17

davon auszugehen ist, dass diese Läsionen irreversibel sind. Dementsprechend eng und vorsichtig muss die Indikation zur neurolytisch-invasiven Schmerztherapie gestellt werden, da ja mit der Zerstörung von Nervengewebe ein bleibender Funktionsverlust einhergeht.

In Ergänzung dazu sollen jedoch auch Methoden vorgestellt werden, welche die Schmerzinduktion nicht durch Zerstörung von Nervengewebe verhindern, sondern vielmehr den Ansatz einer curativen Therapie in sich bergen, wie dies z. B. die Vertebroplastie und die Angiosklerose darstellt.

17.1 Indikation zur „minimal invasiven Schmerztherapie"

Der sinnvolle Einsatz der in der Folge diskutierten Methoden setzt folgende Gegebenheiten voraus:

- Der Schmerzzustand ist auf ein anatomisch klar abzugrenzendes Gebiet beschränkt.
- Das Gebiet ist einer der bereits genannten Methoden zugänglich.
- Der voraussichtliche Erfolg kann durch eine diagnostische Blockade bestätigt werden.*
- Der gleichzeitige Ausfall von Funktionen kann sicher vermieden werden.*
- Der erwartete Erfolg überwiegt eindeutig die erwarteten Nebenwirkungen.

Die mit * gekennzeichneten Aussagen sind dahingehend zu relativieren, als sie nicht bei allen Methoden absolut zutreffen. So macht es keinen Sinn, den Erfolg einer Ggl. Gasseri Blockade durch Injektion eines Lokalanästhetikums zu überprüfen, da die Hochfrequenz-Neurolyse, welche in diesem Anwendungsbereich dominiert, über vorherige Stimulation, die vermutliche Ausbreitung der Blockade exakter einschätzen lässt, als dies durch eine diagnostische Blockade mittels Lokalanästhetikum zuließe. Hinsichtlich des gleichzeitigen Ausfalles wichtiger Funktionen, durch das Setzen einer Läsion, ist jedenfalls vom Ausmaß der erwünschten Besserung der Lebensqualität des Betroffenen durch den geplanten Eingriff auszugehen. So ist beispielsweise die Inzidenz einer Blasenlähmung als Folge einer intrathekalen Chemoneurolyse mit etwa 30 % anzusetzen, was bei Patienten, welche im Zusammenhang mit der Grunderkrankung noch nicht katheterpflichtig sind, abzuwägen sein wird (Swerdlow 1978). Andererseits ist die Progredienz der Grunderkrankung hinsichtlich des Einbruches in funktionelle, anatomische Strukturen oft klar vorhersehbar, womit die voraussichtliche Beeinträchtigung der Blasen- und/oder Sphinkterfunktion lediglich eine zeitliche Vorwegnahme eines Ereignisses darstellt, welches zufolge der Krankheitsprogredienz ohnehin unvermeidlich zu erwarten ist. In diesem Sinn ist auch die Aussage des letzten oben genannten Punktes zu verstehen, dass in Abwägung der möglichen Nebenwirkungen, welche bis zum Verlust motorischer Funktionen gehen können, angesichts eines voraussichtlichen Tumoreinbruches in das Myelon, der gewünschte Erfolg der sicheren Schmerzfreiheit im betroffenen Gebiet und der daraus resultierenden Zunahme der Lebensqualität, auch den teilweisen oder kompletten Verlust der Mobilität rechtfertigen kann. Es ist in diesem Zusammenhang wohl überflüssig, darauf hinzuweisen, dass die Information des Patienten und sinnvollerweise auch dessen Angehörigen alle nachteiligen Details enthalten muss und auch ein entsprechendes Zeitfenster zwischen Aufklärungsgespräch und Durchführung der Maßnahme positioniert wird, welches den betroffenen Personen einen ausreichenden und auch im Nachhinein objektivierbaren Überlegungs- und Diskussionsspielraum einräumt (Hofmann 1999). Bei den in der Folge abgehandelten Methoden und Indikationsstellungen wurde bewusst auf eine weitere Erläuterung der Abwägung therapeutischer Möglichkeiten und der Erfolgs-Risiko-Gewichtung verzichtet. Bei der Beschreibung der Methoden und der Erfolgsquoten wurden auch Erkenntnisse und Gepflogenheiten aus dem eigenen Tätigkeitsbereich berücksichtigt.

17.2 Methoden

17.2.1 Ganglion Gasseri Blockade mit Hochfrequenzstrom (Tronnier et al. 2001)

Die Indikation ergibt sich bei Schmerzen, welche einzelne Äste oder den gesamten Versorgungsbereich des N. Trigeminus betreffen. Ursache können tumorbedingte Irritationen entlang des gesamten Verlaufes des fünften Hirnnerven sein. Während bei Trigeminusneuralgie die Blockade des ersten Astes, wegen der Problematik der fehlenden Sensibilität und Benetzung des Auges eine Kontraindikation darstellt, ist aus den weiter oben angeführten Argumenten abzuleiten, dass auch diese folgenschwere Nebenwirkung im Einzelfall dem Gewinn an Lebensqualität unterzuordnen ist.

17.2.2 Vorgangsweise

Zunächst muss ein Venenweg gesetzt und mit einer Infusion versorgt werden, um einerseits Sedativa und Analgetika verabreichen zu können, andererseits aber auch um unerwarteten Nebenwirkungen oder Komplikationen sofort entgegenzuwirken.

Die Lagerung des Patienten erfolgt auf einer Röntgenliege, welche es erlaubt, einerseits die gesamte Person, andererseits aber auch Halswirbelsäule und Kopf so zu positionieren, dass der Strahlengang des Bildwandlers den optimalen Einblick auf das Foramen ovale erlaubt. Im Gegensatz zu nicht tumorbedingten Schmerzen im Bereich des N. Trigeminus, kann aufgrund der Tumorlage die Orientierung sehr beeinträchtigt sein, und die Wahl des Strahlenganges von den üblicherweise geltenden Empfehlungen beträchtlich abweichen. In Abb. 17.1 ist die übliche Lagerung und die Position des Bildwandlers dargestellt. Nachdem die Deflexion der HWS durch die Grunderkrankung oder Operationsfolgen bisweilen schwer beeinträchtigt ist, weichen die Winkel des Strahlenganges zur Körperebene der Patienten, welche meist zwischen 40° und 50° liegen, situationsbedingt beträchtlich ab.

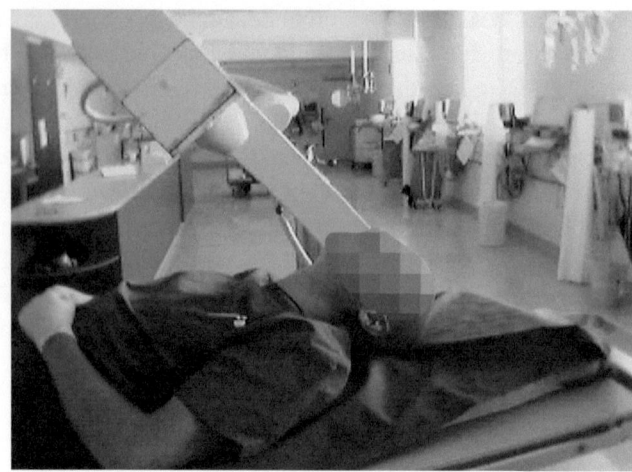

Abb. 17.1 Der Strahlengang des Bildwandlers soll parallel der Stichrichtung (Einstich 1 cm lateral und cranial des Mundwinkels, sagittal Richtung Pupille, axial Richtung tragus des seitengleichen Ohres) gerichtet sein. In Abhängigkeit der Deflexionsfähigkeit des Patienten, muss das Gerät entsprechend justiert werden. Das Bild zeigt einen jungen Probanden, bei welchem die Deflexion uneingeschränkt möglich ist, und damit die Einstellung des Strahlenganges problemlos erfolgt

Entscheidend ist es auch bei pathologisch bedingter Abweichung der Kopfhaltung, den Strahlengang der jeweiligen Position der Schädelbasis anzugleichen. Es empfiehlt sich jedenfalls, den schlankeren Teil des Bildwandlers, in der Regel ist dies die Röntgenröhre, über und den Sensor unter den Patienten zu positionieren, da es im Einzelfall bei der Einstellung des Strahlenganges um Millimeter gehen kann und der Brustkorb bisweilen ein natürliches Hindernis gegen eine weitere Optimierung der Neigung der Geräteachse darstellt. Der Zeitaufwand für die Einstellung des idealen Strahlenganges betrug bei Palliativpatienten im eigenen Anwendungsbereich minimal 5, maximal 52 und durchschnittlich 17 Minuten. Es ist also der Patient vorsorglich darauf vorzubereiten, dass die Gesamtprozedur sehr viel Zeit und Geduld erfordert, was bei den üblicherweise im Allgemeinzustand bereits schwer beeinträchtigten Patienten eine große Belastung darstellen kann. Dieser Hinweis erscheint besonders für jene Anwender von Bedeutung, welche einschlägige Erfahrung nur aus der Blockadetechnik bei ansonsten gesunden Personen mit Trigeminusneuralgie haben.

Die Durchführung beginnt mit dem Setzen einer lokalanästhetischen Quaddel mit einem Mittel der Wahl und einer auch in die Tiefe gehenden Infiltration entlang des voraussichtlichen Stichkanals. Während die übliche Einstichstelle lateral und leicht caudal des seitengleichen Mundwinkels liegt, kann aufgrund der bereits erörterten Besonderheiten bei Tumorpatienten die Notwendigkeit bestehen, die Stichrichtung bzw. den Einstichort den Gegebenheiten anzupassen. Dies geschieht, indem man zunächst die Nadel mit dem Strahlengang axial ausrichtet, und dabei beachtet, ob die voraussichtliche

Stichrichtung nicht von knöchernen anatomischen Barrieren behindert ist. Gelingt dies, so wird der Einstichpunkt markiert und in der oben beschriebenen Weise die Lokalanästhesie vorgenommen. Es hat sich bei uns bewährt, die in die Tiefe gehende Infiltration bereits mit der Isolierten-Hochfrequenzkanüle durchzuführen und diese durch die Einstichstelle der Hautquaddel zu führen, da diese Kanülen einerseits sehr biegsam sind, andererseits aber auch einen weniger geneigten und stumpferen Anschliff haben. Gleichzeitig ist die Angioneogenese bei Patienten mit Tumoren in diesem Bereich so ausgeprägt, dass eine Gefäßverletzung und Hämatombildung in den Weichteilen unvermeidlich ist, was bei Infiltration mit einer anderen Nadel und Zuwarten vor erneutem Einstechen zu ausgeprägten Hämatomen führen kann, welche eine weitere Manipulation unter Umständen nicht mehr erlauben. Bei Einhaltung der hier angegebenen Schritte gelingt es in der Regel mit dem ersten Stich, das Foramen Ovale zu erreichen und auch in dieses einzudringen.

Obwohl die Impedanzmessung keine eindeutige Zuordnung der Lage der Nadelspitze erlaubt, lassen Werte zwischen 300 und 400 doch auf eine Lage innerhalb neuronalen Gewebes schließen. Beweisend für die richtige Lage der Nadel ist zweifellos die Stimulation, welche sowohl niederfrequent (3 Hz) als auch hochfrequent (100 Hz) erfolgen soll. Für die Auslösung deutlich fühlbarer Sensationen, ja sogar frequenzgleichen Kontraktionen des seitengleichen M. Masseter, werden selten mehr als 0,3 bis 0,5 V benötigt. Lediglich bei Durchwachsung des Trigeminus mit Tumorgewebe kann die Stimulationsspannung bis 1,0 V erfordern. Wird mit der Stimulation das zu anästhesierende Gebiet erreicht, was mit dem Patienten eindeutig abzuklären ist – vorher angefertigte Zeichnungen erleichtern die intraoperative Kommunikation –, so wird die gewünschte Temperatur und Koagulationsdauer eingestellt. Bei einschlägigem Patientengut hat sich die Wahl von 80 °C und eine Koagulationsdauer von 120 sec bewährt. Es gelingt selten, den gewünschten Erfolg mit der Koagulation an einer einzigen Position zu erreichen, weshalb bedarfsbedingt durch Neupositionierung der Nadelspitze in zwei Ebenen mit Wiederholung der Stimulation und Koagulation ein Optimum des Resultates angestrebt werden sollte. Dies nicht zuletzt deshalb, weil Palliativpatienten aufgrund ihrer Ausgangssituation kaum bereit sind, in kurzem zeitlichen Abstand eine zweite Manipulation über sich ergehen zu lassen. Die Koagulation an der ersten Nadelpositionierung kann durch eine tiefe Sedierung mit Propofol und einem Opioidanalgetikum für den Patienten wesentlich erträglicher gestaltet werden. Für die Koagulation an benachbarten Positionen ist selten eine weitere Sedierung notwendig, da das betroffene Gewebe zumeist bereits durch die erste Koagulation in seiner Sensibilität sehr abgeschwächt ist.

Im Anschluss müssen die Patienten eng nachbeobachtet werden, da, wie bereits erwähnt, aufgrund der tumorbedingten Vascularisierung Hämatombildungen unvermeidlich sind und auch neurologische Komplikationen auftreten können, welche ein rasches Eingreifen erfordern. Es hat sich daher bewährt, die Patienten zumindest für eine Nacht stationär zu führen.

17.2.3 Ggl. Stellatum Blockade

Indikation sind Schmerzen der oberen Extremität oder des Schulter- und Gesichtsbereiches, welche auf wiederholte, diagnostische Blockaden mit einem Lokalanästhetikum angesprochen haben. Die Wiederholung der diagnostischen Blockade ist deshalb zu fordern, weil auch bei dieser Art der Therapie ein Placeboeffekt eintreten kann, der die Erfolgswahrscheinlichkeit negativ beeinträchtigt. Nachdem die Einbeziehung des N. Recurrens in eine permanente Blockade unvermeidlich ist, muss eine bereits bestehende Beeinträchtigung der Stimmbandmotorik, insbesondere wenn sie auch auf der anderen Seite besteht, in die Indikations- und Risikoeinschätzung mit einbezogen werden.

Die Durchführung erfolgt üblicherweise in Rückenlage bei überstrecktem Nacken. Auch bei dieser Technik ist jedoch davon auszugehen, dass bedingt durch die Krankheit selbst, aber auch durch vorausgegangene Behandlungen wie Operationen und Bestrahlungen, keine lehrbuchmäßige Lagerung möglich ist. Zudem kann durch die erwähnten Umstände auch die Orientierung nach anatomischen Richtgebilden erschwert bis unmöglich sein. Dies beinhaltet auch das erhöhte Risiko intravaskulärer Injektionen und das Fehlen eines knöchernen Widerstandes bei Aufsuchen des proc. transversus des 6. Halswirbels, weil dieser tumorbedingt osteolytisch verändert sein und damit nicht gefühlt werden kann. Bei gleichzeitig erhärtetem Tumorgewebe ist die Diskriminierung üblicher anatomischer Grenzen, weil diese eben nicht mehr existieren, unmöglich. Es empfiehlt sich daher, derartige Blockaden durch Schichtaufnahmen –vorzugsweise MRT- vorzuplanen und zumindest unter Bildwandlerkontrolle bzw. Kontrollbereitschaft oder je nach Gewebskonsistenz auch unter sonografischer Kontrolle durchzuführen. Die Menge des Neurolytikums richtet sich nach Erfahrungswerten, welche sich aus den diagnostischen Blockaden ergeben. Es empfiehlt sich, diese unter Röntgenkontrolle und Beimengung eines Kontrastmittels der Wahl (1–2 ml in 10 ml Lokalanästhetikum) durchzuführen, um die Ausbreitung in Proportionalität zum injizierten Volumen dokumentieren zu können. Die eigenen Erfahrungen sind beschränkt und umfassen 7 Fälle (siehe auch Tab. 17.1).

Tab. 17.1 Neurolytische Blockaden des Ggl. Stellatum bei Tumorpatienten

Ursache	Alter	Geschl.	Agens/ml	VAS vor/nach	Überlebenszeit
Tumor C5/C6	17	m	6 % Phenol/7	10/6	3 Wochen
N. Linguae Rez.	47	m	Äthanol/6	9/4	7 Wochen
Larynx Rez.	53	m	Äthanol/10	8/3	6 Monate
Pancoast mit Plex. brach.-Beteiligung	53	m	Äthanol/8	10/6	4 Wochen
N. mammae operata, Lymphödem	56	f	Äthanol/10	9/5	6 Monate
N. mammae operata st. P. radiatio	73	f	Äthanol/10	9/5	6 Wochen
N. mammae operata st. P. radiatio	78	f	6 % Phenol/8	6/4	3 Monate

17.2.4 Subarachnoidale Neurolyse

Die Indikationsstellung ist auf streng begrenzte Schmerzlokalisationen im motorisch unbedeutenden Bereich des Myelons i.e. thorakales Myelon und conus/cauda begrenzt, wobei insbesondere bei der caudalen Blockade ein bereits bestehender anus präter und Blasenkatheterabhängigkeit die Indikationsstellung erleichtert. In der Regel handelt es sich bei der Schmerzursache um expansiv wachsende (Rezidiv-)Tumoren, welche aufgrund der lokalisierten Schmerzausbreitung diesen Methoden zugänglich sind (Artner und Racz 1990).

Die Lagerung ist von der Lokalisation des Schmerzes bzw. der sich danach ausrichtenden Punktionshöhe bzw. Applikationshöhe abhängig. Je nach Art des verwendeten Neurolytikums i.e. hyperbares 10%iges Phenol in Glycerin oder hypobarem absolutem Äthanol wird in Rückenlage oder sitzender Position oder Bauchlage bzw. Klappmesserposition gelagert. Die Position ist dabei so zu wählen, dass der jeweils zu erreichende Bereich dem tiefsten (hyperbares Agens) oder höchsten (hypobares Agens) Bereich des Neuralrohres entspricht. Bei ungenügendem Liquordruck kann es unter Anwendung eines hypobaren Mittels zur unerwünschten Ausbreitung der Läsion nach cranial kommen, weshalb die vorherige Auffüllung des Neuralrohres mit liquorähnlichen Kristalloidlösungen zu empfehlen ist (Porges und Zdrahal 1985).

Die Durchführung wurde in den letzten Jahrzehnten durch die Tatsache erleichtert, dass nunmehr mit Metallspiralen augmentiertes Kathetermaterial zur Verfügung steht (Racz-Katheter und Äquivalente), welches eine leichte Positionierung der Katheterspitze innerhalb des angestrebten Bereiches erlaubt. Dies ist vor allem im Thorakalbereich eine Erleichterung, weil die Punktion des Subarachnoidalraumes in diesem Bereich insbesondere bei Vorliegen tumorbedingter Beeinträchtigung der regulären Anatomie auch den Geübten vor Probleme stellen kann. Die Insertion eines armierten Katheters hingegen kann unter Röntgenkontrolle erfolgen, wobei die vorgegebene Krümmung der Touhynadel eine gewisse, richtunggebende Manipulationsmöglichkeit bietet, und zudem die Punktion auch von einem Lumbalsegment her erfolgen kann. Der Katheter kann in der Folge aufgrund der Armierung problemlos bis zur gewünschten Höhe nach cranial geschoben werden (Racz et al. 1999). Sofern notwendig, ist es auch möglich, dies allerdings nur bei Verwendung von hyperbarem Glycerin, die Lösung mit etwas Röntgenkontrastmittel zu versetzen (1/2 ml), um die exakte Ausbreitung des Injektates einerseits verfolgen zu können, andererseits aber auch zu dokumentieren. Die Menge des Injektates ist von der Zahl der zu blockierenden Segmente abhängig, wobei es sich empfiehlt, pro Sitzung nicht mehr als ein Segment zu blockieren, was mit 0,5 bis 1,5 ml 10%igem Phenol in Glycerin bzw. absolutem Alkohol geschehen soll. Es empfiehlt sich, den eingeschobenen Subarachnoidalkatheter so lange zu belassen, bis der gewünschte Erfolg erzielt wurde. Im eigenen Bereich wurden für derartige Blockaden 2 bis 5 Einzelsitzungen benötigt, was eine ebensolange Liegezeit des Katheters in Tagen bedeutete.

17.2.5 Epidurale Neurolyse

Diese Methode ist dann vorteilhaft, wenn einzelne Nervenwurzeln blockiert werden sollen, was sowohl im Bereich des canalis sakralis als auch im Thorakalbereich Sinn machen kann (Hongo et al. 1995). In der Regel empfiehlt es sich auch hier metallarmierte Katheter zu verwenden, da diese, wie bereits erwähnt, guten Kontrast im Röntgen geben und sich zudem gut manipulieren lassen. Nachdem die Neurolyse grundsätzlich als irreversibel angesehen werden muss, empfiehlt es sich auch hier entsprechend umsichtig vorzugehen. Zunächst wird mit Kontrastmittel angereichertes Lokalanästhetikum in den Epiduralraum appliziert, um einerseits das zur Blockade notwendige Volumen des Injektates zu ermitteln, andererseits aber auch gleichzeitig zu überprüfen, ob mit der Blockade der gewünschte Effekt (Analgesie) erzielt werden kann. Gelingt letzteres ohne unerwünschte Nebenwirkung, dann wird in einer zweiten Sitzung das mit Kontrastmittel versetzte Neurolytikum, vorzugsweise Phenol in Glycerin, injiziert. Auch hier empfiehlt es sich mehrzeitig vorzugehen, da eine überschießende Blockade nicht mehr ungeschehen gemacht werden kann, während eine Nachinjektion an mehreren aufeinanderfolgenden Tagen so oft wiederholt werden kann, bis der gewünschte Effekt eingetreten ist.

17.2.6 Ganglion coeliacum Blockade

Die Indikation zur Ganglion coeliacum Blockade sind Schmerzen, welche durch tumorbedingte Dehnung von viszeralen Strukturen des Oberbauches hervorgerufen werden (Hanekop et al. 1998). In seltenen Fällen kann auch eine chronisch rezidivierende Pancreatitis Schmerzursache und damit Indikation für eine derartige Blockade darstellen. Die Schmerzausbreitung ist typischerweise gürtelförmig im Oberbauch und strahlt häufig auch in den Rücken aus. Die Schmerzqualität ist dumpf und ziehend und nimmt bei angezogenen Beinen bzw. gekrümmtem Rumpf zumeist etwas ab. Der Einfachheit halber wird hier nur der ventrale, transgastrische Zugang besprochen. Üblicherweise erfolgt die Lokalisation des truncus coeliacus, welcher das anatomische Orientierungsgebilde darstellt, mittels Ultraschall. Es ist dies eine unaufwendige und zeitsparende Methode mit großer Treffsicherheit. Nach Darstellung des Truncus coeliacus in axialer und sagittaler Projektion sowie Messung der HautAorta-Distanz, und Lokalanästhesie der Bauchdecke und des Peritonäums, wird eine Führungshilfe für die Punktionsnadel am Schallkopf angebracht und der truncus mittels geeigneter Punktionskanüle anvisiert. An unserer Abteilung wird dafür eine 12 mm 25G Sprotte Kanüle verwendet. Nachdem diese Kanüle keine schneidende Spitze hat, kann die Penetration der Haut erschwert sein, weshalb die Verwendung einer 20G Führungskanüle, durch welche die Sprotte Kanüle durchgeführt werden kann von Vorteil ist. Die Führungskanüle soll kurz sein, damit sie nicht bis zur Magenwand reicht und andererseits der Sprotte-Kanüle nicht zuviel von der Länge (120 mm) nimmt. Im Einzelfall kann auch die Wahl einer längeren Sprotte Kanüle (150 mm) notwendig sein. Nun wird die Sprotte Kanüle transgastrisch bis zur Vorderwand der Aorta in die Tiefe geführt, wobei sich bei Kontakt mit der Aortenvorderwand die Pulsation des Gefäßes auf die eingeführte Kanüle mitteilt und sich daher auch deutlich fühlen lässt. Vor Injektion des Neurolytikums (15–20 ml absoluter Alkohol) sollte die Injektion von 2–5 ml eines Lokalanästhetikums erfolgen. Dies einerseits, um den durch die Alkoholinjektion hervorgerufenen als heiß und brennend beschriebenen Schmerz zu unterdrücken und andererseits um den Injektionswiderstand zu prüfen, damit eine Injektion in die Aortenwand sicher ausgeschlossen werden kann. Für die Injektion des Alkohols sollten Glasspritzen verwendet werden, da die üblichen Kunststoffspritzen durch den Alkohol an Gleitfähigkeit verlieren und sich daher der Injektionswiderstand nicht kontrollieren lässt. Nachteil der sonografischen Kontrolle ist zweifellos die mangelnde Überprüfbarkeit der Ausbreitung des Injektates. Der Erfolg der Blockade lässt sich damit nur klinisch beurteilen und zwar einerseits in der Projektion des heiß-brennenden Schmerzes bei Injektion, dem Nachlassen bis Verschwinden des viszeralen Schmerzes etwa 5 bis 15 Minuten nach Injektion und einer häufig auftretenden, bis 3 Tage anhaltenden leichten Diarrhoe, als Zeichen der Blockade des Ggl. Coeliacum.

Die aufwendigere aber zweifellos besser überschaubare Methode ist die Blockade unter CT-Kontrolle. Die Technik ist im Wesentlichen die selbe, jedoch erlaubt die CT-Kontrolle eine exakte Verfolgung der Nadelposition, was dazu genützt werden kann, auch zwei Nadeln einzusetzen, welche so positioniert werden, dass die Spitzen tangential an der Vorderwand der Aorta in Höhe des truncus coeliacus zu liegen kommen, Nun wird mit Kontrastmittel versetztes Lokalanästhetikum injiziert, was erneut eine Kontrollmöglichkeit der Ausbreitung des Injektates zulässt und schließlich absoluter Alkohol injiziert, welchem 1–2 ml Kontrastmittel/10 ml zugesetzt wurden. In dieser Weise lässt sich die Ausbreitung des Injektates dreidimensional verfolgen und dokumentieren, was zweifellos von großem Vorteil ist.

17.2.7 Vertebroplastie

Diese Technik wird vornehmlich zur Therapie osteoprotisch bedingter Sinterfrakturen eingesetzt, jedoch ergeben sich auch Indikationen bei tumorbedingten Wirbelfrakturen. Zweck der Methode ist es, durch Injektion von Knochenzement unter Röntgenkontrolle, eingebrochene Wirbel soweit aufzurichten bzw. zu stabilisieren, dass die direkte Irritation von Nervenwurzeln wieder aufgehoben wird. Die Methode ist bei tumorbedingten Frakturen durch die Tatsache erschwert, dass das Tumorgewebe welches den Wirbel auflockert unter Umständen in das Neuralrohr gepresst wird und dadurch zu einer Kompression des Myelons führen kann. Es ist daher vor Indikationsstellung eine exakte bildgebende Diagnostik durchzuführen, welche sowohl MRT als auch CT umfassen muss. Der Einsatz dieser Technik ist jedoch nicht nur auf die Schmerzbeseitigung beschränkt, sondern kann auch sinnvoll sein, wenn bereits eine tumorbedingte Querschnittsläsion besteht und zwar dann, wenn durch die Vertebroplastie eine Stabilisierung der Wirbelsäule erreicht werden kann, was die Sitzstabilität der betroffenen Patienten im Rollstuhl etc. bedeutend zu verbessern in der Lage ist. Nachdem diese Technik entsprechende Expertise erfordert, wird hier auf eine Erläuterung von Durchführungsdetails verzichtet.

17.2.8 Angiosklerose (Montgomery und Sullivan 2001)

Die Indikation zum gezielten Verschluss von zuführenden Tumorgefäßen ist nicht ausschließlich auf curative Zwecke beschränkt, sondern kann mit großer Effizienz auch schmerztherapeutisch eingesetzt werden. Insbesondere bei Tumoren welche durch ihr expansives Wachstum und den dadurch bedingten Druck auf umgebendes Gewebe Schmerzen hervorrufen, kann auch der alleinige Zweck Schmerzen zu beseitigen, eine Indikation für den gezielten Gefäßverschluss (Angiosklerose) darstellen. Es ist hier jedoch zu betonen, dass die durch die Angiosklerose hervorgerufene Gewebsnekrose selbst heftige Schmerzen auslösen kann. Es muss daher bei Durchführung dieser Methode eine begleitende Schmerztherapie bis zum Abklingen der Nekroseschmerzen – welche durchaus auch bis zu einer Woche anhalten können – mit eingeplant werden. Auch die Angiosklerose ist eine technisch aufwendige und an entsprechende Expertise gebundene Methode, deren Diskussion den Rahmen dieses Kapitels sprengen würde.

Literatur

Artner OE, Racz GB (1990) Pain management of the oncologic patient. Semin Surg Oncol 6:162–172

Hanekop CG, Bautz MT, Beck D, Kettler D, Ensink FB (1998) Pain therapy in tumour patients and in palliative medicine. 2: invasive measures. Zentralbl Chir 123:664–677

Hofmann K (1999) Die Aufklärung des Arztes im Lichte der Rechtssprechung des Obersten Gerichtshofes. In: Radner W (Hrsg) Die ärztliche Aufklärungspflicht in Rechtssprechung und Praxis. Universitätsverlag Rudolf Trauner, Linz, S 21–34

Hongo T, Tyunoda K, Egami Y, Ohi Y, Sakamoto A, Inoue T, Ogawa R (1995) Efficacy of epidural neurolysis. Masui 44:1537–1541

Montgomery ML, Sullivan JP (2001) Advances in interventional radiology. The search for less invasive management sparks new approaches. Postgrad Med 109:93–94, 97–99, 103–104

Porges P, Zdrahal F (1985) Intrathecal neurolysis of the lower sacral roots in inoperable rectal cancer. Anaesthesist 34:627–629

Racz GB, Noe C, Heavner JE (1999) Selective spinal injections for lower back pain. Curr Rev Pain 3:333–341

Swerdlow M (1978) Intrathecal neurolysis. Anaesthesia 33:733–740

Tronnier VM, Rasche D, Hamer J, Kienle AL, Kunze S (2001) Treatment of idiopathic trigeminal neuralgia: comparison of long-term outcome after radiofrequency rhizotomy and microvascular decompression. Neurosurgery 48:1261–1267

Systemische und rückenmarknahe Therapie mittels Schmerzpumpen und Ports

Hans-Georg Kress und Birgit Kraft

Inhaltsverzeichnis

18.1	Einleitung	157
18.2	Subkutane Applikation über externe PCA-Pumpe	159
18.3	Implantiertes, intravenöses Portsystem mit externer PCA-Pumpe	159
18.4	Rückenmarknahe Dauerverabreichung von Analgetika	160
18.5	Pharmakologische Besonderheiten und Gefahren der rückenmarknahen Applikation	163
18.6	Wirksamkeit der rückenmarknahen Applikation bei Krebsschmerzen	164
18.7	Perkutaner, getunnelt ausgeleiteter Spinalkatheter mit externer PCA-Pumpe	165
18.8	Implantiertes epidurales oder intrathekales Portsystem mit externer Pumpe	166
18.9	Intrathekale Katheter mit vollimplantierter Pumpe	167
Literatur		168

18.1 Einleitung

Bei schwer behandelbaren Krebsschmerzen, die auch unter Ausschöpfung aller enteralen und/oder transdermalen Optionen des WHO-Stufenschemas nicht oder nur mit inakzeptablen Nebenwirkungen (Kress 2009; O'Brien et al. 2017) beherrschbar sind, stellen intravenöse, subkutane und vor allem rückenmarknahe Applikationswege gute und erfolgver-

---

H.-G. Kress (✉)
Abt. Spezielle Anästhesie und Schmerztherapie, Medizinische Universität/AKH Wien, Wien, Österreich
e-mail: hans.georg.kress@chello.at

B. Kraft
Versorgungsmanagement 3, Wien, Österreich
e-mail: birgit.kraft@oegk.at

sprechende Alternativen dar (Ballantyne und Carwood 2005; Burton et al. 2004; Cools et al. 1996; Dahm et al. 1998; Deer et al. 2012, 2017a, b; Eisenach et al. 1995; Nitescu et al. 1991; Vissers et al. 2011). Hierzu stehen neben externen, druckbetriebenen Einmalreservoirpumpen, vor allem externe, mikroprozessorgesteuerte, programmierbare patientenkontrollierte Pumpen (PCA-Pumpen), implantierbare Portsysteme für intravenösen, epiduralen oder intrathekalen Zugang sowie vollständig implantierbare gas- oder batteriebetriebene Pumpen (ausschließlich zur Intrathekalgabe) verschiedener Hersteller zur Verfügung. Insgesamt bleiben diese invasiven Verfahren wenigen Patienten vorbehalten und werden – abhängig von der Spezialisierung der jeweiligen Einrichtung – nur bei ca. 5–10 % der Tumorschmerzbehandlungen notwendig.

Abhängig von Lokalisation, Stärke, Charakter und vor allem Dauer der notwendigen Pumpenanwendung stehen prinzipiell die in Tab. 18.1 aufgeführten Optionen (Ballantyne und Carwood 2005; Burton et al. 2004; Cools et al. 1996; Dahm et al. 1998; Deer et al. 2012, 2017a, b; Devulder et al. 1994; Drexel et al. 1989; Krames 1993; Müller 2001; Nitescu et al. 1991) zur Verfügung.

Pumpen und Portsysteme in der Palliativmedizin
- Externe PCA-Pumpe
  + Subkutaninfusion
  + Intravenöses Portsystem
  + Getunnelter Spinalkatheter (epidural, intrathekal)
  + Implantierter epiduraler/intrathekaler Port
- Implantierte gasbetriebene Pumpe zur Intrathekalinfusion
- Implantierte, programmierbare, batteriebetriebene Intrathekalpumpe

Tab. 18.1 Auswahl der Pumpenapplikation nach der Behandlungsdauer

Applikationsdauer	Verfahren	Optionen
Wochen	i. v.-Portsystem	Boli/Infusion; externe PCA-Pumpe
	getunnelter Spinalkatheter	Boli/Infusion; externe PCA-Pumpe
Ab 2–6 Monate	Rückenmarknahes Portsystem	Boli/Infusion; externe PCA-Pumpe
Ab 3–6 Monate	Implantierte Intrathekalpumpe	Kontinuierlich; gas- oder batteriebetrieben, letztere auch mit Bolusabruf

PCA-Pumpe patientenkontrollierte Pumpe

18.2 Subkutane Applikation über externe PCA-Pumpe

Mittels der verschiedenen, meist am Körper in Gürtel- oder Umhängetaschen tragbaren externen, elektronisch gesteuerten PCA-Pumpensysteme können über Subkutannadeln sowohl Boli als auch konstante Infusionen von Opioiden sicher und einfach appliziert werden (Cools et al. 1996; Drexel et al. 1989; Waldmann et al. 1984). Das Infusionsvolumen sollte hierbei 5 ml/h nicht übersteigen, die Subkutannadeln können 5–7 Tage benutzt werden. Umrechnungsfaktoren von oraler auf subkutane Dosis (meist 2: 1) sind zu beachten! Der subkutane Verabreichungsweg ist bei generalisiertem Ödem, Erythem, Gerinnungsstörungen und lokaler Infektion kontraindiziert. Außerdem ist die subkutane Resorption bei zentralisiertem Kreislauf, peripherer Minderdurchblutung sowie Auskühlung stark beeinträchtigt und eine subkutane Medikamenten-Applikation daher nicht zu empfehlen (relative Kontraindikation).

18.3 Implantiertes, intravenöses Portsystem mit externer PCA-Pumpe

Für die längerdauernde parenterale Analgetikazufuhr ist der mit einem zentralvenösen Katheter verbundene, subkutan implantierte Port dann eine Alternative, wenn eine parenterale Langzeitsubstitution mit Infusionslösungen bzw. große Analgetikavolumina notwendig sind oder über den PCA-Bolusmodus zusätzlich rasch Schmerzspitzen abgefangen werden sollen. Ein venöses Portsystem ist auch dann erforderlich, wenn der Patient mit einer externen Pumpe zuhause durch mobile Palliativdienste versorgt werden soll.

Ein Portsystem besteht aus einem implantierten Katheter, der mit einer subkutanen Portkammer aus Edelstahl oder Kunststoff verbunden ist. Portsysteme besitzen keine eigenen Pump- oder Ventilmechanismen und müssen daher von außen über eine am Körper getragene externe, meist netzstromunabhängig betriebene mikroprozessorgesteuerte PCA-Pumpe beschickt werden. Die Portkammer kann von außen transkutan durch ein Silikonseptum mit speziell geschliffenen Huber-Nadeln (z. B. Gripper-Nadeln) punktiert und mit dem Pumpensystem verbunden werden. Intravenöse Katheterportsysteme werden meist in die V. subclavia eingeführt und über dem Pektoralismuskel subkutan implantiert. Die Punktion der Kammer sollte unter sterilen Kautelen (chirurgische Desinfektion der Haut, sterile Handschuhe, Einmalbesteck) und nur dann erfolgen, wenn fachkundiges Auswechseln des Infusionssystems gewährleistet ist. Die Gripper-Nadel kann bis zu 14 Tage liegen, vorausgesetzt, die Punktionsstelle ist nicht entzündet. Nach jeder intravenösen Injektion bzw. Blutentnahme sollte mit 5 ml physiologischer NaCl und 100 IE Heparin nachgespült werden, ebenso, wenn das System nicht ständig verwendet wird.

18.4 Rückenmarknahe Dauerverabreichung von Analgetika

Rückenmarknahe Opioidgabe ist eine wichtige Alternative bzw. Ergänzung zur systemischen Analgesie, vor allem, wenn letztere an ihre wirkungs- und nebenwirkungsbedingten Grenzen stößt (Ballantyne und Carwood 2005; Burton et al. 2004; Deer et al. 2012; Hogan et al. 1991; Kress 2009; Müller 2001; Nitescu et al. 1991; Vissers et al. 2011). Indikationen sind therapierefraktäre nozizeptive Schmerzen der Weichteile, des knöchernen Skeletts, viszerale Tumorschmerzen in Thorax, Abdomen, Becken, Lumbosakralbereich, aber auch starke neuropathische Schmerzkomponenten können mit einer intrathekalen Medikamentengabe zumeist beherrscht werden (Deer et al. 2012; Kress et al. 2009). Neben Morphin steht seit 2010 in Österreich auch Hydromorphon als parenterale Applikationsform zur Verfügung, die aufgrund fehlender kumulierender Metaboliten auch bei kompensiert niereninsuffizienten Patienten sicher eingesetzt werden kann. Eine verbesserte analgetische Wirkung bei neuropathischen Schmerzen lässt sich vor allem durch Kombination mit Clonidin (Eisenach et al. 1989; Eisenach et al. 1995) und eventuell auch Lokalanästhetika (Dahm et al. 1998; Hogan et al. 1991; Nitescu et al. 1991; Sjoberg et al. 1994) erreichen. Darüber hinaus ist seit einigen Jahren das synthetische ω-Conotoxin Ziconotid (Prialt®) für die intrathekale Applikation bei starken neuropathischen Schmerzen zugelassen und verfügbar (Deer et al. 2012; Kress et al. 2009).

Bei intrathekaler Morphingabe erhöht die Zugabe des $α_2$-Adrenozeptoragonisten Clonidin nicht nur die Wirksamkeit bei neuropathischen Schmerzen, sondern führt auch zur Verlängerung und Verstärkung der Opioidwirkung. Das Zumischen von Lokalanästhetika ist dagegen umstritten (Hogan et al. 1991) und sollte – vor allem intrathekal – nur unter stationären Bedingungen und an Abteilungen mit entsprechender Erfahrung sowie lückenlosem Monitoring erfolgen, da die Risiken hoch und lebensbedrohlich sein können (Deer et al. 2017b; Hogan et al. 1991; Yaksh et al. 2002). Dagegen kann eine vorübergehende epidurale Lokalanästhetikazumischung bei entsprechend geschulten Angehörigen bzw. Pflegepersonal auch ambulant durchgeführt werden. Allerdings ist nach wenigen Tagen mit einem Nachlassen der Wirkung (Tachyphylaxie) zu rechnen, sodass eine alleinige Lokalanästhetikagabe auf Dauer nicht sinnvoll ist. Motilitätsstörungen des Darmes können Indikationen für kurzfristige peridurale Lokalanästhetika darstellen. Die meisten Daten liegen hierbei für Bupivacain vor, zur LangzeitaAnwendung von Ropivacain gibt es keine Untersuchungen. Obwohl Ropivacain wegen der geringeren Kardiotoxizität und möglicherweise schwächeren motorischen Blockade als gut geeignete Substanz erscheint, bestehen doch Bedenken wegen einer möglichen Vasokonstriktion, die im Tierversuch beobachtet wurde (Hogan et al. 1991; Iida et al. 2001).

Neben Morphin und Hydromorphon stellt Ziconotid insbesondere beim neuropathischen Schmerz die erste Wahl zur Intrathekaltherapie dar, zumal es neben Morphin und Baclofen die einzige hierfür zugelassene Substanz ist (Deer et al. 2012, 2017a, b; Kress et al. 2009). Alle anderen Substanzen, wie Clonidin, Fentanyl, Sufentanil, Hydromorphon stellen Off-Label-Anwendungen dar. Intrathekaler Off-Label-Gebrauch trifft auch für Ketamin, Midazolam und für jede Substanzmischung selbst zugelassener Intrathekalsubstanzen zu; das gilt ebenso für das „compounding", also das Zubereiten der individuellen

Intrathekalmischinfusion durch die Apotheke, z. B. um höhere als die kommerziell erhältlichen Konzentrationen oder ganz bestimmte Mischungsverhältnisse von Substanzen zu erhalten.

Entsprechend der Empfehlung der Polyanalgesic Consensus Conference (PACC) (Deer et al. 2012, 2017a, b) stellt Ziconotid auch eine gute und wirksame Alternative zu den oben genannten Kombinationen dar. Ziconotid kann dabei sowohl als First-Line-Monotherapie als auch – unter Berücksichtigung der Stabilitätsdaten – in einer Off-Label-Mischung mit Opioiden, Clonidin, Baclofen (nur bei zusätzlicher Spastik) oder Bupivacain intrathekal eingesetzt werden. Die Titration mit Ziconotid sollte grundsätzlich langsam, unter Berücksichtigung der Dosierungsempfehlungen des Herstellers durchgeführt werden (Kress et al. 2009). Engmaschige Kontrollen sind erforderlich, um Nebenwirkungen wie Creatin-Kinase (CK)-Anstieg, Wesensveränderungen, Ataxie oder Muskelschmerzen rasch zu erfassen. Aufgrund der pharmakologischen Besonderheiten von Ziconotid sollte die Einstellung von mit der Intrathekaltherapie möglichst erfahrenen Therapeuten oder Zentren durchgeführt werden (Kress et al. 2009).

Dosisvorschläge für die epidurale und intrathekale Applikation von Analgetika finden sich in Tab. 18.2 und Tab. 18.3 sowie in den einschlägigen Empfehlungen und der internationalen Literatur (Burton et al. 2004; Deer et al. 2012, 2017a, b; Hogan et al. 1991; Kress et al. 2009). Kontraindikationen für rückenmarknahe Katheterverfahren sind manifeste Gerinnungsstörungen, eine floride Sepsis bzw. eine lokale Infektion an der geplanten Insertionsstelle, sowie die (äußerst seltene) Allergie gegen die eingesetzten Analgetika (Deer et al. 2017b; Devulder et al. 1994). Eine kürzliche oder noch laufende Bestrahlungstherapie mit resultierender Knochenmarkhemmung stellt zumindest eine relative, bei starkem Zellabfall eine absolute Kontraindikation dar.

Tab. 18.2 Dosierungsvorschläge und Wirkdauer epiduraler und intrathekaler Morphinboli zur Tumorschmerzbehandlung

		Bolus (mg)	Dauer (h)
Epidural	– Initial	3–5	12 (1–96)
	– Terminal	Bis 50 mg	
Intrathekal	– Initial	1–2	12 (1–40)
	– Terminal	Bis 10 mg	

Tab. 18.3 Dosierungsempfehlungen intrathekaler Medikamente (Deer et al. 2017a)

Medikament	Maximale Tagesdosis	Maximale Konzentration	Zulassung
Morphin	15 mg/Tag	20 mg/ml	FDA, einige europäische Länder
Hydromorphon	10 mg/Tag	15 mg/ml	Off Label
Clonidin	–	1 mg/ml	Off Label
Ziconotide	21,6 µg/Tag	100 µg/ml	Zulassung in den USA und Europa
Bupivacain	–	30 mg/ml	Off Label

Während früher aus Angst vor Überdosierung und Infektionen epidurale Kathetersysteme häufiger verwendet wurden, werden heute intrathekale Systeme als ebenso sicher angesehen und aus Gründen der niedrigen Dosierung und besseren Wirksamkeit bei Tumorpatienten klar bevorzugt (Ballantyne und Carwood 2005; Burton et al. 2004; Dahm et al. 1998; Devulder et al. 1994; Krames 1993; Smith 1990; Vissers et al. 2011; Yaksh 1996). Dosissteigerungen sind bei epiduraler Gabe häufiger notwendig und treten meist rascher ein als bei intrathekaler Gabe (Dahm et al. 1998). Sie können sowohl auf einer Toleranzentwicklung als auch auf dem Fortschreiten der Erkrankung beruhen. Bei epiduralen Kathetern wird außerdem eine Fibrosebildung (Aldrete 1995) als Grund für die beeinträchtigte Analgetikadiffusion diskutiert, die selten auch bei intrathekaler Anwendung beobachtet wird.

Wie jüngste Berichte zeigen, können bei hoch dosierter intrathekaler Dauertherapie mit Morphinsulfat und anderen Opioiden sowohl alleine als auch in Kombination mit anderen intrathekalen Medikamenten proximal der Katheterspitze raumfordernde entzündliche Granulome auftreten, deren Wahrscheinlichkeit mit der Opioidkonzentration und der Behandlungsdauer zunimmt (Coffey und Burchiel 2002; Deer et al. 2012, 2017a, b; Hassenbusch et al. 2002; McMillan et al. 2003; Yaksh et al. 2002, 2003). Eine Clonidinbeimischung scheint, zumindest im Tierexperiment, einen relativen Schutz vor der Granulombildung zu bieten (Yaksh 1996; Yaksh et al. 2002, 2003). Bei rechtzeitiger Entdeckung kann eine neurologische Schädigung eventuell auch ohne chirurgische Intervention alleine durch Abbruch der weiteren intrathekalen Opioidzufuhr vermieden werden, da sich die Granulome im Laufe von Monaten wieder zurückbilden können (McMillan et al. 2003). Ein Konsensusstatement empfiehlt daher bei Nachlassen der Analgesie (Differenzialdiagnose: Opioidtoleranzentwicklung) zusammen mit dem Auftreten neuer, progredienter neurologischer Symptome bzw. Defizite die radiografische Kontrolle mittels Computertomografie(CT)-Myelografie oder Magnetresonanztomografie (MRT) mit Gadoliniumkontrast (Hassenbusch et al. 2002; McMillan et al. 2003). Die empfohlenen Höchstdosen und Maximalkonzentrationen der intrathekalen Analgetika finden sich in Tab. 18.3. Für Ziconotide wurde bisher keine Granulombildung beschrieben (Deer et al. 2017b; Kress et al. 2009).

Eine sich entwickelnde Opioidtoleranz kann durch Clonidin, in einigen Fällen auch durch den N-Methyl-D-Aspartat (NMDA)-Antagonisten S(+)-Ketamin (Sator-Katzenschlager et al. 2001) bzw. durch temporäre Lokalanästhetikagabe revertiert werden (Eisenach et al. 1989, 1995; Hogan et al. 1991; Sjoberg et al. 1994). Die intrathekale Gabe von S(+)-Ketamin ist jedoch mit dem Risiko neurotoxischer Schädigungen des Rückenmarks verbunden (Vranken et al. 2005). Das razemische Ketamin (Ketanest) enthält zusätzlich noch neurotoxische Stabilisatoren und kann daher keinesfalls empfohlen werden. Aber auch nach Gabe des wirksamen Isomers S(+)-Ketamin, welches frei von Stabilisatoren und Konservierungsstoffen ist, sind neurotoxische Veränderungen in histologischen Präparaten *post mortem* gefunden worden. Somit sollte auch intrathekales S(+)-Ketamin nur in begründeten Ausnahmefällen bei Patienten in ihrer letzten Lebensphase eingesetzt werden (Vranken et al. 2005).

Gute Alternativen stellen hier intrathekales Ziconotid als Mono- oder Kombinationstherapie oder die systemische, niedrig dosierte Ketamingabe dar. Die Steigerung der intrathekalen Morphindosen auf mehr als die maximal empfohlene Dosis von 15 mg/Tag (Tab. 18.3) bei ursprünglich gegebener Opioidwirksamkeit lässt auf die Entwicklung einer Opioidtoleranz oder aber eines Katheterspitzengranuloms (siehe oben) schließen und sollte keinesfalls zu weiteren Morphinsteigerungen verleiten. Kontinuierliche Infusion scheint gegenüber externer Bolusinjektion die Schnelligkeit der Dosissteigerung zu reduzieren. Auch die Zumischung von α_2-Adrenozeptoragonisten wie Clonidin soll die Toleranzentwicklung vermindern helfen. Die in Tab. 18.3 zusammengefassten maximalen Konzentrationen und Tagesdosen sollten unbedingt zur Vermeidung einer opioidinduzierten Granulombildung beachtet werden (Deer et al. 2012, 2017a, b).

18.5 Pharmakologische Besonderheiten und Gefahren der rückenmarknahen Applikation

Da bei intrathekaler Zufuhr die Opioide direkt in den Liquor cerebrospinalis gelangen, sind wesentlich geringere Dosierungen möglich (bei Morphin ca. 1/10 der epiduralen Dosis). Peridural (= epidural) applizierte Substanzen gelangen erst nach Verteilung im Epiduralraum und Diffusion durch die Dura mater und Arachnoidea in den Liquorraum. Außerdem wird durch die epiduralen Venengeflechte ein Teil des Opioids systemisch in die Blutzirkulation aufgenommen und wirkt daher nicht unmittelbar spinal. Abhängig von der Fettlöslichkeit der Opioide werden innerhalb kurzer Zeit Plasmaspiegel erreicht wie nach einer intramuskulären Injektion (vor allem bei Sufentanil und Alfentanil, die daher für die epidurale Langzeitgabe nicht sinnvoll sind). Die Lipidlöslichkeit des Opioids bestimmt aber auch die Geschwindigkeit der Diffusion in das Rückenmark und damit den Wirkeintritt nach spinaler Applikation. Sufentanil wirkt bereits 5–15 min nach intrathekaler Gabe, während das hydrophilere Morphin hierzu 30–60 min benötigt.

Lipophile Substanzen (Hydromorphon, Buprenorphin, Sufentanil, Fentanyl) zeigen eine rasche und eher segmentale Wirkung und können eine „frühe" Atemdepression innerhalb von 1–2 h induzieren, während das gut wasserlösliche Morphin sich über Stunden im Liquor nach rostral ausbreitet und durch die Gefahr der „späten Atemdepression" nach bis zu 12 und mehr Stunden gekennzeichnet ist. Eine adäquate, ausreichend lange Überwachung nach rückenmarknaher Opioidgabe ist daher obligat, vor allem bei erstmaliger intrathekaler Gabe bzw. Dosissteigerung. Dies gilt insbesondere für die Titrations- und Dosisfindungsphasen, die stationär und unter engmaschiger Kontrolle durchgeführt werden sollten. Auch größere Dosiserhöhungen sollten unter längerer Beobachtung des Patienten erfolgen. Die Steigerung um 10–20 % der Tagesdosis ist in der Regel jedoch sicher und kann auch ambulant durchgeführt werden.

Noch langsamer und oftmals mit tagelanger Verzögerung zeigen sich Nebenwirkungen und Symptome einer relativen Überdosierung unter intrathekaler Ziconotidinfusion, die deshalb sehr langsam und über längere Zeit (bis zu Wochen) titriert werden muss (Deer et al. 2012, 2017a, b; Kress et al. 2009). Die Startdosis sollte laut Fachinformation unter 2,4 µg/Tag liegen, sie sollte nicht häufiger als insgesamt 2-mal pro Woche um nicht mehr als maximal 2,4 µg Tagesdosis gesteigert werden. Mit diesem Regime erreicht man innerhalb von 14 Tagen die Schwellendosis von 9,6 µg/Tag, bei der etwa 75 % der Patienten in den Studien eine ausreichende Schmerzreduktion erlebten. Maximaldosis in Europa ist 21,6 µg/Tag, in den USA 19,2 µg/Tag.

In den USA und auch in Deutschland wurden niedrigere Dosierungsempfehlungen für intrathekales Ziconotid gegeben: Als Anfangsdosis kann eine Dosis zwischen 1,2 und 2,4 µg/Tag gewählt werden. Die Dosissteigerungen sollten bei diesem langsameren Dosierungsschema 1,2 µg/Woche nicht überschreiten, wodurch man frühestens nach 7 Wochen die Schwellendosis von 9,6 µg/Tag erreicht. Dieses langsame Dosierungsverfahren eignet sich für Krebspatienten daher nur bedingt oder gar nicht. Zwar müssen unter Ziconotid keine direkt lebensbedrohlichen Komplikationen, wie z. B. Atemdepression, erwartet werden, dafür aber zentralnervöse und psychotrope Effekte bis zu psychoseähnlichen Zuständen, die stets in wenigen Tagen nach Dosisreduktion voll reversibel sind (Kress et al. 2009).

Auf das Risiko der intrathekalen Entwicklung von Katheterspitzengranulomen bei hoch dosierter Langzeitapplikation von Opioiden (v. a. Morphinsulfat) wurde bereits im vorigen Abschnitt hingewiesen. Wegen ihres langsamen Auftretens und der oft kurzen Lebenserwartung der Patienten stellen sie jedoch im Unterschied zu nichtonkologischen Schmerzpatienten meist keine Therapiebegrenzung dar.

18.6 Wirksamkeit der rückenmarknahen Applikation bei Krebsschmerzen

Für die epidurale Gabe haben sich Morphin und Fentanyl bewährt. Für die intrathekale Gabe wird von vielen Zentren Morphin bevorzugt, es liegen jedoch auch einige Untersuchungen zum Hydromorphon vor. Lipophile Opioide, wie Fentanyl und Sufentanil, sind ebenfalls erfolgreich eingesetzt worden. Insgesamt ist die Evidenz für neuraxiale Opioide bei krebsbedingten Schmerzen deutlich besser als für nichtonkologische Schmerzen. Bereits ein Cochrane Systematic Review aus 2005 (Ballantyne und Carwood 2005) konstatiert, dass die neuraxiale Opioidtherpie oftmals effektiv ist in der Behandlung von Krebsschmerzen, die mit einer systemischen Behandlung nicht ausreichend behandelt werden konnten. Ein 2011 veröffentlicher Review (Vissers et al. 2011) gibt auf Basis einer (2b+)-Evidenz-Bewertung für die intrathekale Krebsschmerztherapie ebenfalls eine positive Empfehlung, während die epidurale Applikation auf Basis einer niedrigeren (2c+)-Evidenz nur für studienbezogene Anwendung empfohlen werden konnte. Diese Einschätzungen wurden für Krebsschmerzen in jüngeren Reviews nochmals auf dem Evidenzlevel 2b+ und mit deutlich niedrigerem Evidenzlevel 2c+ bei Nichtkrebsschmerz bestätigt. Level 2b+ bedeutet dabei, dass eine oder mehrere randomisierte kontrollierte Studien vorliegen, die jedoch gewisse methodologische Schwächen aufzeigen, während 2c+ nur auf Beobachtungsstudien beruht, sodass keine konklusive Empfehlung gegeben werden kann.

Anders als noch 2012 (Deer et al. 2012) werden vom jüngsten PACC im Jahr 2017 (Deer et al. 2017a, b) erstmals separate und nach Substanzen differenzierte Therapieempfehlungen getrennt nach lokalisierten oder diffusen nozizeptiven und neuropathischen Krebsschmerzen gegeben! Bei diesen aktuellen Empfehlungen der PACC schneidet nur Ziconotid – anders als die Opioide – mit Evidenzlevel I auch bei Nichtkrebsschmerz gleich gut ab wie bei Krebsschmerz (Deer et al. 2017b) und erreicht neben Morphin den höchsten Empfehlungsgrad für onkologische Schmerzen.

Außer für das synthetische Meeresschneckengift Ziconotid also alles in allem keine absolut starke Evidenzbasis für die intrathekale Opioidgabe bei krebsassoziierten chronischen Schmerzen, keine überzeugend guten randomisierten kontrollierten Studien oder Metaanalysen, jedoch eine brauchbare Evidenz für Morphin und Hydromorphon aus kleineren prospektiven oder retrospektiven Analysen (Deer et al. 2012, 2017a, b; Devulder et al. 1994). Es gibt außerdem beschränkte Evidenz für den intrathekalen Langzeitgebrauch von Fentanyl und für die intrathekale Sufentanilgabe beim Akutschmerz, vor allem postoperativ. Über die epidurale Langzeitanwendung von Sufentanil gibt es nur Berichte.

18.7 Perkutaner, getunnelt ausgeleiteter Spinalkatheter mit externer PCA-Pumpe

Dieser Applikationsweg eignet sich nur für kurzzeitige Behandlungen bzw. Testphasen und sollte möglichst unter stationärer Pflege erfolgen (Lanning und Hrushesky 1990; Samuelsson et al. 1995; Sjoberg et al. 1994; Smith 1990). Der über eine Epidural- oder Intrathekalpunktion eingeführte Katheter wird kurzstreckig (meist eine Einführungskanülenlänge) subkutan getunnelt, seitlich paravertebral ausgeleitet und fixiert. Punktionssets unterschiedlicher Hersteller und Kaliber sind am Markt, die sich in der Regel jedoch nicht für die spätere Kopplung an ein Portsystem eignen. Sie sind daher nur für kurzzeitige Behandlungen (bei guter Katheter- und Einstichstellenpflege 3–5 Wochen, manchmal auch länger) bzw. Testphasen geeignet. Wenn die Implantation eines Portsystems mit externer Pumpe erwogen wird, sollte hierfür bereits der passende Portkatheter in den Spinalraum eingeführt werden. Dabei ist zu beachten, dass die dünneren Portkatheter nicht für eine spätere Konnektion mit einer implantierbaren Pumpe geeignet sind. Für diesen Fall sollte ein großlumiger Portkatheter verwendet werden, der mit dem passenden Portsystem und auch der zu implantierenden Pumpe kompatibel ist (z. B. vom Hersteller Tricumed verfügbar). So muss später nur noch die Portkammer gegen die entsprechende implantierbare Pumpe ausgetauscht werden. Für die Testphase (2–5 Tage bzw. ca. 14 Tage und mehr bei Ziconotid) ist die direkte Konnektion des epiduralen oder intrathekalen Katheters mit einer programmierbaren PCA-Pumpe möglich. Ein am Konnektor zwischengeschalteter bakteriendichter Membranfilter (0,22 µm Porengröße) ist in jedem Falle zur Infektionsprophylaxe obligat.

18.8 Implantiertes epidurales oder intrathekales Portsystem mit externer Pumpe

Der Vorteil implantierter Katheterportsysteme liegt im niedrigen Infektionsrisiko (Deer et al. 2012, 2017a, b; Krames 1993; Müller 2001) und der Möglichkeit ambulanter Behandlungen unter Einbeziehung von Hausarzt, mobilen Palliativteams oder niedergelassenen Schmerztherapeuten. Die Implantation eines epiduralen oder intrathekalen Portsystems sollte heute Standard sein, wenn die Indikation für eine rückenmarknahe Analgesie gegeben ist und die Lebenserwartung des Patienten zumindest einige Monate (2 bis maximal 6 Monate) beträgt.

Bei ambulanten Patienten sollte vorher die kompetente Betreuung, Pumpenbedienung und Portpflege geklärt und eindeutig geregelt sein, um unnötige Komplikationen zu vermeiden. Der Patient muss – soweit er dazu noch in der Lage ist – über die Prinzipien der rückenmarknahen Portsysteme und die Bedienung der angeschlossenen externen Pumpe aufgeklärt sein, ebenso seine pflegenden Angehörigen (Dahm et al. 1998; Deer et al. 2017a).

Die Implantation von Portsystemen erfolgt unter sterilen Kautelen im Operationssaal. Intrathekale Portkatheter werden in der Regel von lumbal unter Durchleuchtungskontrolle bis in die Höhe der schmerzhaften Segmente vorgeschoben (lumbal, thorakal). Die Fixierung erfolgt über Fixationshülsen (sogenannte Anker) am hinteren Längsband. Der Katheter wird bis zur Portkammer, die meist links lateral, unterhalb des Rippenbogens oder auf der unteren Thoraxwand (bei starker subkutaner Fettschicht) implantiert wird, subkutan getunnelt. Nach Liquoraspiration aus der Portkammer mittels Spezialnadel mit Huber-Schliff kann die externe mikroprozessorgesteuerte Pumpe über einen bakteriendichten Filter (0,22 μm Porengröße) angeschlossen werden.

Die diversen auf dem Markt verfügbaren und von vielen Krankenkassen direkt mit den Leihanbietern verrechneten, programmierbaren externen PCA- Pumpen erlauben sichere Applikationsmuster, wie patientenkontrollierte Bolusinjektion, kontinuierliche Infusion und kombinierte Anwendungen beider Modi. Bolusgröße, Infusionsrate, Sperrintervalle zwischen erlaubten Boli und Maximaldosen können vom Arzt eingestellt werden. Modernere Pumpen dokumentieren außerdem Anforderung und Abgabe der Boli und eventuell weitere Variable.

Mittlerweile sind auch spezielle externe Mikropumpen verfügbar (Pegasus™ von LogoMed, die nicht mehr lieferbare CADD-MS 3™ von Smiths Medical, Crane Crono Five® von Tricumed), die mit niedrigen Flowraten im Bereich von 0,01 ml/h auch für externe Ziconotidinfusion geeignet sind (Kress et al. 2009).

In der Titrationsphase mit Opioiden und/oder Clonidin ist eine ausreichende Kontrolle der Vitalparameter notwendig, vor allem bei weit kranial vorgeschobener Katheterspitze. Eventuell muss die Einstellung auf einer Überwachungsstation vorgenommen werden. Danach erlauben die Pumpen eine Mobilisierung und ambulante Betreuung des Patienten. Wechsel von Bakterienfilter und Nadel ist mindestens 1-mal wöchentlich oder öfter vorzunehmen, Verbandswechsel alle 3 Tage oder öfter (Tegaderm®). Den Zugang niemals geöffnet lassen, während die Huber-Nadel in der Portkammer steckt. Zu Komplikationen siehe Tab. 18.4.

Tab. 18.4 Komplikationen intrathekaler Port- und implantierbarer Pumpensysteme

Frühkomplikation	Spätkomplikation
- Liquorfistel	- Infektion
- Wundinfektion	- Meningitis
- Serombildung	- Leckage
- Diskonnektion	- Abknickung des Katheters
- Katheterdislokation	

18.9 Intrathekale Katheter mit vollimplantierter Pumpe

In der Regel setzt die Implantation einer Infusionspumpe eine Lebenserwartung von mindestens 3–6 Monaten sowie eine erfolgreiche Titrations- und Testphase mit subkutan getunneltem Katheter oder Portsystem voraus (Dahm et al. 1998; Deer et al. 2012, 2017a, b; Devulder et al. 1994; Krames 1993). In Ausnahmefällen kann die Pumpe bei Palliativpatienten auch ohne Testphase sofort implantiert werden. Da externe Pumpen die gleiche Funktion erfüllen, wiederverwendbar sind und außerdem – anders als die meisten implantierten Pumpen – eine Bolusabrufmöglichkeit bieten, ist die teure Implantation bei Tumorpatienten nur selten indiziert (Devulder et al. 1994; Lanning und Hrushesky 1990). Wegen ihres begrenzten Reservoirvolumens (abhängig vom Pumpentyp zwischen 20 und max. 60 ml) erfolgt die Applikation aus implantierten Pumpen prinzipiell intrathekal, wobei praktisch jeder Bereich des Körpers der Analgesie zugänglich ist.

Unter sterilen Kautelen wird das Pumpenreservoir in regelmäßigen Abständen (meist 2–8 Wochen oder länger) perkutan mittels fertig gelieferter Füllsets (z. B. Medtronic oder Tricumed) nach vorheriger Entleerung erneut befüllt. Prinzipiell lassen sich gasbetriebene (Hersteller: z. B. Tricumed) von batteriebetriebenen Pumpen (Medtronic Synchromed II™) unterscheiden. Während die Lebensdauer gasbetriebener Pumpen nur durch die Haltbarkeit der Silikonmembran des Kammerseptums limitiert wird und sie daher nicht ausgetauscht werden müssen, unterliegt die integrierte Batterie der programmierbaren elektronischen Pumpen einer zeitabhängigen Erschöpfung und muss – abhängig von der Förderrate – nach meist 5–7 Jahren mit der mikroprozessorgesteuerten Pumpe komplett ausgetauscht werden. Vorteil der batteriebetriebenen Systeme ist jedoch die mögliche telemetrische Programmierung der implantierten Pumpe (Flussrate, Tagesprofil, Bolus etc.), während gasbetriebene Pumpen eine festgelegte Flussrate aufweisen, die nach der Implantation nicht mehr veränderbar ist.

Lediglich über die Konzentration der Analgetika kann bei letzteren die applizierte Dosis verändert werden, was gerade bei Kombinationen verschiedener intrathekaler Medikamente nur in engen Grenzen möglich ist und eine mehr oder weniger konstante und stabile Dosis voraussetzt. Will man Ziconotid über eine gasbetriebene Pumpe applizieren, so sind dafür geeignete Pumpenmodelle (bisher nur IP 2000 V™ von Tricumed) mit entsprechend niedrigen Flussraten von 0,25 ml/Tag zu wählen. Implantierbare Pumpen sind in der Regel nur für die Applikation von Morphinsulfat bzw. Morphinhydrochlorid, Baclofen oder Ziconotide zugelassen und getestet. Clonidin erscheint jedoch auch in Kombination mit Morphin kompatibel und unter diesem Aspekt sicher zu sein. Andere Mischungen sind nicht überprüft und sollten, wenn sie unbedingt notwendig erscheinen, vorher zumindest in vitro auf mögliche Inkompatibilität, Ausfällungen und Verfärbungen getestet werden. Die Pumpenhersteller übernehmen jedoch keinerlei Gewähr für die Funktionstüchtigkeit ihrer Pumpen, wenn solche Mischungen eingesetzt werden. Außerdem scheint das Risiko einer Entwicklung intrathekaler Kathetergranulome mit der Verwendung von für die Intrathekalapplikation nicht zugelassenen Medikamenten zu steigen (Vissers et al. 2011).

Bei beiden Pumpentypen erfolgt die operative Implantation prinzipiell ähnlich wie bei einem Portsystem unter streng sterilen Kautelen. Meist wird die Pumpe in eine subkutane Tasche unterhalb des Rippenbogens über einer Reserveschlinge des auf die richtige Länge gekürzten Katheters platziert. Keinesfalls darf der Katheter über der Pumpe verlaufen, da sonst eine versehentliche Punktion des Katheters beim Befüllen zur Leckage führen würde. Sowohl zur richtigen, aseptischen Befüllung der gasbetriebenen als auch der batteriebetriebenen Pumpen sind die Herstellerinstruktionen exakt zu befolgen, zur Befüllung über einen zwischengesetzten Bakterienfilter dürfen nur die mitgelieferten Spezialnadeln der Befüllungssets verwendet werden. Einige Pumpen verfügen neben den zentral gelegenen Reservoirports über einen seitlichen Zusatzport (Side-Port) mit Schutzgitter, über den Boli oder Kontrastmittel appliziert werden können (Tricumed IP 2000 V® ; Syncromed II®-Pumpe; auch die nicht mehr lieferbare Archimedes®-Pumpe). Früh- und Spätkomplikationen sind prinzipiell ähnlich wie bei implantierten Portsystemen (Tab. 18.4).

Alle implantierten Pumpen beeinträchtigen durch Artefaktbildung spätere MRT-Untersuchungen. Eine Beschädigung der gasdruckbetriebenen oder batteriebetriebenen Pumpen ist durch Magnetfelder ≤3 Tesla nach Angaben der meisten Hersteller nicht zu erwarten. Die Pumpe sollte jedoch für die Untersuchung mittels einer elastischen Bandage zusätzlich fixiert werden, um Bewegungen oder Vibrationen der Pumpe im Magnetfeld zu verhindern. Batteriebetriebene Pumpen unterbrechen jedoch unter Einfluss des Magnetfeldes während der Untersuchung die Medikamentengabe und sollten sie nach Beendigung selbstständig wieder fortsetzen. Daher wird empfohlen, die korrekte Funktion der Pumpe vor und vor allem direkt nach der MRT-Untersuchung zu kontrollieren. Eine Herstellergarantie für MRT-Tauglichkeit wird für die Pumpen jedoch meist nicht gegeben.

Literatur

Aldrete JA (1995) Epidural fibrosis after permanent catheter insertion and infusion. J Pain Symptom Manag 10:624–631

Ballantyne JC, Carwood CM (2005) Comparative efficacy of epidural, subarachnoid, and intracerebroventricular opioids in patients with pain due to cancer. Cochrane Database Syst Rev (1):CD005178

Burton AW et al (2004) Epidural and intrathecal analgesia is effective in treating refractory cancer pain. Pain Med 5:239–247

Coffey RJ, Burchiel K (2002) Inflammatory mass lesions associated with intrathecal drug infusion catheters: report and observations on 41 patients. Neurosurgery 50:78–86

Cools HJ, Berkhout AM, De Bock GH (1996) Subcutaneous morphine infusion by syringe driver for terminally ill patients. Age Ageing 25:206–208

Dahm P, Nitescu P, Appelgren L, Curelaru I (1998) Efficacy and technical complications of long-term continuous intraspinal infusions of opioid and/or bupivacaine in refractory nonmalignant pain: a comparison between the epidural and the intrathecal approach with externalized or implanted catheters and infusion pumps. Clin J Pain 14:4–16

Deer TR et al (2012) Polyanalgesic Consensus Conference – 2012: recommendations for the management of pain by intrathecal (intraspinal) drug delivery: report of an interdisciplinary expert panel. Neuromodulation 15:436–466

Deer TR et al (2017a) The Polyanalgesic Consensus Conference (PACC): recommendations on intrathecal drug infusion systems best practices and guidelines. Neuromodulation 20(2):96–132

Deer TR et al (2017b) The Polyanalgesic Consensus Conference (PACC): recommendations for intrathecal drug delivery: guidance for improving safety and mitigating risks. Neuromodulation 20(2):155–176

Devulder J, Ghys L, Dhondt W, Rolly G (1994) Spinal analgesia in terminal care: risk versus benefit. J Pain Symptom Manag 9:75–81

Drexel H et al (1989) Treatment of severe cacer pain by low-dose continuous subcutaneous morphine. Pain 36:169–176

Eisenach JC, Rauck RL, Buzzanell C, Lysak SZ (1989) Epidural clonidine analgesia for intractable cancer pain: phase I. Anesthesiology 71:647–652

Eisenach JC et al (1995) Epidural clonidine analgesia for intractable cancer pain. Pain 61:391–399

Hassenbusch S et al (2002) Management of intrathecal catheter-tip inflammatory masses: a consensus statement. Pain Med 3:313–323

Hogan Q et al (1991) Epidural opiates and local anesthetics for the management of cancer pain. Pain 46:271–279

Iida H et al (2001) The differential effects of stereoisomers of ropivacaine and bupivacaine on cerebral pial arterioles in dogs. Anesth Analg 93(6):1552–1556

Krames ES (1993) Intrathecal infusional therapies for intractable pain: patient management guidelines. J Pain Symptom Manag 8:36–46

Kress HG (2009) Unmet needs in drug treatment of chronic severe pain – clinical evidence on current and future concepts. Eur J Pain 13(Suppl 1):11–15

Kress HG et al (2009) Intrathecal therapy: what has changed with the introduction of ziconotide. Pain Pract 9:338–347

Lanning RM, Hrushesky WJM (1990) Cost comparison of wearable and implantable drug delivery systems. Proc ASCO 9:322

McMillan MR, Doud T, Nugent W (2003) Catheter-associated masses in patients receiving intrathecal analgesic therapy. Anesth Analg 96:186–190

Müller H (2001) Spinale Opioidanalgesie. In: Zenz M, Jurna I (Hrsg) Lehrbuch der Schmerztherapie. Wissenschaftliche Verlagsges, Stuttgart, S 441–445

Nitescu P et al (1991) Long-term, open catheterization of the spinal subarachnoid space for continuous infusion of narcotic and bupivacaine in patients with „refractory" cancer pain. Clin J Pain 7:143–161

O'Brien T et al (2017) European Pain Federation position paper on appropriate opioid use in chronic pain management. Eur J Pain 21:3–19

Samuelsson H, Malmberg F, Eriksson M, Hedner T (1995) Outcomes of epidural morphine treatment in cancer pain: nine years of clinical experience. J Pain Symptom Manag 10:105–112

Sator-Katzenschlager S, Deusch E, Maier P, Spacek A, Kress HG (2001) The long-term antinociceptive effect of intrathecal S(+)-ketamine in a patient with established morphine tolerance. Anesth Analg 93:1032–1034

Sjoberg M, Nitescu P, Appelgren L, Curelaru I (1994) Long-term intrathecal morphine and bupivacaine in patients with refractory cancer pain. Anesthesiology 80:284–297

Smith DE (1990) Spinal opioids in the home and hospice setting. J Pain Symptom Manag 5:175–182

Vissers KCP et al (2011) Evidence-based interventional pain medicine according to clinical diagnosis: 23. Pain in patients with cancer. Pain Pract 11:453–475

Vranken JH, Troost D, Wegener JT, Kruis MR, van der Vegt MH (2005) Neuropathological findings after continuous intrathecal administration of S(+)-ketamine for the management of neuropathic cancer pain. Pain 117(1–2):813–818

Waldmann CS, Eason JR, Rambohul E, Hanson GC (1984) Serum morphine levels. A comparison between continuous subcutaneous infusion and continuous intravenous infusion in postoperative patients. Anaesthesia 39:768–771

Yaksh TL (1996) In: Campbell JN (Hrsg) Pain 1996 – an updated reviewIntrathecal and epidural opiates: a review. IASP Press, Seattle, S 381–393

Yaksh TL et al (2002) Inflammatory masses associated with intrathecal drug infusion: a review of preclinical evidence and human data. Pain Med 3:300–31229

Yaksh TL et al (2003) Chronically infused intrathecal morphine in dogs. Anesthesiology 99:174–187

Praxis der ambulanten parenteralen Schmerztherapie

19

Carsten Klein, Dieter Märkert, Christa Geiß, Gabi Littschwager, Norbert Grießinger und Reinhard Sittl

Inhaltsverzeichnis

19.1 Technik 172
19.2 Indikationen 173

C. Klein (✉)
Palliativmedizinische Abteilung in der Anästhesiologischen Klinik, Universitätsklinikum Erlangen, Comprehensive Cancer Center CCC Erlangen-EMN, Friedrich-Alexander-Universität Erlangen-Nürnberg (FAU), Erlangen, Deutschland
e-mail: carsten.klein@uk-erlangen.de

D. Märkert · C. Geiß · N. Grießinger
Schmerzzentrum, Anästhesiologische Klinik, Universitätsklinikum Erlangen, Erlangen, Deutschland
e-mail: dieter.maerkert@uk-erlangen.de; christa.geiss@uk-erlangen.de; norbert.griessinger@uk-erlangen.de

G. Littschwager
Atemtherapie, Anästhesiologische Klinik, Universitätsklinikum Erlangen, Erlangen, Deutschland
e-mail: gabi.littschwager@uk-erlangen.de

R. Sittl
Fürth, Deutschland
e-mail: Reinhard.Sittl@schmerzzentrum.imed.uni-erlangen.de

© Der/die Autor(en), exklusiv lizenziert an Springer-Verlag GmbH, DE, ein Teil von Springer Nature 2023
G. Bernatzky et al. (Hrsg.), *Schmerzbehandlung in der Palliativmedizin*,
https://doi.org/10.1007/978-3-662-64329-7_19

19.3	Organisatorische Voraussetzungen	173
19.4	Praktisches Vorgehen	174
19.5	Fallbeispiel	177
19.6	Zusammenfassung	178
Literatur		179

Mit Ausbau der ambulanten palliativmedizinischen Versorgung steigt auch der Bedarf an parenteraler Medikamentenapplikation, insbesondere wenn die enterale Aufnahme von Wirkstoffen nicht oder nicht ausreichend sicher möglich ist. Neben den schon behandelten transdermalen Systemen („Schmerzpflaster") stehen dafür verschiedene Pumpensysteme für die subkutane oder intravenöse Medikamentenapplikation zur Verfügung. Jede Behandlung im palliativmedizinischen Bereich muss dem Anspruch genügen, für den Patienten so wenig belastend wie möglich zu sein. Daher sind invasive Therapieverfahren, wie die parenterale (subkutan oder intravenös applizierte) Schmerztherapie, nicht als Verfahren der ersten Wahl zu sehen. Sie kommen dann zum Einsatz, wenn eine orale oder transdermale Schmerztherapie nicht mehr ausreichend durchgeführt werden kann oder nicht mehr effektiv ist. Neben den medizinischen Aspekten werden im Folgenden auch einige organisatorische Voraussetzungen für eine erfolgreiche ambulante Patientenversorgung beleuchtet.

19.1 Technik

Zur kontinuierlichen parenteralen Schmerztherapie stehen verschiedenste Systeme zur Verfügung. Unterscheiden lassen sich mechanische und elektronische Geräte und solche mit oder ohne Bolusfunktion. Mit Blick auf die besondere Situation in der ambulanten Versorgung ist die Frage der Zuverlässigkeit von herausragender Bedeutung. Oft werden elektronische Pumpensysteme eingesetzt, die neben einer einstellbaren Basalrate die Möglichkeit einer Bolusgabe bieten (PCA, „patient controlled analgesia"). Die Systeme können mit Medikamentenreservoirs unterschiedlicher Größe kombiniert werden. In der Regel wird aus hygienischen Erwägungen eine Laufzeit von maximal 1 Woche pro Reservoir geplant. Die Applikation erfolgt entweder subkutan oder intravenös, dann in der Regel über ein Portsystem. Eine Alternative zu den kostenaufwändigeren elektronischen Systemen sind mechanische (Elastomer- oder Federdruck-)Pumpen. Auch hier gibt es einzelne Systeme mit Bolusmöglichkeit, die jedoch aufgrund der Bauart in der Einstellung nicht die Flexibilität der elektronischen Pumpen bieten können. Elektronische Systeme bieten zudem einen Mehrwert in Bezug auf Therapiesicherheit und Dokumentation der Behandlung.

19.2 Indikationen

Eine parenterale Medikamentenapplikation ist dann indiziert, wenn weniger invasive Alternativen nicht mehr erfolgreich durchgeführt werden können. Als Beispiel sind hier die Unmöglichkeit der enteralen Medikamentenapplikation bei Ileus, bei therapieresistenter Übelkeit und Erbrechen oder bei Störungen der enteralen Resorption zu nennen.

Nicht immer gelingt es, mit transdermaler Medikamentenapplikation eine stabile Schmerzlinderung zu erreichen. Der Vorteil transdermaler Systeme ist in der einfachen Anwendung zu sehen, dem steht jedoch auch ein relevanter Nachteil gegenüber: Sie sind aufgrund ihrer Trägheit weniger gut geeignet, auf sich rasch ändernde Schmerzintensitäten zu reagieren und werden daher eher in stabilen Schmerzsituationen erfolgreich eingesetzt. Mit den schnellwirksamen bukkalen oder nasalen Fentanylpräparaten stehen Applikationen für die Bedarfsmedikation zur Verfügung, die allerdings nicht in allen Fällen eine passende Behandlung darstellen.

So bleibt in ausgewählten Patientensituationen nur die intravenöse oder subkutane Medikamentenapplikation als Mittel der Wahl. Im Falle von steigendem Analgetikabedarf kann wird eine schnelle Anpassung der kontinuierlichen Medikation erfolgen. Gerade im ambulanten Bereich wird die Möglichkeit genutzt, Mischinfusionen zu verwenden. Eingesetzt werden dabei neben einem Opioid z. B. Metamizol oder Ketamin, gerade in der Sterbephase und bei weiteren Symptomen wie Unruhe, Angst oder tracheales Rasseln auch Midazolam oder Butylscopolamin. Zu beachten ist dabei, dass jede Mischung von Medikamenten rechtlich eine Anwendung außerhalb der Zulassung („off-label use") bedeutet. Zudem ist bei Verwendung einer Bolusfunktion zu berücksichtigen, dass die maximal möglichen Dosierungen eine hohe therapeutische Breite der Präparate erfordern.

19.3 Organisatorische Voraussetzungen

Neben Fragen der Beschaffung des Pumpensystems und der Befüllung ist insbesondere die kontinuierliche Betreuung der Patienten sicherzustellen. Wichtig ist eine ständige Erreichbarkeit einer Ansprechperson, die auftretende technische oder medizinische Probleme zeitnah lösen kann. Dies beinhaltet auch die Möglichkeit eines kurzfristigen Hausbesuchs. Die hierfür notwendige und vorzuhaltende Infrastruktur erfordert in der Regel Ressourcen, die über die allgemeine ambulante Palliativversorgung (AAPV) hinausgehen. Somit fällt diese Behandlung oft in den Bereich der spezialisierten ambulanten Palliativversorgung (SAPV). Um den Patienten zügig Linderung zu verschaffen, ist es wünschenswert, eine kontinuierliche parenterale Schmerztherapie innerhalb eines Arbeitstages anbieten zu können. Dazu ist die Vorhaltung entsprechender Pumpen und Reservoirs ebenso wie der benötigten Medikation notwendig. Oft wird es empfehlenswert sein, die Befüllung der Medikamentenreservoirs in Zusammenarbeit mit einer Apotheke zu organisieren. Bei Standzeiten über 24 h hinaus ist die Befüllung unter Reinraumbedingungen durchzuführen, um die mikrobiologische Stabilität zu gewährleisten. Die vorhandenen Strukturen sind je nach Region äußerst unterschiedlich. Sollte es kein SAPV-Team in einer Region geben, das eine ambulante Pumpenversorgung anbietet, so sind gelegentlich Anbieter für häusliche parenterale Ernährung in der Lage, dies zu übernehmen.

19.4 Praktisches Vorgehen

Vor Beginn einer parenteralen Schmerztherapie sollte überprüft werden, ob durch eine individuelle Dosisanpassung, einen Opioidwechsel oder den Einsatz von Koanalgetika das bisherige Therapieverfahren optimiert werden kann. Zeigt sich keine zufrieden stellende Schmerzreduktion, kann unter Berücksichtigung des Allgemeinzustandes des Patienten oder der Patientin und des häuslichen Umfelds eine geeignete parenterale Alternative ausgewählt werden.

Steht die Indikation zur parenteralen, invasiven Schmerztherapie, werden die Medikation und die notwendige Dosierung festgelegt. Hauptsächlich werden starke Opioide (insbesondere Morphin oder Hydromorphon) verwendet. Die Tagesdosis orientiert sich am bisherigen Opioidbedarf und dem damit erreichten Therapieerfolg. Besondere Beachtung verlangt die Umrechnung von einer transdermalen Opioiddosis. Insbesondere kachektische Patienten zeigen mitunter eine deutlich reduzierte Resorptionsrate bei transdermaler Applikation, sodass die invasiv verabreichte Dosis im Vergleich zu den üblichen Umrechnungsschemata geringer gewählt werden kann (Jackson et al. 2021).

Eine Mischung mit anderen Substanzen (z. B. Metamizol, Antiemetika, Kortikoide) muss hinsichtlich der physikalischen und der chemischen Stabilität der Substanzen kritisch hinterfragt werden (Vermeire und Remon 1999). Manche Kombinationen zeigen insbesondere bei gekühlter Lagerung eine Tendenz zur Kristallbildung. Zur Information über Erfahrungen mit Mischinfusionen existieren inzwischen Online-Datenbanken (pall-iv.de; www.palliativedrugs.com/syringe-driver-database-introduction.html). Hier sind Informationen aus der Praxis zu verschiedenen Mischungen zu finden. Obwohl vielfach angewandt, sind solche Mischinfusionen in den meisten Fällen keine zugelassene Anwendung. Somit hat der Verordner die Patientin oder den Patienten über die Anwendung außerhalb der Zulassung und die damit verbundenen Risiken aufzuklären und eine Einwilligung einzuholen.

Bei instabiler Schmerzsituation sollte eher auf fixe Kombinationen verzichtet werden, da die notwendige Opioiddosis stark schwanken kann. Eine Alternative wäre in solchen Fällen die zusätzliche Verabreichung der Begleitmedikation z. B. mittels eines mechanischen Pumpensystems.

Zur Bemessung der Bedarfsmedikation gibt es unterschiedliche Konzepte. Bedacht werden sollten sowohl die Pharmakokinetik als auch die Pharmakodynamik der verwendeten Substanzen. Eine Bedarfsmedikation in Höhe der intravenösen Stundendosis mit einer Ausschlusszeit von 10 min hat sich in der Praxis für die intravenöse Gabe von Morphin und Hydromorphon bewährt. Bei subkutaner Gabe kann die Einmaldosis höher gewählt werden bei allerdings auch längerer Ausschlusszeit (z. B. 1/10 der Tagesdosis, Ausschlusszeit 30 min) (Elsner et al. 2005).

Für den sicheren Umgang mit dem Pumpensystem ist eine zuverlässige Schulung der Patienten und der mitbetreuenden Personen von großer Bedeutung. Durch eine entsprechende Geräteeinweisung und Vermittlung einer zielgerichteten Handlungsweise bei Problemen und Komplikationen werden Berührungsängste abgebaut.

In der Einstellungsphase sollte eine engmaschige telefonische Kontrolle der Medikamentenwirkungen und Nebeneffekte erfolgen. Bei einer Veränderung des Allgemeinzustandes der Patientin oder des Patienten sollte jederzeit die Möglichkeit bestehen, einen ärztlichen oder pflegerischen Hausbesuch durchzuführen. Die Informationen, die für die Schmerztherapie und Symptomkontrolle von Bedeutung sind, werden in einem standardisierten Dokumentationsprotokoll festgehalten und beim Patienten hinterlegt. Anhand des Dokumentationsprotokolls werden neben der aktuellen Dosierung und der Schmerzintensität auch belastende Symptome wie Schlafstörungen, Übelkeit/Erbrechen, Obstipation u. a. gezielt erfragt und dokumentiert (ein Beispiel zeigt Abb. 19.1). Im Rahmen der regelmäßigen Hausbesuche sind so der Verlauf der belastenden Symptome und der Therapieeffekt zu erkennen und eventuell notwendige Therapieanpassungen können zeitnah durchgeführt werden. Nicht nur aus juristischen Gründen ist auf die Dokumentation der Behandlung größter Wert zu legen. Insbesondere zum vorausschauenden Management von Notfallsituationen ist es notwendig, allen an der Versorgung Beteiligten einen Überblick über die laufende Medikation und deren Wirkung zu geben.

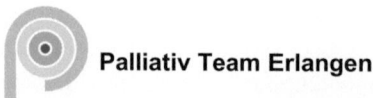

Palliativ Team Erlangen Schmerzambulanz Erlangen

Dokumentation Patientenkontakt

Datum:		Erfasser:	
Grund des Besuchs:			

ICD		Name:		Geburtsdatum:	

Pumpsysteme: ☐ PCA-Pumpe (Nr. _____) ☐ Elastomere Typ:_____

Applikationsweg: ☐ Port-Katheter Port-Nadel: ☐ Hickmann-Katheter ☐ subkutan ☐ peridural ☐

Pumpeneinstellung: Medikament _____

Konzentration	mg/ml	Boluszeit	min	Anforderungen		Batterie-wechsel	
Kontinuierliche Rate	mg/h	Sperrzeit	min	Davon positiv		Kassetten-wechsel	
Bolusgröße	mg	Verbrauch	ml	Verbrauch	mg	Uhrzeit korrekt?	

Schmerzwert NRS Ruhe	Schmerzwert NRS Belastung	Karnofsky-Index*	Schlafdauer*	Zufriedenheit (ja/nein)

Schmerzlokalisation   **Symptomerfassung**

Kopf	( )
Hals	( )
Obere Extremität	( )
Thorax	( )
Abdomen	( )
LWS	( )
Untere Extremität	( )
Becken	( )
Genital und perianal	( )
Mehrere Regionen	( )

Zusammenhang mit Therapie?*	
Symptom	
Sedierung*	
Atemdepression	
Obstipation*	
Pruritus	
Übelkeit*	

Zusammenhang mit Therapie?*	
Symptom	
Erbrechen*	
Miktionsstörung	
Schwitzen	
Dyspnoe*	

Weitere Medikation:

Befund:

Therapieänderung:

Nächster geplanter Kontakt am:

Abb. 19.1 Dokumentationsprotokoll (Palliativ Team Erlangen, Schmerzambulanz)

Kodierung:

Sedierung	1: leicht sediert auf Ansprache	2: stark sediert auf Berührung	3: schwer erweckbar auf Schmerzreizung	
Obstipation	1: > 72 h kein Stuhlgang	2: nach > 72 h kein Stuhlgang trotz Verstärkung der Abführmaßnahmen	3: nach > 72 h kein Stuhlgang, massive Abführmaßnahmen erforderlich	4: Ileus
Übelkeit	1: zeitweise auftretend	1: leicht; 1-2 mal / 24 h	2: anhaltend; > 12 h	
Erbrechen	2: mittel; 3-5 mal / 24 h	3: stark; 5-8 mal / 24 h	4: sehr stark; > 8 mal / 24 h	
Dyspnoe	1: nur bei Belastung	2: zeitweise in Ruhe und bei Belastung	3: ständige Ruhedyspnoe	4: Erstickungsanfall
Sonstige	-1: nicht erhebbar	0: nicht vorhanden	1: leicht	2: schwer
Zusammenhang mit Therapie	-1: nicht erhebbar	0: kein Zusammenhang	1: Zusammenhang mit Therapie	

Schlafdauer		Karnofsky-Index	
1	> 6 Std	100	Normale Aktivität, keine Beschwerden, kein Hinweis für Tumorleiden
2	3 - 6 Std	90	Geringfügig verminderte Aktivität und Belastbarkeit
3	2 - 3 Std	80	Normale Aktivität nur mit Anstrengung, deutlich verringerte Aktivität
4	< 2 Std	70	Unfähigkeit zu normaler Aktivität, versorgt sich aber selber
		60	Gelegentliche Hilfe erforderlich, versorgt sich noch weitgehend selbst
		50	Ständige Unterstützung und Pflege, häufige ärztliche Hilfe notwendig
		40	Überwiegend bettlägerig, spezielle Hilfe notwendig
		30	Dauernd bettlägerig geschulte Pflegekraft notwendig
		20	Schwerkrank, Hospitalisierung, aktive supportive Therapie
		10	Moribund

Abb. 19.1 (Fortsetzung)

19.5 Fallbeispiel

Eine 67-jährige Patientin stellt sich in der Schmerzambulanz vor. Seit 7 Jahren leidet sie an einem metastasierten Zervixkarzinom. Nach diversen Operationen und antitumoralen Therapien war sie vor 3 Wochen aus dem Krankenhaus „zum Sterben" nach Hause entlassen worden. Bei ausgeprägter Peritonealkarzinose bestehen Übelkeit und häufiges Erbrechen trotz vorhandener Gastrostomie („Ablauf-PEG (Perkutane endoskopische Gastrostomie)"). Eine orale Nahrungs- und Flüssigkeitsaufnahme ist nicht möglich. Eine ambulante parenterale Ernährung wird über ein Portsystem verabreicht. Die Patientin gibt Schmerzen im gesamten Abdominalraum an. Die Schmerzen werden als drückend und stechend beschrieben, schlecht lokalisiert, mit einer Stärke von NRS 7–8 (NRS: Numerische Rating Skala, 0 = kein Schmerz, 10 = maximal vorstellbarer Schmerz). Zusätzliche Schmerzattacken treten bei jeder Bewegung auf, die durch eine bekannte und bereits bestrahlte Metastasierung im Bereich des Sakrums erklärt werden können. Die Vortherapie besteht aus Buprenorphin TTS (transdermales therapeutisches System, „Schmerzpflaster") 70 µg/h. Die Erhöhung von 52,5 µg/h auf 70 µg/h hat erst vor 2 Tagen stattgefunden, der Schmerz hat innerhalb dieser Zeit eher zugenommen. Eine Bedarfsmedikation ist bisher nicht angeordnet. Nach der fraktionierten Gabe von insgesamt 10 mg Morphin i.v. und zusätzlich 1 g Metamizol ist die Patientin leicht sediert und schmerzfrei. Der intravenöse Morphintagesbedarf wird auf insgesamt 100 mg abgeschätzt (Buprenorphin 70 µ/h entsprechen Morphin ca. 40 mg/24h + 6-mal 10 mg Morphin entsprechen Morphinest). Die Therapie soll über ein elektronisches Pumpensystem intravenös erfolgen. Als initiale Pumpeneinstellung wird aus den oben genannten Überlegungen und aufgrund der langen Abklingzeit des Pflasters die Hälfte des Tagesbedarfs fest gegeben. Das Buprenorphinpflaster wird entfernt und Morphin in der Dosis von 2 mg/h angesetzt, zusätzlich sind Boli von 2 mg alle 10 min möglich. Nach Abklingen der Pflasterwirkung wird die Dosis auf 3 mg/h Morphin gesteigert, im weiteren Verlauf bis 5 mg/h. Zusätzlich wird Metamizol 4 g/24 h i.v. über eine mechanische Pumpe angeordnet. Eine elektronische Pumpe wird mit der beschriebenen Einstellung installiert, die ambulante Betreuung übernimmt ein ambulanter Palliativpflegedienst in enger Abstimmung mit der Schmerzambulanz. Mit der beschriebenen Medikation ist die Patientin rasch und anhaltend gut schmerzgelindert. Belastende unerwünschte Wirkungen treten im Verlauf nicht auf. Die Übelkeit wird mit Haloperidol 0,5 mg alle 8 h und Scopolamin TTS gelindert. Versuche, die Funktion der Ablauf- PEG zu verbessern bleiben erfolglos. Eine stationäre Aufnahme ist auch im Verlauf nicht notwendig.

Die Indikation für eine parenterale invasive Schmerztherapie ist in diesem Beispiel mit dem Symptomkomplex instabile Schmerzsituation, Aufhebung der Magen-Darm-Passage und hohe Belastungsschmerzen zu begründen. Die Morphindosis wird im Verlauf nach Bedarf angepasst, Schmerzspitzen können gut mit der eingestellten Bedarfsmedikation kupiert werden. Aufgrund des weiter steigenden Analgetikabedarfs und der Gesamtsituation der Patientin erscheint ein erneuter Umstellungsversuch auf transdermale Opioidgaben nicht sinnvoll.

19.6 Zusammenfassung

Viele Menschen, die sich im fortgeschrittenen Stadium einer Tumorerkrankung befinden, äußern den Wunsch, in ihrem häuslichen Umfeld verbleiben zu wollen. Bei Verfügbarkeit eines mit externen Pumpensystemen und parenteraler Schmerzmedikation vertrauten Palliativdienstes ist die Notwendigkeit dieser invasiven Maßnahmen kein Grund für eine stationäre Einweisung. Es braucht eine geordnete Infrastruktur, mit der eine rasche Inbetriebnahme des entsprechenden Pumpensystems und eine kontinuierliche Betreuung des so versorgten Patienten sichergestellt werden kann. Mit der weiteren Etablierung der SAPV ist gerade für die Betreuung in der Sterbephase eine parenterale Medikation im ambulanten Bereich deutlich häufiger möglich geworden.

Literatur

Elsner F, Radbruch L, Loick G et al (2005) Intravenous versus subcutaneous morphine titration in patients with persisting exacerbation of cancer pain. J Palliat Med 8:743–750. https://doi.org/10.1089/jpm.2005.8.743

Jackson LD, Wortzman R, Chua D, Selby D (2021) Opioid rotation from transdermal fentanyl to continuous subcutaneous hydromorphone in a cachectic patient: a case report and review of the literature. J Oncol Pharm Pract 27:238–243. https://doi.org/10.1177/1078155220929415

Vermeire A, Remon JP (1999) Compatibility and stability of ternary admixtures of morphine with haloperidol or midazolam and dexamethasone or methylprednisolone. Int J Pharm 177:53–67

Interdisziplinäre multimodale Schmerztherapie in Gruppenform

20

Reinhard Sittl

Inhaltsverzeichnis

20.1	Grundsätze	182
	20.1.1 Definition	182
	20.1.2 Indikation	183
	20.1.3 Biopsychosoziales Schmerzmodell	183
20.2	Schmerztagesklinik	184
	20.2.1 Organisationsstruktur	184
	20.2.2 Personalstruktur	185
	20.2.3 Patientenanfrage	185
	20.2.4 Patientenaufnahme	185
	20.2.5 Therapiezielvereinbarung	186
	20.2.6 Elemente eines multimodalen Therapieprogramms	186
	20.2.7 Multimodale Gruppenprogramme	188
	20.2.8 Evaluierung	190
	20.2.9 Nachsorgekonzept	190
20.3	Zusammenfassung	191
Literatur		191

Die interdisziplinäre Schmerztherapie wurde in den 1950er-Jahren von dem namhaften Anästhesisten John Bonica geprägt. Internationale Studien haben gezeigt, dass bei stark chronifizierten Schmerzpatienten interdisziplinäre Therapiekonzepte erforderlich sind. Monodisziplinäre Therapieansätze sind wenig erfolgreich.

R. Sittl (✉)
Fürth, Deutschland
e-mail: Reinhard.Sittl@schmerzzentrum.imed.uni-erlangen.de

© Der/die Autor(en), exklusiv lizenziert an Springer-Verlag GmbH, DE, ein Teil von Springer Nature 2023
G. Bernatzky et al. (Hrsg.), *Schmerzbehandlung in der Palliativmedizin*,
https://doi.org/10.1007/978-3-662-64329-7_20

In diesem Kapitel wird gezeigt, wie chronische Schmerzpatienten in einer interdisziplinären Einheit behandelt werden. Die Darstellung erfolgt am Beispiel der Schmerztagesklinik am Universitätsklinikum Erlangen, Deutschland, die differenzierte Schmerztherapieprogramme für Patienten anbietet.

20.1 Grundsätze

20.1.1 Definition

Die Begriffe „unimodale, multimodale, multidisziplinäre und Interdisziplinäre Behandlungen wurden von einer Arbeitsgruppe der IASP neu klassifiziert und definiert (International Association for the Study of Pain (IASP) 2017)".

Dies war notwendig, weil insbesondere der Begriff multimodal im Bereich der Behandlung von Schmerzen in der unterschiedlichsten Bedeutung verwendet wurde. Die Begriffe wurden nun folgendermaßen definiert.

Unimodale Behandlung:

Definiert als einzelne therapeutische Maßnahme, z. B. die Anwendung von Bewegungstherapie durch einen Physiotherapeuten

Multimodale Behandlung

Definiert als gleichzeitiger Einsatz von verschiedenen separaten therapeutischen Interventionen mit unterschiedlichen Wirkmechanismen durch eine Disziplin z. B. Neurologe, Schmerzarzt etc. zur Behandlung verschiedener Schmerzmechanismen, z B. der Einsatz von Pregabalin und Opioiden und der zusätzliche Gebrauch von NSAR und Akupunktur.

Multidisziplinare Behandlung

Definiert als multimodale Behandlung durch Therapeuten aus verschiedenen Disziplinen Alle Berufe arbeiten getrennt mit ihrem eigenen therapeutischen Ziel für den Patienten. Eine regelmäßige Kommunikation und Austausch unter den Therapeuten findet nicht statt.

Interdisziplinäre Behandlung

Definiert als multimodale Behandlung, die von einem multidisziplinären Team durchgeführt wird, das bei der Beurteilung und Behandlung mit einem gemeinsamen biopsychosozialen Modell und gemeinsamen Zielen kooperiert und dies alles in regelmäßigen Teamsitzungen bespricht (Angesicht zu Angesicht) und mit den Wünschen und Ressourcen des Patienten abgleicht.

20.1.2 Indikation

Die interdisziplinäre Schmerztherapie kommt vor allem für Patienten in Frage, bei denen der chronische Schmerz zu einem eigenständigen Krankheitsbild geworden ist.
Typische Merkmale eines chronischen Schmerzpatienten sind:

- Multilokalisation des Schmerzes
- Lange Schmerzgeschichte
- Aktuelle psychosoziale Probleme oder Belastungen in der Vergangenheit
- Viele ineffektive Behandlungsversuche

Häufig sind für die Chronifizierung von Schmerzen persönlichkeitsbedingte, psychosoziale Dispositionen (mit-)verantwortlich, die eine mehrdimensionale, interdisziplinäre Schmerztherapie notwendig machen.

20.1.3 Biopsychosoziales Schmerzmodell

Die nachfolgende Übersichtsgrafik zeigt, dass bei chronischen Schmerzpatienten nicht nur die biologischen, d. h. die somatischen Ursachen der Schmerzen berücksichtigt werden müssen, sondern dass ebenfalls die Psyche, das soziale Umfeld und die gesellschaftlichen Rahmenbedingungen eine ganz wesentliche Rolle spielen (Gatchel et al. 2007). Chronischer Schmerz ist eben nicht nur eine reine körperliche Angelegenheit, sondern ein Zusammenspiel von körperlichen und seelischen Faktoren.

20.1.3.1 Biologische/Körperliche Faktoren
Die biologischen oder körperlichen Faktoren im chronischen Schmerzmodell manifestieren sich als Schmerzen. Bei chronischen Schmerzen können Struktur- und Funktionsänderungen im zentralen Nervensystem, d. h. periphere und zentrale Sensibilisierung, auftreten, die zu vermehrten, lange anhaltenden Schmerzen beitragen.

20.1.3.2 Psychische Faktoren
Eine gewisse psychische Konstellation (Angst, Depression) kann die Übertragung von Schmerzimpulsen verstärken. Andererseits können chronische Schmerzen ebenfalls zu psychischen Störungen wie z. B. Depression und Angstzuständen führen.

20.1.3.3 Soziale Faktoren
Soziale Probleme, z. B. zwischenmenschliche Beziehungen, Probleme am Arbeitsplatz, Mobbing usw., können ebenfalls die Übertragung von Schmerzimpulsen verstärken. Wenn wir schwere Schmerzen haben, sind wir eher geneigt, unser soziales Umfeld zu vernachlässigen und uns somit immer mehr zu isolieren.

Auch die allgemeine soziale Situation kann zur Chronifizierung von Schmerzen beitragen, hier seien z. B. Arbeitslosigkeit oder die Möglichkeit einer Frühberentung erwähnt.

20.1.3.4 Ziele
Ziele der interdisziplinären Schmerztherapie sind:

- Interdisziplinäre Schmerzanalyse und -diagnostik
- Interdisziplinäre Therapieplanung und Durchführung
- Schmerzreduktion, nicht Schmerzfreiheit
- Physische, psychische und soziale Rehabilitation
- Geringere Inanspruchnahme des Gesundheitssystems
- Rückkehr zum Arbeitsplatz

20.1.3.5 Basiselemente
Wichtige Elemente in multimodalen therapeutischen Gruppenprogrammen sind die Physiotherapie in Einzel oder Gruppenform, mit und ohne Geräte, psychologische Schmerzbehandlung, Entspannungsverfahren, Achtsamkeitsübungen und eine patientenverständliche Edukation (American Chronic Pain Association). Eine wichtige Voraussetzung für den Therapieerfolg ist eine vertrauensvolle Arzt-Patienten-Beziehung und eine optimale schmerztherapeutische Basisbehandlung.

20.1.3.6 Perspektiven
Zusammenfassend kann man feststellen, dass chronische Schmerzen nur mit einem interdisziplinären Konzept erfolgreich behandelt werden können. Eine interdisziplinäre Schmerztherapie zeigt nach der Literatur bessere Ergebnisse als monodisziplinäre Verfahren, aber sie ist auch aufwendig und teuer.
Ausblick:

- Differenzierte Konzepte müssen entwickelt werden (z. B. für Senioren, Kinder, Patienten mit speziellen Schmerzsyndromen)
- Qualitätssicherung ist notwendig
- Konzepte müssen wirtschaftlich sein
- Konzepte müssen flächendeckend angeboten werden

20.2 Schmerztagesklinik

20.2.1 Organisationsstruktur

Die praktische Umsetzung einer interdisziplinären multimodalen Schmerztherapie wird am Beispiel der Schmerztagesklinik Universitätsklinikum Erlangen, Deutschland beschrieben (Interdisziplinäres Schmerzzentrum des Universitätsklinikums Erlangen).

Beteiligte Kliniken und Abteilungen:

- Anästhesie
- Neurologie
- Orthopädie
- Psychiatrie/Psychosomatik
- Psychologie Kooperierende Partner:
- Klinische Pharmakologie
- Physiologie
- Medizinisches Trainingszentrum
- Physiotherapie

20.2.2 Personalstruktur

Die Schmerztagesklinik in Erlangen wird von 2i Oberärzten aus den Bereichen Anästhesiologie und Neurologie geleitet. Neben diesen Oberärzten arbeiten ein in der Schmerztherapie erfahrener Anästhesist, eine Neurologin, eine Orthopädin, eine Ärztin für psychosomatische Medizin und 2 Psychologen in der Schmerztagesklinik. Alle Mitarbeiter haben eine Zusatzausbildung in der speziellen Schmerztherapie.

Das Behandlerteam wird durch 2 medizinische Trainingstherapeuten (diplomierte Sportlehrer mit Zusatzausbildung), einen Kotherapeut (Musiktherapie und Naturerleben) und eine Physiotherapeutin ergänzt. Eine Pflegekraft und Personal für die Organisation und Dokumentation ergänzen das Team.

20.2.3 Patientenanfrage

Die Aufnahme von Patienten erfolgt entweder nach Anfrage von Patienten selbst, nach Voranmeldung durch niedergelassene Ärzte oder durch Zuweisung anderer Abteilungen des Klinikums. Patienten erhalten einen ausführlichen standardisierten Fragebogen.

Der ausgefüllte Fragebogen einschließlich der Unterlagen wird gesichtet und in eine Datenbank eingegeben und ausgewertet. Danach wird entschieden, ob der Patient einen ambulanten oder tagesklinischen Termin erhält. Bei einem Teil der Patienten werden auch Alternativlösungen, z. B. Aufenthalt in einer Schmerzklinik oder eine wohnortnahe Versorgung empfohlen.

20.2.4 Patientenaufnahme

Wenn der Patient einen Termin in der Schmerztagesklinik erhält, erfolgt zu Beginn eine ausführliche ärztliche Anamnese und Untersuchung. Im Anschluss erhält er immer einen Termin beim Psychologen zur psychologischen Diagnostik.

Es ist wichtig, dass die Patienten bereits von Anfang an sehen, dass in unserer Abteilung Ärzte und Psychologen eng und Hand in Hand arbeiten. Bei der physio- bzw. sporttherapeutischen Diagnostik erfolgt eine eingehende Untersuchung durch Physio- bzw. -Sporttherapeuten mit „Reha-Zusatzqualifikation".

In der nachfolgenden Screening-Konferenz wird gemeinsam mit den Patienten entschieden, ob der Patient für das multimodale Therapieprogramm geeignet ist. Es wird auch eingeschätzt, ob der Patient aufgrund der vorliegenden Situation, von diesem tagesklinischen Therapieprogramm profitieren wird. Alternativ werden den Patienten ambulante Therapiekonzepte vor oder eine stationäre Therapie, vorgeschlagen.

20.2.5 Therapiezielvereinbarung

Vor der Aufnahme in das Gruppenprogramm diskutieren wir mit dem Patienten die therapeutischen Ziele.

Schmerzfreiheit ist nur selten zu erreichen. Unser Ziel ist eine Schmerzreduktion und eine Veränderung des Schmerzerlebens. Wir wollen erreichen, dass der Patient besser mit seinem Schmerz leben kann. Wir erklären ihm, dass vor allem aktive Bewältigungsstrategien wichtig für chronische Schmerzpatienten sind.

Weiterhin wird besprochen, dass eine Funktionsverbesserung und eine geringere Inanspruchnahme des Gesundheitssystems Ziele unserer Therapie sind. Im günstigsten Fall sollte der Patient wieder an seinen Arbeitsplatz zurückkehren können.

20.2.6 Elemente eines multimodalen Therapieprogramms

Die multimodale Schmerztherapie beinhaltet viele verschiedene Therapieverfahren, die je nach Programm mit unterschiedlicher Gewichtung zum Einsatz kommen.

Elemente der multimodalen Schmerztherapie sind:

- Medikamentöse Therapie
- Nichtmedikamentöse Therapie
- Physiotherapie
- Medizinische Trainingstherapie
- Psychotherapeutische Gruppe/psychotherapeutische Einzelgespräche
- Patientenschulung
- Ärztliche Sprechstunde
- Sonderverfahren

Die diagnostischen Maßnahmen sollten vor Programmbeginn abgeschlossen sein. Während des Programms werden keine invasiven und wenig passive Therapiemaßnahmen angeboten. Ziel ist eine Aktivierung des Patienten und seiner Ressourcen.

Ein Arzt überwacht die Patienten im Gruppenprogramm. Neben festen Terminen mit dem Arzt hat jeder Patient die Gelegenheit, akut auftretende Probleme mit dem Gruppenarzt zu besprechen.

20.2.6.1 Medikamentöse Therapie
Die medikamentöse Therapie sollte bereits vor Beginn des Programms optimiert werden. Gelegentlich sind noch Anpassungen während des Programms notwendig.

20.2.6.2 Medizinische Trainingstherapie
Ein wesentlicher Baustein unseres Programms ist das medizinische Training, das jeder Patient 2 h pro Tag durchführt. Hierbei werden Ausdauerdefizite, Kraftdefizite, Beweglichkeitsdefizite und Störungen der neuromuskulären Koordination behandelt. Zwei Sporttherapeuten und ein Arzt leiten die Patienten vor Ort an.

Des Weiteren wird dem Patienten im Unterricht vermittelt, dass bei unspezifischen Rückenschmerzen nicht Ruhe und Schonung, sondern Aktivität, Training einschließlich Stressabbau notwendig sind, um aus dem Teufelskreis der chronischen Rückenschmerzen heraus zu finden.

Parallel werden auch Bewegungsabläufe aus dem Alltags- und Berufsleben trainiert und es erfolgt eine Wissensvermittlung zu Anatomie und Funktionsweise der Wirbelsäule. Mithilfe des medizinischen Trainings, welches zum Teil auch in Gruppen erfolgt, kann erreicht werden, dass Patienten aus der passiven Patientenrolle herausfinden, dass sie die Angst vor Bewegung verlieren, und dass sie auch Kontaktängste und soziale Isolierung überwinden.

Neben der medizinischen Trainingstherapie werden spezielle physiotherapeutische Maßnahmen in Einzelsitzungen oder in Gruppenform geübt (z. B. Dehnungsübungen). Auch hier gilt der Grundsatz, dass aktive Behandlungsformen bevorzugt eingesetzt werden, die Patienten später selbstständig fortführen können.

20.2.6.3 Schmerz-/Stressbewältigungstraining
Einen großen Anteil im Therapiekonzept nimmt das Schmerz- bzw. Stressbewältigungstraining ein, das jeweils von einem Psychologen und Kotherapeuten gemeinsam durchgeführt wird. Neben der Vermittlung des biopsychosozialen Schmerzmodells lernt der Patient Strategien, wie er Schmerzauslöser erkennen, vermeiden und überwinden kann. Ziel ist außerdem die Verbesserung der Schmerzbewältigung, sowie die Verringerung stressbedingter Einflüsse auf den Schmerz.

20.2.6.4 Psychotherapeutische Einzelgespräche
In der psychotherapeutischen Gruppe wird mit den Patienten erarbeitet, welche Funktion der chronische Schmerz für den Patienten haben könnte. Darüber hinaus wird versucht, herauszuarbeiten, ob traumatische Erlebnisse bzw. psychosoziale Belastungsfaktoren am Schmerz beteiligt sind.

Auf Grundlage dieser Ergebnisse werden dann in psychologischen Einzelgesprächen dem Patienten weitere Hilfen angeboten. Alle Patienten haben die Möglichkeit, pro Woche bis zu 2-mal psychologische Einzelgespräche mit einem Psychologen bzw. einer Ärztin für psychosomatische Medizin zu führen, um Problematiken, die wesentlich am Schmerzgeschehen beteiligt sind, zu bearbeiten.

20.2.6.5 Entspannungstraining und Patientenschulung

Alle Patienten erlernen im multimodalen Therapieprogramm die progressive Muskelentspannung. Bis zum Ende des Gruppenprogramms sollen sie die Kurzform sicher beherrschen. Neben dem täglichen Üben in der Gruppe erhalten die Patienten eine CD zur Durchführung dieser Therapieform am Abend. Alternativ können sie autogenes Training erlernen. In Ausnahmefällen wird auch ein Konzept zur Erlernung von Selbsthypnose angeboten.

Die Patientenschulung umfasst je nach Gruppe zwischen 6 und 8 h. Dem Patienten werden die wichtigsten Informationen zu den eingesetzten Schmerzmitteln in einer interaktiven Vorgehensweise vermittelt. Neben den Medikamenten werden auch die wichtigsten nichtmedikamentösen Therapieverfahren und ihre Wertigkeit dargestellt. Weiterhin erhalten die Patienten genaue Informationen zu ihren chronischen Schmerzsyndromen bzw. Grunderkrankungen (z. B. Rückenschmerzen, neuropathische Schmerzen, Kopfschmerzen).

20.2.6.6 Sonderverfahren

Von den vielen nichtmedikamentösen Therapieverfahren wenden wir routinemäßig die transkutane Nervenstimulation (TENS) an. Die Patienten erhalten eine eingehende Schulung.

Die Biofeedbacktherapie (Gefäßtraining, EMG-Biofeedback) ist ein zentrales Element bei Kopfschmerzpatienten. Alle Patienten lernen die Lokalisation der 6s schmerztherapeutisch wichtigsten Akupressurpunkte, um diese Methode in Eigentherapie durchführen zu können.

Derzeit testen wir in diesen multimodalen Therapieprogrammen verschiedene andere Therapieansätze, wie z. B. Naturerleben, Musiktherapie und Kunsttherapie. Im Naturerleben sollen die Patienten lernen, ihre Wahrnehmung nach außen zu lenken, mit allen Sinnen Positives zu Erleben. Die Musiktherapie hilft Emotionen auszudrücken, Freude am Experimentieren mit unterschiedlichen Instrumenten zu erleben und Gemeinschaftserlebnisse zu fördern.

20.2.7 Multimodale Gruppenprogramme

Für Menschen mit chronischen Schmerzen werden in der Schmerztagesklinik in Erlangen derzeit 4 differenzierte Behandlungsprogramme für einzelne Patientengruppen angeboten:

- Chronischer Schmerz
- Chronische Kopfschmerzen

- Somatoformer Schmerz und Fibromyalgie
- Senioren mit chronischen Schmerzen
- Kinder und Jugendliche mit chronischen Kopf und Bauchschmerzen

Aktuelle Informationen über das Schmerzzentrum des Universitätsklinikums Erlangen, Deutschland, und den dort angebotenen Gruppenprogrammen „Aktiv gegen Schmerz" finden Sie im Internet (American Chronic Pain Association).

Derzeitige Programme für chronische Schmerzpatienten
Gruppenprogramm: „Chronischer Schmerz" für Patienten mit chronischen Schmerzen
Dauer: 4 Wochen lang täglich von 8 Uhr bis 15.30 Uhr. Diese Behandlungsgruppe wird ständig angeboten
Ziele: Funktionsverbesserung, Schmerzreduktion
Behandlungselemente: Schmerzbewältigungstraining, Entspannungstraining, Patientenschulung, medizinische Trainingstherapie, Krankengymnastik, Wassergymnastik, medikamentöse Therapie, nichtmedikamentöse Therapie, psychotherapeutische Gruppe, psychotherapeutsche Einzelgespräche
Gruppenprogramm: Chronische Kopfschmerzen
Berufsbegleitende Kopfschmerzgruppe für Patienten mit chronischem Spannungskopfschmerz und Migräne.
Dauer: 8 Wochen, jeweils montags und donnerstags von 15:00 Uhr bis 21:30 Uhr
Behandlungselemente: Optimierung der medikamentösen Therapie, medizinische Trainingstherapie, Entspannungstraining, Stressbewältigungstraining, Biofeedbacktherapie und psychologische Einzelgespräche
Gruppenprogramm: Somatoformer Schmerz und Fibromyalgie
Zielgruppe: Patienten mit Ganzkörperschmerz (z. B. Fibromyalgie) sowie Patienten, bei denen organische Befunde das Beschwerdebild nicht ausreichend erklären und psychische Faktoren eine wesentliche Rolle spielen.
Dauer: 40 Gruppensitzungen über 6 Monate verteilt 2-mal wöchentlich (wird 1-mal jährlich angeboten)
Behandlungselemente: Psychodynamisch-interaktionelle Gruppentherapie, Entspannungstraining, medizinische Trainingstherapie, Optimierung der medikamentösen Therapie
Gruppenprogramm: Senioren mit chronischen Schmerzen
Dauer: 10 Wochen lang 2-mal wöchentlich
Ziel: Erhalt und Verbesserung der Funktionen als Voraussetzung für Aktivität und Partizipation
Behandlungselemente: Schmerzbewältigungstraining, Entspannungstraining, Bewegungstherapie, Koordinationstraining, Krankengymnastik, Optimierung der medikamentösen Therapie, nichtmedikamentöse Therapie, psychotherapeutische Einzelgespräche bei Bedarf
Gruppenprogramm: Chronische Schmerzen bei Kindern

Die interdisziplinären Programme für Kinder finden in Erlangen 1-mal in der Woche am Nachmittag für 4 h statt. Insgesamt haben die Kinder 10 Termine. Das Team besteht aus Pädiater, Schmerztherapeut, Psychologe und Physiotherapeut

Die wichtigsten Ziele sind der Erhalt der „Schulfähigkeit" und eine *Verhinderung der Mitnahme der Schmerzen ins Erwachsenenalter* (Hechler et al. 2015)

20.2.8 Evaluierung

Alle Fortschritte in den Einzelelementen des multimodalen Therapieprogramms werden kontinuierlich erhoben und dokumentiert. Auch am Ende des Therapieprogramms und jeweils nach 6 Monaten erfolgt mithilfe von sehr ausführlichen Fragebögen eine Evaluierung des Therapieerfolgs.

Besonderer Wert wird dabei auf psychometrische Tests zur Erfassung der Schmerzverarbeitung und Schmerzbewältigung gelegt. Alle Daten werden in einer Datenbank gesammelt und können zu jeder Zeit eingesehen werden.

20.2.9 Nachsorgekonzept

Um einen langfristigen Therapieerfolg von multimodalen Therapieprogrammen zu sichern, ist eine Nachsorge bei den Patienten unerlässlich.

Nachbeobachtung mit standardisierten Fragebögen: Die Patienten werden mithilfe von standardisierten Fragebögen langfristig nachbeobachtet (nach 3–6 Monaten, nach 1 Jahr usw.)

Interdisziplinäre Schmerztherapietage: Ein fester Nachsorgetermin findet nach 8–12 Wochen statt

Ambulante Termine, interdisziplinäre Schmerztherapiewoche

Bei Verschlechterung der Ergebnisse wird ein spezielles Nachsorgeprogramm in Form von ambulanten Terminen oder einer Auffrischwoche angeboten

Ambulante Termine, interdisziplinäre Schmerztherapiewoche
Bei Verschlechterung der Ergebnisse wird ein spezielles Nachsorgeprogramm in Form von ambulanten Terminen oder einer „Auffrischwoche" angeboten.

Interdisziplinäre Schmerztherapietage
8–12 Wochen nach dem multimodalen Therapieprogramm kommen die Gruppenpatienten gemeinsam zu einem Schmerztherapietag.

In ausführlichen Gesprächen mit Arzt und Psychologen wird in einer Rückschau das multimodale Therapieprogramm aufgearbeitet und gemeinsam überlegt, welche vorgenommenen Ziele bisher umgesetzt wurden. Es wird festgestellt, ob der Patient noch weitere Hilfe braucht, um seine Ziele besser zu erreichen. Im medizinischen Training wird überprüft, ob Erreichtes erhalten oder vielleicht sogar ausgebaut worden ist. Dem Patienten werden dann genaue Anleitungen mitgegeben, um das Erlernte im Alltag umsetzen zu können.

Ambulante Termine, interdisziplinäre Schmerztherapiewoche
Bei Verschlechterung der Symptomatik bieten wir den Patienten ambulante Termine zur Therapieoptimierung an.

Bei besonders schwierigen Fällen bieten wir 2-mal im Jahr ein Schmerztherapieintensivprogramm an (Gruppenprogramm, täglich 7 h). In dieser Nachsorgewoche wird intensiv mit den Patienten gearbeitet, um wieder eine Funktionsverbesserung, Schmerzreduktion und verbesserte Schmerzverarbeitung zu erreichen.

Wir hoffen, dass Sie durch die Beschreibung der Arbeit in einem interdisziplinären Schmerzzentrum motiviert worden sind, auch Ihren therapieresistenten chronischen Patienten eine derartige Therapie vorzuschlagen.

Eine Übersicht über alle schmerzmedizinischen Einrichtungen in Deutschland bietet die Homepage der Deutschen Schmerzgesellschaft e.V. (Deutsche Schmerzgesellschaft e.V. Schmerzmedizinische Einrichtungen).

20.3 Zusammenfassung

- Unter interdisziplinärer Therapie versteht man eine multimodale Behandlung in Gruppenform, die von einem multidisziplinären Team in enger Zusammenarbeit mit dem Patienten geplant und durchgeführt wird.
- Diese Therapie ist für Patienten zu empfehlen, bei denen anhaltender Schmerz zu körperlichen, psychischen und sozialen Beeinträchtigungen führte.
- Vorrangige Ziele einer interdisziplinären Schmerztherapie sind Schmerzreduktion, körperliche, psychische und soziale Rehabilitation, Rückkehr an den Arbeitsplatz und eine geringere Inanspruchnahme des Gesundheitssystems.
- Am Beispiel des Schmerzzentrums Erlangen wird gezeigt, wie chronische Schmerzpatienten mithilfe einer Medikamentenoptimierung, mit aktiver Physiotherapie, regelmäßigen Entspannungsübungen, einem Schmerzbewältigungstraining und regelmäßiger schmerzspezifischer Edukation eine zufriedenstellende Lebensqualität erreichen können.

Literatur

American Chronic Pain Association. Interdisciplinary pain management programs. What should you be looking for? https://www.theacpa.org/acpa_maze/painmanagement-org-uk/. Zugegriffen am 26.05.2020

Deutsche Schmerzgesellschaft e.V. Schmerzmedizinische Einrichtungen. https://www.schmerzgesellschaft.de/einrichtungen. Zugegriffen am 26.05.2020

Gatchel RJ, Peng YB, Peters ML et al (2007) The biopsychosocial approach to chronic pain: scientific advances and future directions. Psychol Bull 133:581–624

Hechler T, Kanstrup M, Holley AL et al (2015) Systematic review on intensive interdisciplinary pain treatment of children with chronic pain. Pediatrics 136(1):115–127. https://doi.org/10.1542/peds.2014-3319

Interdisziplinäres Schmerzzentrum des Universitätsklinikums Erlangen. http://www.schmerzzentrum.uk-erlangen.de/. Zugegriffen am 26.05.2020

International Association for the Study of Pain (IASP) (2017) Task force on multimodal pain treatment defines terms for chronic pain care. 14 Dec 2017. https://www.iasp-pain.org/Publications-News/NewsDetail.aspx?ItemNumber=6981. Zugegriffen am 26.05.2020

Interaktionen von Arzneimitteln in der Schmerztherapie

21

Christina Dückelmann und Günter Fellhofer

Inhaltsverzeichnis

21.1	Nichtopioidanalgetika	193
21.2	NSAR (Nichtsteroidale Antirheumatika)	195
21.3	Mittelstarke Opioide	196
21.4	Starke wirksame Opioide	197
Literatur		200

Ausgehend vom Stufenschema der WHO zur Tumorschmerztherapie sollen die wichtigsten Substanzen hinsichtlich metabolischer Aspekte und Interaktionen mit anderen Arzneimitteln kurz beleuchtet werden.

21.1 Nichtopioidanalgetika

Abb. 21.1 zeigt die pharmakologische Einteilung dieser Gruppe mit den gebräuchlichsten Substanzen. Häufig eingesetzte Arzneimittel aus dem Bereich der nichtsauren, antipyretischen Analgetika sind Paracetamol und Metamizol.

C. Dückelmann (✉)
Abt. f. klinische Pharmazie und Arzneimittelinformation, Landesapotheke am St. Johanns-Spital, Salzburg, Österreich
e-mail: c.hofer-dueckelmann@salk.at

G. Fellhofer
Landesapotheke im Paracelsus-Universitätsklinikum, Salzburg, Österreich
e-mail: g.fellhofer@salk.at

Nichtopioidanalgetika

Nichtsaure, antipyretische Analgetika

Paracetamol (z.B. Mexalen®)
Metamizol (z.B. Novalgin®)

Saure, antiphlogistisch-antipyretische Analgetika (NSAR)

Acetylsalicylsäure (z.B. Aspirin®)	**Anthranilsäure** Mefenaminsäure (z.B. Parkemed)
Arylpropionsäure Ibuprofen (z.B. Brufen®) Dexibuprofen (z.B. Seractil®) Naproxen (z.B. Proxen®) Ketoprofen (Profenid®)	**Arylessigsäure** Diclofenac (z.B. Voltaren®) Indometacin (z.B. Indocid®) Acemetacin (z.B. Rheutrop®)
Heterozyklische Ketoenolsäure Meloxicam (z.B. Movalis®) Piroxicam (z.B. Felden®) Lornoxicam (Xefo®)	

Abb. 21.1 Nichtopioidanalgetika, *NSAR* nichtsteroidale Antirheumatika

Paracetamol ist ein Anilinderivat. Einer seiner Metaboliten ist N-Acetyl-Benzochinonimin. Wird der Metabolismus von Paracetamol durch Kombination mit leberenzyminduzierenden Arzneimitteln wie Antiepileptika, Barbituraten, Isoniazid oder Rifampicin erhöht, so kann das auf diese Weise vermehrt gebildete N-Acetyl-Benzochinonimin zu Leberschäden führen, während die analgetische Wirkung möglicherweise vermindert wird. Die Hepatotoxizität von Paracetamol wir durch eine gleichzeitige Alkoholaufnahme verstärkt. Die Gabe oraler Antikoagulanzien bei chronischer Verabreichung hoher Dosen von Paracetamol kann eine Wirkungsverstärkung der Antikoagulanzien bewirken; bei intermittierenden Gaben ist der Einfluss nur unwesentlich. Metoclopramid erhöht die Resorption von Paracetamol, Cisaprid steigert die Verfügbarkeit von Paracetamol. 5-HT3-Antagonisten (Granisetron, Ondansetron, Palonosetron, Tropisetron) können möglicherweise die analgetische Wirksamkeit von Paracetamol beeinträchtigen.

Paracetamol hemmt im ZNS die Aktivität nozizeptiver Neurone, was in Kombination mit der Gabe schwach wirksamer Opioide zu einer Wirkungsverstärkung dieser Substanzen führt. Dieser Synergieeffekt kann in der Schmerztherapie gut genutzt werden.

N-Acetylcystein verhindert bei Paracetamolintoxikation die Leberzellnekrose, indem es als SH-Donator fungiert und Paracetamol dann gekoppelt renal ausgeschieden wird.

Metamizol, ein Pyrazolonderivat, kann zur Steigerung der Wirkung von Opioiden bei Patienten mit chronischen Schmerzen eingesetzt werden, da es die Wirkstärke dieser Substanzen signifikant erhöht. Andererseits kann Metamizol eine Abnahme der Ciclosporinserumspiegel bewirken und bei reduzierter renaler Prostaglandinwirkung die Ciclosporintoxizität steigern. Die Ciclosporinspiegel müssen daher bei gleichzeitiger Anwendung überwacht werden. Das Risiko oder die Schwere einer Knochenmarksuppression kann durch die gleichzeitige Anwendung von Metamizol und knochenmarktoxischer Substanzen wie z. B. Clozapin verstärkt werden. Die gleichzeitige Behandlung mit Methotrexat und Metamizol kann eine verstärkte Hämatotoxizität bewirken, besonders bei älteren Patienten.

Klinisch und pharmakologisch mehren sich die Hinweise, dass Metamizol die Hemmung der Thrombozytenaggregation durch ASS signifikant vermindert.

21.2 NSAR (Nichtsteroidale Antirheumatika)

Der Einsatz von NSAR, der sauren antiphlogistischen, antipyretischen Analgetika, ist in der Schmerztherapie weit verbreitet.

Wegen der zahlreichen, nicht unproblematischen Nebenwirkungen sollten bei der Anwendung dieser Substanzen folgende Grundregeln beachtet werden:

- Anwendung der niedrigsten effektiven Dosis über den kürzesten Zeitraum, der für die Erreichung der Beschwerdefreiheit notwendig ist.
- Nie 2 oder mehrere NSAR kombinieren; dies führt zu keiner Verstärkung der analgetischen Wirkung, sehr wohl aber zu einer Kumulation der unerwünschten Nebenwirkungen.
- Sinnvoll hingegen ist eine Kombination mit mittelstarken, bzw. starken Opioiden, deren Wirkpotenzial ohne Zunahme der Nebenwirkungen verstärkt wird.

Die Nephrotoxizität der NSAR wird durch die gleichzeitige Gabe von Schleifendiuretika (z. B. Furosemid), Benzothiadiazindiuretika (z. B. Hydrochlorothiazid) und Ciclosporin bzw. Tacrolimus gesteigert.

Vorsicht ist geboten bei Patienten mit einer gleichzeitigen Medikation, die das Ulzerations- oder Blutungsrisiko erhöhen könnte wie orale Kortikosteroide, Antikoagulanzien, selektive Serotoninwiederaufnahmehemmer oder Thrombozytenaggregationshemmer. Alkohol vermindert zudem die Magenverträglichkeit von NSAR.

Weitere zu beachtende Wechselwirkungen sind:

- *Wirkungssteigerung* von oralen Antidiabetika, herzwirksamen Glykosiden, Methotrexat, Zidovudin (Retrovir®), kaliumsparenden Diuretika (Hyperkaliämie), Lithium und Phenytoin (Epanutin®)
- *Wirkungsverminderung* von Diuretika und Antihypertensiva (β-Blocker, ACE-Hemmer)

Bei der gemeinsamen Verabreichung von ACE-Hemmern und NSAR wird zwar die blutdrucksenkende Wirkung vermindert, die Nephrotoxizität der ACE-Hemmer bzw. nimmt jedoch zu.

21.3 Mittelstarke Opioide

Die wichtigsten Vertreter dieser Gruppe sind Tramadol und Dihydrocodein.

Tramadol. Die Wirkstärke von Tramadol entspricht etwa einem Zehntel des Morphins. Es soll maximal bis 400 mg/Tag dosiert werden. Reicht diese Menge nicht aus, so muss auf ein stark wirksames Opioid umgestellt werden.

Tramadol steht in verschiedenen Applikationsformen zur Verfügung:

- Parenteral
- Oral (Wirkdauer 4–6 h)
- Oral retardiert (Wirkdauer 12 h)
- Rektal

Die Substanz wird rasch und fast vollständig aus dem Magen-Darm-Trakt resorbiert. Es sind ca. 15 Metaboliten von Tramadol bekannt, wobei das O-Desmethyltramadol pharmakologisch aktiv ist und seine Wirkstärke 2- bis 4-mal der von Tramadol entspricht. Die Ausscheidung erfolgt vorwiegend renal, die Bioverfügbarkeit beträgt ca. 65 %.

Tramadol kann mit NSAR und Metamizol zur Erhöhung der analgetischen Wirkung und mit Antiemetika zur Kompensation bzw. Verminderung von häufigen Nebenwirkungen wie Übelkeit und Erbrechen sinnvoll kombiniert werden.

Eine gemeinsame Verabreichung mit Tranquilizern, Sedativa und Alkohol führt zu einer gegenseitigen Verstärkung der zentralen Effekte.

Tramadol kann das krampfauslösende Potenzial von Neuroleptika, trizyklischen Antidepressiva und selektiven Serotoninwiederaufnahmehemmern erhöhen und zerebrale Krämpfe auslösen. Außerdem kann es mit diesen Substanzen zu einer QT-Zeit-Verlängerung und ventrikulären Tachykardien kommen. In Kombination mit serotoninergen Substanzen wie selektiven Serotoninwiederaufnahmehemmern, Linezolid oder mit MAO-Hemmern kann es zu einem Serotoninsyndrom kommen. Symptome eines Serotoninsyndroms sind Verwirrtheit, Unruhe, Fieber, Schwitzen, Ataxie, Hyperreflexie, Myoklonus und Diarrhö. Da Tramadol über CYP 2D6 metabolisiert wird, kann es zu Wechselwirkungen mit CYP 2D6-Hemmern wie Paroxetin und Fluoxetin kommen.

Dihydrocodein. Es handelt sich um ein an den Stellen 7 und 8 gesättigtes Derivat von Codein mit einer Wirksamkeit, die ca. einem Sechstel des Morphins entspricht. Wenn eine Dosierung von 2-mal 120 mg/Tag nicht ausreicht, sollte auf ein stark wirksames Opioid umgestellt werden.

Zur Applikation stehen Retardtabletten mit einer Wirkungsdauer von 8–12 h zur Verfügung. Dihydrocodein wird erst in der Leber durch CYP 2D6 zu aktiven Metaboliten metabolisiert und überwiegend im Harn ausgeschieden. CYP 2D6-Hemmer wie Paroxetin und Fluoxetin können die Umwandlung zu aktiven Metaboliten verhindern.

Nutzbare Synergien liegen in der gemeinsamen Verabreichung mit NSAR (Verstärkung der analgetischen Potenz), sowie mit Antiemetika und Laxanzien zur Verminderung der Nebenwirkungen von Dihydrocodein.

Bei einer gemeinsamen Gabe mit Antihistaminika, Neuroleptika, Anästhetika, Hypnotika, Sedativa, Antidepressiva und Alkohol wird deren zentral dämpfende Wirkung verstärkt.

Ebenso wird die Wirkung von Antitussiva erhöht, während die Wirkung von Expectoranzien bei gleichzeitiger Gabe vermindert wird.

Dihydrocodein ist inkompatibel mit MAO-Hemmern.

Vorsicht ist geboten bei Patienten mit Prostatahypertrophie (Harnretention), Hypothyreose oder schwerer Leber- und Niereninsuffizienz. Eine bestehende Ateminsuffizienz kann infolge einer durch Dihydrocodein bedingten Histaminfreisetzung (Asthmaanfall!) verstärkt werden.

21.4 Starke wirksame Opioide

Morphin steht für die Schmerztherapie in verschiedenen Applikationsformen zur Verfügung:

- Parenteral (Wirkdauer ca. 4 h)
- Oral (Wirkdauer 4 h)
- Oral retardiert (Wirkdauer 8–12 bzw. 24 h)
- Rektal (Wirkdauer 4 h)
- Rektal retardiert (Wirkdauer 12 h)

Die Metabolisierung erfolgt über eine Glucuronidierung in der Leber, wobei mit Morphin-6-Glucuronid ein pharmakologisch aktiver Metabolit entsteht (Vorsicht bei eingeschränkter Nierenfunktion!). Die Bioverfügbarkeit liegt bei 40–50 %, die Ausscheidung erfolgt über die Niere.

Gewünschte Synergieeffekte lassen sich durch Kombination mit folgenden Medikamenten nutzen:

- NSAR (verstärken analgetische Wirkung)
- Rasch wirkendes Morphin (Morapid®) zur Kupierung von Durchbruchschmerzen bei Patienten, die auf retardiertes, orales Morphin eingestellt sind
- Antiemetika, Laxanzien (inklusive ausreichend Flüssigkeit) und Antihistaminika zur Kompensation unerwünschter Nebenwirkungen
- Antidepressiva (zur Verstärkung der analgetischen Wirkung)

Bei Schmerzpatienten unter Morphindauertherapie kann die Anwendung eines Opioidagonisten/-antagonisten Entzugssymptome auslösen. Bedacht werden muss des Weiteren die Verstärkung der sedierenden Wirkung von zentraldämpfenden Substanzen wie Tranquilizern, Alkohol, Anästhetika, Antihypertensiva, Hypnotika, Antihistaminika, Antiepileptika, Antidepressiva, Neuroleptika und Sedativa in Kombination mit Morphin.

Die atemdepressive Wirkung von Morphin kann durch gleichzeitige Gabe von Muskelrelaxanzien, Cimetidin und Midazolam verstärkt werden.

Oxycodon (Oxycontin®) ist ein Derivat des Codeins, das wie Morphin am κ-Rezeptor agonistisch wirkt. Die Wirksamkeit entspricht 10-mal der des Codeins bzw. 2 x der des Morphins.

Zur Applikation steht eine oral-retardierte Form mit einer Wirkdauer von 12 h zur Verfügung. Metabolisiert wird Oxycodon über das Cytochrom-P450-Enzymsystem. Als Hauptmetaboliten entstehen Noroxycodon und Oxymorphin, die aber pharmakologisch nicht aktiv sind. Die Bioverfügbarkeit liegt bei 60–80 %.

Neben- und Wechselwirkungen von Oxycodon entsprechen jenen von Morphin, arzneimittelbedingtes Erbrechen tritt etwas seltener auf.

Hemmer oder Enzymsubstrate von Cytochrom-P450 können den Metabolismus von Oxycodon hemmen und damit die Wirkung von Oxycodon verlängern bzw. verstärken. Zu diesen Substanzen gehören Cimetidin, Ketoconazol und Erythromycin. Induktoren wie Johanniskraut, Rifampicin oder Antiepileptika können den Abbau beschleunigen.

Hydromorphon (Hydal®): Diese mit Morphin strukturverwandte Substanz ist 7,5-mal so wirksam wie Morphin und steht in oraler (Wirkdauer 4 h), oral-retardierter (Wirkdauer 12 h) und parenteraler Form (Wirkdauer 3–4 h) zur Verfügung.

Hauptmetaboliten sind konjugiertes Hydromorphon, Dihydroisomorphin und Dihydromorphin. Hydromorphon wird nicht über das Cytochrom-P450-System metabolisiert und hat keine pharmakologisch aktiven Metaboliten. So fehlt auch Morphin-6-Glucuronid, das bei Morphin bei eingeschränkter Nierenfunktion kumuliert, ein Vorteil vor allem bei älteren Patienten, bei denen von einer eingeschränkten Nierenfunktion auszugehen ist.

Die Bioverfügbarkeit beträgt bei der oralen Form ca. 50 %, bei der Retardform etwa 30 %.

Wechsel- und Nebenwirkungen sind denen von Morphin sehr ähnlich, lediglich die obstipierende Wirkung ist bei Hydromorphon etwas geringer.

Fentanyl ist eine sehr lipophile Substanz, deren Wirksamkeit ca. 100-mal der des Morphins entspricht. Die starke Lipophilie ermöglicht die Applikation von Fentanyl als transdermales therapeutisches System (TTS). In dieser Pflasterform mit einer Wirkdauer von 48–72 h und einer Halbwertszeit von ca. 17 h spielt Fentanyl auch in der Tumorschmerztherapie eine bedeutende Rolle. Unbedingt beachten muss man beim therapeutischen Einsatz der Fentanylpflaster, dass ein Anstieg der Hauttemperatur auf 40°C die Freisetzung von Fentanyl aus dem Pflaster signifikant erhöht und die Fentanylserumkonzentration um ein Drittel ansteigen lässt. Vorsicht daher bei der Verwendung von Heizkissen und Wärmestrahlern. Auch ein Anstieg der Hauttemperatur durch verstärkte Sonnenbestrahlung, Saunabesuch oder Fieber muss bei der Dosierung von Fentanylpflastern beachtet werden.

Die Bioverfügbarkeit von Fentanyl liegt bei etwa 90 %, die Plasmaeiweißbindung beträgt ca. 80 %.

Fentanyl wird über Cytochrom P450 3A4 metabolisiert. Bei gleichzeitiger Anwendung von Fentanyl mit Cytochrom-P450-3A4-Inhibitoren, z. B. Ritonavir, Ketoconazol, Itraconazol, Clarithromycin, Erythromycin und Cimetidin, sind Auswirkungen auf die Wirkdauer und klinisch relevante Nebenwirkungen nicht auszuschließen. Die gleichzeitige Anwendung von CYP3A4-Inhibitoren und Fentanyl wird deshalb nicht empfohlen. Andererseits können CYP3A4-Induktoren wie Carbamazepin, Phenytoin, Rifampicin und Johanniskraut die Wirkung von Fentanyl abschwächen.

Die übrigen Neben- und Wechselwirkungen entsprechen jenen von Morphin.

Buprenorphin ist ein synthetisches Opioidanalgetikum, das dosisabhängig als partieller Agonist am µ-Opioidrezeptor und als Antagonist am κ-Rezeptor wirkt. Es steht in verschiedenen Applikationsformen zur Verfügung:

- Parenteral (Wirkdauer 6–8 h)
- Sublingual (Wirkdauer 6–8 h)
- Transdermal als Matrixpflaster (Wirkdauer 96 h)

Die Plasmaproteinbindung liegt bei 96 %. Die Metabolisierung erfolgt durch Dealkylierung bzw. Glukuronidierung in der Leber. Zwei Drittel werden unverändert mit den Fäzes ausgeschieden (ausgeprägter „First-Pass-Effekt"), ein Drittel über die Harnwege. Ampullen und Sublingualtabletten sollten aufgrund des raschen Wirkungseintritts und der relativ langen Wirkdauer in der akuten Behandlung starker Schmerzen eingesetzt werden. Anders die Matrixpflaster. Diese sind wegen des langsamen Wirkungseintritts (24 h), der langen Wirkdauer von 96 h und einer Halbwertszeit von ca. 30 h nicht für die Behandlung akuter Schmerzen, sondern für die Langzeitbehandlung mäßig starker bis starker Tumorschmerzen zugelassen.

Buprenorphin zeigt die gleichen Nebenwirkungen wie die anderen Opioide. Die atemdepressive und die obstipierende Wirkung sind eher schwächer ausgeprägt, das Abhängigkeitspotenzial ist geringer als das reiner µ-Agonisten. Sinnvolle Kombinationen ergeben sich mit Nichtopioiden und mit Antidepressiva. Unsinnig ist eine Kombination mit reinen µ-Agonisten. Bei Überdosierung ist im Fall einer Atemdepression eine Antagonisierung nur mit sehr hohen Naloxondosen erreichbar.

Wechselwirkungen

- Verstärkung von ZNS-Effekten durch gleichzeitige Gabe von Arzneimitteln, die eine dämpfende Wirkung auf Atmung und ZNS haben (auch Alkohol!). Bei Patienten, die MAO-Hemmer erhalten oder innerhalb der letzten 2 Wochen erhalten haben, dürfen Buprenorphinpflaster nicht angewendet werden.
- Wie bei Fentanyl kann bei Anwendung von Buprenorphinpflastern gemeinsam mit Inhibitoren von CYP 3A4 die Wirksamkeit verstärkt, bei gleichzeitiger Gabe von CYP 3A4-Induktoren aber abgeschwächt werden.

▶ **Cave** Wie bei Fentanylpflastern führt auch beim Buprenorphinpflaster eine starke Hauterwärmung zu einer vermehrten Wirkstofffreisetzung.

Wegen der langen Halbwertszeit muss sowohl bei Umstellung auf ein anderes Opioid als auch für die aktive Teilnahme am Straßenverkehr ein zeitlicher Abstand von 24 h nach Abnahme des Pflasters eingehalten werden.

Literatur

Aktuelle Fachinformationen der Arzneimittel (Stand Oktober 2020)
Ammon HTP (2001) Arzneimittelneben- und -wechselwirkungen, 4. Aufl. Wissenschaftliche Verlagsgesellschaft, Stuttgart
Beubler E (2006) Kompendium der medikamentösen Schmerztherapie. Springer, Wien/New York
Freissmuth M et al (2009) Dossier Pharmakologie: Arzneimittel-Interaktionen von Opioid-Analgetika
Freye E (1998) Opioide in der Medizin, 4. Aufl. Springer, Berlin/Heidelberg/New York/Tokyo
Koda-Kimble MA, Young LY (2008) The clinical use of drugs. Applied Therapeutics, Vancouver
Mutschler E, Geisslinger G, Kroemer HK, Ruth P, Schöfer-Kortnig M (2008) Arzneimittelwirkungen, 9. Aufl. Wissenschaftliche Verlagsgesellschaft, Stuttgart
Zenz M, Jurna I (2001) Lehrbuch der Schmerztherapie. Wissenschaftliche Verlagsgesellschaft, Stuttgart

Rezeptur in verschiedenen europäischen Ländern: Gesetzliche Grundlagen

22

Eckhard Beubler

Inhaltsverzeichnis

22.1	Rezeptur starker Analgetika in Österreich	202
22.2	Rezeptur starker Analgetika in der Schweiz	203
22.3	Rezeptur starker Analgetika in Deutschland	204
22.3.1	Betäubungsmittelrezepte	204
22.3.2	Angaben auf dem BtM-Rezept	205
22.3.3	Verschreibungshöchstmengen	206
22.3.4	Ausnahmeregelungen	207
22.3.5	Notfallverschreibung	207
22.3.6	Verschreibung für Patienten in Alten- und Pflegeheimen, Hospizen und in der spezialisierten ambulanten Palliativversorgung	207
22.3.7	Abgabe der Betäubungsmittel durch den Apotheker	208
22.3.8	Verordnung im stationären Bereich	208
22.3.9	Grenzüberschreitender Reiseverkehr	208

In diesem Kapitel werden die gesetzlichen Rahmenbedingungen zur Verordnung starker Analgetika in Österreich, in der Schweiz und in Deutschland kurz dargelegt. In Österreich ist die Rezeptur nach wie vor auf einem Normalrezept mit der sogenannten Vignette möglich, in der Schweiz und in Deutschland sind 3fache Durchschlagsformulare in Verwendung. Während in Österreich und der Schweiz die Verschreibungsmenge eines Opioids pro

---

E. Beubler (✉)
Lehrstuhl für Pharmakologie, Medizinischen Universität Graz, Graz, Österreich
e-mail: eckhard.beubler@medunigraz.at

© Der/die Autor(en), exklusiv lizenziert an Springer-Verlag GmbH, DE, ein Teil von Springer Nature 2023
G. Bernatzky et al. (Hrsg.), *Schmerzbehandlung in der Palliativmedizin*,
https://doi.org/10.1007/978-3-662-64329-7_22

Rezept nicht limitiert ist, gibt es in Deutschland nach wie vor Verschreibungshöchstmengen, die hier auch angeführt werden.

Die Verschreibung von starken Analgetika ist in den einzelnen Ländern verschieden gesetzlich geregelt. Allen deutschsprachigen Ländern gemeinsam ist, dass diese gesetzlichen Regeln die Verschreibung starker Analgetika sehr ungünstig beeinflussen und damit eine adäquate Behandlung schmerzleidender Patienten in einem hohen Ausmaß beeinträchtigen. Ein und dieselbe Substanz wird, wenn sie unter diese gesetzlichen Regeln fällt, die in der Bundesrepublik und in der Schweiz Betäubungsmittelverordnung und in Österreich Suchtgiftverordnung heißen, deutlich seltener verschrieben als dies der Fall ist, wenn sie wie andere Arzneimittel auf einem Normalrezept verordnet werden kann. Das heißt mit anderen Worten, dass nicht die pharmakologischen Wirkungen oder die Nebenwirkungen die Häufigkeit der Verschreibung beeinflussen, sondern eine gesetzliche Bestimmung, die zwar die Rezeptur etwas komplizierter macht, aus medizinisch therapeutischer Sicht jedoch völlig bedeutungslos ist. Das gibt zu denken.

Ein Ziel dieses Buches ist es, die Besonderheiten der Verschreibung starker Analgetika in den einzelnen deutschsprachigen Ländern so einfach darzulegen, dass auch Ärzte, die bis jetzt Betäubungsmittelrezepte bzw. Suchtgiftrezepte aus Scheu vor dem Mehraufwand nicht verwendet haben, diese Haltung zugunsten ihrer schmerzleidenden Patienten ändern werden. Die besonderen gesetzlichen Bestimmungen dienen letztlich nicht einer schlechteren Patientenversorgung, sondern sollen ausschließlich der missbräuchlichen Verwendung vorbeugen.

Dem legitimen Interesse des Gesetzgebers, die Bürger vor dem Missbrauch gewisser Arzneimittel besonders zu schützen, steht allerdings eine brutale Realität gegenüber: Die für die gesamte medizinische Versorgung benötigte Opioidmenge in mitteleuropäischen Ländern liegt bei 20–40 kg Morphin pro 1 Mio. Einwohner. Die im illegalen Handel verfügbare Opioidmenge zur Versorgung der Opioidabhängigen beträgt aber mehrere 100 kg pro 1 Mio. Einwohner. Der Vergleich macht deutlich, dass die relativ verschwindend kleine Menge an Opioiden für die Schmerztherapie nicht den geringsten Einfluss auf die gewaltige Menge an Opioiden nehmen kann, die in der Drogenszene kursiert. Mit diesen Überlegungen sollen dem verschreibenden Arzt die Bedenken genommen werden, er könne mit Arzneimitteln, die er in der Schmerztherapie einsetzt, die Drogenszene unterstützen.

22.1 Rezeptur starker Analgetika in Österreich

Die Verordnung von starken Analgetika erfolgt heute auf Normalrezepten, die vom Arzt mit einer nummerierten Vignette beklebt werden. Diese Vignette hat eine Größe von 20 × 40 mm und ist von der Behörde, die früher die Formulare ausgegeben hat, anzufordern. Das Rezept muss nicht kopiert werden, es genügt, die Nummer der Vignette in einer Kartei zu erfassen. Das kann auch eine elektronische Kartei sein. Das Rezept kann allerdings auch zur Dokumentation kopiert oder eingescannt werden.

Die Suchtgiftverordnung ist, sofern sie nicht automationsunterstützt ausgefertigt wird, mit Kugelschreiber auszufertigen und hat folgende Angaben zu enthalten:

1. Den Namen und Berufssitz des Arztes (Stempelaufdruck)
2. Den Namen und die Anschrift des Patienten oder der Krankenanstalt, für die das Arzneimittel bestimmt ist; bei Verschreibung für einen Patienten auch dessen Geburtsjahr; bei Verschreibung für den Praxisbedarf den Vermerk „pro ordinatione"
3. Die Bezeichnung des verordneten Arzneimittels
4. Die Darreichungsform, Menge und Stärke des verordneten Arzneimittels; die Menge des enthaltenen Suchtgiftes ist ziffernmäßig und wörtlich so anzugeben, dass die verschriebene Suchtgiftmenge eindeutig ersichtlich ist; bei Arzneispezialitäten ist deren Handelsbezeichnung, die Packungsgröße und die Anzahl der verschriebenen Packungen wörtlich anzugeben; in Verschreibungen von Zubereitungen des *Anhanges III* dieser Verordnung sowie bei automationsunterstützt ausgefertigten Suchtgiftverschreibungen sind die wörtlichen Angaben nicht erforderlich.
5. Bei Verschreibungen für einen Patienten eine genaue Gebrauchsanweisung
6. Das Ausstellungsdatum
7. Die eigenhändige Unterschrift (Vorname sowie Familien- oder Nachname) des Verschreibenden

Eine Dauerverschreibung ist für die Schmerztherapie nicht mehr vorgesehen und auch der Vermerk „zur Schmerzbehandlung" muss nicht mehr angebracht werden. Darüber hinaus gibt es keine Höchstmengen für die Einzelverschreibungen, d. h., der Vermerk „präscriptio indicata" fällt für die Verordnung von Analgetika für Patienten aus. Höchstmengen gibt es nur noch für den Praxisbedarf.

Fehlen im Rezept die unter Punkt 4 genannten wörtlichen Angaben, die unter Punkt 5 genannte genaue Gebrauchsanweisung oder das unter Punkt 6 genannte Ausstellungsdatum, kann der Apotheker diese Angaben nach eingeholter Weisung des Arztes nachtragen.

22.2 Rezeptur starker Analgetika in der Schweiz

Das heute noch gültige *Bundesgesetz über die Betäubungsmittel* stammt aus dem Jahr 1951. In der Folge wurden nur noch kleine Teilrevisionen vollzogen. Betäubungsmittel im Sinne des Gesetzes sind abhängigkeitserzeugende Stoffe und Präparate der Wirkungstypen Morphin, Kokain und Cannabis. Den Betäubungsmitteln gleichgestellt wurden Halluzinogene und Amphetamine.

Betäubungsmittel dürfen in der Schweiz nur auf amtlichen, nummerierten Rezeptformularen verschrieben werden. Diese werden den Kantonen vom Bund zur Verfügung gestellt und können von Ärzten bei der kantonalen Gesundheitsbehörde bestellt werden. Ärzte mit eigener Praxisapotheke und Institutionen benötigen eine separate Bewilligung zum Bezug und zur Lagerung von Betäubungsmitteln, die ebenfalls von der kantonalen Gesundheitsbehörde ausgestellt wird.

Die Verschreibung auf den speziellen Rezeptformularen muss in 3facher Ausführung erfolgen. Das Original und den ersten Durchschlag bringt der Patient dem Apotheker, der 2. Durchschlag bleibt beim Arzt und muss aufgehoben werden. Auf dem Rezept müssen folgende Angaben enthalten sein:

- Name, Vorname, Geburtsjahr und Adresse des Patienten
- Medikamentenname, -dosis und Packungsgröße (pro Rezept dürfen 3 Betäubungsmittel verschrieben werden)
- Gebrauchsanweisung (Dosierungsvorschrift)
- Datum, Stempel und Unterschrift des Arztes

Die Verschreibungsmenge eines Opioides pro Rezept ist nicht limitiert, muss aber mit der Dosierungsvorschrift übereinstimmen. Es ist statthaft, eine Dauerverordnung für 1 Monat, in besonderen Fällen sogar für 3 Monate auszustellen. Im Notfall darf ein Opioid auf einem normalen Rezeptformular verordnet werden mit dem Vermerk, dass das spezielle Betäubungsmittelrezept nachgeliefert wird.

22.3 Rezeptur starker Analgetika in Deutschland

Für die Verordnung von starken Opioiden müssen in Deutschland die Bestimmungen des Betäubungsmittelgesetzes (BtMG) und der Betäubungsmittel-Verschreibungsverordnung (BtMVV) beachtet werden. Die gesetzlichen Regelungen wurden in den vergangenen Jahren mehrfach novelliert und dabei erfreulicherweise in wichtigen Punkten „entschärft", was zur deutlichen Erleichterung der Verordnung von Opioidanalgetika geführt hat, insbesondere im ambulanten Bereich. Die letzte umfassende Neuordnung der entsprechenden gesetzlichen Bestimmungen für die Belange der Schmerztherapie war 1998. Durch die beiden letzten Änderungen im März und Oktober 2017 wurden die Möglichkeiten für die Verordnung von Cannabisprodukten erweitert und die Bedingungen für die Substitutionsbehandlung von Drogenabhängigen neu geregelt.

Im Einzelnen ist bei der Verordnung starker Opioide an Schmerzpatienten Folgendes zu beachten.

22.3.1 Betäubungsmittelrezepte

Für die ambulante Behandlung von Patienten dürfen starke Opioide nur auf besonderen Formblättern, den sog. *„Betäubungsmittel(BtM)-Rezepten"*, verschrieben werden. Die BtM-Rezepte entsprechen weitgehend dem Formular für das „Kassenrezept" in Deutschland, sind aber als 3-teiliger Durchschreibesatz konzipiert. Im rechten unteren Quadranten des Rezeptes ist eine fortlaufende 9-stellige Rezeptnummer eingedruckt. Die Zuordnung eines BtM-Rezeptes zu dem verschreibenden Arzt ist über diese Nummer möglich. Außerdem sind die Rezepte mit zusätzlichen Sicherheitsmerkmalen versehen, die eine Fälschung verhindern sollen. Teil I und II des Rezeptes werden vom Patienten in der Apotheke vorgelegt, Teil III (mittleres Blatt) verbleibt beim verschreibenden Arzt und muss von diesem für 3 Jahre aufbewahrt werden. BtM-Rezepte werden auf Anforderung in nichtlimitierter Anzahl an jeden approbierten Arzt abgegeben und können angefordert werden bei:

Bundesinstitut für Arzneimittel und Medizinprodukte, Bundesopiumstelle
Kurt-Georg-Kiesinger-Allee 3
D-53175 Bonn
Telefon: +49-(0)228/99307-4321 (montags bis freitags 9–12 Uhr)
E-Mail: btm-rezepte@bfarm.de
Internet: www.bfarm.de

22.3.2 Angaben auf dem BtM-Rezept

- Name, Vorname und Anschrift des Patienten
- Ausstellungsdatum
- Arzneimittelbezeichnung, in der Regel also den Namen des Präparates; falls das Medikament dadurch nicht eindeutig zu bestimmen ist, müssen weitere Angaben gemacht werden, wie die Darreichungsform (z. B. „Tabletten") und/oder die Gewichtsmenge des enthaltenen Betäubungsmittels (z. B. „10 mg")
- Menge des verordneten Arzneimittels, d. h. die Stückzahl (z. B. Anzahl Tabletten) oder die Menge in Gramm oder Millilitern; eine Wiederholung der Mengenangabe in Worten ist seit der Neufassung der BtMVV von 1998 nicht mehr notwendig
- Einnahmeanweisung für die Medikamente mit Einzel- und Tagesgabe oder – falls der Patient eine schriftliche Gebrauchsanweisung erhalten hat – ein Hinweis auf diese Gebrauchsanweisung
- Name, Berufsbezeichnung (z. B. „Anästhesist") und Anschrift einschließlich Telefonnummer des verschreibenden Arztes
- Unterschrift des Arztes, ggf. Vermerk, „i. V." wenn das personengebundene BtM-Rezept im Vertretungsfall von einem anderen Arzt benutzt wird

Das BtM-Rezept kann – wie jede andere Medikamentenverordnung – vom verschreibenden Arzt oder einer anderen Person handschriftlich ausgefüllt, bzw. maschinell oder mit dem Praxiscomputer ausgestellt werden. Lediglich die Unterschrift und ggf. der Vermerk „i. V." müssen eigenhändig vom verschreibenden Arzt getätigt werden. Eventuell erforderliche Änderungen der Verordnung müssen vom verschreibenden Arzt ebenfalls handschriftlich vorgenommen und durch seine Unterschrift bestätigt werden.

22.3.3 Verschreibungshöchstmengen

Für die Betäubungsmittel sind im Gesetz Verschreibungshöchstmengen festgelegt, und zwar für die wichtigsten Analgetika in folgender Größenordnung:

Buprenorphin	800 mg
Fentanyl	500 mg
Hydrocodon	1,200 mg
Hydromorphon	5,000 mg
Levomethadon	1,800 mg
Methadon	3,600 mg
Morphin	24,000 mg
Oxycodon	15,000 mg
Pethidin	10,000 mg
Piritramid	6,000 mg
Tapentadol	18,000 mg
Tilidin	18,000 mg (gilt nur für nichtretardierte tilidin-/naloxonhaltige Arzneimittel)
Cannabis	
Cannabis in Form getrockneter Blüten	100,000 mg
Cannabisextrakt, bezogen auf den THC-Gehalt	1,000 mg
Dronabinol	500 mg
Nabilon	Aktuell nicht festgelegt

Ein Arzt darf innerhalb von 30 Tagen an einen Patienten bis zu 2 Betäubungsmittel maximal bis zu den oben genannten Höchstmengen verordnen. Die Verschreibung kann dabei auf einem oder nach und nach auf verschiedenen BtM-Rezepten erfolgen. Verschiedene Darreichungsformen eines Opioids (z. B. Morphin-Retardtabletten und Morphin-Tropfen) gelten als ein Betäubungsmittel.

Für die Verschreibung von Opioiden durch Zahnärzte bzw. Tierärzte gelten andere Verschreibungshöchstmengen für die einzelnen Betäubungsmittel, die an dieser Stelle allerdings nicht separat erwähnt werden.

Mit der Änderung der betäubungsmittelrechtlichen Vorschriften im März 2017 ist die Verordnung von Cannabis an Patienten mit einer schwerwiegenden Erkrankung deutlich vereinfacht worden. Vor Behandlungsbeginn muss die Genehmigung der jeweiligen Krankenkasse eingeholt werden. Die Krankenkassen sind dazu verpflichtet, über den Antrag innerhalb von 3–5 Wochen zu entscheiden, bei ambulanten Palliativpatienten innerhalb einer deutlich kürzeren Frist von nur 3 Tagen. Der Antrag darf „nur in begründeten Ausnahmefällen" abgelehnt werden. Die Verordnung von Cannabis muss nach den Vorgaben der BtMVV ebenfalls auf einem BtM-Rezept erfolgen.

22.3.4 Ausnahmeregelungen

Bei medizinischer Indikation darf der Arzt für einen Patienten, der sich in seiner Dauerbehandlung befindet, von den gesetzlichen Vorschriften abweichen und

- innerhalb des Zeitraumes von 30 Tagen Betäubungsmittel über die festgesetzten Höchstmengen hinaus verordnen und
- mehr als 2 Betäubungsmittel rezeptieren.

Das BtM-Rezept muss in solchen Fällen zusätzlich mit dem Buchstaben „A" gekennzeichnet werden. Eine Meldung an die Aufsichtsbehörde, die früher erforderlich war, muss nicht mehr erfolgen!

22.3.5 Notfallverschreibung

In Notfällen können Opioide zur Schmerztherapie auf einem normalen Kassen- bzw. Privatrezept verordnet werden. Die Verordnung ist mit dem Zusatz „Notfallverschreibung" zu kennzeichnen. Der verschreibende Arzt ist verpflichtet, unverzüglich ein BtM-Rezept über die Verordnung nachzureichen, das mit dem Buchstaben „N" gekennzeichnet werden muss.

Seit einer Änderung des Betäubungsmittelgesetzes im Jahr 2012 darf ein Arzt darüber hinaus in begründeten Ausnahmefällen auch Betäubungsmittel aus seinem eigenen Bestand an ambulant versorgte Palliativpatienten abgeben. Diese Regelung ist auf alle Fälle begrenzt, in denen ein dringender Betäubungsmittelbedarf bei dem Patienten vorliegt und nicht durch eine Verschreibung und Belieferung über eine Apotheke gedeckt werden kann. Eine entsprechende Vorgehensweise muss von dem Arzt und von dem beteiligten Apotheker schriftlich dokumentiert werden.

22.3.6 Verschreibung für Patienten in Alten- und Pflegeheimen, Hospizen und in der spezialisierten ambulanten Palliativversorgung

Für die Versorgung dieser Patientengruppe mit Betäubungsmitteln gelten die gleichen Bestimmungen wie für andere ambulante Patienten. Da aber viele dieser Patienten nicht mehr eigenverantwortlich über ihre Medikamente verfügen können, dürfen der Arzt oder von ihm beauftragtes (Pflege-)Personal die Betäubungsmittel für die Patienten aus der Apotheke besorgen und verwalten. Der Verbleib muss lückenlos patientenbezogen dokumentiert werden. Nicht mehr benötigte Betäubungsmittel dürfen an andere Patienten dieser Einrichtung weiter verschrieben oder an die versorgende Apotheke zur Weiterverwendung in diesen Einrichtungen zurückgegeben werden.

In Hospizen und Einrichtungen der spezialisierten ambulanten Palliativversorgung (SAPV) darf ein Notfallvorrat an Betäubungsmitteln eingerichtet werden. Die Verordnung und Dokumentation über den Verbleib dieser Medikamente erfolgt analog den Regelungen für den stationären Bereich und den Rettungsdienst. Diese Regelung gilt nicht für Alten- und Pflegeheime.

Nicht mehr benötigte Medikamente von Patienten in Hospizen und in der SAPV dürfen auch in den Notfallvorrat dieser Einrichtungen überführt werden.

22.3.7 Abgabe der Betäubungsmittel durch den Apotheker

Ein BtM-Rezept darf von einer Apotheke nur innerhalb von 7 Tagen nach Ausstellungsdatum beliefert werden, eine Notfallverschreibung nur dann, wenn sie nicht älter als 1 Tag ist. Nach Rücksprache mit dem verschreibenden Arzt darf der Apotheker fehlende Angaben auf dem BtM-Rezept ergänzen und nicht korrekt ausgefüllte Rezepte ändern. Falls eine Rücksprache nicht möglich ist, dürfen fehlerhafte BtM-Rezepte vom Apotheker beliefert werden, wenn nach seinem Eindruck ein dringender medizinischer Bedarf vorliegt.

22.3.8 Verordnung im stationären Bereich

Für die Verordnung von Opioiden im stationären Bereich und für den Rettungsdienst (Notarztwagen) sind keine BtM-Rezepte erforderlich, sondern sog. „Betäubungsmittel-Anforderungsscheine", bei denen es sich ebenfalls um einen 3-teiligen Belegsatz handelt. Jeweils 30 Belegsätze sind zu einem Heft zusammengefasst. Die Hefte sind nummeriert und die einzelnen Belegsätze zusätzlich fortlaufend von 1–30 durchnummeriert. Die herausnehmbaren Teile I und II der BtM-Anforderungsscheine sind zur Vorlage in der (Krankenhaus-)Apotheke bestimmt, der mit dem Heft verbundene Teil III verbleibt beim verschreibenden Arzt und muss 3 Jahre aufbewahrt werden. Auf dem BtM-Anforderungsschein können verschiedene Opioide nebeneinander ohne Mengenbegrenzung verordnet werden.

Auch die BtM-Anforderungsscheine werden auf Anforderung von der Bundesopiumstelle (Anschrift siehe oben) ausgegeben, allerdings nur an den Leiter einer Klinik bzw. Abteilung. Dieser kann dann einzelne Hefte an nachgeordnete Mitarbeiter weitergeben. Über die Weitergabe dieser Hefte ist ein Nachweis zu führen, der ebenfalls für 3 Jahre aufbewahrt werden muss.

22.3.9 Grenzüberschreitender Reiseverkehr

Patienten, die z. B. wegen chronischer Schmerzen mit Betäubungsmitteln behandelt werden, können bei Reisen von bis zu 30 Tagen in Mitgliedsstaaten des Schengener Abkommens (Deutschland, Belgien, Dänemark, Estland, Finnland, Frankreich, Griechenland,

Island, Italien, Lettland, Lichtenstein, Litauen, Luxemburg, Malta, Niederlande, Norwegen, Österreich, Polen, Portugal, Schweden, Schweiz, Slowakei, Slowenien, Spanien, Tschechische Republik und Ungarn, Stand: November 2019) die erforderlichen Medikamente mitführen. Voraussetzung hierfür ist, dass der behandelnde Arzt eine Bescheinigung ausstellt, die über die Bundesopiumstelle zu beziehen ist. Diese Bescheinigung muss dann von der zuständigen Gesundheitsbehörde – in den meisten Bundesländern sind dies die Gesundheitsämter – beglaubigt werden. Diese Regelung gilt auch für das Mitführen von Betäubungsmitteln zur Substitutionsbehandlung, allerdings mit gewissen Einschränkungen.

Bei Reisen in andere Länder muss der Patient eine mehrsprachige Bescheinigung seines behandelnden Arztes mit sich führen, die auch Angaben über die Einzel- und Tagesdosen der verordneten Medikamente enthält und die ebenfalls von der Aufsichtsbehörde beglaubigt werden muss. Außerdem sollte vor Reiseantritt die Rechtslage in dem jeweiligen Einreiseland geklärt werden.

Detaillierte Auskünfte zur Mitnahme von Betäubungsmitteln auf Reisen erteilt ebenfalls die Bundesopiumstelle (Telefon: +49-(0)228 99307-5136; Email: Schengen@bfarm.de).

Neuraltherapie im Rahmen der Palliativmedizin

23

Kurt Gold-Szklarski

Inhaltsverzeichnis

Literatur 217

Im Rahmen der Palliativbetreuung schwer Erkrankter oder unheilbar kranker Patienten sind Ärzte mit einer Reihe von Störungen konfrontiert, die den Patienten erheblich beeinträchtigen, quälen und nicht zur Ruhe kommen lassen. Die WHO-Definition der Palliativbetreuung: „Lindern eines weit fortgeschrittenen, unheilbaren Leidens mit begrenzter Lebenserwartung durch ein multiprofessionelles Team mit dem Ziel einer hohen Lebensqualität für den Patienten und seine Angehörigen" (Schweizerische Gesellschaft) zeigt das Idealbild der Palliative Care. Diese Form der Versorgung ist zurzeit vor allem schwer krebskranken Patienten in spezialisierten Abteilungen oder ambulant durch mobile Hospizteams zugänglich. Für viele ebenso schwerwiegende Erkrankungen vorwiegend im geriatrischen Bereich sind diese Vorgaben derzeit reine Utopie (schwere degenerative Veränderungen des Bewegungsapparats wie Mutilation nach PCP (Primär chronische Polyar), Sklerodermie, Bechterew oder Vertebrostenose, manifeste Osteoporose, fortgeschrittene kardiale Dekompensation, fortgeschrittene chronische Lungenkrankheiten, chronische neurologische Krankheiten wie Parkinson, apoplektischer Insult, Demenzerkrankungen).

Wird ein Patient palliativ betreut, dann rücken Themen in den Vordergrund, die in der kurativen Betreuung eine untergeordnete Rolle spielen oder im kurativen Setting

---

K. Gold-Szklarski (✉)
Arzt f. Allgemeinmedizin, Wien, Österreich
e-mail: kurt.gold@chello.at

vernachlässigt werden: Zeit (die noch bewusst erlebt werden kann), Vigilanz, Sinn der eigenen Existenz, Wahrnehmung des eigenen Körpers, Selbstbestimmung.

In der Palliativbetreuung ist daher Flexibilität im Umgang mit den zahlreichen Problemen erforderlich, die ein solcher Patient aufweist. Jede Handlung, die ein Therapeut setzt, wird vom Patienten oder von seinen Angehörigen auf die Waagschale gelegt, hinter jeder Äußerung werden positive oder negative Signale vermutet. So kann beispielsweise ein Beschränken auf medikamentöse Schmerztherapie von manchen Patienten als suffizient empfunden werden, andere wiederum könnten darin ein Zurückziehen des Therapeuten sehen oder es sogar als Wegweisung empfinden. Um den Anforderungen zumindest einigermaßen gerecht zu werden, sind zusätzliche Tools erforderlich. Fallbeispiele, bei denen die Neuraltherapie (NT) einen Beitrag zum Gesamtkonzept leisten konnte:

1) Weibliche Patientin, geboren 1936

Diagnosen

- Neoplasma renis dextri
- Teilresektion der rechten Niere
- Schrumpfniere links nach Tuberkulose (Tbc) und Urolithiasis
- Neoplasma mammae sinistrae

Relevante anamnestische Details

- Als Kind Tbc der Lungen, Ovarien, Salpinx
- Schwer verlaufende Zahnextraktionen, (2002 Wurzelreste 37, 46, 48)
- Rezidivierende purulente Pansinusitis
- Operation nach Cadwell-Luc
- Coxarthrosis bilateralis
- 2006 Herpes zoster lumbalis

Terminale Therapie
Oxycontin®/Oxynorm®/Actiq®

Die Patientin kam schon vor Ausbruch der Krebserkrankungen zur Behandlung, sie litt zu dieser Zeit an dem Chronic Fatigue Syndrome (Caseras et al. 2008) sowie schwerer Cephalea. Beide Leiden waren durch **NT** beeinflussbar: Injektion an die Fossa temporalis beidseis (Gold-Szklarski und Fischer 2009), Injektion an den Processus zygomaticus (Gold-Szklarski und Fischer 2009), Infiltration der Narbe nach Cadwell-Luc (Gold-Szklarski und Fischer 2009), Infiltration der Punkte Hackett A und B (Gold-Szklarski und Fischer 2009; Peloso et al. 2007), Infiltration der Narben im Leerkiefer (Gold-Szklarski und Fischer 2009)

Durch dieses Regime war ihr Kopfschmerz von NRS (Numerische Rating Skala) 8 auf <3 zu reduzieren, es gab auch symptomfreie Intervalle. Die Müdigkeit konnte subjektiv um 50 % reduziert werden, ohne dass weitere Maßnahmen erforderlich waren (Caseras et al. 2008). Eine bei Übernahme der Patientin bestehende Behandlung mit NSAR (nicht-steroidale Antirheumatica) wurde wegen renaler Insuffizienz bei funktioneller Einzelniere abgesetzt. Im Vollbild der Krebserkrankungen, denen die Patientin schließlich erlag, wurde die analgetische Therapie vorwiegend mit Opiaten durchgeführt. Diese konnten sämtliche tumorbedingten Beschwerden der Patientin fast suffizient beherrschen. Für die rezidivierend auftretenden Kopfschmerzen waren die Opiate jedoch nicht effektiv, ein Versuch der Kombination mit schwachen Analgetika brachte keinen Erfolg, Koanalgetika wurden wegen vigilanzsenkender Wirkung abgelehnt (mehrere Versuche). Erfreulicherweise konnten die Kopfschmerzen aber bis kurz vor ihrem Tod immer wieder mit dem oben beschriebenen NT-Regime zum Sistieren gebracht werden. Die Patientin beschrieb auch bis zuletzt (sie starb 2007), dass NT ihre schwere Müdigkeit subjektiv erleichterte. Psychotrope und vigilanzsteigernde Effekte von NT sind in den letzten Jahren von vielen Zentren beschrieben worden („emotional release phenomenon").

Diskussion

- Ursprünglich wirksame NT-Therapieprinzipien können auch nach dem Auftreten neuer Erkrankungen weiter effektiv sein,
- Schmerz bei Tumorpatienten muss nicht ausschließlich tumorassoziiert sein. Eine sorgfältige Anamnese oder Vorerfahrungen mit dem Patienten sind wichtig.

2) Weibliche Patientin, geboren 1944

Diagnose

- Metastasierendes Sigmakarzinom
- Stomaträgerin

Befunde

- 2001 Solitäre Lebermetastase, Leberteilresektion
- 2002 Computertomografie (CT): Pulmonale Secundariae
- Stauungsniere links
- VII/2002 generelle Metastasierung
- Lymphödem beide UE (Untere Extremitäten)
- Erysipel linker Unterschenkel
- Chronische Pankreatitis
- Soorstomatitis

Therapie
Zuerst orale Therapie mit Mundidol®, schließlich wurde ein Hospizteam hinzugezogen, die Patientin erhielt eine PCA-Pumpe (Patientengesteuerte Analgesie) und Durogesic®-Pflaster sowie Antidepressiva und schwache Analgetika (keine NSAR wegen renaler Insuffizienz).

Beitrag der NT
Die Patientin erschien erstmals 2001 im Latenzstadium ihrer Erkrankung. Hauptbeschwerde zu dieser Zeit war eine schmerzhafte Blockierung des linken Sakroiliakalgelenks (ISG) (Weinschenk 2009). Ein Therapieversuch mit NT zeigte gutes Ansprechen, eine Wiederholung war alle 4 Wochen notwendig: Injektion an beiden Sakroiliakalgelenken (vorwiegend intraligamentär extraartikulär), Injektion der OP-Narbe im linken Unterbauch (2 cm Distanz zur Stomaöffnung), Injektion an relevante Trigger (Mm. piriformis, glutaeus minimus, tensor fasciae latae).

Im Terminalstadium ihrer Erkrankung (sie verstarb 2003) erhielt die Patientin sehr hohe Opiatdosen und war über weite Zeiträume somnolent, sodass die PCA-Pumpe meist von ihrem Gatten bedient werden musste. Trotzdem traten wiederholt Schmerzattacken im ISG- Bereich auf, die opiatresistent waren. Hier konnte bis zuletzt mit NT (siehe oben) ein Sistieren der Schmerzen für 3–5 Tage erzielt werden.

Diskussion
Opiate wirken nur gering bei funktionellen muskuloskelettalen Beschwerden (Schweizerische Gesellschaft; Weinschenk 2009). Eine Tumorerkrankung kann den Fokus von solchen Beschwerden entfernen. Wären die Schmerzen im ISG-Bereich durch Metastasen bedingt gewesen, so hätte wahrscheinlich das Opiat gut geholfen. Auch bei terminalen Patienten kann eine Kombination mit NT sinnvoll sein

3) Männlicher Patient, geboren 1943

Diagnose

- Schilddüsenkarzinom

Befunde

- 2000 erweiterte Thyreoidektomie
- 2003 Tumorrezidiv mit Nachresektion und Neck-Dissection
- 2005 Tumorrezidiv mit Nachresektion, Trachealwandteilresektion und Tracheostomie
- Status post mehrmaliger Radiojodtherapie
- 2008 Tumorrezidiv mit Destruktion des Ring- und Schildknorpels und Infiltration der Trachea
- Chemotherapie.

23 Neuraltherapie im Rahmen der Palliativmedizin

Vorstellung des Patienten im August 2008 wegen starker Schmerzen (VAS (Visuelle Analogskala) 9/10) im Halsbereich sowie Schluckstörungen.

Therapie
Zuerst Durogesic® 75 µg/h, Umstellung auf OxyContin® 2-mal 40 mg, Neurontin® 300 mg 2-2-2, Voltaren® 100 mg 0-0-1 plus MS (Magenschutz- Protonenpumpenhemmer), danach Besserung der Schmerzintensität auf VAS 6/7

Beitrag der NT
Narbeninfiltration, Infiltration von Triggerpunkten des M. sternocleidomastoideus, Segmenttherapie C6/7

Ab der 3. Sitzung Schmerzreduktion auf VAS 3 (anhaltend, Voltaren® abgesetzt). Der Patient konnte intermittierend nach Hause gehen. Wiederaufnahmen wegen Zunahme der Schluckbeschwerden, Therapieumstellung auf Transtec® 105 µg/h + Antidepressivum. Die neuraltherapeutische Behandlung wurde 1-mal wöchentlich weitergeführt. Kurz vor dem Ableben traten Schmerzspitzen auf, die mit Temgesic® 0,2 mg Sublingualtbletten beherrschbar waren. Eine Erhöhung der transdermalen Opiatdosis war nicht erforderlich.

4) 38-jährige Patientin mit einer bemerkenswerten Geschichte:
Sie leidet seit der Geburt an spinaler Muskelatrophie Werdnig-Hoffmann. Die Diagnose wurde genetisch durch eine rezessive Deletion im Exon 7,8 des SMN1-Gens bestätigt. Sie hat eine subtotale Tetraplegie mit geringer Restfunktion der rechten Hand, ausreichender Schluck- und Sprechfunktion, jedoch nicht sicherer Atemfunktion mit zurzeit noch ausreichender Sättigung.

Die Patientin wurde mir von einer Palliativärztin zugewiesen, da sie unter Panalgesie, vor allem sehr starken Schmerzen in der Lumbosakralregion leidet. Letztere werden durch ein schlecht liegendes Metallimplantat nach ISOLA-Galveston verursacht, das ihr zur Stabilisierung der hochgradig deformierten Wirbelsäule (Cobb-Winkel 114 Grad) implantiert wurde. Die Abmessung des Implantats ist mangelhaft, sodass die Enden gegen die Haut drücken und vor allem lumbosakral starke Dauerschmerzen verursachen. Eine Revision ist wegen des schlechten neuromuskulären Zustands nicht möglich.

Ihre Medikation: Pregabalin 150 mg/Tag, Lioresal 10 mg/Tag; andere Analgetika sine effectu bzw. nicht einsetzbar.

Zum Zeitpunkt des Kennenlernens im Herbst 2019 war die Patientin suizidal, da ihre Schmerzsituation unträglich war und die Erkrankung ihr keine Perspektive bot.

Klinisch: Eine im Rollstuhl sitzende, etwa 28 kg schwere logorrhoische Patientin, die mit der rechten Hand den Rollstuhl mit Joystick dirigiert. Sie klagte über sehr starke Schmerzen beim Sitzen und Liegen. Bei der Inspektion (liegend in Seitenlage) fand sich ein hochgradig deformierter Rumpf mit einer teilweise keloidartig veränderten Längsnarbe im Verlauf der Processus spinosi der gesamten Wirbelsäule. An beiden Enden dieser Narbe war der Metallstab durch die Haut zu ertasten, vor allem am kaudalen Ende wirkte die Haut durch den Druck des Implantats ausgedünnt.

Es wurde ein Therapieversuch gestartet, wobei die auffälligsten Abschnitte der OP-Narbe mit 1 % Lidocain infiltriert und am kaudalen Ende der Narbe und an das Implantat einige Mililiter appliziert wurden. Wegen des geringen Körpergewichts Limitation der Dosis auf 5 ml.

Erstaunlicherweise berichtete die Patientin schon in den nächsten Tagen über eine deutliche Schmerzreduktion (von initial NRS 9 auf 4), was zu einigen Wiederholungssitzungen animierte.

Ergebnis: Anhaltende Schmerzreduktion auf NRS 3–4 jeweils für 2–3 Wochen nach einer Infiltration. Durch diese Therapie gewann die Patientin Lebensfreude, begann, notwendige Untersuchungen durchzuführen und ist zurzeit nicht mehr suizidal. Leider ist eine längerfristige Stabilisation mit dieser Methode nicht zu erreichen, sodass eine Abhängigkeit von Therapeuten bestehen bleibt.

Conclusio

NT ist ein effektives Tool in der interdisziplinären Therapie von Palliativpatienten. Sie kann mit sämtlichen anderen Therapiemethoden kombiniert angewendet werden. Insbesondere funktionelle Beschwerden, deren Existenz durch die Haupterkrankung maskiert werden, können mit dieser Methode gebessert werden. Die Vigilanz wird nicht gesenkt. Der letzte Fall zeigt außerdem, dass NT in frustranen Situationen, bei denen man auf Improvisation angewiesen ist, gelegentlich zu hervorragenden Ergebnissen bei geringem Risiko führen kann. NT bei Palliativpatienten gehört in die Hand eines erfahrenen Therapeuten.

Kommentar

von OA Dr. Gabriele Grögl, Fachärzti für Anästhesiologie und Intensivmedizin, Leiterin der Schmerzambulanz der Krankenanstalt Rudolfstiftung, Wien:

Die schmerztherapeutische Behandlung von schwer kranken Patienten erfordert den Einsatz von Analgetika und Koanalgetika, die neben anderen Nebenwirkungen die kognitiven Funktionen unserer Patienten oft erheblich beeinträchtigen können. Der gezielte, adjuvante Einsatz von Neuraltherapie führt oftmals zu einer Reduktion der Schmerzintensität, sodass Analgetika reduziert beziehungsweise deren Dosiserhöhung hinausgezögert werden können. Beides wirkt sich positiv auf die Lebensqualität der Patienten aus, da deren mentale, körperliche und soziale Funktionen länger gewährleistet werden können. Neuraltherapeutische Behandlungen werden daher von mir regelmäßig in meine tägliche Arbeit mit schwer und unheilbar kranken Patienten miteinbezogen. Der Stellenwert der Neuraltherapie in der Palliativmedizin ist für mich unumstritten.

Literatur

Caseras X, Mataix-Cols D, Rimes KA, Giampietro V, Brammer M, Zelaya F, Chalder T, Godfrey E (2008) The neural correlates of fatigue: an exploratory imaginal fatigue provocation study in chronic fatigue syndrome. Psychol Med. 38(7):941–951. Epub 2008 Apr 30

Gold-Szklarski K, Fischer G (2009) Arbeitsbuch Neuraltherapie, Bd 1, 1. Aufl. Facultas, Wien, HNO-Region

Peloso P, Gross A, Haines T, Trinh K, Goldsmith CH, Burnie S, Cervical Overview Group (2007) Medicinal and injection therapies for mechanical neck disorders. Cochrane Database Syst Rev (3):CD000319. Review

Schweizerische Gesellschaft für Palliative Medizin, Pflege und Begleitung. Informationsbroschüre modifiz. 2001. Aufl.

Weinschenk S (Hrsg) (2009) Handbuch Neuraltherapie, 1. Aufl. Elsevier Urban & Fischer, München

Schmerzbehandlung aus Sicht des Strahlentherapeuten/Radioonkologen

Gerda Hohenberg und Karin Brinda-Raitmayr

Inhaltsverzeichnis

24.1	Therapieplanung	220
24.2	Die wichtigsten Indikationen für eine palliative Radiotherapie	221
	24.2.1 Knochemmetastasen	221
24.3	Hirnmetastasen und Hirnnervenausfälle	221
24.4	Maligne Meningeose	222
24.5	Spinale Kompression und Kompression der Cauda equina	222
24.6	Symptome peripherer Nerven	222
24.7	Choroidale und orbitale Metastasen	222
24.8	Mediastinalkompression und Vena Cava Superior Syndrom	223
24.9	Bronchialobstruktion und Lungenkollaps	223
24.10	Oesophagustumore	223
24.11	Lebermetastasen	223
24.12	Splenomegalie	224
24.13	Tumoröse Haut und Weichteilveränderungen	224
24.14	Hämorrhagien	224
Literatur		224

G. Hohenberg (✉)
Univ.-Klinik für Strahlentherapie, Medizinische Universität Wien, Wien, Österreich
e-mail: Gerda.hohenberg@meduniwien.ac.at

K. Brinda-Raitmayr
Klinik Favoriten, Institut für Radioonkologie, Wiener Gesundheitsverbund, Wien, Österreich
e-mail: karin.brinda-raitmayr@gesundheitsverbund.at

© Der/die Autor(en), exklusiv lizenziert an Springer-Verlag GmbH, DE, ein Teil von Springer Nature 2023
G. Bernatzky et al. (Hrsg.), *Schmerzbehandlung in der Palliativmedizin*,
https://doi.org/10.1007/978-3-662-64329-7_24

Die Radiotherapie stellt bei Patienten mit einer fortgeschrittenen Erkrankung als palliatives Behandlungsverfahren eine wichtige Therapiemodalität dar. Die wichtigsten Ziele hierbei sind eine rasche Symptomenreduktion, eine Verbesserung der Lebensqualität des Patient und in einigen Fällen auch eine positive Beeinflussung der Überlebenszeit.

In der Regel liegt eine lokale Beschwerdesymptomatik vor die von lokalen Schmerzen mit und ohne neurologischen Ausfällen bis aber auch lebensbedrohlichen Situationen wie extremer Atemnot und Blutungen reichen kann. Als Ursache kommt der Primärtumor selbst aber auch sekundärblastomatöse Veränderungen in Frage.

Die Aufgabe des Radioonkolgen ist es daher ein für den Patienten individuelles Therapiekonzept zu erstellen in welches der Allgemeinzustand des Patienten, Ausmaß und Form diverser Vorbehandlungen, psychosoziale Aspekte aber auch die Lebenserwartung des Patienten einfließen müssen. Viele dieser Aspekte haben in letzter Zeit bereits Eingang in Leitlinien diverser Fachgesellschaften gefunden.

24.1 Therapieplanung

Für eine radiotherapeutische Schmerzbehandlung ist eine Begutachtung des Patienten von besonderer Bedeutung, da durch die stetig technische Entwicklung unseres Fachgebietes auch komplexe individuelle Ansätze der Therapie von Nöten sein können. Je nach Allgemeinzustand des Patienten, Schmerzsituation, Kooperation des Patienten. neurologischer Ausgangssituation aber auch psychosomatischen Aspekten und der vorliegenden diagnostischen Bildinformation wird eine Behandlungstechnik ausgewählt.

Am häufigsten kommt dabei die Teletherapie mit hochenergetischen Photonen zum Einsatz. Je nach zu bestrahlender Körperregion geht dieser eine computergestützte 3D Planung auf Basis von CT, MRT oder PET CT/MRT voran. Im sogenannten „Planungs CT" werden Lagerung, Lagerungsbehelfe (Masken, Matten, Pölster, diverse Boards und Laserpositionen) festgelegt die in weiterer Folge die Grundlage der individuellen Bestrahlungsplanung darstellen. Bei stereotaktischen Bestrahlungen kommt noch ein 4D Datensatz zur Anwendung. Die gewonnen Bilddaten werden dann bearbeitet (festlegen des Zielgebietes und der Risikoorgane) und fliesen dann in die Planung der Medizinphysik ein.

All dies ermöglicht dann bei der Bestrahlung selbst einen raschen Ablauf der eigentlichen Therapie. Die reine Bestrahlungszeit liegt im Minutenbereich. Je nach Zielgebiet liegt die Anzahl der Bestrahlungssitzungen zwischen 1–15 Gy, die Einzeldosis pro Sitzung zwischen 1–8 Gy und die Gesamtherddosis zwischen 8–30 Gy. Bei stereotaktischen Therapien kommen auch 5–8 Gy und mehr Einzeldosierungen zur Anwendung.

24.2 Die wichtigsten Indikationen für eine palliative Radiotherapie

24.2.1 Knochemmetastasen

Die Indikation zur Bestrahlung von Knochenmetastasen ist beim Vorliegen von Schmerzen gegeben, wobei die Radiotherapie einen hohen schmerzlindernden Effekt in bis zu 80 % der Fälle hat. Zusätzlich ist die stabilisierende Wirksamkeit der Radiatio im Sinne einer Rekalzifizierung bekannt, die bei allen jenen Patienten mit einer Lebenserwartung von mehr als 3 Monaten relevant sein kann. Dies ist auch der Grund für eine Radiatio im Falle einer Frakturgefährdung. Hier ist jedoch darauf hinzuweisen, dass die Indikation erst nach interdisziplinärer Absprache mit den chirurgisch tätigen Kollegen (Orthopäde, Unfallchirurg) gestellt wird. Hat sich das chirurgische Vorgehen als Behandlung der ersten Wahl herausgestellt, kann durch eine postoperative Radiatio das chirurgische Ergebnis noch weiter stabilisiert werden, indem ein Tumorprogress verhindert wird. Eine radiologische Intervention. wie Beispielsweise eine Vertebroplastie kann sowohl vor wie auch nach einer Strahlentherapie sinnvoll sein und einen positiven Beitrag zu einer weiteren Schmerzreduktion leisten.

Bei diffuser schmerzhafter Knochenmetastasierung kann auch der Einsatz knochenaffiner Radiopharmaka wie SM153 (Quadramet), Radium 223 Cinat (Alpharadin) oder Rhenium 186 (Etidronat–Re Bone) angedacht werden.

24.3 Hirnmetastasen und Hirnnervenausfälle

Neben der primären Behandlung mit Corticoiden, die lokalisierte oder generalisierte Kompressionssymptome reduzieren, stellt die Strahlentherapie seit langem eine effektive palliative Behandlungsmethode dar. Die Indikation zur Bestrahlung ergibt sich in der Regel aufgrund von Kopfschmerzen sowie der neurologischen Symptomatik, die äußerst vielfältig sein kann, und die von der Lokalisation und weniger von der Größe der Metastasen abhängig ist. Motorische bzw. sensorische Defizite werden bis zu 80 % gebessert. Bis 50 % kann sogar mit einer kompletten Remissionsrate gerechnet werden. Die Lebenserwartung, die im Durchschnitt 6 Monate beträgt, wird jedoch durch die Radiatio kaum beeinflusst.

Neben einer Ganzhirnbestrahlung ergänzen lokalen Therapieansätzen wie, Stereotaxie oder Gammaknife, die sowohl als alleinige Therapie als auch als Dosisaufsättigung (Boost) zur Anwendung kommen das Einsatzgebiet der Radiotherapie. Einzelne Hirnnervenausfälle haben hingegen oft eine diffuse Knochenmetastasierung im Schädelbasisbereich als Ursache. Hier erzielt man durch eine Gezielte, oft kleinvolumige Bestrahlung eine signifikante Besserung in bis zu 80 % der Fälle die obendrein oft sehr lange zu einer guten Palliation führt.

24.4 Maligne Meningeose

Die diffuse meningeale Karzinomatose stellt dann eine Indikation zur Radiatio dar, wenn eine nicht allzu kurze Lebenserwartung vorliegt. Vor allem weil neurologische Symptome, die durch Nervenwurzelkompression hervorgerufen werden, gemildert beziehungsweise behoben werden können.

24.5 Spinale Kompression und Kompression der Cauda equina

Bei einem epiduralem Anteil der Metastasen und der sich daraus ergebenden Myelonkompression sollte die Therapie möglichst innerhalb von 12 Stunden nach Auftreten der ersten Symptome einsetzen, da ansonsten die Nervenausfälle oft irreversibel sind. Die Behandlungsergebnisse der Bestrahlung sind mit der der Laminektomie vergleichbar. Beide Verfahren werden vielfach miteinander kombiniert. Unter günstigsten Bedingungen, z. B. wenn der Patient noch gehfähig ist, kann es bis zum Ausmaß von 80 % zu einer Rückbildung der klinischen Symptomatik kommen, während bei manifester und länger bestehender Plegie ein Behandlungserfolg nicht zu erwarten ist. Eine Radiotherapie ist nicht indiziert, wenn im Rahmen einer Wirbelkörperkompression ein entsprechend ossäres Substrat den Spinalkanal verlegt. Die zugrunde liegende Tumorerkrankung spielt eine gewisse Rolle für den Erfolg der Behandlung. Maligne Lymphome, multiple Myelome, kleinzellige Bronchialkarzinome sprechen sehr gut auf lokale Radiotherapie an. Auch ist beim Mammakarzinom mit einem guten Ansprechen zu rechnen. Hingegen ist bei malignen Melanomen und Nierenzellkarzinomen ein Ergebnis nicht sicher voraussagbar.

24.6 Symptome peripherer Nerven

Hier kann es durch Kompression im Bereich peripherer Nerven zu typischen Schmerzsymptomen und Funktionsbeeinträchtigung im Nervenverlauf kommen. Auch hier ist es die Radiotherapie, die in der Mehrzahl der Fälle eine deutliche Verbesserung bewirkt, vor allem bei tumorösen Infiltrationen im Bereich des Plexus brachialis sowie des Plexus lumbosakralis. Die Ansprechrate wird mit einer Größenordnung von circa 80 % angegeben.

24.7 Choroidale und orbitale Metastasen

Die Metastasierung im Bereich des Auges ist selten, führt jedoch zu Symptomen wie Schmerzen, Visusbeeinträchtigung und Doppelbilder. Hier führt die Strahlentherapie zu einer Rückbildung der Veränderung sowie Stabilisierung und einer Verbesserung des Visus in einer Größenordnung von 70–85 %. Eine durch den Tumor hervorgerufene Protrusion des Bulbus kann bei entsprechender Therapie eine deutliche Besserung erfahren.

24.8 Mediastinalkompression und Vena Cava Superior Syndrom

Der hiermit verbundene Symptomenkomplex ist insgesamt vielgestaltig. Es können Kopfschmerzen, Somnolenz, Verwirrtheit, Schwellung im Bereich der oberen Thoraxapertur, des Halses, des Kopfes, Dyspnoe, Husten und Dysphagie auftreten. Die strahlentherapeutische Behandlung muss in 12 bis maximal 24 Stunden nach Eintreten der Symptome eingeleitet werden. In Abhängigkeit von der Tumorentität bzw. der Histologie ist vor allem beim kleinzelligen Bronchuskarzinom und Lymphomen mit einer symptomatischen Besserung in 60–90 % zu rechnen.

24.9 Bronchialobstruktion und Lungenkollaps

Diese tritt entweder durch innere Verlegung des Bronchiallumens oder durch externe Kompression durch Lymphknoten ein. Dyspnoe sowie Hustenreiz und Schmerzen treten dann auf wenn es zu einem raschen Kollaps der Lunge kommt. Hier liegt das teletherapeutische Ergebnis nur bei etwa 30–40 %. Wird jedoch eine brachytherapeutische Behandlung mit Iridium-192 ergänzend durchgeführt kann die Ergebnisrate auf 50–90 % ansteigen.

24.10 Oesophagustumore

Diese Tumorentität wird leider oft sehr spät entdeckt. Neben Lasertherapie und Stentimplantation kommt auch die Radiotherapie zum Einsatz

Bei fortgeschrittenen Oesophagustumoren ist es die eingeschränkte bis unmögliche Nahrungspassage, die dem Patienten große Probleme verursacht. In diesen Fällen stellt die Brachytherapie eine wenig belastende Methode dar, um durch kleinvolumige Bestrahlung des befallenen Oesophagusbereiches die Passage wiederum herzustellen, um nach wenigen Behandlungen eine deutliche Verbesserung der Nahrungsaufnahme zu gewährleisten.

Alternativ kann auch die moderne VMAT (Volumetric Arc Therapy) in Kombination mit einer begleitenden Chemotherapie zu einer guten Verbesserung der Passage führen.

24.11 Lebermetastasen

Eine Indikation zur Radiatio ist beim Auftreten von Schmerzen im Oberbauch – durch Kapselspannung verursacht – gegeben, ist jedoch in Abhängigkeit vom Allgemeinzustand des Patienten zu stellen. Patienten mit einem Karnofsky-Index von 30 oder weniger Punkten haben von dieser Behandlung keinen Gewinn. Eine Besserung der Beschwerdesymptomatik kann sonst bei 50–90 % der Patienten erwartet werden.

Aktuell im Fokus stehen bei der Behandlung von Lebermetastasen auch stereotaktische Therapieverfahren als Ergänzung zur Chemoembolisation. Radiopharmaka wie Yttrium 90 (SIRT-Selektive interne Radiotherapie). zeigen bei einzelnen Tumorentitäten (z. B. Lymphome) ebenfalls erfolgversprechende Ansätze.

24.12 Splenomegalie

Eine im Rahmen hämatologischer Malignome auftretende Splenomegalie kann radiotherapeutisch ebenfalls symptomatisch mit niedrigen Strahlendosen therapiert werden, wobei es meist rasch zu einer deutlichen Volumenreduktion kommt.

Die Einführung moderner pharmakologischer Therapie wie z. B. Ruxolitinib tritt der Einsatz der Radiotherapie aber stetig in den Hintergrund und findet nur mehr selten Einsatz.

24.13 Tumoröse Haut und Weichteilveränderungen

Neben der Schmerzsymptomatik stellen diese Tumoren für Patienten in der Regel ein erheblich kosmetisches Problem dar. Bei exulcerierenden Prozessen muss auch an eine entsprechende Infektionsgefahr gedacht werden. Durch eine individuelle Radiotherapie mit oberflächlich wirkenden Strahlen kann es zu einer nennenswerten Tumorremission und zu einem deutlichen Rückgang der Exulceration mit entsprechender Besserung der Beschwerdesymptomatik kommen.

Hier ist die Behandlung dieser Veränderungen in ein enges interdisziplinäres Netz eingebunden. Gerade exulzerierte Tumore bedürfen nach einer Radiatio einer intensiven posttherapeutischen Pflege und guter Schmerztherapie.

24.14 Hämorrhagien

Im Falle uteriner und vaginaler Blutungen ist es vor allem die Brachytherapie die eine hochwirksame Behandlungsmethode darstellt. In Einzelfällen kann auch bei Hämoptysen und Hämaturien, sowie rektalen Blutungen eine Radiatio in Erwägung gezogen werden.

Literatur

Adamietz A (1995) Palliation unter volkswirtschaftlichem Aspekt. In: Radioonkologische Aspekte in der palliativen Tumortherapie. Onkologische Seminare lokoregionaler Therapie. Zuckschwerdt, München, S 97–104

Clifford Chao KS, Perez CA, Wang TJC. Radiation oncologie. Palliation/Pain Management in Radiation oncology

Dunst J (1995) Messung von Lebensqualität bei palliativer Radiotherapie. In: Radioonkologische Aspekte in der palliativen Tumortherapie. Onkologische Seminare loko regionaler Therapie. Zuckschwerdt, München, S 3–9

Giordano F, Wenz F. Srtahlentherapie kompakt. Urban und Fischer (Kapitel 31/Palliative Therapie)

Hoederath A, Schüle-Hein K, Sack H (1996) Palliative Strahlentherapie. In: Scherer E, Sack H (Hrsg) Strahlentherapie, 4. Aufl. Springer, Berlin/Heidelberg/New York, S 897–920

Hoskin JP (1998) Radiotherapy in symptom management. In: Doyle D, Geoffry WC, MacDonald N (Hrsg) Oxford textbook of palliative medicine, 2. Aufl. Oxford University Press, Oxford, S 267–281

Jara ON, Sole PC, Sole ZS (2019) Stereotactic body radiation therapie (SBRT) for pain management in spine bone metastases. Rev Med Chil 147(8):993–996

Kagan AR (1993) Radiotherapeutic management of the patient for palliation. In: Perez CA, Brady LW (Hrsg) Principles and practice of radiation oncology, Bd 2. Lippincott, Philadelphia, S 1495–1507

Nakata E, Sugihara S et al (2020) Multidisciplinary treatment system for bone metastases for early diagnosis, treatment and prevention of malignant spinal cord compression. Oncol Lett 19(4):3137–3144

Rades D, Stalpers LJA, Hulshof MC et al (2005) Comparison of 1 × 8 Gy and 10 × 3 Gy for functional outcome in patients with metastatic spinal cord dompression. Oncol Biol Phys 62:514–518

Suh JH, Kotecha R, Chao ST et al (2020) Current approaches to management of brain metastases. Nat Rev Clin Oncol 17:279–299

Trifiletti DM, Chao SO, Sahgal A, Sheeran JP. Stereotactic radiosurgery and stereotactic body radiation therapy. Springer

Ziele und Aufgaben der Palliativchirurgie

25

Hans-Werner Waclawiczek

Inhaltsverzeichnis

25.1 Welchen Stellenwert und welche Ziele hat nun die
Chirurgie im Gesamtkonzept der Palliativmedizin? 228
25.2 Zusammenfassung 229

Das Ziel der palliativen Medizin ist es, dass den Patienten, die an einer Erkrankung leiden, bei denen mit den zur Verfügung stehenden Mitteln der Medizin keine Heilung mehr zu erwarten ist, dennoch ge holfen werden kann. **Palliativmedizin soll Leid und Leidensdruck von den Kranken nehmen und ihnen trotz ihrer Erkrankung eine neue Lebensqualität ohne Vereinsamung geben.** Unnötige Untersuchungen und Therapien sowie lebensverlängernde Maßnahmen sollen beim palliativmedizinischen Ansatz der Behandlung unterbleiben.

Schmerztherapie, Symptomkontrolle, Erhaltung der persönlichen Autonomie, Respektierung des Patientenwillens sowie optimale Pflege und Betreuung insbesondere im letzten Lebensabschnitt sind die Säulen der palliativen Medizin.

Die am häufigsten palliativmedizinisch behandelte Krankheit ist der Krebs in den fortgeschrittenen Stadien, zunehmend werden jedoch geri atrische Patienten im hohen Alter mit multiplen Begleiterkrankungen palliativmedizinisch betreut.

Hans-Werner Waclawiczek ist verstorben.

H.-W. Waclawiczek (Deceased) (✉)
Salzburg, Österreich
e-mail: guenther.bernatzky@plus.ac.at

© Der/die Autor(en), exklusiv lizenziert an Springer-Verlag GmbH, DE, ein Teil
von Springer Nature 2023
G. Bernatzky et al. (Hrsg.), *Schmerzbehandlung in der Palliativmedizin*,
https://doi.org/10.1007/978-3-662-64329-7_25

25.1 Welchen Stellenwert und welche Ziele hat nun die Chirurgie im Gesamtkonzept der Palliativmedizin?

1. Die Verlängerungen des Lebens bei erhaltener Lebensqualität,
2. eine temporäre Schmerzfreiheit bzw. Schmerzlinderung,
3. eine Tumorreduktion im Rahmen einer kombinierten Therapiemortalität und
4. die Feststellung der Inoperabilität mit Therapieabbruch.

Grundvoraussetzungen für eine adäquate Palliativchirurgie ist stets ein individuelles Vorgehen. Dies erfordert eine enge und vertrauensvolle Kooperation mit dem Patienten und den Angehörigen. Weiters ist eine interdisziplinäre Zusammenarbeit mit Onkologen, Internisten, Anästhesisten, Psychologen und den Hospizbewegungen unabdingbar, um die einzelnen Therapiekonzepte sinnvoll aufeinander abstimmen zu können.

Palliativchirurgische Maßnahmen beinhalten meist ein hohes Operationsrisiko und bedürfen deshalb einer großen Erfahrung und eines kalkulierten Risikos des Operateurs. Eine umfassende Aufklärung des Patienten und seiner Angehörigen über die geplante Operation ist daher deshalb schon notwendig, um eventuell spätere forensische Probleme bei Komplikationen oder dem Tod des Patienten zu vermeiden.

Heutzutage werden palliative chirurgische und endoskopische Eingriffe entweder auf konventionell-chirurgische Weise zur Tumorreduktion, Anlage von Umgehungsanastomosen bzw. Stomata durchgeführt oder aber auch in den letzen Jahren zunehmend mittels der minimal invasiven Chirurgie. Diese hat den Vorteil, dass nur durch kleine Baucheröffnungen das Ausmaß der Tumorerkrankung erkannt, die Inoperabilität fest gestellt und somit evtl. sogar ein Therapieabbruch entschieden werden kann. Bei entsprechender Erfahrung der Operateure sind dabei auch Bypass Operationen oder die Anlage von Stomata möglich, sodass der Patient wegen seiner noch verbleibenden, oft nur kurzen Lebenszeit sehr rasch wieder aus dem Spital entlassen werden kann.

Die therapeutische Endoskopie (wie etwa die Gastroskopie, Coloskopie oder ERCP) sind heutzutage exzellente Methoden, um durch Einbringen von Drainagen und Stents palliativ eine Schmerzreduktion und somit Lebensqualität zu erzielen. Hierbei liegt der gravierende Vorteil, dass diese endoskopischen Eingriffe meist ohne Narkose und ambulant vorgenommen werden können.

Zunehmend gewinnt aber auch die Palliativchirurgie beim geriatrischen Patienten an Bedeutung, da die Lebenserwartung in den letzten 3 Jahrzehnten wesentlich angestiegen ist. Durch die Fortschritte der Anästhesie und Intensivmedizin, aber auch der bildgebenden diagnostischen Verfahren ist das hohe Alter des Patienten meist keine Kontraindikation mehr für ein operatives Vorgehen.

Aber auch hier muss primäres Ziel der operativen Palliativmedizin ausschließlich die Verbesserung der Lebensqualität sein und sekundär nur die Lebensverlängerung. Aus diesem Grund kommen beim geriatrischen Patienten ebenfalls zunehmend die modernen endoskopischen und minimal invasiven Therapieverfahren zum Einsatz, wobei die Komplikations- und Mortalitätsraten kaum höher sind als beim jüngeren Patienten.

25.2 Zusammenfassung

Die Palliativchirurgie hat einen zunehmenden Stellenwert in der onkologischen und geriatrischen Chirurgie erlangt. Die konventionelle operative Palliativchirurgie wird aber zunehmend durch die therapeutische Endoskopie und minimal invasive Chirurgie ersetzt, weil dadurch der Krankenhausaufenthalt deutlich reduziert werden kann.

Primäres Ziel der Palliativchirurgie ist die Wiederherstellung und/oder Erhaltung der Lebensqualität und somit eine humane Lebensverlängerung.

Für eine verantwortungsbewusste Palliativchirurgie ist jedoch eine enge Kooperation mit anderen Fachdisziplinen aber auch Hospizorganisationen unerlässlich. Neben dem Patienten müssen auch die Angehörigen des Patienten in den Therapieplan eingebunden werden.

Übelkeit und Erbrechen

26

Rudolf Likar, Günther Bernatzky und Reinhard Sittl

Inhaltsverzeichnis

26.1 Zusammenfassung 238
Literatur 239

Die Zahl der Tumorerkrankungen steigt; ungefähr 25 % der Todesfälle pro Jahr werden aufgrund von Tumorerkrankungen verursacht. Im fortgeschrittenen Stadium der Erkrankung leiden 70–90 % der Patienten unter behandlungsbedürftigen Schmerzzuständen (Heidemann 1999). Schmerzen sind deshalb ein bedeutendes Symptom einer Tumorerkrankung. Für den Patienten bedeutet Schmerz einen deutlichen Verlust der Lebensqualität, daher sind eine frühzeitige interdisziplinäre Diagnostik und Therapie von Schmerzen bei Tumorpatienten notwendig.

R. Likar (✉)
MSC Landeskrankenanstalten-Betriebsgesellschaft – KABEG, Klinikum Klagenfurt am Wörthersee, Abteilung für Anästhesiologie und Intensivmedizin, Klagenfurt, Österreich

G. Bernatzky
Fachbereich für Biowissenschaften, Arbeitsgruppe für Schmerz/Musikforschung, Universität Salzburg, Salzburg, Österreich
e-mail: guenther.bernatzky@plus.ac.at

R. Sittl
Fürth, Deutschland
e-mail: Reinhard.Sittl@schmerzzentrum.imed.uni-erlangen.de

© Der/die Autor(en), exklusiv lizenziert an Springer-Verlag GmbH, DE, ein Teil von Springer Nature 2023
G. Bernatzky et al. (Hrsg.), *Schmerzbehandlung in der Palliativmedizin*,
https://doi.org/10.1007/978-3-662-64329-7_26

Neben einer Kausaltherapie (Operation, Chemo-Hormontherapie, Radiatio) muss parallel mit einer symptomatischen medikamentösen Schmerzbehandlung begonnen werden (Leitlinien zur Tumorschmerztherapie 1999). Ziel der Behandlung solle eine für den Patienten akzeptable Schmerzreduktion mit wenigen Nebenwirkungen sein.

Bei der Therapie tumorbedingter Schmerzen wird das WHO-Stufenschema angewandt und die Erfolgsraten sind bis zu 90 %. Neben dem Schmerz treten aber bei den Tumorpatienten belastende Begleitsymptome, wie Erbrechen, Übelkeit, Obstipation, Dyspnoe, Angst, Tumorgeruch, Schwitzen, Magenbeschwerden auf. Diese Symptome können durch den Tumor selbst bedingt sein aber auch durch kausale und symptomatische Therapieverfahren verursacht werden. Eine Verbesserung der Lebensqualität bei den Patienten mit fortgeschrittener Tumorerkrankung lässt sich nur dann erzielen, wenn wir neben einer effizienten Schmerztherapie auch eine optimale Symptomkontrolle erreichen.

Übelkeit und Erbrechen sind Symptome, die in über 50–70 % bei Patienten mit Tumorerkrankungen auftreten (Morita et al. 1999; Vainio und Auvinen 1996). Die Patienten finden Übelkeit und Erbrechen als großen Disstress und als sehr starke Beeinträchtigung der Lebensqualität. Übelkeit und Erbrechen kann mit fortschreitender Erkrankungsdauer zunehmen. Folgende Ursachen von Übelkeit und Erbrechen können bei Patienten mit Tumorerkrankungen vorliegen:

- **Gastrointestinal:** Mechanische Obstruktion, Ileus, gastrale Stauung, Lebermetastasen, gastrale Irritation.
- **Intrakraniell:** Erhöhter Hirndruck durch Primärtumor oder Metastasen.
- **Metabolisch:** Urämie, Entgleisen des Wasser-/Elektrolythaushaltes, Hyperkalziämie.
- **Medikamenteninduziert:** Opioide, Chemotherapeutika.
- **Weitere Ursachen:** strahlungsbedingt, psychische Ursachen (Angst, Depression), Schmerz, Stress, antizipatorisch (Erinnerung, Geruch).

Hyperkalziämie, pharyngeale Stimulation durch überreichlichen Speichel, gastrale Stasis und Medikamente bzw. Opioide sind die am meisten vorkommenden Ursachen.

In mehr als einem Drittel der Patienten existiert mehr als eine Ursache für Übelkeit und Erbrechen.

Diagnostisches und therapeutisches Vorgehen: Man sollte primär die Anamnese erheben und den Patienten untersuchen.

Folgende Fragen sollte man dem Patienten stellen und Untersuchungen durchführen:

- Liegt Erbrechen, Auswurf oder Regurgitation vor?
- Ist das Erbrechen mit Übelkeit verbunden?
- Persistiert die Übelkeit nach dem Erbrechen?
- Gibt es zeitliche Zusammenhänge zwischen Erbrechen und z. B. Nahrungsaufnahme, Bestrahlung?
- Was ist die aktuelle Medikation (insbes. Opioide, Digitalis)?
- Liegt der Übelkeit und dem Erbrechen eine Hirnmetastase zugrunde?

Patienten abdominell, rektal untersuchen, Bestimmung der Laborparameter wie Kreatinin, Kalzium, Carbamazepin- und Digoxinspiegel und wenn erforderlich radiologische Diagnostik.

Die Ursachen **opioidbedingter Übelkeit und Erbrechen** sind Stimulation der Chemorezeptortriggerzone (CTZ), zentrale Schmerzmittel reizen die CTZ über Dopamin und μ-Rezeptoren (kappaerge Peptide sind nicht emetogen), Stimulation des Vestibularapparates, Hemmung der Magen-/Darmmotilität (dopaminerg vermittelt). Die Ursachen **strahlungsbedingter Übelkeit und Erbrechen** sind abhängig von der Bestrahlungsart, von der Bestrahlungsdosis, weiters abhängig vom Bestrahlungsort. Bei der Bestrahlung im oberen Körperbereich kommt Übelkeit und Erbrechen in 91 % vor, bei der Bestrahlung im unteren Körperbereich in 33 %. Die Ursache ist die Stimulation der Chemorezeptortriggerzone durch geschädigte abdominelle vagale Afferenzen und es kommt weiters zur Freisetzung emetogener Substanzen, z. B. Serotonin.

Übelkeit und Erbrechen nach Chemotherapeutika. Abhängig vom Zytostatikum (hochemetogen sind z. B. Cisplatin, Dacarbazin, hoch dosiertes i. v. Cyclophosphamid) und Anwendungsart. Zugrunde liegende pathophysiologische Ursachen für die akute Emesis sind erhöhte Serotoninkonzentration, Störung der Magen-/Darmmotalität durch Zellschädigung und allgemeine Entzündungsreaktion, verursacht durch Chemotherapeutika (Mannix 2002).

Ursachen von **Übelkeit und Erbrechen gastrointestinal** bedingt sind gastrointestinale Stenose, metabolische Entgleisung.

Weitere Ursachen sind Hirndrucksteigerung durch zugrunde liegende Hirnmetastasen, Schmerz, aber auch Angst können Übelkeit (Erbrechen) verursachen.

Pathophysiologische Vorgänge und die Angriffspunkte der Antiemetika auf den verschiedenen Rezeptoren sind in Abb. 26.1 dargestellt.

Die Chemorezeptortriggerzone liegt am Boden im Bereich des vierten Ventrikels. Die Hauptrezeptoren der Chemo-Rezeptoren-Triggerzone sind Dopamin-Typ-2-Rezeptoren und 5-Hydroxytryptamin-3-Rezeptoren. Die Chemorezeptortriggerzone wird beeinflusst vom antiemetischen Zentrum, dessen Neurone enkephalinerg sind. Eine Ursache der Übelkeit und des Erbrechens durch Chemotherapie ist die Inhibierung der Enkephalinsynthese. Die Chemorezeptortriggerzone liegt außerhalb der Bluthirnschranke. Das Brechzentrum im Hirnstamm liegt innerhalb der Bluthirnschranke. Nervenimpulse aus der Chemorezeptortriggerzone vom cerebralen Cortex, vom Vestibularapparat und aus dem Gastrointestinaltrakt erregen das Brechzentrum. Das Brechzentrum koordiniert die komplexreflektorischen Vorgänge über motorische und vagale Afferenzen, die zum Erbrechen führen. Im Brechzentrum befinden sich Histamin-Typ-1-Rezeptoren und muscarinerge Acetylcholin-Rezeptoren. Im Vestibularapparat befinden sich Histamin-Typ-1-Rezeptoren und muscarinerge Acetylcholin-Rezeptoren. Für die Auslösung und Vermittlung von Übelkeit und Erbrechen vom Gastrointestinaltrakt sind vagale Afferenzen von Chemo oder Mechanorezeptoren der Leber, des Darms und des Beckens verantwortlich. Im Gastrointestinalbereich befinden sich die 5 Hydroxytryptamin-3-Rezeptoren und die Dopamin-Typ-2-Rezeptoren. Die Antiemetika greifen entsprechend ihren Affinitäten auf die

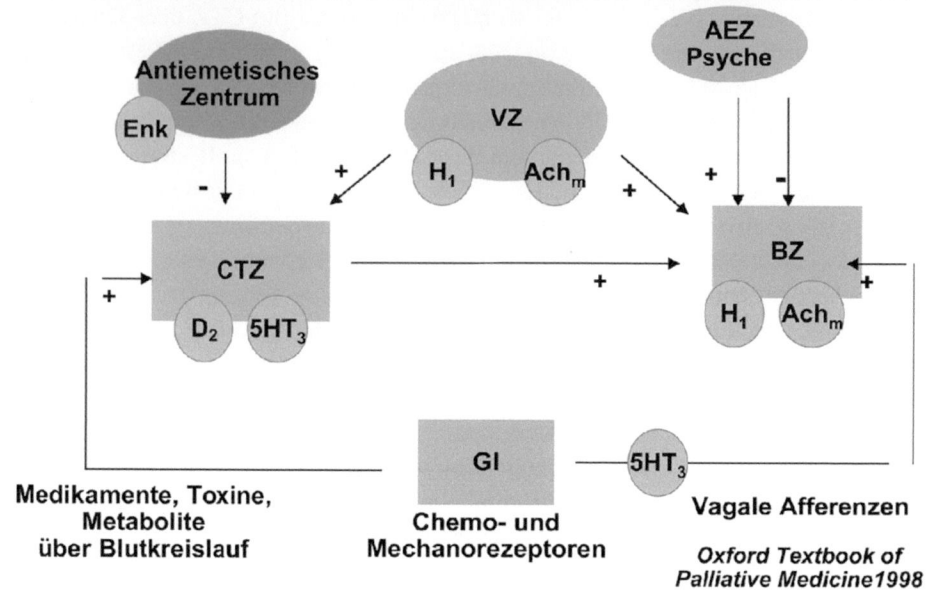

Abb. 26.1 Übersicht an Regionen und Rezeptoren, die bei Übelkeit und Erbrechen eine Rolle spielen. *Enk* Enkephalin, *CTZ* Chemorezeptortriggerzone, *BZ* Brechzentrum, *GI* Gastrointestinaltrakt, D_2 Dopamin-Typ-2-Rezeptoren, $5HT_3$ 5-Hydroxytryptamin-3Rezeptoren, H_1 Histamin-Typ-1-Rezeptoren, Ach_m muscarinerge Acetylcholin-Rezeptoren, *VZ* Vestibularzentrum, *AEZ* antiemetisches Zentrum

unterschiedlichen Rezeptoren an und sollten entsprechend der Ursache der Übelkeit und des Erbrechens eingesetzt werden. Die Rezeptoraffinitäten unterschiedlicher Antiemetika sind in Abb. 26.2 dargestellt (Bausewein et al. 2000).

Für die Therapie von Übelkeit und Erbrechen gibt es keinen evidence based Standard (Abb. 26.3). Es gibt Stufenschemata, die sich empfohlen haben, sowohl für Übelkeit und Erbrechen opioidbedingt als auch durch Chemotherapie bzw. gastrointestinale Stenosen verursacht (Abb. 26.4, 26.5, und 26.6) (Bently und Boyd 2001; Bruera et al. 2000; Husebö und Klaschik 2000). Ein Medikament, welches bei Übelkeit und Erbrechen auch eingesetzt werden kann, wenn z. B. Übelkeit und Erbrechen durch Chemotherapie hervorgerufen wird und durch die bisherige Therapie keine Erfolge erzielt werden, sind Cannabinoide (Tramer et al. 2001). Man sollte hier vorsichtig beginnen, mit niedriger Dosierung, da die therapeutische Breite sehr gering ist und Nebenwirkungen auftreten können wie Schwindel, Benommenheit, Panikattacken, psychotische Symptome, Tachycardie und Orthostase.

26 Übelkeit und Erbrechen

Rezeptoraffinitäten unterschiedlicher Antiemetika

	D₂-Rez. Ant.	H₁-Rez. Ant.	AChₘ-Rez. Ant.	5HT₂-Rez. Ant.	5HT₃-Rez. Ant.	5HT₄-Rez. Ag.	D₂-Rez. Ant. peripher
	Zentral				Zentral und peripher	Peripher	
Metoclopramid	++	0	0	0	+	++	++
Cisaprid	0	0	0	0	0	+++	0
Domperidon	0	0	0	0	++	0	++
Scopolamin	0	0	+++	0	0	0	0
Cyclizin	0	+++	++	0	0	0	0
Dimenhydrinat	0	++	+	0	0	0	0
Ondansetron	0	0	0	0	+++	0	0
Haloperidol	+++	0	0	0	0	0	0
Levomepromazin	++	+++	++	+++	0	0	0
Triflupromacin	++	++	+	++	0	0	0

Rez. = Rezeptor, Ant. = Antagonist, Ag. = Agonist
Neurotransmitter: D₂ = Dopamin, H₁ = Histamin H₁, Achₘ = Acetylcholin, 5HT₂/₃/₄ = Serotoningruppe 2/3/4

Abb. 26.2 Darstellung von Rezeptoraffinitäten unterschiedlicher Antiemetika

Abb. 26.3 Stufenschema der Therapie von Begleitsymptomen

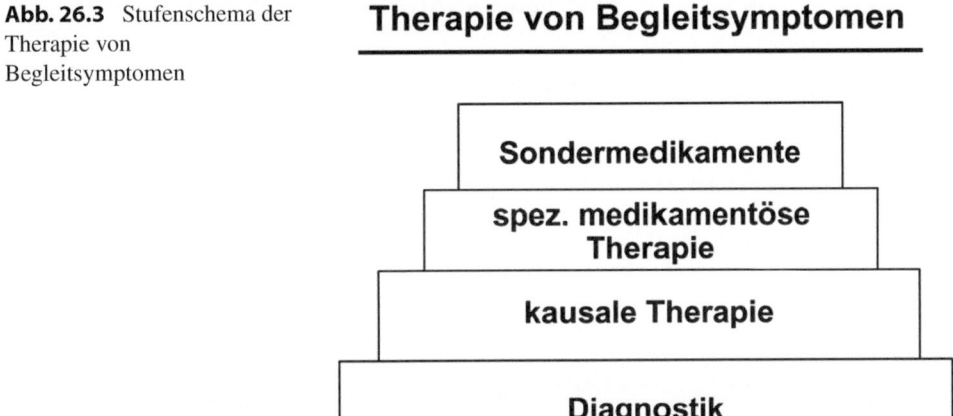

Wir führten eine Beobachtungsstudie mit Dronabinol zur Symptomenkontrolle am Zentrum für interdisziplinäre Schmerztherapie und Palliativmedizin des Klinikums Klagenfurt am Wörthersee durch.

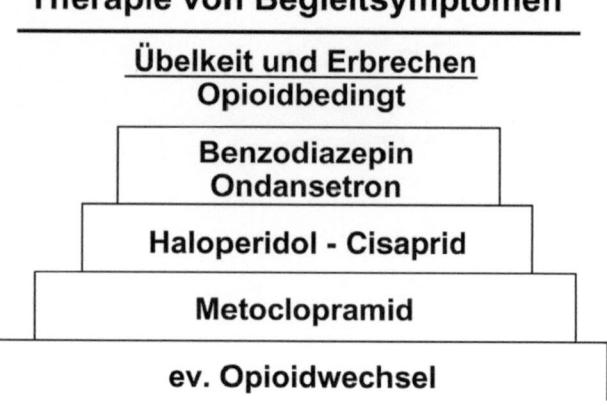

Abb. 26.4 Stufenschema der Therapie von Begleitsymptomen Übelkeit und Erbrechen (opioidbedingt)

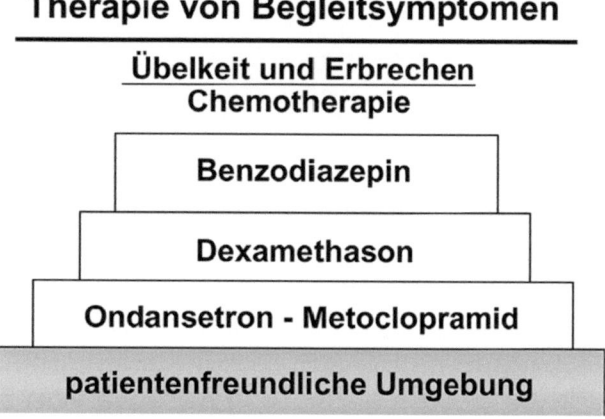

Abb. 26.5 Stufenschema der Therapie von Begleitsymptomen Übelkeit und Therapie (chemotherapiebedingt)

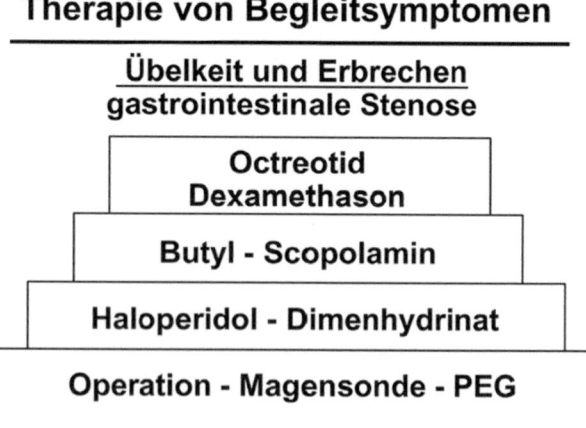

Abb. 26.6 Stufenschema der Therapie von Begleitsymptomen Übelkeit und Therapie (gastrointestinale Stenose)

Für die Palliativmedizin stehen derzeit das synthetische THC-Analogen Nabilone und das magistrale Rezepturarzneimittel Tetrahydrocannabinol (Dronabinol) zur Verfügung. Offiziell ist derzeit in Österreich kein Canabinoidpräparat als Analgetikum zugelassen. Am Zentrum für interdisziplinäre Schmerztherapie, Onkologie und Palliativmedizin des Klinikums Klagenfurt mit angeschlossener Palliativstation wurden in den letzten Jahren mehrere Beobachtungsstudien bezüglich der Effektivität von Dronabinol-Tropfen (2,5 %ige Lösung) zur Behandlung von Übelkeit, Erbrechen und Appetitlosigkeit bei Patienten mit Malignomerkrankungen durchgeführt.

Dosierung: Da in den vorangegangenen Fällen gehäuft eine nicht ausreichende Wirkung mit einer Dosis von 2 × 2,5 mg Dronabinol (entspricht 2 × 3 gtt) beobachtet wurde, erfolgte nach Beginn mit einer Startdosis von 3 × 2,5 mg bei unzureichender Verbesserung der Symptomatik am 3. Behandlungstag eine Steigerung auf 3 × 5 mg. Bei unzureichender Verbesserung am 6. Behandlungstag erfolgte eine Steigerung auf 3 × 10 mg Dronabinol. Die vorbestehende antiemetische Therapie wurde unter der Erhöhung oder Neueinstellung mit Cannabinoiden beibehalten. Die Dokumentation von Übelkeit, Erbrechen und Appetitlosigkeit erfolgte jeweils anhand einer 5-stelligen Skala. Die Skalen mussten 3-mal täglich (morgens, Mittag, abends) beurteilt werden.

Patientenkollektiv: An der letzten Beobachtungsstudie zwischen 2005 und August 2008 nahmen 92 Patienten mit unterschiedlichen Malignomerkrankungen teil. Die Anwendungsindikation war die Wirkung von Dronabinol auf Übelkeit, Erbrechen und Appetitlosigkeit. Das Durchschnittsgewicht der Patienten (47,8 % männlich, ca. 69,1 Jahre, 52,2 % weiblich, 66,8 Jahre) betrug 61 kg. Minimale Beobachtungsdauer 7 Tage. Die Auswertung der Beobachtungsdauer wurde auf 10 Tage begrenzt, da in diesem Zeitraum auch 70 % der Patienten an der Anwendungsbeobachtung teilnahmen. Alle Patienten erhielten eine Standardtherapie gegen Übelkeit und Erbrechen. Im Schnitt nahmen die Patienten mindestens 2 Antiemetika ein. In Kombination zu den Antiemetika wurden Metoclopramid und Haloperidol, 5-HT3-Rezeptor-Antagonisten, Kortikosteroide und Benzodiazepine verabreicht.

Symptomlinderung
Übelkeit: Besonders in der Gruppe der Patienten mit morgendlicher Übelkeit konnte sowohl in der Gruppe mit leichter und mäßiger (Rückgang von 25 % auf 19 %) als auch mit starker und unerträglicher Ausprägung (Rückgang von 9,1 % auf 2 %) eine deutliche Linderung (bereits am 3. und 4. Tag) erzielt werden. Praktisch alle Patienten, die an starker, unerträglicher Übelkeit mittags und abends litten, waren nach 10 Tagen beschwerdefrei. Die leichte und mäßige Übelkeit konnte mittags und abends nicht wesentlich gelindert werden.

Erbrechen und Appetitlosigkeit: In beiden Gruppen, leichtes und mäßiges bzw. starkes und unerträgliches Erbrechen, zeigte sich eine tageszeitunabhängige Linderung des Erbrechens, sodass nach 10 Tagen fast alle Patienten beschwerdefrei waren.

Die Prävalenz der mäßigen Appetitlosigkeit bzw. von wenig Appetit konnte mittags über einen Zeitraum von 12 Tagen um 25 %, abends um 45 % verbessert werden. Kein Appetit bzw. völlige Appetitlosigkeit zeigte teilweise eher eine Aggravation der Symptomatik. Eine eindeutige Reduktion konnte nicht erzielt werden. Nach 10 Tagen war die mittlere Dronabinol-Dosierung 10,95 mg. Dies heißt, dass die meisten Patienten einen zufrieden stellenden Therapieerfolg mit der Dosierung 3 × 2,5 mg hatten und nur wenige Patienten eine Dosissteigerung auf 3 × 5 mg benötigten.

Schlussfolgerung: Vor allem in der Therapie der therapierefraktären Übelkeit und des Erbrechens, aber auch in der Behandlung v. a. der leichten und mäßige Appetitlosigkeit können Cannabinoide eine deutliche Symptomlinderung und damit eine Verbesserung der Lebensqualität bewirken. Die Kombination von Dopaminantagonisten und Cannabinoiden, aber auch von $5-HT_3$-Antagonisten und Cannabinoiden scheint besonders effektiv zu sein. Insbesondere in der Prävention der schweren Nausea lässt sich eine deutliche Symptomlinderung erzielen. Die prophylaktische Verordnung von Antiemetika ist wesentlich effizienter als die Anwendung als Rescue-Medikation. Generell sollte die Behandlung mit Cannabinoiden jenen Patienten vorbehalten bleiben, die mit einer Kombinationstherapie herkömmlicher Antiemetika nicht ausreichend behandelt werden konnten. Die Dosierung sollte 3-mal täglich erfolgen.

Als Therapie ist die Kausaltherapie anzustreben, d. h. die auslösende Ursache diagnostizieren und therapieren.

Allgemeine Grundlagen: Kleine appetitlich zurecht gemachte Mahlzeiten anbieten, nichts anbieten, was durch Anblick oder Geruch Übelkeit oder Erbrechen bewirken oder verstärken kann.

Symptomatische Therapie
Es sollte ebenso wie in der Schmerztherapie eine regelmäßige prophylaktische Gabe des Antiemetikums erfolgen, um einen gleichmäßigen Blutspiegel zu erreichen. Antiemetika sollten nach Zeitschema und entsprechender Wirkdauer gegeben werden. Da die unterschiedlichen Antiemetika auf unterschiedliche Rezeptorenpopulationen wirken, ist es wichtig, die Ursache der Übelkeit und des Erbrechens zu erkennen und das Antiemetikum dementsprechend auszuwählen. Eine Kombination mehrerer Antiemetika ist sinnvoll. Antiemetika müssen ausreichend dosiert werden. Die antiemetische Therapie sollte so lange wie notwendig durchgeführt werden.

26.1 Zusammenfassung

Übelkeit und Erbrechen kann in über 50–70 % der Patienten mit Tumorerkrankungen auftreten. Wichtig ist sowohl das Durchführen einer genauen Anamnese, einer Diagnostik und regelmäßige prophylaktische Gabe des Antiemetikums, um einen gleichmäßigen

Blutspiegel zu erreichen, als auch Einsetzen unterschiedlicher Antiemetika, da sie auf unterschiedliche Rezeptorenpopulationen wirken. Eine Kombination mehrerer Antiemetika ist sinnvoll und Antiemetika müssen ausreichend dosiert werden.

Literatur

Bausewein C, Roller S, Voltz R (2000) Leitfaden Palliativmedizin. Urban-Fischer-Verlag, München
Bently A, Boyd K (2001) Use of clinical pictures in the management of nausea and vomiting, a prospective audit. Palliat Med 15:247–253
Bruera E, Belzile M, Neumann C, Harsanyi Z, Babul N, Darke A (2000) A double-blind, corssover study of controlled release metoclopramide and placebo for the chronic nausea and dyspepsia of advanced cancer. J Pain Symptom Manag 19:427–435
Heidemann E (1999) Tumorpatienten in Deutschland: Was wissen wir über Schmerzprävalenzen? Schmerz 13:249–252
Husebö S, Klaschik E (2000) Palliativmedizin. Springer, Berlin/Heidelberg/New York/Tokyo
Leitlinien zur Tumorschmerztherapie (1999) Tumordiagnostik und Therapie 20:105–128
Mannix KA (2002) Palliation of nausea and vomiting. In: Calman K, Doyle D, Hanks GWC (Hrsg) Oxford textbook of palliative medicine, 3. Aufl. Oxford University Press, Oxford
Morita T, Tsunoda J, Inoue S, Chihara S (1999) Contributing factors to physical symptoms in terminally-ill cancer patients. J Pain Symptom Manag 18:338–346
Tramer MR, Carroll D, Dampbell FA, Reynolds DJ, Moore RA, McQuay HJ (2001) Cannabinoids for control of chemotherapy induced nausea and vomiting: quantitative systematic review. BMJ 323:16–21
Vainio A, Auvinen A (1996) Prevalence of symptoms among patients with advanced cancer: an international collaborative study. J Pain Symptom Manag 12:3–10

Ernährung und Flüssigkeitszufuhr bei Karzinompatienten am Lebensende

Michaela Werni-Kourik

Inhaltsverzeichnis

27.1	Einleitung	241
27.2	Multifaktorielle Genese der Tumorkachexie	242
27.3	Ernährung in der Endphase einer unheilbaren Tumorerkrankung	244
27.4	Der Stellenwert von Nahrungsergänzungsmitteln	246
27.5	Therapieansätze bei der Kachexie	246
27.6	Enterale oder parenterale Ernährung	248
27.7	Artifizielle Hydrierung in der letzten Lebensphase – sinnvoll oder sinnlos?	249
27.8	Ursachen für Dehydrierung	249
27.9	Patientenwillen und Einbindung der Angehörigen	252
27.10	Ethische und rechtliche Aspekte	253
Literatur		254

27.1 Einleitung

Die Gewährleistung einer ausreichenden Nahrungsaufnahme und Flüssigkeitszufuhr ist in der medizinischen Betreuung ein Teil der Basisversorgung von Patienten. Gilt dieser Grundsatz jedoch auch für unheilbar kranke Karzinompatienten in der letzten Lebensphase, wenn durch Appetitlosigkeit, Schluckstörungen und andere Begleitsymptome eine adäquate Flüssigkeitsaufnahme und orale Ernährung nicht mehr möglich ist? Bis dato ist wissenschaftlich nicht bewiesen, dass die Kachexie im Rahmen einer progredienten Tumorerkrankung durch künstliche Nahrungszufuhr entscheidend beeinflusst werden kann.

M. Werni-Kourik (✉)
Wien, Österreich
e-mail: michaela.werni@wienkav.at

Ebenso zeigt sich in verschiedenen Studien, dass eine parenterale Flüssigkeitszufuhr keinen positiven Effekt auf das Überleben von Karzinompatienten in der Endphase der Erkrankung zur Folge hat (Good et al. 2014; Bruera et al. 2013).

Die Entscheidung des Arztes für oder gegen ernährungstherapeutische Maßnahmen und Hydrierung über Infusionen oder Sonden kann nur individuell unter Wahrung der Patientenwünsche und nach Abwägung von eventuellen Vor- oder Nachteilen für den unheilbar Kranken getroffen werden. Die Thematik ist sowohl eine medizinische als auch eine komplexe ethische und auch rechtliche Herausforderung.

27.2 Multifaktorielle Genese der Tumorkachexie

Mangelernährung tritt in allen Stadien einer unheilbaren Tumorerkrankung auf und ist neben dem Schmerz das häufigste Symptom, verbunden mit allgemeiner Schwäche, Schwindel, Müdigkeit und Appetitlosigkeit sowie einem Verlust an Muskelmasse und einer progredienten Gewichtsabnahme, die mit einem geänderten Körpergefühl und ausgeprägter psychischer Belastung einhergeht. Als Folge der Tumorkachexie sind die Aktivitäten des täglichen Lebens stark beeinträchtigt; Immobilität, Wundheilungsstörungen und erhöhte Infektanfälligkeit führen oft zu rezidivierenden, letalen Infektionen.

Das Ausmaß der Tumorkachexie korreliert mit dem Schweregrad der Malignomerkrankung und gilt als ein wichtiger prognostischer Faktor; etwa 80 % der Patienten mit einer nicht heilbaren Karzinomerkrankung sind davon betroffen (Von Haehling und Anker 2014; Anker et al. 2019). Die Entstehung der Mangelernährung bei Tumorpatienten ist ein komplexes Geschehen, deren Ursachen sich im Wesentlichen durch 2 Faktoren erklären lassen: Einerseits werden durch tumorinduzierte Mediatoren (Tumornekrosefaktor-α, Interleukin-1, Interleukin-6, Interferon-γ, Insulin-Growth-Factor) Stoffwechselvorgänge ausgelöst, die mit einer erhöhten Proteolyse und Lipolyse in allen Geweben und mit einer Abnahme der Muskelmasse einhergehen, andererseits führen gastrointestinale Funktionsstörungen über Malassimilation und Malresorption zu einer Verschlechterung des Ernährungszustandes (Aoyagi et al. 2015).

Sekundäre Krankheitsfaktoren, wie Schluckstörungen, Appetitlosigkeit, Übelkeit und Erbrechen, ausgelöst durch die Tumorerkrankung per se, durch gastrointestinale Obstruktionen oder durch Tumoren im Kopf-Hals-Bereich und im oberen Gastrointestinaltrakt, verhindern oft eine adäquate Nahrungsaufnahme, wodurch die katabole Stoffwechsellage aggraviert wird. Ebenso können manche Medikamente, Chemotherapien oder die Spätfolgen einer Strahlentherapie mögliche Faktoren für die Anorexie sein (Abb. 27.1).

Im Rahmen der Tumorkachexie zeigen sich in den Laborparametern meist folgende Veränderungen: Erhöhung des C-reaktiven Proteins (CRP) und der Leukozyten und Abnahme des Serumalbumins, der Lymphozyten und der alkalischen Phosphatase. Ein zentraler Parameter ist das C-reaktive Protein, dessen zunehmender Anstieg mit einer Verschlechterung der Kachexie und der Prognose bei inkurablen Tumoren korreliert (Schwarz et al. 2017; Reid et al. 2017; Amano 2016).

27 Ernährung und Flüssigkeitszufuhr bei Karzinompatienten am Lebensende

Palliativ Team Erlangen   Schmerzambulanz Erlangen

Dokumentation Patientenkontakt

Datum:		Erfasser:	
Grund des Besuchs:			

ICD		Name:		Geburtsdatum:	

Pumpsysteme: ☐ PCA-Pumpe (Nr. _____)   ☐ Elastomere   Typ: _____

Applikationsweg: ☐ Port-Katheter   Port-Nadel: ☐ Hickmann-Katheter   ☐ subkutan   peridural ☐

Pumpeneinstellung: Medikament _____

Konzentration	mg/ml	Boluszeit	min	Anforderungen		Batterie-wechsel	
Kontinuierliche Rate	mg/h	Sperrzeit	min	Davon positiv		Kassetten-wechsel	
Bolusgröße	mg	Verbrauch	ml	Verbrauch	mg	Uhrzeit korrekt?	

Schmerzwert NRS Ruhe	Schmerzwert NRS Belastung	Karnofsky-Index *	Schlafdauer *	Zufriedenheit (ja/nein)

Schmerzlokalisation   **Symptomerfassung**

Kopf	( )
Hals	( )
Obere Extremität	( )
Thorax	( )
Abdomen	( )
LWS	( )
Untere Extremität	( )
Becken	( )
Genital und perianal	( )
Mehrere Regionen	( )

Zusammenhang mit Therapie? *		Zusammenhang mit Therapie? *	
Symptom		Symptom	
Sedierung*		Erbrechen *	
Atemdepression		Miktionsstörung	
Obstipation *		Schwitzen	
Pruritus		Dyspnoe *	
Übelkeit *			

Weitere Medikation:

Befund:

Therapieänderung:

Nächster geplanter Kontakt am:

Abb. 27.1 Primäres und sekundäres Anorexie-Kachexie-Syndrom bei Tumorerkrankungen

Kodierung:

Sedierung	1: leicht sediert auf Ansprache	2: stark sediert auf Berührung	3: schwer erweckbar auf Schmerzreizung	
Obstipation	1: > 72 h kein Stuhlgang	2: nach > 72 h kein Stuhlgang trotz Verstärkung der Abführmaßnahmen	3: nach > 72 h kein Stuhlgang, massive Abführmaßnahmen erforderlich	4: Ileus
Übelkeit	1: zeitweise auftretend	1: leicht; 1-2 mal / 24 h	2: anhaltend; > 12 h	
Erbrechen	2: mittel; 3-5 mal / 24 h	3: stark; 5-8 mal / 24 h	4: sehr stark; > 8 mal / 24 h	
Dyspnoe	1: nur bei Belastung	2: zeitweise in Ruhe und bei Belastung	3: ständige Ruhedyspnoe	4: Erstickungsanfall
Sonstige	-1: nicht erhebbar	0: nicht vorhanden	1: leicht	2: schwer
Zusammenhang mit Therapie	-1: nicht erhebbar	0: kein Zusammenhang	1: Zusammenhang mit Therapie	

Schlafdauer		Karnofsky-Index	
1	> 6 Std	100	Normale Aktivität, keine Beschwerden, kein Hinweis für Tumorleiden
2	3 - 6 Std	90	Geringfügig verminderte Aktivität und Belastbarkeit
3	2 - 3 Std	80	Normale Aktivität nur mit Anstrengung, deutlich verringerte Aktivität
4	< 2 Std	70	Unfähigkeit zu normaler Aktivität, versorgt sich aber selber
		60	Gelegentliche Hilfe erforderlich, versorgt sich noch weitgehend selbst
		50	Ständige Unterstützung und Pflege, häufige ärztliche Hilfe notwendig
		40	Überwiegend bettlägerig, spezielle Hilfe notwendig
		30	Dauernd bettlägerig geschulte Pflegekraft notwendig
		20	Schwerkrank, Hospitalisierung, aktive supportive Therapie
		10	Moribund

Abb. 27.1 (Fortsetzung)

Neben der körperlichen Befindlichkeit ist der Glasgow Progostic Score (GPS) ein wichtiger Hinweis auf die Progression von Karzinomerkrankungen in der letzten Lebensphase. Der GPS wird definiert als das Verhältnis des CRP-Wertes zum Serumalbumin. Steigende CRP-Werte bei gleichzeitiger Abnahme des Serumalbumins sind mit einer Tumorprogression und einer reduzierten Lebenserwartung bei der Mehrzahl der Karzinomerkranken verbunden (Laird et al. 2013; Nie et al. 2020; Kim et al. 2020; Simmons 2015).

27.3 Ernährung in der Endphase einer unheilbaren Tumorerkrankung

In der Palliativmedizin liegt das Ziel der Ernährungstherapie in der Bewahrung oder Verbesserung der Lebensqualität. Essen und Trinken sind ein wesentlicher Teil der sozialen Aktivitäten. Appetit und die Fähigkeit zur oralen Nahrungsaufnahme spielen daher neben einer effizienten Schmerzlinderung eine wesentliche Rolle für die Befindlichkeit von

Karzinomkranken. Wenn eine orale Nahrungsaufnahme bei Malignompatienten nicht möglich ist, wird meist eine parenterale oder enterale Ernährung eingesetzt. Dies gilt allerdings nur für Kranke, die das finale Stadium noch nicht erreicht haben; bei Patienten in der Endphase einer Tumorerkrankung kann durch ernährungstherapeutische Maßnahmen der Krankheitsverlauf nicht mehr beeinflusst werden, die quälenden Symptome können nur vereinzelt gelindert werden.

Die Nahrungsaufnahme bei unheilbar kranken Tumorpatienten sollte möglichst oral erfolgen. Eine orale Ernährung ist allerdings nur durch eine individuelle und patientenorientierte Betreuung, verbunden mit dem Einsatz hoher personeller Ressourcen, Erfolg versprechend. Als hilfreich erweist sich in manchen Fällen die Nahrungsaufnahme in Essprotokollen zu dokumentieren, entweder durch den Patienten selbst, durch seine Angehörigen oder durch das betreuende Team, wobei auch Diätassistenten einbezogen werden sollten.

Terminal erkrankte Tumorpatienten haben meist ein reduziertes Hungergefühl, es sollten daher mehrmals täglich kleine Mahlzeiten angeboten, aber nicht aufgedrängt werden. Karzinompatienten am Lebensende können oft nur geringe Mengen an Nahrung zu sich nehmen. Die Mahlzeiten sollten der Individualität des Betroffenen angepasst sein. Essen in angenehmer Atmosphäre, das Anbieten von Lieblingsspeisen und individuelles Aromatisieren können den Appetit wesentlich steigern. Erfahrungen in Palliativeinrichtungen zeigen, dass das eine oder andere Glas eines Aperitifs oder ein Schluck Wein zu einer Verbesserung des Appetits führen kann.

▶ **Richtlinien zur Ernährung in der Palliativmedizin**

- Abwechslungsreiche und wohlschmeckende Wunschkost
- Berücksichtigung der individuellen Essgewohnheiten, kein fixer Speiseplan
- Häufig kleine Mahlzeiten anbieten, auf ausreichende Trinkmenge achten
- Individuelles Würzen und Aromatisieren der Speisen
- Ansprechendes Servieren und Essen in angenehmer Atmosphäre
- Eventuell Aperitif zur Appetitanregung
- Behandlung von Kau- und Schluckstörungen
- Therapie von Anorexie, Übelkeit und Erbrechen
- Regelmäßige Ernährungsberatung und Motivation
- Schulung der Angehörigen

Es ist es zwingend notwendig, in die ernährungstherapeutische Betreuung von Tumorpatienten die Angehörigen einzubeziehen. Sie fühlen sich oft hilflos und verzweifelt, wenn der Schwerkranke keinen Appetit hat und nichts mehr essen will. „Wir können sie/ihn ja nicht verhungern lassen." Ermutigungen wie „Du musst was essen, sonst geht es dir noch schlechter!" verschlimmern die Situation des Betroffenen und führen zu emotionalem Stress (Roeland et al. 2020; Amano et al. 2016). Es ist wichtig, Angehörige darüber aufzuklären, dass einem Karzinompatienten in einem fortgeschrittenen Krankheitsstadium das Essen nicht aufgedrängt werden soll und eine forcierte Ernährung keine Vorteile hat.

27.4 Der Stellenwert von Nahrungsergänzungsmitteln

Im Handel werden diverse Trinknahrungen mit unterschiedlichen Geschmacksrichtungen und verschiedenen Zusammensetzungen angeboten, entweder als hochkalorische Getränke, als Cremes oder als Pulver zum Auflösen in Wasser. Praktische Erfahrungen in Hospiz- und Palliativeinrichtungen zeigen, dass die meisten Karzinompatienten diese Trinknahrungen gekühlt bevorzugen. In der Praxis hat es sich aber auch bewährt, flüssige oder breiige, kalorienreiche Lebensmittel zu verwenden, wie Milchprodukte (Joghurt, Kefir, Buttermilch, Milchshakes), Cremesuppen, Pürees, Puddings und Obstmus. Eine Möglichkeit für eine vermehrte Zufuhr von Fetten ist die Zugabe von Pflanzenölen, Butter, Sauerrahm oder Schlagsahne zu Speisen, insbesondere zu Saucen (Arends 2018).

Wissenschaftlich umstritten ist der Nutzen von Nahrungsergänzungsmitteln, wie Aminosäuren, L-Carnitin, Kreatin und Omega-3-Fettsäuren, wobei letztere zu unangenehmen Nebenwirkungen (Flatulenz, Übelkeit oder Diarrhö) führen können. Nach der derzeitigen Datenlage wird auch die Gabe von Vitaminen und β-Hydroxy-β-Methylbutyrat (HMB), einer Substanz zum Muskelaufbau, bei Tumorkachexie nicht empfohlen (Roeland et al. 2020).

Immer wieder wird in den Medien von „Krebsdiäten" berichtet, denen eine effiziente therapeutische Wirkung zugesprochen wird, was allerdings dem aktuellen Stand der Wissenschaft widerspricht. Menschen, die an einer unheilbaren Tumorerkrankung leiden, suchen oftmals Hilfe durch komplementärmedizinische oder alternative Methoden (Horneber et al. 2012). Weder die makrobiotische Ernährung noch das vielfach propagierte Intervallfasten kann den Verlauf einer Karzinomerkrankung beeinflussen, sondern durchaus negative Folgen für die Betroffenen haben. Dies gilt ebenso für die neuerdings von Ernährungsgurus empfohlene ketogene Diät, eine Weiterentwicklung der Atkins-Diät; Grundprinzip ist eine vermehrte Zufuhr von Fetten bei gleichzeitiger Reduktion von Kohlehydraten.

27.5 Therapieansätze bei der Kachexie

Neben einer qualifizierten Ernährungsberatung, einer individuellen Kostauswahl und der konsequenten Motivation des Patienten sind vor allem eine effiziente Schmerzlinderung und Symptomkontrolle von großer Bedeutung, um dem Patienten eine Nahrungsaufnahme auf natürlichem Weg zu ermöglichen. Zunächst gilt es zu explorieren, warum der Betroffene an Appetitlosigkeit und Übelkeit leidet. Wie in Abb. 27.1 grafisch dargestellt, können viele, teils reversible und behandelbare Ursachen die Nahrungsaufnahme erschweren.

Die Mundtrockenheit ist oft eine unangenehme Nebenwirkung von Medikamenten, wie Opioiden, Antidepressiva, Neuroleptika und Diuretika. Die Xerostomie kann auch durch Fieber, Infektionen oder offene Mundatmung bedingt sein und zu Läsionen in der Mundschleimhaut und zu Dysphagie führen. Eine Linderung der Mundtrockenheit wird durch Befeuchten der Mundschleimhaut mit Flüssigkeiten wie Wasser, Fruchtsäften, Tee, Kaffee, Sekt oder Bier erzielt; andere Möglichkeiten sind Fruchtbonbons, kleine gefrorene Früchte, Kaugummis oder Mundspüllösungen (Mundpflege in der letzten Lebensphase).

Bei Mukositis empfiehlt sich die Gabe von Mundspülungen mit z. B. Kamillen- oder Salbeiextrakten, aber auch Lokalanästhetika oder systemische, kurzwirksame Analgetika vor der Nahrungsaufnahme. Borkige Beläge auf der Mundschleimhaut lassen sich durch Brausetabletten, Butter oder Schlagsahne lösen. Zur Therapie von Mundsoor werden Antimykotika als Gel oder Suspension eingesetzt.

Für die Behandlung der Anorexie stehen nach dem derzeitigen Stand der Wissenschaft verschiedene Medikamente zur Verfügung. Kortikosteroide, die häufig auch einen günstigen Einfluss auf die Stimmungslage des Patienten haben, führen zur Appetitsteigerung, aber nicht zu einer Gewichtszunahme. Als Dosierung werden 4 mg Dexamethason pro Tag empfohlen. Die Dauer der Therapie sollte wegen der zu erwartenden Nebenwirkungen begrenzt sein. Die Progesteronanaloga Medroxyprogesteron und Megestrolacetat verbessern bei Patienten mit einer fortgeschrittenen Tumorerkrankung den Appetit, darüber hinaus wurde in manchen Studien auch eine Gewichtszunahme nachgewiesen. Als durchschnittliche Tagedosis werden 200–600 mg empfohlen, wobei allerdings thromboembolische Komplikationen, Ödeme und Hyperglykämien als schwerwiegende Nebenwirkungen zu beachten sind. Einen geringen appetitsteigernden Effekt haben Cannabinoide, die auch antiemetisch und anxiolytisch wirken, die aber nach dem neuesten Stand der Wissenschaft nicht als Mittel der 1. Wahl für die Therapie der Anorexie gelten. Als Nebenwirkungen können Schwindel, Panikattacken oder Tachykardien auftreten. Ein vielsprechender Ansatz zur Therapie der Kachexie bei unheilbar kranken Karzinompatienten ist Anamorelin, ein Ghrelinagonist. Ghrelin (Abkürzung für „growth hormone release inducing") ist ein in der Magenschleimhaut produziertes Peptidhormon, das im Hypophysenvorderlappen Wachstumshormone stimuliert. Erniedrigte Ghrelinspiegel verstärken das Hungergefühl. Bisherige Studien mit Anamorelin an Patienten mit fortgeschrittenen Tumorerkrankungen zeigen erstaunliche Ergebnisse hinsichtlich der Reduktion des Gewichtsverlustes und der Verbesserung der Lebensqualität. Das Medikament ist allerdings noch nicht zugelassen (Roeland et al. 2020).

Zur Therapie von Übelkeit und Erbrechen – an diesen Symptomen leiden etwa 40 % der unheilbar kranken Karzinompatienten in den letzten Lebenswochen – stehen verschiedene Medikamentengruppen mit unterschiedlichem Wirkmechanismus zur Verfügung. Mittel der 1. Wahl bei chronischer Übelkeit ist Metoclopramid, als Propulsivum verbessert es die häufig auftretende Magenentleerungsstörung. In der Behandlung der opiatinduzierten Übelkeit ist Haloperidol das potenteste Antiemetikum. Beide Substanzen können bei Bedarf kombiniert werden (Roeland et al. 2020).

Schwierig ist die medikamentöse Behandlung von Übelkeit und Erbrechen durch eine inoperable gastrointestinale Obstruktion, hervorgerufen durch Tumorbefall des Mesenteriums, Tumorinfiltration der Darmwand oder Peritonealkarzinose. Bei inkompletter Obstruktion ist Metoclopramid indiziert, das jedoch bei einem kompletten Darmverschluss kontraindiziert ist. Im Fall einer kompletten gastrointestinalen Obstruktion muss die Therapie parenteral erfolgen, entweder mit Haloperidol, 5-HT3-Antagonisten oder Olanzapin. Zur Reduktion der gastrointestinalen Sekretion kommen Butylscopolamin und Sandostatinanaloga zur Anwendung (Franke et al. 2017; Bausewein et al. 2019).

27.6 Enterale oder parenterale Ernährung

Jede ernährungstherapeutische Intervention wie das Legen eines peripheren Zugangs oder eines zentralvenösen Katheters, die Implantation eines Portkatheters oder das Setzen einer PEG-Sonde erfordert eine umfassende Aufklärung des Patienten über mögliche Vor- und Nachteile, Risiken und Komplikationen. Nur ein voll und objektiv informierter Patient kann einer künstlichen Ernährungstherapie zustimmen.

Patienten mit Kopf-Hals-Tumoren oder Karzinomen des oberen Gastrointestinaltrakts sind meist auf Grund von Schluckstörungen frühzeitig auf eine ergänzende oder komplett artifizielle Ernährung angewiesen. In der Langzeitanwendung hat die enterale Ernährung über eine PEG-Sonde gegenüber der parenteralen Ernährung hinsichtlich Komplikationen und Nebenwirkungen deutliche Vorteile. Die enterale Ernährung verhindert die Atrophie der Darmmukosa und eine damit verbundene Translokation von Bakterien und Endotoxinen, die Infektionsrate ist verglichen mit der parenteralen Ernährung deutlich geringer. Im Endstadium einer fortschreitenden Tumorerkrankung ist jedoch eine Indikation für das Setzen einer PEG-Sonde nicht gegeben (Seres et al. 2013; Chow et al. 2016).

Der Einsatz einer passageren parenteralen Ernährung im Rahmen der palliativen Situation von Karzinompatienten ist nur dann indiziert, wenn reversible Faktoren eine Nahrungsaufnahme erschweren oder unmöglich machen. Bei vorübergehenden Schluckstörungen durch Veränderungen der Mundschleimhaut (z. B. Mukositis) und bei therapeutisch nicht beherrschbaren gastrointestinalen Symptomen wie Übelkeit, Erbrechen, Obstipation, Diarrhö oder bei intestinaler Obstruktion ist eine temporäre parenterale Ernährung zur Stabilisierung indiziert. Allerdings können bei der Verabreichung einer parenteralen Ernährung schwerwiegende Komplikationen und belastende Nebenwirkungen auftreten: zum einen Paravasate und Thrombosen bei peripher Verabreichung, zum anderen Infektionen und Dislokationen bei Portkathetern und zentralvenösen Zugängen. Patienten, die eine parenterale Ernährung erhalten, sind in ihrer Mobilität deutlich eingeschränkt, wodurch die subjektive Lebensqualität beeinträchtigt sein kann (Arends 2018).

In der letzten Lebensphase von Tumorpatienten besteht eine katabole Stoffwechsellage, häufig assoziiert mit einem Gewichtsverlust, der auch durch eine hochkalorische Ernährung nicht verhindert werden kann. Eine groß angelegte, retrospektive Studie aus Frankreich – hinsichtlich der Gesundheitsversorgung durchaus vergleichbar mit anderen europäischen Ländern – zeigt, dass Karzinompatienten am Ende ihres Lebens nur sehr selten eine künstliche Ernährung erhalten. In den Jahren 2013–2016 verstarben in öffentlichen und privaten französischen Spitälern etwa 400.000 Tumorpatienten, davon erhielten durchschnittlich nur 5 % eine parenterale oder enterale Ernährung während des letzten Lebensmonats, und knapp 3 % eine künstliche Ernährung während der letzten Lebenswoche, wobei der Anteil der Patienten mit Kopf-Hals-Tumoren und gastrointestinalen Karzinome durchschnittlich etwas höher lag (Baumstarck et al. 2020).

Bisherige Metaanalysen zeigen weder einen Überlebensvorteil noch eine Verbesserung der subjektiven Lebensqualität durch eine künstliche Ernährung in der Finalphase einer unheilbaren Karzinomerkrankung (Hui et al. 2015; Child und Jatoi 2019). In dieser Situation ist es die

Aufgabe des Arztes, die Angehörigen aufzuklären, warum eine „künstliche Ernährung" keine Vorteile für den Betroffenen bringt und das Leben dadurch nicht verlängert werden kann.

27.7 Artifizielle Hydrierung in der letzten Lebensphase – sinnvoll oder sinnlos?

Flüssigkeitsverluste durch Erbrechen oder Diarrhöen sind häufige Symptome in der Palliativmedizin, entweder bedingt durch die Karzinomerkrankung selbst oder als Nebenwirkung von Therapien. Ein zusätzlicher Faktor in der Entstehung der Dehydratation im Endstadium einer unheilbaren Malignomerkrankung ist die zunehmende Immobilität mit dem Verlust der Fähigkeit zur selbstständigen Flüssigkeitsaufnahme.

Wie die künstliche Ernährung ist auch die Flüssigkeitssubstitution in der letzten Lebensphase ein kontroversiell und emotional diskutiertes Thema in der Medizin. Die Entscheidung für oder gegen eine Hydrierung muss individuell unter Wahrung der Patientenwünsche getroffen werden. Folgende Fragen sind in diesem Zusammenhang zu klären: Wo steht der Patient? Befindet er sich bereits in der Sterbephase oder gibt es andere fassbare Ursachen für die Verschlechterung seines Allgemeinzustandes, die durch Flüssigkeitssubstitution verbessert werden könnten? Welche Wünsche hat der Betroffene? Ist die Flüssigkeitssubstitution Ausdruck von Fürsorge? Leidet der terminale Patient wirklich unter einem Durstgefühl oder vielleicht doch nur unter Mundtrockenheit? Ist eine Dehydratation in der Finalphase vielleicht ein physiologischer Prozess? Wird das Leben oder das Sterben dadurch verlängert? Wird die Hydrierung zur Beruhigung der Angehörigen oder der professionellen Betreuer gegeben?

Vielfach erwarten sich unheilbar kranke Karzinompatienten und ihre Angehörigen von einer künstlichen Flüssigkeitsgabe eine Verbesserung der Lebensqualität, eine Reduktion der Schmerzen und eine bessere Wirkung der Schmerztherapie. Manche von ihnen assoziieren damit auch Hoffnung auf Lebensverlängerung, einige glauben, dass die intravenöse Hydrierung einer künstlichen Ernährung gleichkommt (Cohen 2012).

27.8 Ursachen für Dehydrierung

Der Flüssigkeitsmangel bei unheilbar Kranken in der letzten Lebensphase ist meist ein multifaktorielles Geschehen. Patienten mit Schluckstörungen aufgrund einer fortgeschrittenen Tumorerkrankung – Malignome im HNO(Hals-Nasen Ohren)-Bereich oder Gastrointestinal(GI)-Trakt –, aber auch im Verlauf einer amyotrophischen Lateralsklerose neigen zu Exsikkose. Depressive Patienten und geriatrische Patienten leiden meist mangelndem Durstgefühl und müssen zum Trinken angehalten werden. Begleiterkrankungen wie akute Infektionen, Stoffwechselerkrankungen oder neurologische Krankheiten (z. B. nach Insulten oder Morbus Parkinson) können zur Dehydratation führen.

Oft sind Medikamente Auslöser für einen Volumensverlust, wobei gerade Laxanzien in der Begleitmedikation einer Opioidtherapie eine wichtige Rolle spielen. Ebenso sind Flüssigkeitsverluste durch Erbrechen oder Diarrhöen häufige Symptome in der Palliativmedizin, entweder bedingt durch die Karzinomerkrankung selbst, als Nebenwirkung der Schmerztherapie (morphininduziertes Erbrechen) oder bei gastrointestinalen Obstruktionen. Patienten mit Bewusstseinseintrübungen oder mit deliriantem Zustandsbild sind meist nicht in der Lage, oral ausreichende Flüssigkeitsmengen aufzunehmen. Ein zusätzlicher Faktor in der Entstehung der Dehydratation in der Finalphase einer unheilbaren Malignomerkrankung ist die zunehmende Immobilität mit dem Verlust der Fähigkeit zur selbstständigen Flüssigkeitsaufnahme (s. Übersicht unten). In der letzten Lebensphase treten Schluckstörungen sehr häufig auf. So hat eine Studie an 164 nichtsedierten Palliativpatienten gezeigt, dass nahezu 80 % der terminal Erkrankten während der letzten 3 Lebenstage nicht mehr schlucken kann (Bogaardt et al. 2015).

▶ **Wesentliche Risikofaktoren für Dehydratation bei Tumorpatienten**

- Eigenständige Flüssigkeitsaufnahme erschwert oder unmöglich
- Schluckstörungen
- Akute Infektionen
- Medikamente: Diuretika, Laxanzien, Sedativa
- Mangelndes Durstgefühl
- Bewusstseinsstörungen
- Flüssigkeitsverluste durch Erbrechen und Diarrhöen
- Diabetes mellitus
- Depression
- Demenz

Meist unspezifische, diagnostische Zeichen sind ein verminderter Hautturgor, trockene Schleimhäute und eine verminderte Füllung der Vv. jugulares. Ein extrazelluläres Volumendefizit manifestiert sich mitunter auch durch Mundtrockenheit, Durstgefühl, Müdigkeit und orthostatische Beschwerden. In der terminalen Krankheitsphase und generell bei älteren Menschen können diese Symptome herabgesetzt sein. Verstärken sich die Hypovolämie und die Störungen der Osmolalität, treten infolge einer diffus beeinträchtigten Zellfunktion im Zentralnervensystem zunehmend Somnolenz und im weiteren Verlauf ein Koma ein. Das Volumendefizit bewirkt auch eine generalisierte Hypoperfusion der Organe und eine Hypoxie im Hirngewebe, die die zentralnervösen Symptome noch verstärken, im Sinne einer Zunahme der Bewusstseinstrübung. Eine Dehydration geht normalerweise mit einem Anstieg des Plasmaproteinspiegels und des Hämatokrits, und in weiterer Folge mit einer Erhöhung der Nierenwerte einher. Diese Parameter sind aber gerade beim Karzinompatienten sehr unspezifisch, da durch die Grunderkrankung ohnehin meist ein Eiweißmangel oder eine chronische Anämie mit niedrigen Hämatokritwerten bestehen.

Richtlinien zur Flüssigkeitssubstitution in der letzten Lebensphase
Wenn reversible Ursachen für eine Dehydration gegeben sind, wird eine parenterale oder subkutane Flüssigkeitsgabe befürwortet. Bei Erbrechen, Diarrhö oder fieberhaften Infekten kann durch eine artifizielle Hydrierung der Flüssigkeitsverlust ausgeglichen werden. Für die Vor- und Nachteile einer Flüssigkeitssubstitution in der letzten Lebensphase existieren nur wenige fundierte Studien. Es gibt Hinweise darauf, dass Myoklonien, Bewusstseinseintrübungen und delirante Zustände in der Terminalphase positiv beeinflusst werden. Allerdings werden auch zahlreiche Nebenwirkungen einer artifiziellen Hydrierung beschrieben: Zunahme von Ödemen, Pleurergüssen und Aszites und Verstärkung der Rasselatmung in der Terminalphase (Good et al. 2014; Lokker et al. 2019), (s. folgende Übersichten).

▶ **Mögliche Vorteile einer artifiziellen Hydratation in der letzten Lebensphase**

- Verhinderung der Dehydration bei Erbrechen, Diarrhö und Fieber
- Exsikkose führt zu Unruhe, Bewusstseinseintrübung und Muskelkrämpfen
- Kumulation von Medikamenten bei Niereninsuffizienz
- Beruhigung der Angehörigen?
- Verbesserung der Mundtrockenheit?

▶ **Argumente gegen eine künstliche Flüssigkeitsgabe in der letzten Lebensphase**

- Atemnot, Verstärkung der Rasselatmung in der Sterbephase
- Zunahme von Ödemen, Pleuraergüssen und Aszites
- Schmerzhafte Punktion
- Einschränkung der Bewegungsfreiheit
- Reduktion der Harnausscheidung – dadurch weniger belastende Pflegemaßnahmen

Bis dato liegen wenig wissenschaftlich fundierte Publikationen zur Lebensqualität in der allerletzten Lebensphase vor. In einzelnen kleineren Studien mit Patienten im Finalstadium wurde die Lebensqualität in Abhängigkeit von der Flüssigkeitsgabe exploriert: Die Patienten wurden nach der Quantität ihrer Symptome, wie Mundtrockenheit, Durstgefühl, Schwindel und Müdigkeit befragt; es zeigte sich, dass eine parenterale Flüssigkeitszufuhr keinen Einfluss auf die Quantität dieser Symptome hatte (Good et al. 2014).

In einer placebokontrollierten Doppelblindstudie erhielten Karzinompatienten in den letzten Lebenstagen entweder 100 ml NaCl subkutan oder 1000 ml NaCl subkutan. Es zeigten sich hinsichtlich der subjektiven Lebensqualität und der Lebenserwartung in beiden Patientengruppen keine Unterschiede (Bruera et al. 2013).

Bis zu 88 % der sterbenden Patienten in den Krankenhäusern erhalten eine künstliche Flüssigkeitszufuhr, in Hospiz- und Palliativeinrichtungen hingegen erfolgt eine artifizielle Hydrierung in der Sterbephase äußerst selten (Raijmakers et al. 2011). Erfahrungen in der

Palliativbetreuung zeigen, dass bei infundierten Patienten in der Finalphase das qualvolle Todesrasseln („death rattle") und Flüssigkeitseinlagerungen im Sinne von Ergüssen und Ödemen verstärkt werden. Zu berücksichtigen ist aber, dass eine Dehydratation zur Niereninsuffizienz führen kann, verbunden mit der Gefahr einer Morphinintoxikation durch Kumulation von Morphin-6-Glukuronid. Beobachtungen in Hospizen zeigen, dass der Morphinbedarf bei dehydrierten Sterbenden oft abnimmt.

Menschen in der letzten Lebensphase atmen meist durch den offenen Mund, wodurch eine Xerostomie begünstigt wird. Von entscheidender Bedeutung in dieser Situation ist die Linderung des Durstgefühls durch Befeuchten der Mundschleimhaut und der Zunge; tropfenweise Wasser oder Säfte werden von Patienten besser toleriert als künstlicher Speichel. Durch Infusionen kann das Durstgefühl in den letzten Lebenstagen meist nicht gelindert werden, viel wichtiger ist eine effiziente Mundpflege.

Sollte die Entscheidung für eine Hydrierung gegeben sein, werden 500–1500 ml/Tag, entweder intravenös oder auch subkutan empfohlen. Bei geringer bis mittelschwerer Dehydratation hat eine subkutane Verabreichung gegenüber der parenteralen Infusion deutliche Vorteile. Komplikationen, wie Paravasate und Thrombophlebitiden treten häufig bei intravenösen Infusionen auf. Meist besteht bei sterbenden Patienten eine schlechte periphere Venensituation, wodurch das Legen eines peripher-venösen Katheters erschwert ist. Eine einfache Möglichkeit, Flüssigkeit ohne nennenswerte Nebenwirkungen zu substituieren ist die subkutane Verabreichung, auch Hypodermoklyse. Dazu werden entweder physiologische Kochsalzlösungen oder Ringer-Lösungen verwendet. Mit einer Butterfly-Nadel wird die Infusion in die Subkutis appliziert, bevorzugt im Abdominalbereich, in der Thoraxregion oder an den Oberarmen. Selten auftretende Ödeme an der Einstichstelle sind reversibel und für den Patienten nur wenig belastend. Die subkutanen Infusionen sind einfach in der Anwendung und auch für Palliativpatienten zu Hause geeignet. Mittels einer Hypodermoklyse können allerdings keine kolloidalen und makromolekularen Lösungen verabreicht und auch keine gravierenden Störungen des Elektrolythaushalts ausgeglichen werden (Caccialanza et al. 2018).

27.9 Patientenwillen und Einbindung der Angehörigen

In der Palliativbetreuung ist es unbedingt erforderlich, den Patientenwillen bereits rechtzeitig und vorab zu hinterfragen, um im Fall der Mangelernährung oder Dehydrierung in der Terminalphase dem Wunsch des Patienten hinsichtlich einer eventuellen künstlichen Ernährung oder Flüssigkeitssubstitution zu entsprechen. Einige wenige Patienten haben eine Patientenverfügung, in der sie vorab festgelegt haben, welche Behandlungen nicht mehr durchgeführt werden sollen, im Falle, dass sie nicht mehr selbst entscheiden können. In Österreich haben gerade einmal 8 % der Bevölkerung eine verbindliche Patientenverfügung. Mit einer Vorsorgevollmacht wird eine vertraute Person ermächtigt, für den Patienten zu entscheiden, falls der Betroffene nicht mehr selbst dazu in der Lage ist. Eine derartige Vorsorgevollmacht haben etwa 4 % der Österreicher abgeschlossen (Die Patientenverfügung; Prinz 2019).

Ist der Betroffene nicht mehr befragbar und liegt weder eine Patientenverfügung noch eine Vorsorgevollmacht vor, dann sollte die Familie in die Entscheidungsfindung mit einbezogen werden, um den vermutlichen Willen des Patienten zu explorieren. Im Fall eines Therapieabbruchs in der Sterbephase und des Verzichts auf eine weitere Infusionstherapie und „künstliche Ernährung" ist die Kommunikation mit den Angehörigen ein bedeutender Faktor. Es ist ärztliche Aufgabe, den Angehörigen zu erklären, warum eine Fortsetzung der Ernährung und der Hydrierung in dieser Phase für den Patienten keine Vorteile bringt, und dass in den letzten Stunden vor allem die Schmerzlinderung und die Begleitung des Sterbenden oberste Priorität haben.

27.10 Ethische und rechtliche Aspekte

Die Verabreichung einer artifiziellen Ernährung und Hydrierung ist Bestandteil der medizinischen Versorgung und Behandlung. Seitens der Europäischen Gesellschaft für klinische Ernährung (ESPEN) wurden in einem Konsensuspapier Leitlinien zu ethischen Fragen hinsichtlich Ernährung und Flüssigkeitsgabe erstellt. Demnach besteht die grundlegende Verpflichtung, Leben durch medizinische Interventionen unter strikter Wahrung der Patientenautonomie zu erhalten. In der Sterbephase hingegen stehen die Lebensqualität des Patienten und die Symptomlinderung im Vordergrund. Demnach sollte in der letzten Lebensphase eine künstliche Ernährung oder Flüssigkeitsgabe abgesetzt werden, wenn keine Verbesserung der Symptome erzielt wird (Druml et al. 2016).

Das Österreichische Ärztegesetz 1998 wurde im Jahre 2019 novelliert. Der Paragraf 2 definiert die ärztlichen Tätigkeiten, demnach sind auch palliativmedizinische Maßnahmen ein Teil des ärztlichen Handelns (§ 2 Abs. 2 Z 6a Ärztegesetz). Im Paragraf 49a ist der Beistand für Sterbende, wie folgt, festgelegt: Absatz 1: Die Ärztin/der Arzt hat Sterbenden, die von ihr/ihm in Behandlung übernommen wurden, unter Wahrung ihrer Würde beizustehen. Absatz 2: Im Sinne des Abs. 1 ist es bei Sterbenden insbesondere auch zulässig, im Rahmen palliativmedizinischer Indikationen Maßnahmen zu setzen, deren Nutzen zur Linderung schwerster Schmerzen und Qualen im Verhältnis zum Risiko einer Beschleunigung des Verlusts vitaler Lebensfunktionen überwiegt (Rechtsinformationssystem des Bundes 1998).

Aus dem novellierten Ärztegesetzes lässt sich ableiten, dass Behandlungsmaßnahmen, die medizinisch nicht mehr sinnvoll sind, unterlassen werden dürfen. Die artifizielle Ernährung und Flüssigkeitsgabe gelten als ärztliche Behandlungsmaßnahmen. Wenn es um die Würde des Patienten geht, ist allein der Sterbende mit seinen Wünschen und Bedürfnissen der Bezugspunkt für eine medizinische Behandlung. Die Novelle des Ärztegesetzes unterstreicht die Prinzipien der Würde und der Autonomie des Patienten (Birklbauer 2020).

Die Bioethikkommission, ein Gremium von führenden Wissenschaftlern vornehmlich aus dem Bereich der Medizin, der Rechtswissenschaft, der Theologie und der Philosophie, berät den Österreichischen Bundeskanzler in medizinisch-ethischen Fragestellungen. Zum Thema „Sterben in Würde" hat die Österreichische Bioethikkommission 2015 ausführliche Empfehlungen zu Fragestellungen in der Betreuung von Menschen in der letzten Lebensphase verfasst. Zum einem wird die Wichtigkeit und Notwendigkeit einer qualifizierten palliativen Betreuung hervorgehoben, zum anderen werden Themen wie Therapielimitierung/Therapieabbruch beleuchtet.

In ihren Empfehlungen stellt die Österreichische Bioethikkommission fest, dass „medizinische Interventionen, die keinen Nutzen für die Patientin/den Patienten erbringen oder deren Belastung für die Patientin/den Patienten größer ist als ein eventueller Nutzen und die am Lebensende zu einer Verlängerung des Sterbeprozesses führen können, im Hinblick auf die Unverhältnismäßigkeit weder aus ethischer noch aus medizinischer Sicht zu rechtfertigen sind." Eine Rechtspflicht besteht für medizinisch sinnvolle Handlungen, daraus folgert die Kommission, dass „es keine Pflicht zur weiteren Behandlung gibt, wenn nach professionellem Ermessen der Sterbeprozess zwar noch nicht begonnen hat, aber unabwendbar erscheint, und vor diesem Hintergrund eine medizinische Maßnahme nicht mehr indiziert ist, mag durch sie der Tod auch noch für eine gewisse Zeit hinausgezögert werden können." (Sterben in Würde 2015)

Hinsichtlich der Fragestellung zu artifizieller Ernährung und Hydrierung hat die Bioethikkommission folgende Empfehlungen festgelegt:

In der terminalen Phase des Lebens und bei begonnenem Sterbeprozess ist eine künstliche Ernährung und Flüssigkeitszufuhr nicht nur ohne Nutzen für den betroffenen Patienten, sondern kann zu einer Verstärkung von leidvollen Symptomen (wie Atemnot und Schmerzen) führen. Aufgrund der Forschungsergebnisse ist daher, auch in der Palliativmedizin, eine künstliche Ernährung und Flüssigkeitsgabe am Lebensende in der Regel nicht indiziert, da sie weder zu einer Lebensverlängerung noch zu einer Symptomlinderung führen. Davon abzugrenzen ist die Gabe von Flüssigkeit und Nahrung bei Patienten, die noch in der Lage sind, zu essen und zu trinken und dies auch wollen, sowie die palliative Symptombehandlung bei Mundtrockenheit (Befeuchtung der Mundschleimhaut).

Palliative Care bejaht das Leben und sieht das Sterben als letztendlich normalen Prozess, den es zwar nicht zu beschleunigen, aber auch nicht zu behindern und zu verzögern gilt. Der Auftrag zur Minderung von Leid ist ein wichtiges Element der Fürsorge am Lebensende. Die Lebensqualität des Betroffenen ist die oberste Maxime in der Betreuung.

Literatur

Amano K (2016) Clinical implications of C-reactive protein as a prognostic marker in advanced cancer patients in palliative care settings. J Pain Symptom Manag 51(5):860–867. https://doi.org/10.1016/j.painsymman.2015.11.025

Amano K et al (2016) Eating-related distress and need for nutritional support of families of advanced cancer patients: a nationwide survey of bereaved family members. J Cachexia Sarcopenia Muscle 7:527–534. https://doi.org/10.1002/jcsm.12102

Anker MS et al (2019) Orphan disease status of cancer cachexia in the USA and the European Union: a systematic review. J Cachexia Sarcopenia Muscle 10(1):22–34. https://doi.org/10.1002/jcsm.12402

Aoyagi T et al (2015) Cancer cachexia, mechanism and treatment. World J Gastrointest Oncol 7(4):17–29. https://doi.org/10.4251/wjgo.v7.i4.17

Arends J (2018) Struggling with nutrition in patients with advanced cancer: nutrition and nourishment-focusing on metabolism and supportive care. Ann Oncol 29(Suppl 2):ii27–ii34. https://doi.org/10.1093/annonc/mdy093

Baumstarck K et al (2020) Use of artificial nutrition near end of life: results from a French national population-based study of hospitalized cancer patients. Cancer Med 9:530–540. https://doi.org/10.1002/cam4.2731

Bausewein C, Voltz R, Radbruch L, Simon S (2019) Maligne intestinale Obstruktion in Leitlinienprogramm Onkologie, S-3-Leitlinie Palliativmedizin/Version, 2.0/August 2019. S 305–312. Verfügbar auf https://www.leitlinienprogramm-onkologie.de/fileadmin/user_upload/Downloads/Leitlinien/Palliativmedizin/Version_2/LL_Palliativmedizin_2.0_Langversion.pdf. Zugegriffen am 17.07.2020

Birklbauer A (2020) Schmerzbehandlung vor Leidensverlängerung – Zielrichtung und Grenzen des neuen § 49a Ärztegesetz. Österreichische Zeitschrift für das ärztliche Gutachten. Manz, Wien 8(2):33–36

Bogaardt H et al (2015) Swallowing problems at the end of palliative phase: incidence and severity in 164 unsedated patients. Dysphagie 30(2):145–151. https://doi.org/10.1007/s00455-014-9590-1

Bruera E et al (2013) Parenteral hydration in patients with advanced cancer, a multicenter, double-blind, placebo-controlled randomized trial. J Clin Oncol 31(1):111–118. https://doi.org/10.1200/JCO.2012.44.6518

Caccialanza R et al (2018) Subcutaneous infusion of fluids for hydration and nutrition: a review. J Parenter Enter Nutr 42(2):296–307. https://doi.org/10.1177/0148607116676593

Child DS, Jatoi A (2019) A hunger for hunger: a review of palliative therapies for cancer-associated anorexia. Ann Palliat Med 8(1):50–58. https://doi.org/10.21037/apm.2018.05.08

Chow R, Bruera E, Chiu L et al (2016) Enteral and parenteral nutrition in cancer patients: a systematic review and meta-analysis. Ann Palliat Med 5(1):30–41. https://doi.org/10.3978/j.issn.2224-5820.2016.01.01

Cohen MZ (2012) The meaning of parenteral hydration to family caregivers and patients with advanced cancer receiving hospice care. J Pain Symptom Manag 43(5):855–865. https://doi.org/10.1016/j.painsymman.2011.06.16

Die Patientenverfügung. https://www.sozialministerium.at/Themen/Gesundheit/Medizin-und-Gesundheitsberufe/Medizin/Patientenverfuegung.html Zugegriffen am 10.08.2020

Druml C et al (2016) ESPEN guidelines on ethical aspects of artificial nutrition and hydration. Clin Nutr. https://doi.org/10.1016/j.clnu.2016.02.006. (2.8.2020)

Franke AJ et al (2017) Management of malignant bowel obstruction associated with GI cancer. J Onol Pract 13(7):436–434. https://doi.org/10.1200/JOP.2017.022210

Good P et al (2014) Medically assisted hydration for adult palliative care patients. Cochrane Database Syst Rev. https://doi.org/10.1002/14651858.CD006273.pub3

Horneber M, Bueschel G, Dennert G (2012) How many cancer patients use complementary and alternative medicine: a systematic review and metaanalysis. Integr Cancer Ther 11(3):187–203. https://doi.org/10.1177/1534735411423920

Hui D, Dev R, Bruera E (2015) The last days of life: symptom burden and impact on nutrition and hydration in cancer patients. Curr Opin Palliat Care 9(4):346–354. https://doi.org/10.1097/SPC.0000000000000171

Kim SI et al (2020) Diagnostic test accuracy of Glasgow prognostic score as a prognostic factor for renal cell carcinomas: a meta-analysis. Am J Clin Oncol 43(6):393–398. https://doi.org/10.1097/COC.0000000000000687

Laird BJ, Kaasa S, Mc-Millan DC et al (2013) Prognostic factors in patients with advanced cancer: a comparison of clinicopathological factors and development of an inflammation-based prognosis system. Clin Cancer Res 19(19):5456–5464. https://doi.org/10.1158/1078-0432.CCR-13-1066

Lokker ME et al (2019) Hydration and symptoms in the last days of life. BMJ Support Palliat Care 0:1–9. https://doi.org/10.1136/bmjspcare-2018-001729

Mundpflege in der letzten Lebensphase, Leitlinien der DGP-Sektion Pflege. https://www.dgpalliativmedizin.de/images/stories/Leitlinie_Mundpflege_in_der_letzten_Lebensphase_end.pdf. Zugegriffen am 03.08.2020

Nie D et al (2020) A high Glagow prognostic score (GPS) or modified Glasgow prognostic score (mGPS) predicts poor prognosis in gynecologic cancers: a systematic review and meta-analysis. Arch Gynecol Obstet 301:1543–1551. https://doi.org/10.1007/s00404-020-5581-8

Prinz D (2019) Vorsorge ist für Österreicher wichtig. 2019 auf https://www.notariatskammer.at/studie-vorsorge-fuer-oesterreicher-ist-wichtig/. Zugegriffen am 11.08.2020

Raijmakers NJH, van Zuylen L, Costantini M et al (2011) Artificial nutrition and hydration in the last week of life in cancer patients. A systematic literature review of practices and effects. Ann Oncol 22(7):1478–1486. https://doi.org/10.1093/annonc/mdq620

Rechtsinformationssystem des Bundes. Bundesrecht konsolidiert: gesamte Rechtsvorschrift für Ärztegesetz 1998, Fassung vom 12.8.2020. https://www.ris.bka.gv.at/GeltendeFassung.wxe?Abfrage=Bundesnormen&Gesetzesnummer=10011138 Zugegriffen am12.08.2020

Reid VL, McDonald R, Nwosu AC et al (2017) A systematically structured review of biomarkers of dying cancer patients in the last months of life: an exploration of biology of dying. PLoS 12(4):e0175123. https://doi.org/10.1371/journal.pone.0175123

Roeland E et al (2020) Management of cancer cachexia: ASCO guideline. J Clin Oncol 38(21):2438–2453

Schwarz S, Prokupchuk D, Esefeld K et al (2017) The clinical picture of cachexia: a mosaic of different parameters (experience of 503 patients). BMC Cancer 17(1):130. https://doi.org/10.1186/s12885-017-3116-9. (05.07.2020)

Seres DS, Valcarcer M, Guillaume A (2013) Advantages of enteral nutrition over parenteral nutriton. Ther Adv Gastroenterol 6(2):157–167. https://doi.org/10.1177/1756283X12467564

Simmons CP (2015) Prognosis in advanced lung cancer – a prospective study examining key clinicopathological factors. Lung Cancer 88(3):304–309. https://doi.org/10.1016/j.lungcan.2015.03.020

Sterben in Würde (2015) Empfehlungen zur Begleitung und Betreuung von Menschen am Lebensende und damit verbundene Fragestellungen, Bioethikkommission. Bundeskanzleramt, Österreich. https://www.bundeskanzleramt.gv.at/dam/jcr:6d5d655b-e11d-4e65-b6a6-9fd531a033fb/Sterben_in_Wuerde.pdf . Zugegriffen am 05.08.2020

Von Haehling S, Anker SD (2014) Prevalence, incidence and clinical impact of cachexia: facts and numbers – update. J Cachexia Sarcopenia Muscle 5(4):261–263. https://doi.org/10.1007/s13539-014-0164-8

Psychologische Aspekte der palliativen Schmerztherapie

28

Franz Wendtner

Inhaltsverzeichnis

28.1	Schmerz	259
28.2	Stress	259
28.3	Kontrollüberzeugung	260
	28.3.1 Internale Kontrollüberzeugung	260
	28.3.2 Externale Kontrollüberzeugung	260
28.4	Selbstwirksamkeitserwartung	261
28.5	Bewältigung/Bewältigungsstile	261
28.6	Vermeidung/Dissimulation	261
28.7	Rumination, Sinnsuche	262
28.8	Aktivität, Zupacken	263
28.9	Suche nach sozialer Unterstützung	263
28.10	Bewältigungsphasen	263
28.11	Schock/Verleugnung	264
28.12	Aggression	265
28.13	Depression	265
28.14	Verhandeln	265
28.15	Akzeptanz	266
28.16	Trauer	266
28.17	Psychologische/psychotherapeutische Begleitung/Therapie	267
28.18	Begleitung	267

F. Wendtner (✉)
Universitätsklinik für Psychiatrie, Psychotherapie & Psychosomatik, Institut für Klinische Psychologie, Universitätsklinik für Innere Medizin III, mit Hämatologie, internistischer Onkologie, Hämostaseologie, Infektiologie, Rheumatologie und Onkologisches Zentrum, Landeskrankenhaus, Uniklinikum Salzburg, Christian-Doppler-Klinik, Salzburg, Österreich
e-mail: F.wendtner@salk.at

© Der/die Autor(en), exklusiv lizenziert an Springer-Verlag GmbH, DE, ein Teil von Springer Nature 2023
G. Bernatzky et al. (Hrsg.), *Schmerzbehandlung in der Palliativmedizin*,
https://doi.org/10.1007/978-3-662-64329-7_28

28.19	Diagnostik	267
28.20	Verfahren	268
28.21	Entspannung	269
28.22	Progressive Muskelentspannung – PMR (nach Jacobson)	269
28.23	Imagination	270
28.24	Musik	271
28.25	Qigong	272
28.26	Lebensqualität	273
28.27	Ausblick/Ziele	273
Literatur		274

Schmerz ist seit jeher gefürchtet, buchstäblich jeder kennt ihn. Als Akutschmerz ein überlebenswichtiges Warnsignal, verliert Schmerz diese Funktion dagegen oft, sobald er als chronischer Schmerz auftritt. Er wird dann seinerseits zur Krankheit und verschärft die Situation besonders von palliativen Patienten ungemein.

In einem Referat auf dem Kongress „Societal Impact of Pain" (SIP) 2010 wurde für „chronic pain" eine europaweite Prävalenz von 20–30 % genannt (https://www.meduniwien.ac.at/msi/mias/papers/Endel2013.pdf).

> „In jedem dritten Haushalt in Europa lebt ein Mensch, der unter Schmerzen leidet. Etwa 17 % aller Deutschen sind von lang anhaltenden, chronischen Schmerzen betroffen – also mehr als 12 Millionen Menschen. Durchschnittlich dauert ihre Leidensgeschichte sieben Jahre, bei mehr als 20 % über 20 Jahre." (https://www.schmerzgesellschaft.de/topnavi/patienteninformationen/schmerz#)

Im Rahmen der „Österreichischen Gesundheitsbefragung 2019" der Statistik Austria, gaben 2,8 Mio. Österreicher und Österreicherinnen (1,3 Mio. Männer, 1,5 Mio. Frauen) im Alter von 15 Jahren und höher an, an einer chronischen Erkrankung oder einer chronischen Beeinträchtigung ihrer Gesundheit zu leiden. Als häufigste Schmerzlokalisation wurden dabei chronische Kreuz-, Nacken- und Kopfschmerzen genannt, wobei Frauen weitaus häufiger als Männer Nacken- und Kopfschmerzen berichteten. 1,9 Mio. der Befragten – 24,5 % der Männer und 27,3 % der Frauen – gaben an, im Verlauf des letzten Jahres unter chronischem Rückenschmerz oder anderen Rückenleiden gelitten zu haben. Die Häufigkeit von Kreuzschmerzen nimmt mit dem Alter der Befragten zu. So gaben 42,2 % der 75- und Mehrjährigen an, chronische Kreuzschmerzen zu haben, 19,5 % berichteten chronische Beschwerden der Halswirbelsäule. Auch hier lag die 12-Monatsprävalenz bei den 75- und Mehrjährigen am höchsten (Statistik Austria 2019).

Für die meisten Betroffenen ist ihr Schmerz ein rein organisches Geschehen. Dass es sich aber bei Schmerzen, insbesondere bei chronischen Schmerzen, um ein hoch komplexes Geschehen handelt, ist vielen Betroffenen nicht bekannt. Und so mancher Patient, der es eigentlich schon besser wüsste, will diese Tatsache gar nicht erst wahrhaben. Denn viele von den Patienten, bei denen psychologische Faktoren vom behandelnden Arzt richtig als schmerzrelevant erkannt werden, fürchten ins „psychische Eck'" gestellt und damit nicht mehr ernst genommen zu werden. Für Fibromyalgiepatienten scheint das auch durchaus zuzutreffen (Häuser 2008). In der Schmerzforschung dagegen gilt als selbstverständlich, dass neben den physiologischen Abläufen auch emotionale, kognitive, persönlichkeits- und verhaltensbezogene, familiäre und soziale Aspekte eine wesentliche Rolle spielen (Schön et al. 2007). Dieser Tatsache wird im Rahmen multimodaler Schmerztherapieformen vermehrt Rechnung getragen.

28.1 Schmerz

Vor allem chronischer Schmerz macht mutlos, hilflos und auf die Dauer mürbe. Angst und Depression sind ständige Begleiter, besonders, wenn Schmerz als unbarmherziger Mahner an eine onkologische Grunderkrankung auftritt. Tatsächlich sind Schmerzen das häufigste Symptom maligner Erkrankungen (Likar 2005).

Bei Krebserkrankungen leiden 70–90 % der Betroffenen in fortgeschrittenen Stadien unter behandlungsbedürftigen Schmerzen. Viele von ihnen wissen das und deuten eine Zunahme der Schmerzen als eine Exazerbation der Krankheit.

Mit dem Schmerz steigt die Angst und damit die psychische Belastung. Besonders unter dieser Perspektive muss Schmerz als ein multidimensionales, subjektives Erleben und als psychophysiologischer Stressor aufgefasst werden, dessen Bewältigung wesentlich von den individuellen Kontrollüberzeugungen – „locus of control" (Rotter 1966) – und der Selbstwirksamkeitserwartung („self-efficacy") des Patienten abhängen (Bandura 1977). Weitere modulierende Faktoren sind der individuelle Bewältigungsstil, sowie die Phase der Bewältigung, in welcher der Patient sich gerade befindet.

28.2 Stress

Stress ist ein sehr subjektives Geschehen und wird von verschiedenen Individuen unterschiedlich erlebt. Über vegetativ gesteuerte Vorgänge kommt es zu Reaktionen im körperlichen, kognitiven und affektiven Bereich, sowie zu Verhaltensänderungen. Wesentlich für die Vermittlung der Stressreaktionen ist das auf verschiedenen hierarchischen Ebenen ablaufende, in komplexer Weise durch Rückkopplungsschleifen verzahnte Zusammenspiel von ZNS (Zentrales Nervensystem) und Vegetativum sowie den entsprechenden neuroendokrinen Prozessen. Transaktional (Lazarus und Launier 1978) betrachtet ist Stress eine Beziehung zwischen dem betreffenden Menschen und der stressauslösenden Situation bzw. den Stressoren. Zur entsprechenden Einschätzung kommt es im Rahmen der primären Bewertung. Sekundäre Bewertungen können über Informationen und Rückmeldungen die Einschätzung modifizieren und zu Neubewertungen führen. Kann akuter Stress nicht bewältigt werden, chronifiziert er sich mit allen Konsequenzen, kann seinerseits die Entstehung von psychischen und organischen Erkrankungen fördern und zu einer dauerhaften Schmerzverstärkung führen (Egle et al. 2016).

Als Stressoren werden sowohl internale als auch externale situative Anforderungen aufgefasst, welche die Grenzen der Reaktionskompetenzen und Bewältigungsfertigkeiten des Betreffenden erreichen oder überfordern, wobei Kontrollüberzeugungen und Selbstwirksamkeitserwartungen sowohl für die subjektiv wahrgenommene Belastung als auch für die Auswahl der Lösungsstrategien von entscheidender Bedeutung sind.

28.3 Kontrollüberzeugung

Von Rotter (1966) im Rahmen der Sozialen Lerntheorie entwickelt, bezieht sich das Konstrukt des „locus of control of reinforcement" auf die generalisierten Erwartungshaltungen einer Person, bezogen auf ihr subjektiv wahrgenommenes Ausmaß an Kontrolle, das sie über eine Situation entfalten kann. Man unterscheidet internale und externale Kontrollüberzeugung, wobei Rotter (1975) darauf hinweist, dass dieser Glaube nicht als dichotom, sondern als Kontinuum zu begreifen ist. Kontrollüberzeugungen gelten neben z. B. Angst bei Stress als relevante Moderatorvariablen hinsichtlich Wahrnehmung, Bewertung und Wirkung von Stressoren.

28.3.1 Internale Kontrollüberzeugung

Internale Kontrollüberzeugung liegt vor, wenn ein Individuum ein Ereignis als Konsequenz des eigenen Verhaltens wahrnimmt, bezieht sich also auf die Überzeugung, selbst wesentlich Kontrolle über eine Situation – z. B. ihren Schmerzverlauf – zu haben oder auf sie ausüben zu können.

Menschen mit einer hohen internalen Kontrollüberzeugung gehen a priori davon aus, dass primär sie selbst es sind, die Kontrolle über die Ereignisse haben und neigen dazu, unter Stressbedingungen eher problembezogene Bewältigungsstrategien einzusetzen.

28.3.2 Externale Kontrollüberzeugung

Externale Kontrollüberzeugung – welche in *soziale* („powerful others control") und *fatalistische* („chance control") (Levenson 1972) externale Kontrollüberzeugung unterteilt wird – liegt vor, wenn ein Ereignis als vom eigenen Verhalten unbeeinflusst oder unbeeinflussbar wahrgenommen wird. Menschen mit einer externalen Kontrollüberzeugung gehen davon aus, keine oder eine nur unwesentliche Kontrolle über das Geschehen entfalten zu können (verbunden mit Gefühlen von Hilflosigkeit). Sie schreiben stattdessen entweder anderen Personen (soziale Externalität) oder aber zufälligen Faktoren wie Glück oder Schicksal (fatalistische Externalität) Einfluss auf die Situationen zu und greifen in Stresssituationen eher auf emotionsbezogene Strategien zurück.

28.4 Selbstwirksamkeitserwartung

Ebenfalls im Rahmen der Sozialen Lerntheorie entstand das Konzept der „self-efficacy" (Bandura 1977). Hierbei geht es um die subjektive Einschätzung des individuell verfügbaren Ausmaßes/Umfanges an eigener Bewältigungsfähigkeit. Oder – globaler ausgedrückt – die Annahme, ob/dass man, was auch immer kommen mag, einen Weg findet, ein Problem zu lösen oder zu bewältigen, dass man immer noch einen „Pfeil im Köcher" hat. Patienten mit einer hohen Selbstwirksamkeitserwartung trauen sich mehr zu und gehen erst einmal davon aus, die Situation bewältigen zu können, sie agieren in der Regel effizienter, strengen sich bei weiterer Belastung noch mehr an und geben weniger früh auf als Patienten mit einer geringen Selbstwirksamkeitserwartung. Diese reagieren auf belastende Situationen eher ausweichend-vermeidend, passiv und resignierend. Es liegt auf der Hand, dass diese oben angegebenen Persönlichkeitseigenschaften den Bewältigungsstil und damit die Art und Weise der Krankheits- und Schmerzbewältigung nachhaltig beeinflussen.

28.5 Bewältigung/Bewältigungsstile

Unter Bewältigung – oder Coping – kann man das Bemühen verstehen, bereits bestehende oder erwartete Belastungen sowohl emotional, kognitiv als auch durch zielgerichtetes Handeln aufzufangen, zu meistern oder zu verarbeiten. Coping kann adaptiv = funktional oder maladaptiv = dysfunktional gelingen, wobei funktionales Coping langfristig und nachhaltig zur Bewältigung eines Problems beiträgt, dysfunktionales Coping hingegen wesentlich weniger, da es überwiegend ausweichende, ablenkende Strategien nutzt (Carver et al. 1989). Dass die Kenntnis des vorwiegenden Bewältigungsverhaltens der Patienten von enormer Bedeutung vor allem für die Optimierung ihrer Schmerztherapie sein kann, konnten Grolimund et al. (2018) belegen. Sie untersuchten 166 Patienten mit einer chronischen Schmerzstörung (ICD 10 F45.41) mittels des „Fragebogens zur Erfassung der Schmerzverarbeitung (FESV)" hinsichtlich individueller Schmerzverarbeitungsmuster und fanden 3 distinkte Subgruppen (Grolimund et al. 2018).

28.6 Vermeidung/Dissimulation

Bei diesem Bewältigungsstil werden in erster Linie Verleugnung, Ablenkung und Bagatellisierung der Bedrohung durch Krankheit und Schmerz als führende Strategien genutzt. Unter den Patienten mit diesem vordergründig funktionalen – weil der subjektiven Lebensqualität durchaus förderlichen – Bewältigungsstil findet man die Patienten, die sich „nicht unterkriegen" lassen. Allerdings kann dieser Copingmodus auch Behandlungsverzögerungen begünstigen, weil die auftretenden Symptome negiert, unterschätzt oder heruntergespielt werden und der Besuch beim Arzt daher hinausgeschoben wird. Gerade bei

Schmerzpatienten findet man hier retrospektiv Verläufe, welche bei zeitgemäßem Einsatz adäquater Therapieoptionen wesentlich günstiger verlaufen wären.

28.7 Rumination, Sinnsuche

Dieser Bewältigungsstil zeichnet sich in der Regel durch die quälende Suche nach der Botschaft, dem Warum, dem Sinn der Krankheit, der Schmerzen, aus und häufig auch durch die Frage nach Schuld und Strafe. Grübeln führt dann häufig zu einem regelrecht automatisch ablaufenden Gedankenkreisen, bei dem scheinbar logische Gedankengänge (automatische negative Gedanken – vgl. Moorey und Greer (2002) – immer wieder in einer Sackgasse enden, nur um wie in einer Endlosschleife wieder von Neuem zu beginnen.

Neben einer mit der Wiederholung zunehmenden Intensivierung (und der damit verbundenen Konditionierung) der individuellen Schmerzwahrnehmung sind hier sowohl einer Steigerung der Angst als auch einer Intensivierung der depressiven Verarbeitung von Schmerz und/oder Erkrankung Tür und Tor geöffnet. Hilf- und Hoffnungslosigkeit nehmen zu, die Verzweiflung steigt.

Dazu kann vor allem auch eine unzureichende pharmakologische Schmerztherapie führen, wozu durchaus auch die Patienten durch mangelnde Compliance bei der Einnahme der Analgetika beitragen. Besonders die Akzeptanz von Opioiden in der Schmerztherapie bedarf sensibler und umfassender Aufklärung, um bestehende Vorurteile und Ängste vor Sucht und Verlust des Selbst zu relativieren.

Schmerzen können nicht nur zu einer Depression führen, sondern sowohl Begleiter als auch Ausdrucksform einer solchen sein (Friedrichs et al. 2003). Der erfolgreiche Einsatz von Antidepressiva in der medikamentösen Schmerztherapie spricht in diesem Zusammenhang für sich – wobei sich besonders Serotonin- und Serotonin- und Noradrenalinwiederaufnahmehemmer (SSRI und SNRI) in der Therapie bewähren. Aber auch die trizyklischen Antidepressiva und Antikonvulsiva haben trotz einer höheren Nebenwirkungsrate v. a. bei der Behandlung oft therapiebedingter neuropathischer Schmerzen ihren Stellenwert.

Im Gegensatz zum fruchtlosen Grübeln macht es sehr wohl Sinn, den bisherigen Lebensstil, das Selbstverständnis, die Rolle im eigenen Leben im Rahmen einer Sinnsuche konstruktiv zu hinterfragen – und so z. B. Auslöser und/oder aufrechterhaltende Bedingungen für Schmerzen zu erkennen und zu eliminieren. Das gelingt dann, wenn die bisherige Lebenssicht und -weise nicht nur hinterfragt, sondern adaptiert wird und neue Rollen im Leben eingenommen werden. Auch, wenn das aufgrund einer fortgeschrittenen Situation nur erschwert möglich ist, wenn das Wissen oder die Ahnung um eine endliche Prognose den Patienten mit bitterer Wehmut erfüllen, kann Sinnfinden nicht nur Schmerzen lindern, sondern den Prozess des Abschiednehmens leichter machen. Psychologische Begleitung oder Psychotherapie können dann wesentlich dazu beitragen, existenziell empfundenes Leid zu lindern.

Und gerade dann liegen viel Kraft, Ruhe und Trost in Glaube und Religion (Goebel et al. 2010).

28.8 Aktivität, Zupacken

Aktive Patienten sehen, was auch immer an Belastung an sie herantritt, als letztlich bewältigbare Herausforderung an. Sie haben in der Regel eine ausgeprägte internale Kontrollüberzeugung und eine hohe Selbstwirksamkeitserwartung. Sie strengen sich mehr an und sind von Rückschlägen und Verzögerungen nicht so leicht zu entmutigen, agieren weniger emotional und bleiben zielorientiert aktiv.

28.9 Suche nach sozialer Unterstützung

Dieser Aspekt der Bewältigung – die Suche nach sozialer Unterstützung – ist de facto Bestandteil jedes Bewältigungsstils und gehört originär zu uns Menschen. Wir leben in sozialen Netzwerken und nur innerhalb dieser sind in der Begegnung mit dem Du soziale Grundbedürfnisse wie Dazugehören, Rat geben oder erhalten oder Gemeinsamkeiten wie gleiche Einstellungen, Meinungen zu teilen, erlebbar.

Auch die jetzt so wichtige soziale Unterstützung kann nur innerhalb eines sozialen Netzwerkes gefunden werden. Zuhören, verstehen, dasein, Arbeiten im Haushalt oder Einkäufe erledigen, Wege abnehmen, diese emotionale und instrumentelle Form der sozialen Unterstützung, welche die Familie, Freunde und Nachbarn geben können, ist wichtiger als man gemeinhin annehmen möchte (Wendtner 1994). Die meisten Unterstützer – vor allem die Angehörigen der Patienten – neigen dazu, besonders den Wert der von ihnen gegebenen emotionalen Unterstützung zu unterschätzen. Zu sehr und zu Unrecht fühlen sie sich als „hilflose Helfer", weil sie nicht direkt gegen den Schmerz, die Krankheit angehen können. Dabei sind ein adäquates soziales Netzwerk und „perceived social support" bei Krebspatienten sogar ein valider Prädiktor für Überlebenszeit und von ausschlaggebender – messbarer – Bedeutsamkeit (Iwasaki et al. 2002; Jacobson et al. 2010).

28.10 Bewältigungsphasen

Neben den Bewältigungsstilen spielen gerade in der Palliativsituation auch die Phasen im Prozess der Bewältigung eine tragende Rolle im Geschehen. Dabei ist davon auszugehen, dass die einzelnen Abläufe nicht wie in der folgenden kurzen Übersicht dargestellt, nacheinander ablaufen sondern im Gegenteil sprunghaft und nicht vorhersagbar eintreten. Abb. 28.1 verdeutlicht die Schmerzsituation am Beispiel von Tumorpatienten.

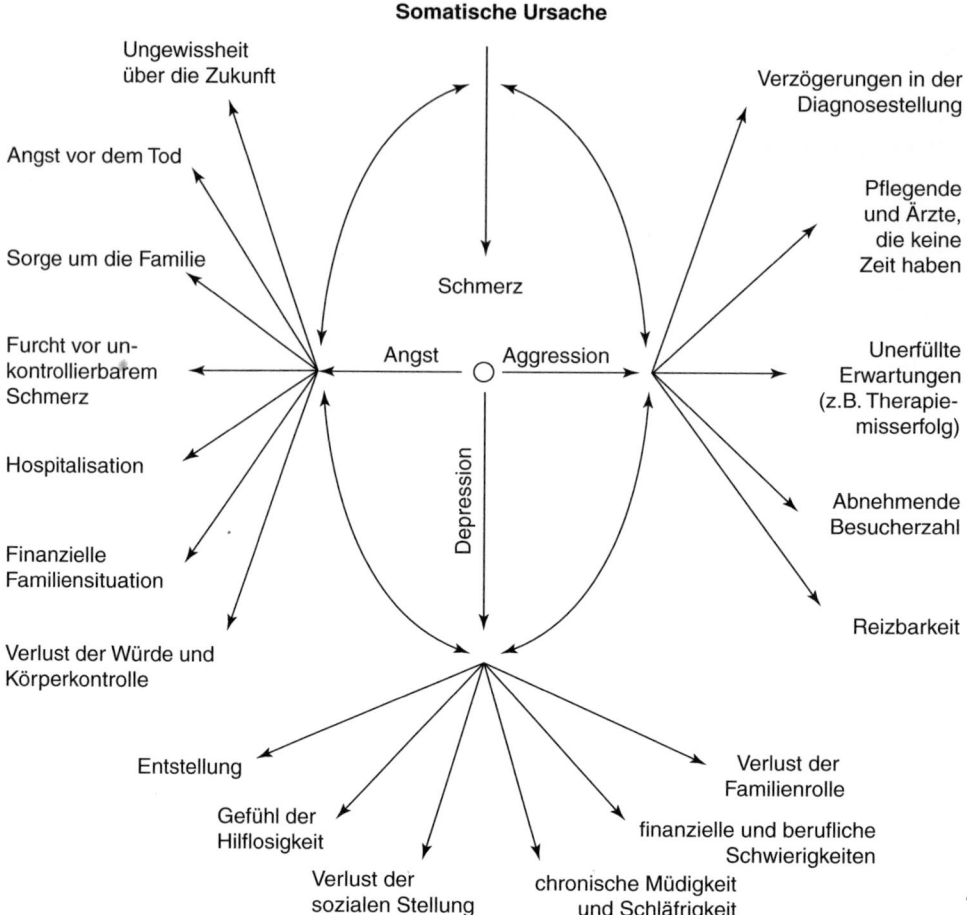

Abb. 28.1 Psychische und psychosoziale Auswirkungen des Schmerzerlebens (Hofmann und Margulies 1994, S. 288)

28.11 Schock/Verleugnung

Sowohl bei der Diagnoseeröffnung – durch einen im Idealfall empathischen Arzt – als auch später bei der Information, dass ihre Erkrankung fortgeschritten, wieder aufgetreten oder nicht mehr heilbar ist, kann es zu einer akuten Belastungsreaktion ICD 10 F43.0 (Dilling et al. 2005) kommen, die von einer vorübergehenden Einschränkung kognitiver Fähigkeiten wie z. B. einer Bewusstseinseinengung und eingeschränkter Aufmerksamkeit bis hin zur Desorientiertheit geprägt ist.

Die ersten 2, 3 Sätze des Arztes „kommen noch an", von dem, was dann folgt, kann das meiste nicht mehr aufgenommen oder später erinnert werden. Dies gilt ebenso für begleitende Angehörige und macht es so wichtig, dass man die Information über die Erkrankung, ggf. deren Unheilbarkeit unmittelbar mit der Information verknüpft, dass man alle Möglichkeiten – vor allem auch der Schmerztherapie – einsetzen wird und dass gerade auf diesem Gebiet sehr gute Möglichkeiten, das Los der Patienten zu lindern bestehen (Wendtner 2017). Sie brauchen besonders jetzt menschliche Wärme, Verständnis und Verlässlichkeit.

28.12 Aggression

Die Patienten haben Angst, sind traurig, gekränkt und wütend. In schlaflosen Nächten werden Schmerzen und Hilflosigkeit verstärkt empfunden, schaukeln einander auf. Der entstehende, eigentlich der Tatsache krank zu sein und Schmerzen zu haben, geltende Groll wird unbewusst auf die Angehörigen und die Behandelnden projiziert und zeigt sich u. a. in Form von Ungeduld, Ungerechtigkeit und Gereiztheit. Damit kommen gerade die zum Handkuss, denen das Wohl des Patienten am meisten am Herzen liegt.

Zu wissen, dass dieses jetzt oft fordernde und ablehnende Verhalten der Patienten nicht persönlich zu nehmen ist und seinen Ursprung überwiegend in Angst und Trauer hat, kann den Umgang mit ihnen wesentlich erleichtern und die Gefahr des „gekränkten Rückzugs" minimieren.

28.13 Depression

Depression und Angst sind Geschwister und die häufigsten psychischen Belastungen, die Tumorpatienten berichten. Darüber hinaus gibt es Hinweise, dass depressive Krankheitsverarbeitung mit kürzerer Überlebenszeit einhergeht (Faller 2001; Iwasaki et al. 2002).

Je nach Studie und Untersucher ergibt sich infolgedessen bei einem Fünftel bis zur Hälfte der Patienten psychologisch/psychotherapeutischer Behandlungsbedarf. Besonders bei Palliativpatienten kann es zu einem Einbrechen des Selbstwertes bis hin zur existenziellen Verzweiflung kommen. Die Vulnerabilität nimmt zu und viele fallen – temporär oder dauerhaft – ins berüchtigte „schwarze Loch". Sie scheinen ständig Hilfe zu fordern, sind aber nicht in der Lage, sie auch anzunehmen – trotzdem brauchen sie gerade jetzt Verstehen und Anteilnahme in einer kontinuierlich aufrechterhaltenen Beziehung.

28.14 Verhandeln

Hierunter versteht man eine Art „Handel mit dem Schicksal", den die Patienten durch das Erbringen von Opfern wie Spenden oder Wallfahrten etc. eingehen wollen, darüber hinaus weisen sie gerade jetzt eine erhöhte Bereitschaft auf, sich unbewiesenen Behandlungsmethoden zuzuwenden und ggf. eine Unmenge Geld auch in dubioseste Methoden zu investieren. In Europa wenden rund 36 % der Patienten, „complementary and alternative medicine" (CAM) wie Phytotherapie, Tees, Nahrungsergänzungsmittel und weitere, meist biologisch orientierte Methoden, an (Molassiotis et al. 2005). In bestimmten Patientengruppen geben bis zu 90 % der Betroffenen – besonders Frauen mit gynäkologischen Tumorerkrankungen – an, CAM anzuwenden (Eschiti 2007). Bis zu zwei Dritteln der Palliativpatienten verwenden CAM (Buentzel et al. 2003).

Jetzt ist Information gefragt – und vonseiten der Ärzte kommunikative Kompetenz in der Arzt-Patient-Beziehung – denn an wen sollen sich die Patienten wenden, wenn nicht an „ihren Doktor"?

28.15 Akzeptanz

Diese Phase wird durchaus nicht immer, bzw. nicht dauerhaft, erreicht, denn Akzeptanz bedeutet, sein Leben wie es jetzt ist und damit auch sein Leid anzunehmen – und das ist eine große Aufgabe.

Bis das überhaupt gelingt – was nicht selbstverständlich ist – kommt es oft zu den weiter oben angesprochenen sprunghaften Wechseln. Was gerade noch galt, kann kurz darauf schon wieder ganz anders sein und das kostet Substanz, sowohl die Patienten wie auch die Angehörigen und Behandler. Diese Sprunghaftigkeit ist nicht krankhaft, sondern als Merkmal der Bewältigung zu sehen. Erst, wenn eine der beschriebenen Phasen längerfristig bestehen bleibt, ist Behandlungsbedarf gegeben (vgl. zum Abschn. 28.10 Bewältigungsphasen auch Elisabeth Kübler-Ross 2004). Akzeptanz- und achtsamkeitsbasierte Ansätze werden bislang in der psychoonkologischen Schmerztherapie im Vergleich zu anderen Herangehensweisen vernachlässigt (Jung 1984).

28.16 Trauer

Sobald ein Patient erkannt hat, dass die Grenzen kurativer Behandlung erreicht sind, tief innerlich begriffen hat, dass sein Sein und seine Lebendigkeit akut bedroht sind, beginnt ein zutiefst schmerzlicher Trauerprozess – unabhängig davon, ob er ihn mitteilen will oder nicht.

„Diese Trauer umfasst alles krankheitsbedingte Verlusterleben seiner Gegenwart und Zukunft. Die Trauer um seine Gegenwart lässt ihn begreifen, dass seine Kraft von Tag zu Tag weniger wird, dass seine Fähigkeiten und Fertigkeiten, auf die er stolz war, schwinden, dass keine körperliche Unversehrtheit mehr gilt, dass seine Autonomie kein selbstverständlicher Zustand mehr ist, dass sich seine Rolle im Beruf und in der Familie stark verändert hat" (Müller und Klaschik 2001).

Er gehört nun zu den „Schwerkranken und Sterbenden" und Ziele, die vor kurzem noch erreichbar und lohnend erschienen, sind Utopie geworden, Traum, unerreichbar. Das Leben wird vor seiner Zeit enden und unvollständig bleiben ...

Betrachtet man die oben angegebenen Aspekte der Bewältigung aus dieser Perspektive, wird nachvollziehbar, welche Nöte die Patienten durchleben, wie viel bittere Wehmut ausgehalten sein will.

28.17 Psychologische/psychotherapeutische Begleitung/Therapie

Die Hauptaufgaben dieser Begleitung liegen in der *Verringerung der psychischen Belastung*, der *Reduktion von Hilf- und Hoffnungslosigkeit* sowie der *Reduktion der Schmerzen* und der *Steigerung der Lebensqualität* der Patienten.

Levy et al. (1991) fanden Zusammenhänge zwischen psychosozialen Belastungen und der bis zum Rezidiv verstrichenen Zeit bei Brustkrebspatientinnen, Everson et al. (1996) identifizierten Hilf-und Hoffnungslosigkeit als Risikofaktoren für eine erhöhte Sterblichkeitsrate bei Krebs- und Herz-Kreislauf-Patienten.

28.18 Begleitung

Anteilnehmen und begleiten, klären und ordnen was noch offen ist, wird mit dem Fortschreiten der Palliativsituation immer wichtiger. Ängste und Sorgen nicht wegreden, sondern Ressourcen finden und verfügbar machen sind vorrangige Aufgaben in der psychologischen Begleitung der Patienten, durchaus auch Unterstützung bei zu erledigenden Aufgaben. Auch die Einbeziehung der Angehörigen sollte selbstverständlich sein, mit besonderem Augenmerk auf das Wohl der Kinder oder Enkel der Patienten (Wendtner 1994, 2004a, 2005; Wiener Krebshilfe-Krebsgesellschaft 2005). Die oben angegebenen Aspekte sind ggf. im Rahmen einer Psychotherapie aufzugreifen, darüber hinaus gilt es, die Möglichkeiten der psychologischen Schmerztherapie adäquat einzusetzen (Flor 2003) denn schulmedizinische und psychologische/psychotherapeutische Interventionen ergänzen einander. Flor et al. (1992), fanden in einer 56 Untersuchungen einschließenden Metaanalyse eine signifikante Überlegenheit multidimensionaler Schmerztherapie.

28.19 Diagnostik

In der Schmerzdiagnostik werden Qualität, Quantität und Lokalisation sowie die tageszeitlichen Intensitätsschwankungen der Schmerzen erfasst. Das gesamte Schmerzgeschehen wird so überblickbar. Die Verwendung einer VAS (visuellen Analogskala) in Kombination mit einem Schmerzprotokoll ermöglicht im Rahmen eines Schmerztagebuches die Darstellung des Schmerzverlaufes in Abhängigkeit der Patientenaktivität. Anhand der Ergebnisse wird es für die Patienten möglich, Haushalts-/Freizeitaktivitäten adäquater zu planen, darüber hinaus kann der behandelnde Arzt die Medikation optimieren. Im Gespräch mit dem Psychologen/Psychotherapeuten sind die Lebensumstände der Patienten sowie aktuelle psychosoziale Belastungen zu erheben und die gewonnenen Erkenntnisse entsprechend therapeutisch umzusetzen. Der Einsatz psychometrischer Verfahren ist sinnvoll. Hier sind Instrumente wie z. B. Die Beschwerdenliste (von Zerssen 1976), die HADS-D (Hamilton Anxiety and Depression Scale) (Herrmann-Lingen et al. 1995), der KKG (Kontrollüberzeugungen zu Krankheit und Gesundheit) (Lohaus und Schmitt 1989) der FESV (Fragebogen zur Erfassung der Schmerzverarbeitung) (Geissner 2002) die SES (Schmerzempfindungsskala) (Geissner und Schulte 1996) oder der DSF (Deutscher Schmerzfragebogen) (DGSS – Deutsche Gesellschaft zum Studium des Schmerzes 1997) und bei längerfristigen Betreuungen auch Lebensqualitätsfragebögen wie z. B. der EORTC QLQ-30 (European Organisation for Research and Treatment of Cancer, Quality of Life Questionnaire - 30) (Fayers et al. 1999) zu nennen. In der finalen Phase liegt der Fokus weniger auf dem Befund, es rückt mehr und mehr das Befinden der Patienten in den Vordergrund.

28.20 Verfahren

Anzahl und Vielfalt psychotherapeutischer Behandlungsansätze haben in den letzten Jahren deutlich zugenommen. Kühne et al. (2016) erhoben in ihrer Übersichtsarbeit die in 32 RCTs (Randomized Controlled Trial) angewandten Methoden von schmerzpsychologischen Interventionen bei onkologischen Patienten und fanden, dass die Mehrzahl in Form von Kurzinterventionen, ambulant und im Einzelsetting angewandt wurden. An Interventionsformen kamen mehrheitlich edukative Ansätze, Entspannung – progressive Muskelentspannung, achtsamkeitsbasierte Verfahren wie Mindfulness Based Stress Reduction (MBSR), Hypnose und andere – und verhaltenstherapeutische Verfahren zur Anwendung (Kühne et al. 2016).

Besonders in der Verhaltenstherapie stehen eine ganze Reihe von vielfach 3-stufig aufgebauten Interventionsverfahren zur Verfügung. Der Schwerpunkt der 1. Phase, der Psychoedukation, liegt vor allem auf dem Informationsaustausch zwischen Therapeut und Patient und der Etablierung eines biopsychosozialen Schmerzmodells mit der Ausrichtung auf „Hilfe zur Selbsthilfe". Im 2. Teil, der übenden Phase, geht es vor allem um aktive Schmerzbewältigung mit dem Fokus auf Selbstbeobachtung, erkennen und beeinflussen innerer und äußerer Stressoren und Schmerzbewältigung durch Anwenden verschiedener Techniken (Entspannung, Aufmerksamkeitslenkung, kognitives Umstrukturieren …), sowie Genusstraining. Die erworbenen Fähigkeiten und Fertigkeiten werden in der 3. Phase, der Transferphase, in den Alltag des Patienten integriert.

Die Effektivität psychotherapeutischer Interventionen – auch anderer Schulen – ist mittlerweile unbestritten und erreicht teilweise Besserungen im Bereich des Gesamtschmerzgeschehens von bis zu 60 % (Kröner-Herwig 2006).

Besonders Entspannungsverfahren wie z. B. das autogene Training oder die progressive Muskelrelaxation haben sich – vielfach in Kombination mit Atemübungen, Musik und vor allem Imagination – in der psychologischen Schmerztherapie bewährt. Außerdem gehören sie zu den niederschwelligsten und daher gerne akzeptierten psychologischen Interventionsformen, welche dann auch selbstständig und autonom im Alltag von den Patienten weiter geübt werden.

28.21 Entspannung

Schmerz führt langfristig neben dem eigentlichen Schmerzempfinden zu psychosomatischen Auswirkungen wie dem Anstieg von Pulsfrequenz, Blutdruck und Muskeltonus, aber auch zu Schlafstörungen, Magenproblemen etc. Entspannung reduziert durch eine hypothalamisch gesteuerte Umschaltung die Intensität der Schmerz-Stress-Schmerz-Rückkopplungsschleife und es kommt zu einer durch das Vegetativum vermittelte Minimierung der innerlichen Anspannung unter besonderer Wirkung auf die Amygdala (Mandelkern), sowie zu Ruhe und Wohlbefinden und damit einhergehend zur Reduktion von Schmerzen und in der chemotherapeutischen Behandlung zur Reduktion von Nausea und Vomitus (Yoo et al. 2005). Der Patient erlebt wiederholt, dass er seinem Schmerz nicht mehr hilflos ausgeliefert ist, sondern ihm wirksam begegnen kann. Seine Kontroll- und Kompetenzerwartung steigen, es kommt längerfristig neben der physiologischen auch zu einer affektiven und kognitiven Stress- und damit Schmerzreduktion.

28.22 Progressive Muskelentspannung – PMR (nach Jacobson)

Wenn Sie mit der PMR bisher noch keine Bekanntschaft gemacht haben, gehen Sie am besten wie folgt vor:

Sorgen Sie dafür, in den folgenden 20–30 min nicht gestört zu werden – seien Sie auch nicht auf Stand-by – und machen Sie es sich im Sitzen oder Liegen bequem.

Während der Übung konzentrieren Sie sich auf die angegebenen Muskelgruppen und *spannen* sie deutlich spürbar, aber nicht schmerzhaft (bei bestehenden Schmerzen ggf. nur in der Vorstellung anspannen), für 5–7 *Sekunden* (z. B. von 1–5 zählen), *an*. Dann *entspannen* Sie, indem Sie *los-lassen*.

Nach jedem Anspannen nehmen Sie sich *20–30 Sekunden* Zeit und spüren in dieses *Losgelassen-Haben, Entspannt-Sein, Locker-Sein* … hinein und nehmen es intensiv wahr und fördern es durch Affirmationen wie „ganz ruhig, ganz locker" oder ähnliche, einfache und individuell auf für SIE selbst passende Formulierungen.

Bei regelmäßigem Üben – einmal pro Tag – werden Sie bald eine wohltuende Wirkung wahrnehmen können.

Reihenfolge der Muskelgruppen

- Dominante Hand und Unterarm
- Dominanter Oberarm
- Nichtdominante Hand und Unterarm
- Nichtdominanter Oberarm
- Stirn und Kopfhaut (Stirn runzeln)
- Augen, obere Wangenpartie und Nase (Nase rümpfen)
- Untere Wangenpartie und Kiefer (Zähne leicht aufeinander beißen)
- Schultern, Nacken und Hals (Schultern ein wenig hochziehen, Kopf einziehen wie eine Schildkröte)
- Rücken
- Brust
- Bauch
- Dominanter Gesäßbereich und Oberschenkel
- Dominanter Unterschenkel
- Dominanter Fuß
- Nichtdominanter Gesäßbereich und Oberschenkel
- NichtdominanterUnterschenkel
- Nichtdominanter Fuß

Zum Zurücknehmen der Entspannung erst die Finger und Zehen bewegen, die Hände und Füße und dann recken und strecken, ein paar Mal tief atmen und Augen auf!

Mit entsprechender Übungspraxis – meist nach 2–4 Wochen – ist die Entspannungsreaktion ausreichend konditioniert, um die Muskelgruppen in 4 Bereiche zusammenzufassen. Dann spannt man nacheinander die Muskeln der Arme, des Kopfes, des Rumpfes und der Beine an und entspannt sie wieder. Noch später kann man die Bereiche in Zahlen überführen und entspannt dann, von 1–4 denkend, die betreffenden Bereiche.

Die PMR ist ausgezeichnet mit Imaginationen und Visualisierungen kombinierbar, wie u. a. in der oben angegebenen Untersuchung von Yoo et al. (Wiener Krebshilfe-Krebsgesellschaft 2005) in der Behandlung von Patientinnen mit Mammakarzinom gezeigt werden konnte.

28.23 Imagination

Unter Imaginationen sind sowohl spontan auftretende wie durch Vorstellungen (Visualisierung) hervorgerufene innere Bilder zu verstehen. Sie bieten eine Möglichkeit, mit unserem Unbewussten in Kontakt zu treten und Einfluss auf unsere innere Realität zu nehmen. Therapeuten wie L. LeShan (1983) oder M. Hartmann (1991) entwickelten spezifische Herangehensweisen für Tumorpatienten, C. G. Jung (aktive Imagination) und H.-C. Leuner (kathathym imaginative Psychotherapie [KIP]) entwickelten eigenständige imaginative Psychotherapieverfahren (Jung 1984; Leuner 1986). Aber auch im Rahmen verschiedener anderer Psychotherapieschulen werden Imaginationen (u. a. in der Verhaltens- und Gestalttherapie) oder imaginative Techniken, z. B. im Biofeedback, als Teil der Therapie eingesetzt. In einer entsprechenden Therapie oder unter qualifizierter Anleitung – am besten in Verbindung mit geeigneter Musik – kann der Aufmerksamkeitsfokus vom Schmerz abgelenkt und eine Modifikation der emotionalen und motivationalen Ausrichtung herbeigeführt werden, was in der Regel zum Erleben einer entspannten inneren Realität führt. So wird es möglich, die individuellen inneren Bilder in Eigenregie kreativ auszugestalten und unbewusste intrapsychische Potenziale zur Schmerzreduktion zu entfalten. Da wird es z. B. in Fantasiereisen möglich, an einen Baum als uraltes Schutzsymbol gelehnt die Wärme der Sonne als Kraft in sich aufzunehmen (Wendtner et al. 2012), in einem Spaziergang am Meeresstrand (Wendtner et al. 2014) entlang Ruhe und Weite tiefinnerlich zu empfinden oder in einer heilenden Quelle zu baden …

Aber es ist auch möglich, ganz konkret mit seinem Schmerz in Kontakt zu kommen. Spüren Sie hinein in Ihren Schmerz und lassen ihn eine Farbe bekommen. Verändern Sie diese Farbe. Meist intensiviert heller den Schmerz, dunkler reduziert ihn. Lassen Sie aus einem hellen, grellen, pulsierenden Rot ein fließendes dunkleres Blau entstehen oder ein sich wiegendes Grün – und in der Folge vielleicht einen Bach, in dem sich der blaue Himmel spiegelt und an dessen Ufer grüne Weiden sich sachte im Wind wiegen. Wenn Ihnen Klänge liegen, „hören" Sie ein sanft gespieltes Instrument … ergänzen und fördern Sie ihr Erleben durch eine von Ihnen persönlich als angenehm und entspannend empfundene Musik.

Es ist auch möglich – wenn auch nur im psychotherapeutischen Setting ratsam – dem Schmerz Gestalt, Gesicht und Stimme zu verleihen und ganz konkret mit ihm zu kommunizieren. Auf diesem Weg können alte und ungelöste Konflikte, auslösende Ursachen und aufrechterhaltende Bedingungen identifiziert und im Hier und Jetzt gelöst werden. Ressourcen und Auswege können gefunden und unter therapeutischer Anleitung umsetzbar werden.

28.24 Musik

Musik machen Menschen weltweit seit frühester Zeit. Die ältesten als solche identifizierten Musikinstrumente werden auf ein Alter von 50.000 Jahren datiert (Spitzer 2003). Funde wie z. B. ein in der Ukraine gefundener Mammutschädel, der als Trommel verwendet wurde, oder Flöten aus Vogelknochen bestätigen das eindrucksvoll.

Ob nun das Obertonsingen sibirischer Schamanen oder ayurvedische Musiktherapie – in vielen Kulturen bilden Musik und Gesang seit jeher wesentliche Bestandteile traditioneller Medizinformen. Erste bildliche Quellen sind babylonische und altägyptische Fresken, erste schriftliche Belege für die Anwendung von Musik zu Heilzwecken finden sich auf assyrischen Keilschrifttafeln.

Den Ursprung der Musikwirkung vermuten Forscher in einer bereits im Mutterleib stattfindenden Konditionierung des Fetus auf die akustischen Signale im Mutterleib, wie den mütterlichen Herzschlag, ihren Atemrhythmus und die Sprache. Panksepp (1998) fand Belege dafür, dass Musik bereits beim erstmaligen Hören nicht einfach nur als Geräusch wahrgenommen wird, was für die Existenz entwicklungsgeschichtlich angelegter „Erkennungsmuster" spricht. Musik und Rhythmen entfalten direkt, unter Umgehung des Intellektes, eine affektive Wirkung und vermitteln emotionale Informationen, wie auch Untersuchungen von Spintge (2000) belegen. Er weist besonders auf den Rhythmus als Strukturmerkmal und Wirkprinzip der Musik in der Schmerztherapie hin und identifiziert verschiedene Wirkungen der Musik wie z. B. Dämpfung der Stressreaktion, Ablenkungseffekt und Aufmerksamkeitsfokussierung. Vorliegende Forschungsergebnisse belegen einen therapeutischen Benefit durch die Verwendung von Musik – auch in Verbindung mit einer gesprochenen Entspannungsanleitung – als eine nebenwirkungsfreie, nonpharmakologische Ergänzung im Rahmen einer qualifizierten Schmerztherapie (vgl. (Kullich et al. 2003; Wendtner et al. 2000), durch die sogar die Gabe von Analgetika und Sedativa deutlich reduziert werden kann (Miller et al. 2002). Vgl. dazu auch Bernatzky et al. (2012).

28.25 Qigong

Qigong ist zwar keine psychologische Interventionsform, sondern eine rund 5000 Jahre alte Meditationsweise der Traditionellen Chinesischen Medizin, entfaltet aber messbare Wirkung (Friedrichs et al. 2003) auf Körper, Geist und Seele und kann nachhaltig zur Besserung der Lebensqualität von Gesunden und Kranken beitragen (Wendtner 2004b, 2005, 2012). Im Rahmen des Qigong – frei übersetzt: Arbeit mit Lebensenergie – wird Schmerz als ein „Schrei des Gewebes nach fließender Energie" aufgefasst, denn Gesundsein in all seinen Dimensionen wird bestimmt durch den harmonischen Fluss des Qi im Rhythmus von Yin und Yang. Kommt es zu Disharmonien wie Stauungen oder Stagnation in diesem Fließen, sind Unwohlsein, Schmerzen und auf lange Sicht massive gesundheitliche Probleme die Folge.

Im Qigong werden in innerer Achtsamkeit, in langsamen, sanften Bewegungen und auch in stillen, nichtbewegten Übungen diese Disharmonien aufgehoben und der Fluss des Qi reguliert.

Gerade auch palliative Patienten berichten von mehr innerer Ruhe und weniger Schmerzen, wie u. a. in einer Untersuchung am Stanford Center for Integrative Medicine at Stanford University Hospital and Clinics in Kalifornien bestätigt wurde.

Von 334 Krebspatienten, die Qigong im Rahmen dieser Untersuchung beurteilten, gaben 78 % eine Stressverminderung an, 74 % eine Verbesserung ihres Wohlergehens, 58 % einen Anstieg ihres Energielevels und 22 % der Teilnehmer berichteten eine Schmerzreduktion (Rosenbaum et al. 2004).

In einem RCT von Oh et al. (2010) wurde die Wirkung „medical qigong" bei 162 Patienten aus 3 mit Universitäten zusammenarbeitenden Kliniken untersucht. Im Vergleich zu den Kontrollgruppen ergaben die statistischen Analysen deutlich bessere Werte für die Probanden der Qigong übenden Gruppen hinsichtlich QOL (Quality of life) ($p < 0,001$), Fatigue ($p < 0,001$), Stimmungslage ($p > 0,021$) und dem Entzündungswert CRP (C-reaktives Protein) ($p < 0,044$) (Oh et al. 2010).

Auch bei Schmerzen nach einer Operation bei Brustkrebs erwies sich Qigong als hilfreich: In einer Pilotstudie wurden nach 12 Wochen Verbesserungen der Schmerzstärke ($p = 0,0002$), der subjektiven Beeinträchtigung durch diese Schmerzen ($p = 0,003$) gefunden, auch Fatigue ($p = 0,001$), Angstzustände ($p = 0,01$), Depressionen ($p = 0,02$), der wahrgenommene Stress ($p = 0,005$), der Selbstwert ($p = 0,04$) und das Katastrophisieren ($p = 0,01$) besserten sich. Weitere positive Resultate ergaben sich hinsichtlich der Lebensqualität und der Schulterbeweglichkeit. Diese Effekte wurden auch noch 6 Monate nach dem Abschluss der Studie berichtet. Außerdem wurden keine Nebenwirkungen berichtet, nur 4 Teilnehmerinnen meldeten geringfügige, vorübergehende Schmerzen (Panksepp 1998).

28.26 Lebensqualität

Entscheidend für die Lebensqualität ist für Schmerzpatienten in erster Linie Schmerzlinderung bis hin zur Schmerzfreiheit, erreichbar durch einen interdisziplinären Einsatz aller relevanten Disziplinen im Rahmen einer multiprofessionellen, integrierten Schmerztherapie.

Das bedeutet auch die Notwendigkeit, die Schmerztherapie für die Patienten transparenter zu machen, um ihnen zu ermöglichen, ihre nahezu ausschließlich organisch ausgerichtete Sichtweise zu modifizieren und ihren Schmerz als das komplexe Ganze zu verstehen, welches er ist – verbunden vor allem mit der Information, was und wie sie selbst zu einem Gelingen der Therapie beitragen können.

Denn hohe internale Kontrollüberzeugung, und hohe Selbstwirksamkeitserwartung reduzieren Schmerz nachweislich. In der Folge sollte es für die Patienten möglich werden, im Rahmen einer eigenverantwortlichen, aktiven Beteiligung (Dengg et al. 2004) selbst zum Gelingen ihrer Schmerztherapie und damit zur Steigerung ihrer Lebensqualität – von Beginn der Palliativsituation an – beizutragen (Oh et al. 2010; Wendtner et al. 2000, 2012).

28.27 Ausblick/Ziele

Die Schmerztherapie umfasst in der Palliativsituation wesentlich weitergehende Bereiche als nur eine adäquate medizinische Schmerzeinstellung und Symptomkontrolle. Vor allem die weiter oben angeführte psychologisch/psychotherapeutische Begleitung ist im Rahmen einer qualifizierten integrativen Schmerztherapie ein wesentlicher Faktor, ebenso sind spirituelle, pflegerische, physiotherapeutische und diätetische Aspekte zu integrieren.

Qualifizierte Information und Beratung hinsichtlich der von vielen Patienten angewandten alternativen Methoden sollte selbstverständlich werden (Dengg et al. 2004). Einerseits, um unerwünschte oder sogar gefährliche (Wechsel-)Wirkungen auszuschließen, Quacksalberei und Kurpfuscherei zu enttarnen, und andererseits, um den erreichbaren Benefit durch Herangehensweisen wie z. B. Qigong, Akupunktur (Litscher et al. 2004) oder Musiktherapie (Clemens-Cortes 2004) adäquat zu kommunizieren.

Des Weiteren ist eine flächendeckende Palliativversorgung, bestehend aus mobilen, ambulanten und stationären Einrichtungen zu fordern. Betrachtet man die zu erwartende Entwicklung der Alterspyramide, die aktuellen Schätzungen allein hinsichtlich der Häufigkeit von Krebserkrankungen in den westeuropäischen Ländern, erscheint eine qualifizierte Versorgung der Patienten ohne einen Ausbau palliativ orientierter Versorgungsstrukturen nicht vorstellbar (Bernatzky 2004; Strohscheer 2009). Darüber hinaus sind weitreichende, die Medien mit einbeziehende gesundheitspsychologisch angelegte Interventionen in Form von Aufklärung, Information und Seminaren/Kursen hinsichtlich gesundheitsrelevanter Lebensstiländerungen eine ökonomische Notwendigkeit, wenn die zu erwartende Kostenexplosion nicht alle finanziellen Rahmen des Gesundheitswesens sprengen soll.

Hier kann auch Qigong ein Weg sein, Gesundheit länger zu erhalten und die Lebensqualität von Kranken – gerade auch Palliativpatienten – hoch zu halten (Ng und Tsang 2009).

Literatur

Bandura A (1977) Self-efficacy: toward a unifying theory of behavior change. Psychol Rev 84:191–215

Bernatzky G (2004) Flächendeckende Strukturen für Palliativversorgung gefordert. Schmerznachrichten. Z Österr Schmerzges 4:11

Bernatzky G, Strickner S, Wendtner F, Presch M (2012) Music: a non-pharmacological Intervention in clinical pain patients. In: Oxford University Press, Oxford (Hrsg. MacDonald, Kreutz)

Buentzel J, Glatzel M, Bruns F, Kisters K (2003) Use of complementary/alternative therapy methods by patients with breast cancer. Forsch Komplementarmed Klass Naturheilkd 10:304–308

Carver CS, Scheier MF, Weintraub JK (1989) Assesing coping strategies: a theoretically based approach. J Pers Soc Psychol 56:267–283

Clemens-Cortes A (2004) The use of music in facilitating emotional expression in the terminally ill. Am J Hosp Palliat Care 21:255–260

Dengg G, Casileth BR, Yeung KS (2004) Complementary therapies for cancer-related symptoms. J Support Oncol 2:419–426, discussion 427–429

DGSS – Deutsche Gesellschaft zum Studium des Schmerzes (1997) Deutscher Schmerzfragebogen. www.dgss.org

Dilling H, Mombur W, Schmidt MH (2005) Internationale Klassifikation psychischer Störungen. Hans Huber, Bern

Egle UT, Egloff N, von Känel R (2016) Stress induced hyperalgesia (SIH) as a consequence of emotional deprivation and psychosocial traumatization in childhood: implications for the treatment of chronic pain. Schmerz 30:526–536

Eschiti VS (2007) Lesson from comparison of CAM use by women with female-specific cancers to others: it's time to focus on interaction risks with CAM therapies. Integr Cancer Ther 6:313–344

Everson SA, Goldberg DE, Kaplan GA, Cohen RD, Pukkala E, Tuomilehto J, Salonen JT (1996) Hopelessness and risk of mortality and incidence of myocardial infarction and cancer. Psychosom Med 58:113–121

Faller H (2001) Krankheitsbewältigung und Überlebenszeit bei Krebskranken. Psychotherapeut 46:20–35, Springer

Fayers P, Aaronson N, Bjordal K, Curran D, Groenvold M (1999) EORTC scoring manual, 2. Aufl. Quality of Life Unit, EORTC Data Center, Brussels

Flor H (2003) Wie verlernt das Gehirn den Schmerz? Verletzungsbezogene und therapeutisch induzierte neuroplastische Veränderungen des Gehirns bei Schmerz und psychosomatischen Störungen. In: Schiepek G (Hrsg) Neurobiologie der Psychotherapie. Schattauer, Stuttgart

Flor H, Fydrich T, Turk DC (1992) Efficiacy of multidisciplinary pain treatment centers: a metaanalytic review. Pain 49:221–230

Friedrichs E, Pfistner B, Aldridge D (2003) Qigong-Yangsheng-Übungen in der Begleitbehandlung bei Migräne und Spannungskopfschmerz. In: Medizinische Gesellschaft für Qigong-Yangsheng e. V. (Hrsg) Zeitschrift für Qigong-Yangsheng, Bonn, S 101–112

Geissner E (2002) FESV Fragebogen zur Erfassung der Schmerzverarbeitung. Hogrefe, Göttingen

Geissner E, Schulte A (1996) SES Die Schmerzempfindungsskala. Hogrefe, Göttingen

Goebel S, Baumann B, Steinert A, Reppenhagen S, Faller H (2010) Erhöhter Schmerz nach orthopädischen Operationen. Depression als starker Prädiktor. Schmerz 24(1):54–61

Grolimund J, Studer M, Stewart JA, Egloff N, Holtforth GM (2018) Typen der Schmerzverarbeitung bei Patienten mit chronischen Schmerzen. Schmerz 2018(32):39–47

Hartmann SM (1991) Praktische Psycho-Onkologie. Pfeiffer, München

Häuser W (2008) Fibromyalgiesyndrom. Schmerz 22:239–240

Herrmann-Lingen C, Buss U, Snaith RP (1995) HADS-D Hamilton Anxiety and Depression Scale. Hans Huber, Bern

Hofmann V, Margulies A (1994) Schmerz. In: Margulies A, Fellinger K, Kroner T, Gaisser A (Hrsg) Onkologische Krankenpflege. Springer, Berlin/Heidelberg, S 270–330

https://www.meduniwien.ac.at/msi/mias/papers/Endel2013.pdf. Schmerzversorgung in Österreich, S. 25

https://www.schmerzgesellschaft.de/topnavi/patienteninformationen/schmerz# (2019)

Iwasaki M, Otani T, Sunaga R, Miyazaki H, Xiao L, Wang N, Yosiaki S, Suzuki S (2002) Social networks and mortality based on the Komo-Ise study in Japan. Int J Epidemiol 31:1208–1218

Jacobson R, Møldrup C, Christrup L, Sjøgren P, Hansen OB (2010) Psychological and behavioural predictors of pain management outcomes in patients with cancer. Scand J Caring Sci 24:781–790

Jung CG (1984) Grundwerk C. G. Jung. Walter, Olten

Kröner-Herwig B (2006) Evidenzbasierte psychologische Schmerztherapie: Beispiel Kopf- und Rückenschmerz. 14. Jahrestagung der Österreichischen Schmerzgesellschaft. Abstractband. ÖSG. Steyr

Kübler-Ross E (2004) Erfülltes Leben, würdiges Sterben. Gütersloher Verlagshaus, Gütersloh

Kühne F et al (2016) Schmerzpsychologische Interventionen bei onkologischen Patienten. Schmerz 30:496–509. Springer, Berlin/Heidelberg

Kullich W, Bernatzky G, Hesse H-P, Wendtner F, Likar R, Klein G (2003) Musiktherapie – Wirkung auf Schmerz, Schlaf und Lebensqualität bei Low Back Pain. Wien Med Wochenschr 153:217–221

Lazarus RS, Launier R (1978) Stress related transactions between persons and environment. In: Pervin IA, Lewis M (Hrsg) Perspectives in international psychology. Plenum Press, New York, S 278–327

LeShan L (1983) Psychotherapie gegen den Krebs. Rowohlt, Reinbek

Leuner H-C (1986) Die Grundprinzipien des Katathymen Bilderlebens (KB) und seine therapeutische Effizienz. In: Singer JL, Pope KS (Hrsg) Imaginative Verfahren in der Psychotherapie. Junfermann, Paderborn

Levenson H (1972) Distinctions within the concept of internal-external locus of control. In: Proceedings of the 80th Annual Convention of the American Psychological Association, Bd 7, S 261–262
Levy SM, Herberman RB, Lippman M, D'Angelo T, Lee J (1991) Immunological an psychosocial predictors of disease reurrence in patients with early-stage breast-cancer. Behav Med 17:67–75
Likar R (2005) Grundlagen der Tumorschmerztherapie. Schmerznachrichten. Z Österr Schmerzges 1:9
Litscher G, Rachbauer D, Ropele S, Wang L, Schikora D (2004) Die schmerzfreie Laser-„Nadel"-Akupunktur moduliert die Gehirnaktivität: Erste Nachweise mit funktioneller transkranieller Dopplersonografie (fCTD) und funktionellem Magnetresonanzimaging. Schmerz Akupunktur 1:4–11
Lohaus A, Schmitt GM (1989) Fragebogen zur Erhebung von Kontrollüberzeugungen zu Krankheit und Gesundheit (KKG). Hogrefe, Göttingen
Miller K, Reschen M, Hoeller E, Wendtner F, Bernatzky G (2002) Perioperative Anwendung von Musik und Entspannungsanleitung: Kosten-Nutzen-Analyse. Eingereicht für den 3. Kongress der Deutschen Gesellschaft für Psychologische Schmerztherapie Roseneck, Prien am Chiemsee, Bayern
Molassiotis A, Fernadez-Ortega P, Pud D et al (2005) Use of complementary and alternative medicine in cancer patients: a European survey. Ann Oncol 16:655–663
Moorey S, Greer S (2002) Cognitive behaviour therapy for people with cancer. Oxford University Press, Oxford
Müller M, Klaschik E (2001) Möglichkeiten und Ziele psychosozialer Betreuung und Trauerbegleitung. Schmerz 15:333–338
Ng BHP, Tsang HWH (2009) Psychophysiological outcomes of health qigong for chronic conditions: a systematic review. Psychophysiology 46:257–269. Wiley Periodicals. www.pubmed.com
Oh B, Butow P, Mullan B, Clarke S, Beale P, Pavlakis N, Kothe E, Lam L, Rosenthal D (2010) Impact of Medical Qigong on quality of life, fatigue, mood and inflammation in cancer patients: a randomized controlled trial. Ann Oncol 21(3):608–614
Panksepp J (1998) Affective neuroscience. Oxford University Press, New York
Rosenbaum E, Gautier H, Fobair P, Neri E, Festa B, Hawn M, Andrews A, Hirshberger N, Selim S, Spiegel D (2004) Cancer supportive care, improving the quality of life for cancer patients. A program evaluation report. Springer, Berlin/Heidelberg/New York/Tokyo
Rotter JB (1966) Generalized expectancies for internal versus external control reinforcement. Psychol Monogr 80:1–28
Rotter JB (1975) Some problems and misconceptions related to the construct of internal versus external control of reinforcement. J Consult Clin Psychol 43:56–67
Schön J, Gerlach K, Hüppe M (2007) Einfluss negativer Stressverarbeitung auf postoperatives Schmerzerleben und -verhalten. Schmerz 21:146–153
Spintge R (2000) Musik in Anästhesie und Schmerztherapie. Anästhesiol Intensivmed Notfallmed Schmerzther 35:254–261
Spitzer M (2003) Musik im Kopf. Schattauer, Stuttgart
Statistik Austria (2019) Gesundheitszustand, chronische Erkranungen. www.statistik.at
Strohscheer (2009) Palliativmedizin in Europa. In: Werni-Kourik M, Likar R, Strohscheer M, Zdrahal F, Bernatzky G (Hrsg) Palliativmedizin – Lehrbuch für Ärzte, Psychosoziale Berufe und Pflegepersonen. UNI-MED, Bremen
Wendtner F (1994) Soziale Netzwerke und soziale Unterstützung bei Tumorpatienten. Unveröffentlichte Diplomarbeit, Universität Salzburg
Wendtner F (2004a) Psychoonkologie in der Landesklinik für Innere Medizin 3 in Salzburg. In: Jahrbuch der Psychoonkologie. Österreichische Gesellschaft für Psychoonkologie, Wien, S 96–99

Wendtner F (2004b) Erfahrungen aus der Praxis – Qigong in der psychologischen Begleitung von Patienten. Periodikum Österr Qigongges 16:14–15

Wendtner F (2005) Qigong und Lebensqualität bei chronischen Erkrankungen. Periodikum Österr Qigongges 17:14–15

Wendtner F (2012) Qigong an der Universitätsklinik für Innere Medizin III der Paracelsus Medizinischen Universität (PMU). Salzburg Periodikum Österr Qigongges 34(1):7–10

Wendtner F (2017) Kommunikation. Spezielle Schmerztherapie. Vortrag im Rahmen von „Tagen auf hoher See"

Wendtner F, Kovar R, Bernatzky G (2000) Entspannung bei Schmerzen. clara lumina, Salzburg

Wendtner F, Kovar R, Wenger A, Bernatzky G (2012) Entspannung bei Stress 1. clara lumina, Salzburg

Wendtner F, Flock T, Bernatzky G (2014) Entspannung bei Stress 2. clara lumina, Salzburg

Wiener Krebshilfe-Krebsgesellschaft (2005) Mama/Papa hat Krebs. Wiener Krebshilfe, Wien

Yoo HJ, Ahn SH, Kim SB, Kim WK, Han OS (2005) Efficacy of progressive muscle relaxation training an guided imagery in reducing side effects in patients with breast cancer and in improving their quality of life. Support Care Cancer 13:826–833

von Zerssen D (1976) Die Beschwerdenliste. Manual. Beltz, Weinheim

Nichtmedikamentöse schmerztherapeutische Methoden in der Palliativmedizin

29

Günther Bernatzky und Rudolf Likar

Inhaltsverzeichnis

29.1 Übersicht an nicht medikamentösen Schmerztherapieverfahren (NMMs) mit Kurzkommentaren an Hand einiger Beispiele (Bernatzky et al. 2007; Parris und Abdi 2007; Lee und Raja 2011) 280
Literatur 284

Schmerz ist ein schwer belastendes, tief unangenehmes Phänomen, das häufig auf Grund eines multifaktoriellen Geschehens eine Dimension erreicht, die die Lebensqualität drastisch reduziert und sich für viele Menschen kaum noch ertragen lässt. Je fortgeschrittener die palliative Erkrankung ist, desto stärker treten Nebenwirkungen in den Vordergrund. Häufig sind Aussichtslosigkeit, Grübeln, Ängste, Schlaflosigkeit, Isolation und Depression Negativverstärker dieser Situation. Manche Patienten klammern sich dann an alle möglichen Angebote. Die Hälfte der onkologischen Patienten nimmt im Lauf ihrer Erkrankung alternative Heilmethoden in Anspruch (Filshie 1988; Morant et al. 1991). Gerade

G. Bernatzky (✉)
Fachbereich für Biowissenschaften, Arbeitsgruppe für Schmerz/Musikforschung, Universität Salzburg, Salzburg, Österreich
e-mail: guenther.bernatzky@plus.ac.at

R. Likar
MSC Landeskrankenanstalten-Betriebsgesellschaft – KABEG, Klinikum Klagenfurt am Wörthersee, Abteilung für Anästhesiologie und Intensivmedizin, Klagenfurt, Österreich

© Der/die Autor(en), exklusiv lizenziert an Springer-Verlag GmbH, DE, ein Teil von Springer Nature 2023
G. Bernatzky et al. (Hrsg.), *Schmerzbehandlung in der Palliativmedizin*,
https://doi.org/10.1007/978-3-662-64329-7_29

auf dem Gebiet der nicht medikamentösen Schmerztherapie werden unter dem Synonym „Alternative oder komplementäre Verfahren" so manche naturheilkundliche Methoden angepriesen, die kaum evaluiert sind.

29.1 Übersicht an nicht medikamentösen Schmerztherapieverfahren (NMMs) mit Kurzkommentaren an Hand einiger Beispiele (Bernatzky et al. 2007; Parris und Abdi 2007; Lee und Raja 2011)

Eine Übersicht an NMMs zu geben ist bei der Fülle und der fehlenden exakten Definition schwierig. Im angloamerikanischen Sprachgebrauch existiert die Abkürzung CAM, die für „Complementary and Alternative Medicine" steht. Im europäisch-deutschsprachigen Bereich hat sich der Begriff Ganzheitsmedizin stärker etabliert. Dabei wird der ganzheitliche Zugang zum Menschen als „Körper-Geist-Seele-Einheit" betont.

Übersicht an Nichtmedikamentösen Schmerztherapiemethoden (Parris und Abdi 2007; Lee und Raja 2011): 5 Kategorien:

1) **Biologische Therapien:** Kneipp, Wärme/Kälte, Heilmittel, Klimatherapie
2) **Alternative, tradierte Medizinsysteme außereuropäischer Kulturkreise:** TCM, Akupunktur, Akupressur
3) **Manipulative körperbezogene Therapien:** Physikalische Therapie (TENS, Massage), Osteopathie, Manualtherapie, Massagen u. a.
4) **Mind-body-Therapie:** Qigong, Yoga, TaiJi-Quan, Meditation, Musiktherapie, Psychologische Methoden (Hypnose, Entspannungsverfahren, Kognitive Behaviorale Therapien, Achtsamkeit, u. a.)
5) **Aus europäischen Heiltraditionen entwickelte Verfahren:** Homöopathie, Anthroposophie u. a.

Beispiele in alphabetischer Reihenfolge: Aromatherapie, Biowave, Biofeedback (s. S. 235–240), Heilfasten, Homöopathie, Lichttherapie, Magnetresonanztherapie, Musiktherapie (s. S. 229–234), Neuraltherapie, Ordnungstherapie, Orthomolekulare Therapie, Orthopädische Interventionen (manuelle Therapie, Reflextherapien, therapeutische Lokalanästhesie, Trockennadelung, Mobilisation, neuromuskuläre Techniken), physikalische Therapie (Bewegungstherapie, Elektrotherapie – TENS (s. S. 241–250), Hydrotherapie, Lagerungen, Lasertherapie, Magnetfeldtherapie, manuelle Medizin/Osteopathie, Massagetechniken, Thermotherapie, Infrarot-, Hochfrequenz-, Ultraschalltherapie, Wärme-/Kältetherapie), Phytotherapie, psychologische Verfahren (s. S. 203–222) (Entspannungsmethoden, Humor (s. S. 251–254), Hypnotherapie, Imaginationsverfahren, kognitive Methoden), traditionelle und chinesische Medizin (Akupunktur, Kräuterheilkunde, energetische Übungen, Ernährungslehre, Massage, Moxibustion) und andere Methoden.

29 Nichtmedikamentöse schmerztherapeutische Methoden in der Palliativmedizin

Einige der oben genannten Methoden und Verfahren werden häufig unter der Bezeichnung Gegenirritationsverfahren zusammengefasst (Dobos und Rampp 2003; Radbruch und Zech 1997). Damit werden jene Verfahren bezeichnet, bei denen gezielt gesetzte Reize in der Peripherie das körpereigene Schmerzhemmsystem über den Weg des Gate-Control-Systems stimulieren.

Bei akuten Schmerzen steht die Pharmakotherapie im Vordergrund. Unterstützend werden häufig folgende NMMs eingesetzt:
Ruhigstellung betroffener Körperteile, Operationstechnische Aspekte, Verbandwechsel, Manualtherapie; Kühlung und Vereisung bei akuten Traumata, insbesondere bei Sportverletzungen, Wärmebehandlung (auch Hydrotherapie); Elektrotherapie (Galvanisation, Mikrowelle u. a.), Oberflächenanästhesie, Physiotherapie und Akupunktur.

Einige ausgewählte Beispiele
Erfolge zur Linderung von Symptomen treten nach dauerhafter Änderung des Lebensstils ein. Dies wird in der so genannten **Ordnungstherapie,** die eine wesentliche Säule der klassischen Naturheilkunde ist, als Ziel angestrebt. Sie hat Erfolge bei chronischen Schmerzen, Fibromyalgie, Schmerzen bei Brustkrebs, chronische Kopfschmerzen und rheumatische Erkrankungen gebracht (Dobos und Rampp 2003).

Wesentliche Indikationen des **therapeutischen Fastens (Heilfasten)** sind die chronische Polyarthritis und chronische Schmerzerkrankungen wie z. B. die Migräne (Müller et al. 2001).

Akupunktur wird von einigen Ärzten bei Aids-Kranken oder bei Parkinsonpatienten verwendet (Boping 1992). Der prophylaktische Einsatz in der antiemetischen Therapie vor und während einer Chemotherapie oder in anderen Fällen der Symptomkontrolle scheint vielversprechend.

Obwohl **Homöopathie** häufig verwendet wird, ist die Plausibilität des homöopathischen Prinzips nach wie vor stark umstritten.

Durch eine **Physiotherapie** kann eine schmerzbedingte Inaktivierung unterbrochen werden. Dieses Wirkprinzip liegt den verschiedenen Anleitungen zur Rückenschulung zu Grunde und wird auch für ältere Menschen empfohlen. Die Besonderheit der Physiotherapie besteht darin, dass die aktive Mitarbeit des Patienten gefordert ist. Die Bewegungstherapie hängt in erster Linie von der Belastbarkeit des Patienten ab. Sie ist überall dort angebracht, wo es sich um Kopfschmerzen, Fibromyalgie, Gonarthrose, Migräne, PCP oder chronische Rückenschmerzen handelt. Eine konstante Durchführung eines Trainingsprogrammes von 30–60-minütiger Dauer von durchschnittlich 2–3-mal pro Woche ist sinnvoll. Die therapeutischen Ziele der **Massage** umfassen im Großen und Ganzen eine Verbesserung der Mikrozirkulation, der Beseitigung einer regionalen Gewebsischämie, der Ödemreduktion und der Detonisierung schmerzhafter Muskelverspannungen bzw. Muskelhärten. Viele Patienten berichten, dass z. B. Reiben oder Massieren einer schmerzhaften Stelle eine Schmerzlinderung bringt. **Manuelle Lymphdrainage:** Häufig treten zusätzlich zum Tumor belastende Ödeme auf: Hierbei kann durch manuelle, vorsichtige, druckminimale Beeinflussung der Lymphgefäße eine beschleunigte Füllung der Lymphkapillaren im Interstitium erfolgen. Dadurch erfolgt eine rasche ödemverringernde Wirkung und damit auch eine wesentliche psychische Entlastung des Patienten. Häufig bringen **Wärmeoder Kältepackungen** eine Erleichterung bei Muskelverspannungen. So ist damit eine Verbesserung bei Kopfschmerzen, Rückenschmerzen oder Gelenkschmerzen nachweisbar. Wärmflaschen sind bei Koliken hilfreich. Die Anwendung der Wärmetherapie (Packungen, Bäder, Wickel) muss ausreichend lang gewählt werden, um eine Wärmeleitung zu ermöglichen. Die Kältetherapie sollte bei 1 bis max. 3 Min. Anwendungszeit liegen. Dabei kommt es über eine Vasokonstriktion, einer Reizung der Sensoren und einer Aktivierung der Gate Control Mechanismen zu einer Reduzierung der Schmerzreizwahrnehmung. Reflektorisch erfolgt dadurch eine Vasodilatation mit einer Hyperämie und einer Stoffwechselsteigerung. Die Kälte blockiert Schmerznozizeptoren in der Haut und verringert die nozizeptive Schmerzreizleitung und senkt die Temperatur in tieferen Gewebeschichten, wobei auch die im Entzündungsgeschehen maßgeblich beteiligten Zytokine gehemmt werden. Eine Kombination von Kurzzeitkryo und Dehnreizen führt zu einer deutlichen Linderung myofascialer Schmerzzustände.

Kältetherapie in Form von Eisbeutel oder einer Gelfüllung kann bei rheumatoider Arthritis Schmerzen und Schwellungen reduzieren.
Lasertherapie bei venösen Ulcera: Die Lasertherapie wirkt analgetisch, antiinflammatorisch, antiödematös und auch biostimulatorisch. Dabei erfolgt eine vermehrte Stimulation des Zellstoffwechsels durch eine Steigerung der ATPSynthese, eine Beschleunigung der Mitoserate und eine verstärkte Anregung der Fibroblastenbildung sowie eine Stimulation der Mikrozirkulation durch eine Kapillardilatation. Bei venösen Ulcera, sofern keine periphere Verschlusskrankheit vorliegt, ist eine Schmerzlinderung innerhalbvon 2–3 Wochen realistisch. Bei polyneuropathischen Schmerzen kann es anfangs auch zu einer Schmerzverstärkung kommen. Dies stellt eine Reaktion der Laserbehandlung dar, da hierbei neue Kapillaren gebildet werden. In der Anwendung ist darauf zu achten, dass die Intensität der Therapie bis zur Schmerzgrenze erfolgt. Täglich wird die Intensität gesteigert. Innerhalb von 3–4 Wochen ist eine deutliche Wundheilung mit einer Schmerzlinderung feststellbar. Sowie in vielen anderen Schmerztherapiemethoden müssen auch bei der Lasertherapie dem Patienten Informationen über die durchzuführende Schmerztherapie gegeben werden. Wissenschaftliche Studien zur Lasertherapie sind nach wie vor im Gange (Simunovic 2000).

Die großen Vorteile der nicht medikamentösen Schmerztherapieverfahren liegen darin, dass häufig eine Steigerung des physischen und emotionalen Wohlbefindens feststellbar ist. Es werden damit einerseits körpereigene Vorgänge aktiviert (Stimulierung des Immunsystems) (Radbruch und Zech 1997) und andererseits wird die körpereigene Schmerzhemmung stimuliert. Die Patienten lernen, selbst etwas gegen ihre Schmerzen zu unternehmen, sie bauen damit ihre Kompetenzüberzeugung auf und gewinnen an Vertrauen u. a. auch in die medizinische Therapie und schöpfen Hoffnung für eine Verbesserung ihrer

Krankheit bzw. der Symptome. Grundsätzlich sind nicht medikamentöse Schmerztherapiemethoden in all jenen Fällen angebracht, wo Patienten diese Methoden bevorzugen, bei Patienten mit schlechter Verträglichkeit oder mit Kontraindikationen der medikamentösen Methoden, bei Patienten mit ungenügendem oder fehlendem Ansprechen medikamentöser Behandlung, bei Patienten mit bestehender oder geplanter Schwangerschaft oder bei Patienten mit lang anhaltendem oder exzessivem Medikamentenmissbrauch. Wenn es gelingt, die Patienten zur tatsächlichen Mitarbeit zu gewinnen, steigt die Compliance an und der Therapieerfolg ist erhöht. Daneben führen diese Methoden bei richtiger adjuvanter Anwendung zu einer Reduktion der benötigten Analgetika und auch zu einer Reduktion der Nebenwirkungen. Unbedingt gilt die Forderung, dass zertifizierte Medizingeräte verwendet werden und sowohl die Nebenwirkungen als auch die Kontraindikationen bekannt sein müssen.

Eine sinnvolle Anwendung verschiedener Schmerztherapieverfahren im Sinne einer **ganzheitlichen Therapie** (konventionelle und nicht medikamentöse Methoden) ist in den meisten Fällen mit chronischen Schmerzen angebracht und findet um so mehr Anwendung, je fortgeschrittener die Chronifizierung bereits ist.

Als Nachteile der nicht medikamentösen Methoden gelten die hohe Erwartungshaltung, das Fehlen von Studien, die die Langzeiteffekte zeigen, das Fehlen von Guidelines, und schließlich fehlen in vielen Fällen gute wissenschaftliche randomisierte Placebokontrollierte Blindstudien.

Allgemeine Richtlinien, wie z. B. die individuelle Anpassung der Therapieform an die Schmerzen bzw. die Berücksichtigung der besonderen Lebensumstände und der Compliance der Patienten, ist bei der Anwendung nicht medikamentöser Therapiemethoden ebenso von Bedeutung wie bei der Anwendung medikamentöser Methoden. Im Sinne einer heute geforderten „Evidence-based Medicine" müssen auch diese nicht medikamentösen Methoden klar auf deren Wirksamkeit und Nebenwirkung bewiesen sein (Sackett et al. 1996)!

Nichtmedikamentöse Methoden kommen bei chronischen Schmerzen verstärkt zur Anwendung. Bei akuten Schmerzen werden sie dann verstärkt eingesetzt, wenn folgende Grenzen der Anwendung pharmakologischer Substanzen vorliegen:

1. Die wesentliche Grenze der Pharmakotherapie akuter Schmerzen liegt in individuellen Unverträglichkeiten (konstitutionell, hereditär, Komorbidität) sodass adäquate Pharmaka nicht eingesetzt werden können oder die notwendige Dosierung nicht ausgereizt werden kann!
2. Unkenntnis über adäquates Vorgehen
3. unzureichende Einbeziehung psychologischer und emotioneller Faktoren
4. Gesellschaftliche Vorurteile gegenüber Pharmakologische Methoden
5. Opiophobie.

In erster Linie liegt es aber an der Person des Arztes und Therapeuten, auf den Patienten einzugehen und die individuell richtige adjuvante Therapieform aus der Fülle der NMMs auszuwählen.

Auch wenn nicht alle nicht medikamentösen Therapiemethoden einen direkten Einfluss auf das Schmerzsystem haben, so ist deren Anwendung dennoch gerechtfertigt, wenn auf Grund einer dadurch verbesserten Lebensqualität vorhandene starke Schmerzen anders eingeschätzt und ertragen werden. **Ziel einer jeden Intervention muss stets die Verbesserung der Lebensqualität des Patienten sein.**

Literatur

Bernatzky G, Likar R, Wendtner F, Wenzel G, Ausserwinkler M, Sittl R (Hrsg) (2007) Nichtmedikamentöse Schmerztherapie. Komplementäre Methoden in der Praxis. Springer, Wien/NewYork. 525 Seiten, ISBN 978-3-211-33547-5

Boping W (1992) Recent development of studies on traditional chinese medicine in prophylaxis and treatment of AIDS. J Trad Chin Med 12:10–20

Dobos G, Rampp T (2003) Alternative und komplementäre Verfahren. In: Diener HC, Maier C (Hrsg) Das Schmerztherapie Buch, 2. Aufl. Urban & Fischer, München/Jena, S 405–424

Filshie J (1988) The non-drug treatment of neuralgic and neuropathic pain of malignancy. Cancer Surv 7:11–93

Lee FH, Raja SN (2011) Complementary and alternative medicine in chronic pain. Pain 152(1):28–30. Epub 08 Oct 2010. Review

Morant R, Jungi W, Koehli C, Senn HJ (1991) Warum benutzen Tumorpatienten Alternativmethoden? Schweiz Med Wochenschr 121:1029–1034

Müller H, Wilhelmi de Toledo F, Resch KL (2001) Fasting followed by vegetarian diet in patients with rheumatoid arthritis: a systematic review. Scand J Rheumatol 30(1):1–10

Parris WCV, Abdi S (2007) Alternative pain medicine. In: Waldmann St D (Hrsg) Pain management, Bd 2. Saunders Elsevier, S 989–996

Radbruch L, Zech D (1997) Gegenirritationsverfahren. In: Aulbert E, Zech D (Hrsg) Lehrbuch der Palliativmedizin. Schattauer, Stuttgart/New York, S 523–530

Sackett DL, Rosenberg WMC, Mui Gray JA et al (1996) Evidence-based medicine: what it is and what it isn't. BMJ 312:71–72

Simunovic Z (Hrsg) (2000) Lasers in medicine and dentistry (basic science and up-todate clinical application of low energy-level laser therapy). European Medical Laser Association, Rijeka

Musik in der Palliativmedizin

30

Günther Bernatzky, Horst-Peter Hesse und Gunter Kreutz

Inhaltsverzeichnis

Literatur 290

Die therapeutische Verwendung von Musik hat eine weit in die Vergangenheit reichende Geschichte. Sowohl bei Naturvölkern als auch in den alten Hochkulturen bis hin zur griechisch-römischen Antike ist der Gebrauch von Musik in der Heilkunde bezeugt. In der christlichen Welt fanden die tradierten Vorstellungen von der Wirkung der Musik zunächst kaum Beachtung, denn Krankheit galt als göttliche Strafe für sündhaftes Verhalten. Erst

---

Herr o.Univ.-Prof. Dr. Horst-Peter Hesse (†), emerit. Professor für Systematische Musikwissenschaft ist nach schwerem Leiden am 29. April 2009 in einer Palliativstation in Göttingen (Deutschland) verstorben. Prof. Dr. Horst-Peter Hesse hat in seinen letzten Jahren neben seiner Funktion als Studiendekan mit großer Begeisterung Musikphysiologische Grundlagenforschung an der Universität Mozarteum betrieben.

H.-P. Hesse (Deceased)

G. Bernatzky (✉)
Fachbereich für Biowissenschaften, Arbeitsgruppe für Schmerz/Musikforschung, Universität Salzburg, Salzburg, Österreich
e-mail: guenther.bernatzky@plus.ac.at

G. Kreutz
Fk. III, Institut für Musik, Carl von Ossietzky Universität Oldenburg, Oldenburg, Deutschland
e-mail: gunter.kreutz@uni-oldenburg.de

das Zeitalter der Aufklärung brachte einen grundsätzlichen Wandel, indem man sich damals bemühte, alle Naturerscheinungen nach dem Kausalitätsprinzip auf Naturgesetze zurückzuführen. Hatte man die Musik bis dahin überwiegend als Träger des Wortes in kirchlicher Funktion erfahren, so wurde sie mit der Emanzipation des Bürgertums auch zu einem Bestandteil des Lebensgenusses. Man schätzte ihre Fähigkeit, den Menschen zu erfreuen, Affekte darzustellen und vielfältige Gefühle zu erregen. Folgerichtig wurde seit Ausgang des 17. Jahrhunderts auch die medizinische Verwendung von Musik intensiv diskutiert. Athanasius Kircher, Jesuitenpater und Universalgelehrter, erörterte in seiner „Phonurgia nova" von 1673 ausführlich die heilsame Wirkung der Musik. In der im Jahre 1684 unter dem Namen „Neue Hall- und Tonkunst" ins Deutsche übertragenen Fassung heißt es: „Die Nerven und musculi in dem menschlichen Leibe werden wie die Saiten eines Instruments durch die Music beweget … Die Lebensgeister, … so in dem Herzen sich aufhalten, werden nach der Bewegung des äußerlichen Tones beweget, … daher auch ein um Sorgen abgemattetes und gleichsam welkes Gemüt sich wiederum erholet und erfrischet wird" (Kircher 1684, S. 133, 138).

Diese Aussage deckt sich dem Sinne nach mit der in vielen Studien unserer Zeit gewonnenen Erkenntnis, dass das Hören von bestimmter Musik sowohl bei akuten als auch bei chronischen Schmerzen eine deutliche Schmerzhemmung, sowie eine Verbesserung der Schlaf- und der gesamten Lebensqualität bewirkt (Bernatzky et al. 1999; Kullich et al. 2003). Viele Beobachtungen zeigen, dass Musik Wirkungen auf subcortikale Zentren des Gehirns ausübt und starken Einfluss auf die psychische und physiologische Situation des Organismus hat (Hesse 2003; Bradt und Dileo 2010; Panksepp und Bernatzky 2002). Aber im Gegensatz zur medikamentösen Therapie existieren in der Therapie mit Musik kaum verbindliche Richtlinien. Völlig unerforscht ist die Langzeitwirkung der Musik. Zurzeit wird daher in mehreren Forschungsstätten intensiv daran gearbeitet, die zwischen unterschiedlicher Musik und den psycho-physiologischen Reaktionen verschiedener Menschen bestehenden Zusammenhänge wissenschaftlich exakt zu evaluieren (z. B. in der eigenen Arbeitsgruppe in Salzburg: www.musikament.at).

Heute versteht man unter Musiktherapie die wissenschaftlich fundierte, diagnosespezifische Nutzung von Musik oder von musikalischen Elementen zu Heilzwecken. Sie bedient sich entweder der Musikrezeption (**rezeptive Musiktherapie**) oder der musikalischen Aktivität des Patienten (**aktive Musiktherapie**), die als geleitete oder freie Improvisation durchgeführt wird. Es sind jeweils sowohl Einzel- als auch Gruppenverfahren möglich. Bei rezeptiver Musiktherapie wird überwiegend Instrumentalmusik verwendet, die durch gesprochene Entspannungsanleitungen ergänzt werden kann. Sie wird entweder von Tonträgern oder life dargeboten.

Durch mindestens zwei Faktoren kann die Wirkung der Musik erheblich beeinflusst werden: Erstens durch die Qualität der Wiedergabe und zweitens durch die persönliche Zuwendung, die ein Patient bei einer Lifeaufführung erfährt. Bailey (Bailey 1983) stellte fest, dass es bei Krebspatienten durch Spielen von Life Musik zu einer deutlichen Verbesserung der Lebensqualität kommt. Hier gilt es, die unter den bestehenden Bedingungen bestmögliche Kombination zu finden.

Die Musiktherapie erstreckt sich in Abhängigkeit vom Charakter der verwendeten Musik in zwei verschiedene Richtungen: Entweder kann eine **Aktivierung** des Patienten angestrebt werden, wobei es sich um eine rein körperliche Aktivierung oder um eine emotionale Neuorientierung handeln kann, oder es wird **Entspannung** zum Ziel gesetzt, wobei es um die Lösung von körperlicher Verspannung bzw. um die Beseitigung von psychischen Spannungen, wie z. B. Angst, gehen kann. Um eine aktivierende Wirkung zu haben, muss die Musik in den meisten Fällen eine mittlere bis große Lautstärke und ein schnelles Tempo, eventuell mit häufigen Lautstärkeveränderungen und Tempowechseln, aufweisen. Zusätzlich sollten ein weiter Tonumfang und ein mindestens mittlerer harmonikaler Komplexitätsgrad gegeben sein. Eine beruhigende Wirkung wird dagegen normalerweise bei geringer Lautstärke und langsamem Tempo, mit wenigen Lautstärkeveränderungen und Tempowechseln, erreicht. Dabei soll der Tonumfang eng sein und eine geringe harmonikale Komplexität vorliegen (Gembris 2002) (siehe Tab. 30.1). Es gibt allerdings etliche Fälle, in denen die Musik von diesen Regeln abweicht. Die möglichen Kombinationen der musikalischen Charakteristika Tempo, Rhythmik, Dynamik, Klangfarbe, Melodik und Harmonik sind so vielfältig, dass es nicht möglich ist, einfache schematische Zuordnungen von musikalischen Parametern und musikalischem Ausdruck vorzunehmen. Auch ist es schwierig, Empfehlungen zur Verwendung bestimmter Instrumente zu geben. Beispielsweise wird von Aldridge (Aldridge 1999) die Harfe bevorzugt.

Während rezeptive Musiktherapie bei akuten und chronischen Schmerzen häufig erfolgreich verwendet wird (Bernatzky et al. 1999; Godley 1987; Kullich et al. 2003), ist über Musik in anderen Bereichen der Palliativmedizin relativ wenig bekannt (Aldridge 1999; Trauger-Querry und Ryan Haghighi 1999; Zimmermann et al. 1989).

Tab. 30.1 Musikalische Charakteristik und deren körperliche Wirkung

Aktivierende Wirkung	Beruhigende Wirkung
Intensität	
große Lautstärke	geringe Lautstärke
große Lautstärkeänderungen	geringe Lautstärkeänderungen
starke Akzente	weiches Pulsieren
Zeitablauf	
schnelles Tempo	Tempo in oder unterhalb der Herzfrequenz
häufige Tempowechsel	gleichmäßiges Tempo
tänzerischer Dreiertakt	zweizeitige (gerade) Taktarten
Tonhöhenstruktur	
großer Tonhöhenumfang	geringer Tonhöhenumfang
weite Intervalle (melodische Sprünge)	enge Intervalle (Tonschritte)
aufwärts gerichtete Intervalle	abwärts gerichtete Intervalle
Klangcharakter	
hell strahlende Klangfarbe	gedämpfte Klangfarbe
dissonante Zusammenklänge	konsonante Zusammenklänge
weiter Bereich der Harmonik	einfache Harmonik

Ein Cochrane Report fasst Ergebnisse aus einer limitierten Anzahl von Studien (5 Studien mit 175 Patienten) zusammen und schließt, dass letztlich mehr und umfangreichere Studien mit exakter wissenschaftlicher Planung durchgeführt werden müssen. In diesem Bericht wird deutlich dargestellt, dass Musik einen positiven Einfluss auf Lebensqualitätsverbesserung hat, Allerdings wird keine Evidenz für die aus vielen Studien berichteten Schmerz- und Angsthemmenden Wirkungen gefunden (Bradt und Dileo 2010). Möglicherweise hängt diese Information damit zusammen, dass nur zwei Studien Schmerz und Angst als Outcome-Parameter gewählt haben.

Grundsätzlich werden mindestens zwei wesentliche Indikationsbereiche genannt:

a) **Die körperlich-sinnliche Wirkung:** Klänge wirken direkt auf die Physis. Dabei können sie durch Resonanzphänomene Sensationen auslösen oder abwehren. Diese Wirkung ist vor allem im Umgang mit Symptomen und zur Schmerzlinderung durch Entspannung von Bedeutung.
b) **Die seelische Wirkung:** Sie besteht darin, dass bei der Hörerfahrung oder auch beim Spielen Emotionen, Assoziationen, Fantasien, Bilder etc. wachgerufen werden. Diese Wirkung dient dem Zugang zum inneren Erleben (Delhey 1997).

Daraus ergeben sich laut Darstellung von Delhey (1997) folgende Indikationen für eine Musiktherapie in der Palliativmedizin:

- Schmerz- und Angstzustände,
- extreme körperliche Spannungen,
- Schlaflosigkeit,
- Atembeschwerden,
- Rückzug, Depression,
- Schwierigkeiten im Hinblick auf die Krankheitsverarbeitung.

Über die genannten Punkte hinaus wird Musik in der Palliativmedizin auch eingesetzt, um die Kommunikation zwischen dem Patienten und seiner Familie zu fördern (Bailey 1983, 1984, 1985). **Damit ist ein wesentlicher Beitrag zur Verbesserung der Lebensqualität gegeben!**

Bei der Entscheidung, welche Musik unter welchen Bedingen für welche Patienten (die Vier W's) ausgewählt werden soll, müssen grundsätzlich die persönlichen Präferenzen des Patienten respektiert werden. Interindividuelle Erinnerungen und Assoziationen haben wesentlichen Einfluss auf Art und Stärke der Reaktionen. Die Bereitschaft des Patienten, sich überhaupt auf das Hören von Musik einzulassen, hängt in hohem Grade von dessen grundsätzlicher Einstellung zur Musik – genauer gesagt von dessen Wertschätzung bzw. Ablehnung musikalischer Stilrichtungen – ab. Jeder Mensch hat seine eigene Geschichte, die Einfluss sowohl auf die Medikamentenwirkung als auch auf die Musikempfindung hat.

Es könnte Musik aus folgenden Kategorien angeboten werden:

- **Speziell für diesen Zweck komponierte Entspannungsmusik.** Eine Reihe derartiger Kompositionen mit sanft und behaglich wirkenden Klängen und statischem, in sich ruhendem Charakter werden im Handel angeboten. Teilweise ist die Musik mit verbalen Anleitungen unterlegt und in dieser Form besonders gut wirksam (…) (Bernatzky et al. 2007, 2010).
- **Aktuelle Pop-Musik,** die dem Patienten aus den täglichen Rundfunkprogrammen geläufig ist. Sie kann vor allem jüngeren Menschen in einer Stress-Situation von situationsbedingten Ängsten und auch von Schmerzen ablenken sowie dabei helfen, Wartezeiten bis zu einem bevorstehenden Eingriff zu überbrücken.
- **Ältere Schlager, Evergreens:** Patienten in reiferem Alter ziehen in den meisten Fällen eine vertraute, ruhige Hintergrundmusik den moderneren Musiktiteln vor. Außerdem wird mittels „alter Musik" deutlich das Langzeitgedächtnis stimuliert und meistens können damit positive Erinnerungen an die Jugend geweckt werden. Bei Patienten mit leichter bis mittelschwerer Demenz gibt es bereits Hinweise aus Forschungsarbeiten der eigenen Arbeitsgruppe, dass es hierbei zu einer Verbesserung verschiedener Demenzbedingter Allgemeinstörungen kommen kann.
- **Volksmusik, Landschaftstypische Instrumentalmusik kann ein Wir**Gefühl vermitteln und dem Gefühl der Verlassenheit entgegenwirken.
- **Klassik:** dieser unscharfe, aber übliche Begriff bezeichnet ein riesiges Repertoire unterschiedlichster Musikstücke, das zweifellos die größten Möglichkeiten zur Auswahl bietet. Eingängige lyrische Musikstücke mit beziehungsreichen melodischen Wendungen können den Kortex derart gefangen nehmen, dass andere Reize kaum oder gar nicht mehr ins Bewusstsein dringen, sodass eine Harmonisierung der vegetativen Prozesse und damit verbunden eine Schmerzlinderung bzw. Stressreduktion eintreten kann.

Instrumentalmusik ist Vokalmusik fast immer vorzuziehen, da der gesungene Text analytische Denkprozesse auslösen kann, die den erwünschten unterbewussten Regulationsprozess beeinträchtigen können. Ein längeres Musikprogramm sollte aus einzelnen, relativ kurzen Musikstücken mit einer Dauer von etwa fünf bis acht Minuten zusammengestellt werden. Die Übergänge sind jeweils sanft ein- und auszublenden. Dadurch wird dem Patienten der Einstieg in das Programm ebenso wie dessen Beendigung zu einem gewünschten Zeitpunkt erleichtert.

Musik als „Medikament", gewissermaßen als „Musikament"® einzusetzen, wäre wünschenswert. Es bedarf aber noch vieler Forschungsstudien, um dieses Therapeutikum gleich zu positionieren wie die Pharmaka. Nach wie vor fehlen Studien, die die Indikation bzw. Kontraindikation von Musik exakt eingrenzen und die Langzeitwirkung dokumentieren. Auch fehlen Untersuchungen über eine eventuell auftretende Toleranz bzw. den langfristigen Adaptationseffekt von Musik.

Musik kann aber dennoch jederzeit – vor allem zur Verbesserung der Lebensqualität – als adjuvantes Therapeutikum eingesetzt werden. Musik sollte in allen Supportive Care Programmen einen festen Stellenplatz haben.

Weitere Forschungsarbeiten zur Verwendung von Musik in der Palliativmedizin sind unbedingt notwendig!

Beispiele für Musikauswahl in der Palliativmedizin:
Wolfgang Amadeus Mozart: Klarinettenkonzert A-dur, KV 622, 2. Satz Adagio Edvard Grieg: Peer Gynt, Suite Nr. 1 op. 46, 1. Satz: Morgenstimmung
Peter I. Tschaikovsky: Konzert Nr. 1 für Klavier und Orchester b-moll op. 23, 2. Satz
Mehrsätzig: Antonio Vivaldi: die vier Jahreszeiten, Konzert für Violine, Streicher und Basso continuo op. 8, Nr. 1–4

Literatur

Aldridge D (Hrsg) (1999) Music therapy in palliative care. New voices. Jessica Kingsley, London/Philadelphia
Bailey L (1983) The use of live music versus tape-recorded music on hospitalised cancer patients. Music Ther 3:17–28
Bailey L (1984) The use of songs with cancer patients and their families. Music Ther 4:5–17
Bailey L (1985) Music's soothing charms. Am J Nurs 85:1280
Bernatzky G, Likar R, Wendtner F (1999) Music and relaxation for the treatment of chronic pain. 29. Annual Meeting of the Society for Neuroscience, Miami Beach, Florida, Oct. 23–28, 1999. Abstractband part 1, Bd 25, S 144, nr 60.9
Bernatzky G, Kullich W, Wendtner F, Hesse HP, Likar R (2007) Musik mit Entspannungsanleitung bei Patienten mit Schmerzen. In: Bernatzky G et al (Hrsg) Nichtmedikamentöse Schmerztherapie. Springer, Wien/New York. ISBN. 978-3-211-33547
Bernatzky G, Wendtner F, Kovar R (2010) Die Kraft der Inneren Kraft: Entspannung bei Schmerzen. Musik zur Entspannungsanleitung für mehr Lebensqualität bei Krankheit, Schlafproblemen und vegetativen Störungen. Verlag Clara Lumina (Salzburg). http://www.claralumina.at
Bradt J, Dileo C (2010) Music therapy for end-of-life care. Cochrane Database Syst Rev 1:CD007169. https://doi.org/10.1002/14651858.CD007169.pub2
Delhey M (1997) Musiktherapie. In: Aulbert E, Zech D (Hrsg) Lehrbuch der Palliativmedizin. Schattauer, Stuttgart, S 916–922
Gembris H (2002) Wirkungen von Musik – musikpsychologische Forschungsergebnisse. In: Hofmann G, Trübsbach C (Hrsg) Mensch und Musik: Diskussionsbeiträge im Schnittpunkt von Musik, Medizin, Physiologie und Psychologie. Wißner, Augsburg, S S9–S27
Godley C (1987) The use of music therapy in pain clinics. Music Therapy Perspect 4:24–27
Hesse H-P (2003) Musik und Emotion – wissenschaftliche Grundlagen des Musik-Erlebens. Springer, Wien/New York
Kircher A (1684) Phonurgia nova. Neue Hall- und Thonkunst. Friderich Schultes, Noerdlingen. (Reprint 1983, Th. Schäfer, Hannover)
Kullich W, Bernatzky G, Hesse H-P, Wendtner F, Likar R, Klein G (2003) Musiktherapie – Wirkung auf Schmerz, Schlaf und Lebensqualität bei Low back pain. Wien Med Wochenschr 153(9–10):217–221
Panksepp J, Bernatzky G (2002) Emotional sounds and the brain: the neuro-affective foundations of musical appreciation. Behav Processes 60:133–155
Trauger-Querry B, Ryan Haghighi K (1999) Balancing the focus: art and music therapy for pain control and symptom management in hospice care. Hospice J 14:25–38
Zimmermann L, Pozehl B, Duncan K, Schmitz R (1989) Effects of music in patients who had chronic cancer pain. Western J Nurs Res 11:298–309

Biofeedback in der Palliativmedizin

31

Wolfgang Pipam

Inhaltsverzeichnis

31.1	Einleitung	291
31.2	Begriffsbestimmung	292
31.3	Welche physiologischen Funktionen sind durch Biofeedback beeinflussbar?	292
31.4	Voraussetzungen für eine Biofeedback-Therapie	293
31.5	Biofeedback als Methode des Symptommanagements-Schmerzbewältigung	293
31.6	Biofeedback als „kognitive" Methode	294
31.7	Biofeedback als supportive Therapie	294
31.8	Biofeedback in der Rehabilitation beim kolorektalen Karzinom	295
31.9	Zusammenfassung	295
Literatur		295

31.1 Einleitung

Palliativmedizin und Biofeedback stellen eine sehr junge Beziehung dar. Während Biofeedback als therapeutische Methode in den unterschiedlichsten Disziplinen im klinischen Alltag eine fixe Größe geworden ist, und auch in zahlreichen Studien gut auf Effizienz überprüft wurde, gilt es in der Palliativmedizin den Stellenwert erst genauer zu bestimmen (Fichter 2000).

In der Schmerztherapie nimmt Biofeedback bei der Behandlung von Kopfschmerzen (Migräne, Spannungskopfschmerz) sowie Rückenschmerzen einen festen Platz ein. In der Psychiatrie gibt es bei der Behandlung unterschiedlichster Angststörungen (Agoraphobie,

W. Pipam (✉)
Abt. für Psychiatrie und Psychotherapie, Anästhesie und Intensivmedizin,
Klinikum Klagenfurt am Wörthersee, Klagenfurt, Österreich
e-mail: wolfgang.pipam@kabeg.at

generalisierte Angststörung, posttraumatische Belastungsstörung) gute Indikationsstellungen. Bei der Behandlung von somatoformen Störungen stellt Biofeedback eine Brücke zwischen organmedizinischem und psychosomatischem Krankheitsbild dar, in der Neurologie gibt es genügend Beispiele für die Anwendung von Biofeedback in der neuromuskulären Reedukation. Die beste Übersicht im deutschen Sprachraum über die o. g. und auch anderen Anwendungsmöglichkeiten findet sich bei Rief und Bierbaumer (Rief und Bierbaumer 2000).

Eine systematische Auflistung der Anwendungsmöglichkeiten von Biofeedback in der Palliativmedizin liegt derzeit nicht vor. Biofeedback wird im Spektrum der psychologischen Behandlungsansätze allermeistens der Entspannung zugeordnet und anderen Methoden wie autogenem Training, progressiver Muskelentspannung oder Hypnose gleichgesetzt (Ensink et al. 1998; Informationsdienst Krebsschmerz (KSID) 2003). Eine Zuteilung, die zu kurz greift, da in der Therapie über die Entspannungseffekte hinaus auch andere Faktoren wirksam sind.

31.2 Begriffsbestimmung

Die Beeinflussung physiologischer Prozesse aufgrund von Lernerfahrung ist Thema der Psychophysiologie. Erst der Einsatz von Computertechnologie in den 60er-Jahren ermöglichte eine genaue Registrierung und Rückmeldung von Körpersignalen. Dem Biofeedback-Boom, der damals ausbrach, folgte bald die Ernüchterung, da die Apparaturen sehr unhandlich waren und die Messungen häufig fehlerhaft. Aufgrund von wesentlich verbesserten Registrierungsmöglichkeiten kam es in den 90ern des letzten Jahrhunderts zu einer Renaissance des Biofeedbacks, die weniger auf Euphorie beruhte, sondern auf eine mehr als 30-jährige klinische Erfahrung, verknüpft mit Ergebnissen der Grundlagenforschung, baute.

Derzeit ist es uns möglich, kognitive Prozesse, Emotionen und Körpersignale in ein Gesamtbild zu integrieren.

Unter Biofeedback versteht man jetzt ein Verfahren, bei dem physiologische Prozesse, die nur sehr schwer oder ungenau durch Sinnesorgane erfasst werden, der bewussten Wahrnehmung zugänglich gemacht werden. Diese Prozesse werden kontinuierlich aufgezeichnet und den Patienten optisch und/oder akustisch zurückgemeldet. Positive Änderungen dieser Funktionen werden systematisch verstärkt, sodass Patienten lernen können, diese Funktionen wesentlich zu beeinflussen.

31.3 Welche physiologischen Funktionen sind durch Biofeedback beeinflussbar?

Eine Vielzahl von Körperfunktionen sind beeinflussbar, die nachfolgende Auflistung zeigt die gängigsten Funktionen, deren Beeinflussung in der Therapie derzeit die besten Ergebnisse bringt:

- Hauttemperatur
- Herzrate
- Durchmesser von Blutgefäßen

- Periphere Durchblutung
- Muskelaktivität
- Atemfunktionen
- Schweißdrüsenaktivität als allgemeines Maß für autonome Erregung
- Elektrophysiologische Prozesse des Gehirns

31.4 Voraussetzungen für eine Biofeedback-Therapie

Biofeedback ist eine Therapiemethode, die auf Lernprozessen beruht, somit muss eine sehr genaue Erfassung der physiologischen Signale und deren Wiedergabe in Echtzeit gewährleistet sein.

Die Registrierung der Körpersignale, deren Verarbeitung und Wiedergabe an den Patienten erfolgt computergesteuert. Der Patient sitzt üblicherweise in einem bequemen Entspannungsstuhl mit guter Sicht auf den Bildschirm und stellt einen Teil eines Regelkreises dar.

In Abhängigkeit davon, welche Körperfunktionen rückgemeldet werden sollen, gibt es unterschiedliche Registrierungsmethoden und Ableitungsorte.

- **Der Mehrfach-Sensor,** der am Ringfinger der nicht dominanten Hand angelegt wird, misst mehrere Parameter gleichzeitig: Hauttemperatur, Hautleitwert, Pulsfrequenz, Pulsamplitude
- **Vaso-Sensor:** Registrierung von Blutvolumen, Puls an anderen Körperstellen (z. B. A. temporalis)
- **Atemsensor/Atemgürtel:** Wird am Brustkorb oder auf der Höhe des Zwerchfelles angelegt und erfasst die Atemkurve, Atemfrequenz, Atemtiefe.
- **Oberflächen-Elektroden:** Werden vorwiegend zur Ableitung des Elektromyogrammes (EMG) verwendet und auf die Hautoberfläche über den zu registrierenden Muskel geklebt.
- **EEG-Elektroden:** Zur Aufzeichnung elektrischer Strömungen im Gehirn.
- **Anal-Vaginal-Sensoren:** Finden Verwendung in der Therapie von Harn- bzw. Stuhlinkontinenz.

Anwendungsmöglichkeiten in der Palliativmedizin
Die derzeit gängigen und klinisch relevanten Anwendungsmöglichkeiten werden vorgestellt:

31.5 Biofeedback als Methode des Symptommanagements-Schmerzbewältigung

Für Biofeedback als psychologische Methode gilt natürlich auch der Hinweis, dass vorwiegend jene Patienten davon profitieren, die leichte bis mittelstarke Tumorschmerzen haben, bei zu hoher Schmerzintensität ist der Einstieg in eine Therapie eigentlich nicht möglich (Informationsdienst Krebsschmerz (KSID) 2003).

Schmerz stellt einen Stressor dar, der eine Aktivierungsreaktion auslöst, die viele physiologische Veränderungen bewirkt wie z. B. Anstieg der Herzfrequenz, Zunahme der Muskelspannung, Veränderung der elektrodermalen Aktivität usw. Diese Aktivierungsreaktion wird von den Patienten als sehr unangenehm erlebt, da sie zu einer Anspannung führt, die den Schmerz verstärkt. Es entwickelt sich eine Schmerz-Stress-Schmerz-Rückkopplungs-schleife, die häufig auch noch von der Angst vor der Verschlechterung der Grunderkrankung mitbeeinflusst wird.

Eine effiziente und rasch zu erlernende Methode, diesen Teufelskreis zu durchbrechen, stellt die Entspannung mittels Biofeedback dar.

Rückgemeldet wird mit einem Atemsensor, die Bauchatmung (Atemfrequenz, Atemkurve, Atemtiefe) kontrolliert von einem EMG-Feedback (M. frontalis als Maß für die stressbedingte Muskelspannung) und dem Hautleitwert (Maß für autonome Erregung).

In nur wenigen Sitzungen erlernen die Patienten eine ruhige und regelmäßige Bauchatmung, die die Stressreaktion auf Schmerz deutlich vermindert, zu hohem Wohlbefinden führt und dadurch auch das Schmerzerleben reduziert.

31.6 Biofeedback als „kognitive" Methode

Neben dem physiologischen Effekt der Entspannung spielen auch noch andere Faktoren eine Rolle, die zur Wirksamkeit einer Biofeedback-Behandlung beitragen (vgl. Schwartz et al. 1995).

Biofeedback verbessert deutlich die Körperwahrnehmung, verändert die persönlichen Kontrollüberzeugungen und erhöht die Selbstwirksamkeitserwartung. Die Verbesserung dieser Funktionen führt im Allgemeinen zu einer Reduktion von Angst sowie einer Verminderung von Hilflosigkeitsgefühlen, die häufig ein Übergangsstadium zur Depression darstellen.

Mit dem kognitiven Aspekt der Biofeedback-Therapie kann somit Angst vermindert und Depressionen vorgebeugt werden.

31.7 Biofeedback als supportive Therapie

Eine weitere Indikation für eine Biofeedback-Therapie zeigt sich in der Behandlung von antizipatorischen Symptomen im Zusammenhang mit einer Chemotherapie oder Strahlentherapie.

Ziel ist das Erlernen einer sympathischen Desaktivierung mittels Temperatur und/oder EMG-Biofeedbacks. Die Erhöhung der Handtemperatur bzw. die Reduktion des Muskeltonus im Stirnbereich (M. frontalis) gelten als gute Indikatoren für eine sympathische Desaktivierung. Diese Desaktivierung wird erlernt und sowohl in der Antizipation und auch während der realistischen Chemo- und Radiotherapie eingesetzt. Dem Patienten wird eine Coping-Strategie in die Hand gegeben, die in mehreren wissenschaftlichen Studien belegt, zu einer signifikanten Abnahme der Dauer, Häufigkeit und Intensität von antizipatorischer Nausea, Erbrechen und Angst führt (Larbig 2002).

31.8 Biofeedback in der Rehabilitation beim kolorektalen Karzinom

Dies stellt ein interessantes Beispiel für die Anwendung von Biofeedback zur Behandlung von Funktionseinschränkungen nach einem operativen Eingriff dar. Die Deutsche Krebsgesellschaft empfiehlt zur Inkontinenzversorgung neben Beckenbodentraining gezielten Einsatz von Biofeedback als apparative Trainingsmethode.

Zunutze macht man sich hier die guten Erfolge, die man mittels Biofeedback bei der Behandlung von Stuhl- bzw. Harninkontinenz erzielen konnte (Cuntz et al. 2000).

Hier zeigen sich auch zwei Punkte, die wesentlich zum Gelingen einer Bio-feedback-Therapie beitragen, zum einen eine genaue Kenntnis der Anatomie des Rektums sowie der Physiologie der Darmentleerung von Seiten des Bio-feedback-Therapeutens, zum anderen das Zusammenwirken im interdisziplinären Team.

31.9 Zusammenfassung

Wenn es auch noch keine systematische Auflistung der Anwendungsmöglichkeiten von Biofeedback in der Palliativmedizin gibt, lassen sich aber auch derzeit schon Indikationsstellungen erkennen, bei denen Biofeedback befriedigende Ergebnisse erbringt. In Anlehnung an Rief und Bierbaumer (Rief und Bierbaumer 2000) ist Biofeedback vor allem dann therapeutisch gut wirksam, wenn eine klare Indikationsstellung vorliegt, Messgeräte eine exakte und artefarktfreie Erfassung von Körperfunktionen ermöglichen, eine Software vorhanden ist, die eine patientennahe Rückmeldung gewährleistet und die Möglichkeit besteht, dass sich engagierte und gut ausgebildete Therapeuten in ein interdisziplinäres Team einbringen können. Biofeedback wird von Patienten in einem hohem Maße akzeptiert und erweist sich praktisch als nebenwirkungsfrei.

Literatur

Cuntz U, Rauh R, Rief W (2000) Biofeedback und Beckenboden – Behandlung von Inkontinenz und Obstipation. In: Rief W, Bierbaumer N (Hrsg) Biofeedback-Therapie. Schattauer, Stuttgart

Ensink FBM et al (1998) Schmerztherapie bei Tumorpatienten und in der Palliativmedizin. Zentralblatt für Chirurgie 123:649–663

Fichter M (2000) Biofeedback. Verhaltenstherapie 10:216–271

Informationsdienst Krebsschmerz (KSID) (2003) Krebsschmerz – was tun? Deutsches Krebsforschungszentrum, Heidelberg

Interdisziplinäre Leitlinie der deutschen Krebsgesellschaft – Arbeitsgemeinschaft Rehabilitation, Nachssorge und Sozialmedizin (ARNS) (2002) Rehabilitation beim kolorektalen Karzinom

Larbig W (2002) Antizipatorische Nebenwirkungen. In: Larbig W, Fallert B, de Maddalena H (Hrsg) Tumorschmerz. Interdisziplinäre Therapiekonzepte, 2. Aufl. Schattauer, Stuttgart

Rief W, Bierbaumer N (2000) Biofeedback-Therapie. Schattauer, Stuttgart

Schwartz MS et al (Hrsg) (1995) Biofeedback – a practicioners guide, 2. Aufl. Guilford Press, New York

TENS – Transkutane elektrische Nervenstimulation in Palliativmedizin und onkologischer Schmerztherapie

Timothy White und Bertram Disselhoff

Inhaltsverzeichnis

32.1	Zur analgetischen Wirkung der TENS	298
32.2	TENS-Parameter	298
	32.2.1 Frequenzen	298
	32.2.2 Frequenzkombination: Die „Han-Stimulation"	299
	32.2.3 Zur Frequenzwahl bei Patienten mit einer Opiatmedikation	299
	32.2.4 Zur Stimulationsintensität	300
	32.2.5 Zur Elektrodenanlage	300
	32.2.6 Zur Dosierung	300
32.3	Erfahrungen mit TENS in Palliativmedizin und onkologischer Schmerztherapie	301
	32.3.1 Schmerzen bei Knochenmetastasen	302
	32.3.2 Sarkomschmerzen	302
32.4	Onkologische Begleitsymptome	302
	32.4.1 Fatigue	302
	32.4.2 Chemotherapieinduzierte Nausea und Emesis	303
	32.4.3 Radiatioinduzierte Xerostomie	304
32.5	Häufigste Nebenwirkungen	304
	32.5.1 Die Behandlung muskulärer Schwäche	304
Literatur		305

T. White (✉)
Manager Clinical Affairs, Pierenkemper GmbH, Ehringshausen, Deutschland
e-mail: timothy.white@pierenkemper.eu

B. Disselhoff
Ehringshausen, Deutschland

Die transkutane elektrische Nervenstimulation als Heimbehandlung gibt dem Patienten die Möglichkeit, aktiv und selbstverantwortlich in die Therapie miteinbezogen zu werden und wertet dieses nebenwirkungsarme, nichtmedikamentöse Verfahren auf.

TENS wird in der onkologischen Schmerztherapie als komplementäres Verfahren eingesetzt. Wie auch in der Palliativmedizin, in der die TENS, außer zur Schmerztherapie, auch zur Behandlung von Krankheits- oder Therapiefolgen wie Nausea, Emesis oder Xerostomie eingesetzt wird, ist die Studienlage eher anekdotisch.

32.1 Zur analgetischen Wirkung der TENS

TENS wirkt auf die aufsteigende („gate-control") und absteigende Schmerzbahn (Neurotransmitter-ausschüttung). TENS reduziert den Level proinflammatorischer Zytokine im Blut (Do Carmo Almeida et al. 2018) und kann eine Sensibilisierung des nozizeptiven Systems rückgängig machen (Sandkühler 2000).

Placeboeffekte der TENS sind weithin akzeptiert. Robb et al. (2007) stellen in einer randomisierten kontrollierten Studie (n = 49) zu chronischen Schmerzen beim Mammakarzinom fest, dass nach TENS signifikant weniger starke oder mittelstarke Schmerzen auftraten ($p < 0{,}001$), zudem weniger Angst ($p < 0{,}01$) und Einschränkungen im täglichen Leben. Dabei zeigte die Placebogruppe vergleichbare Erfolge wie die TENS-Gruppe (Robb et al. 2007). Siemens et al. (2019) beschreiben in einer Studie zur TENS mit 25 onkologischen Schmerzpatienten mit fortgeschrittener Erkrankung, dass trotz fehlender Unterschiede der Therapieergebnisse zwischen Verum- und Placebogruppe viele Patienten eine Fortführung der TENS wünschten und 50 % der Patienten in der Placebogruppe eine zumindest leichte Schmerzreduktion erlebten (Siemens et al. 2020).

32.2 TENS-Parameter

32.2.1 Frequenzen

In der TENS wird zwischen der hochfrequenten (50–100 Hz) und der niederfrequenten (2–10 Hz) Stimulation unterschieden. Jeder Frequenzbereich hat eine eigene Wirkung, die sich u. a. in der Ausschüttung von unterschiedlichen Neuropeptiden zeigt. Die hochfrequente Stimulation bewirkt einen signifikanten Anstieg von Dynorphin A im Liquor. Unter niederfrequenter Stimulation steigt das Methionin-Enkephalin und β-Endorphin an (Han 2003).

32.2.2 Frequenzkombination: Die „Han-Stimulation"

Eine Kombination der hoch- und niederfrequenten Stimulation und eine damit verbundene Aktivierung aller beteiligten Opioidrezeptoren bewirkt nach dem Neurophysiologen J. S. Han synergistische Effekte und eine verstärkte Analgesie (Han 2003). Der Wechsel zwischen 2 und 100 Hz erfolgt idealerweise im 3-Sekunden-Takt. Diese Stimulationsform ist in den TENS-Geräten einiger Hersteller realisiert (TENStem eco basic, schwa-medico, Abb. 32.1).

32.2.3 Zur Frequenzwahl bei Patienten mit einer Opiatmedikation

TENS ist mit Opiaten kombinierbar und kann z. B. postoperativ deren erforderliche Dosis reduzieren (Likar et al. 2001). Bei längerfristiger Opiateinnahme kann es insbesondere in Kombination mit der der µ-Rezeptor stimulierenden niederfrequenten TENS zu Kreuztoleranzen kommen und es können Wirkverluste auftreten. Es empfiehlt sich dann ein Wechsel auf die hochfrequente Stimulation und eine Reduktion der Anzahl der Behandlungen auf das nötige Mindestmaß (Leonard et al. 2011).

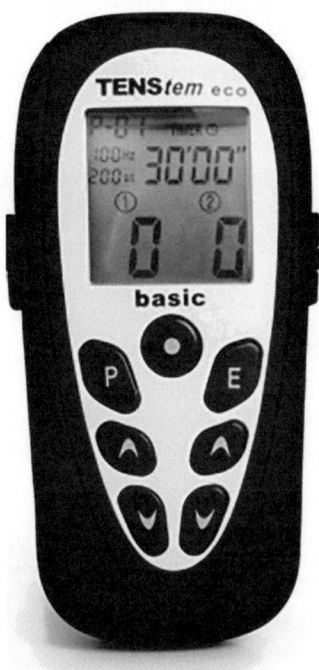

Abb. 32.1 TENStem eco basic (Fa. schwa-medico)

32.2.4 Zur Stimulationsintensität

Bei der hochfrequenten Stimulation ist eine gut wahrnehmbare bis leicht schmerzhafte Intensität ausreichend. Bei der niederfrequenten Stimulation muss die Intensität motorisch überschwellig sein und sichtbare Muskelzuckungen auszulösen. Eine höhere Intensität und leicht schmerzhafte Stimulation bietet nach Sandkühler (2000) die Option, ein Schmerzgedächtnis zumindest partiell zu löschen (Sandkühler 2000).

32.2.5 Zur Elektrodenanlage

Die übliche Elektrodenanlage ist nahe am Schmerzort gelegen, ggf. segmental. Sie kann aber bei Malignomen im Elektrodenanlagebereich kontraindiziert sein. Alternativ wird proximal der innervierende Nerv stimuliert oder die Elektroden paravertebral über die spinalen Nervenwurzeln angelegt. Dies ist beiderseits paravertebral möglich, oder eine Elektrode verbleibt am Schmerzort in der Peripherie und die andere wird ipsilateral paravertebral angebracht.

Ein besonderes Verfahren stellt die Anlage der Elektroden über Akupunkturpunkten dar. Diese TAES (Transkutane Akupunkturpunktelektrostimulation) genannte Technik ermöglicht die Einbeziehung von analgetisch wirksamen Akupunkturpunkten. Bei der „Kaada-Stimulation" wird der Akupunkturpunkt Di 4 an der Hand stimuliert, mit der alle Schmerzen unabhängig ihrer Lokalisation behandelt werden können (Abb. 32.2). Stimuliert wird mit 2 Hz, mit kräftigen Muskelzuckungen an der dominanten Hand. Die Anlage zeichnet sich durch ihre Einfachheit aus und kann in vielen Fällen eine praktische Alternative darstellen, z. B. bei schwer erreichbaren, multiplen Schmerzlokalisationen oder lokal kontraindizierter Elektrodenanlage. Die TAES eignet sich auch z. B. zur Therapie der Nausea und Emesis (s.unten.

32.2.6 Zur Dosierung

Nozizeptive Schmerzen werden ein- bis mehrmals täglich in Sitzungen über 30 min behandelt. Neuropathische Schmerzen benötigen z. T. deutlich längere Therapiezeiten.

Abb. 32.2 TAES: Kaada-Stimulation. Kathode auf Di4, Anode (*rotes Kabel*) auf die ulnare Handkante

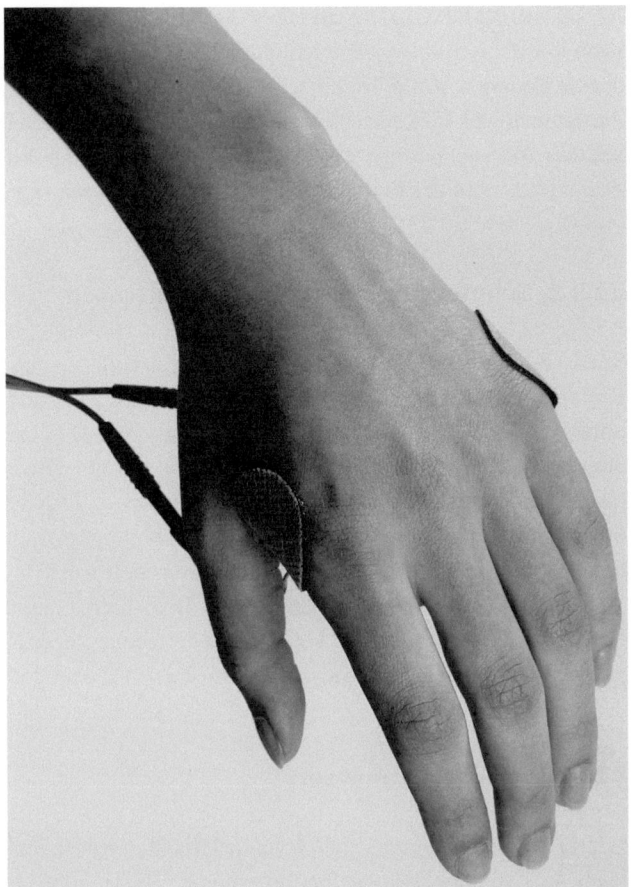

32.3 Erfahrungen mit TENS in Palliativmedizin und onkologischer Schmerztherapie

Zur Schmerztherapie in der Onkologie gib es ein Cochrane Review von 2012 mit 3 inkludierten RCTs, welches aber mangels ausreichender Daten zu keiner Schlussfolgerung kommt (Hurlow et al. 2012). Loh et al. (2015) berichten retrospektiv über TENS bei 87 Patienten mit chronischen Malignomschmerzen. Stimuliert wurde mit 80 Hz und segmentaler bzw. radikulärer Elektrodenanlage. 84 Patienten gaben eine Schmerzreduktion und funktionelle Verbesserungen an. Beim Follow-up nach 2 Monaten werteten 53 (69 %) von 76 Patienten die Therapie als erfolgreich (Loh und Gulati 2015).

Nakano et al. (2020) behandelten 20 Palliativpatienten mit fortgeschrittener Krebserkrankung in einer Cross-over-Pilotstudie. TENS (täglich 30 min, 100 Hz) oder Non-TENS wurde über 2 Perioden von 5 Tagen verabreicht, mit 5 Tagen Auswaschphase dazwischen. TENS mit segmentaler Elektrodenanlage führte zur signifikanten Reduktion des aktuellen Schmerzes, die aber nicht länger als 1 h anhielt, und des durchschnittlichen Tagesschmerzniveaus. Auch die Anzahl der Bedarfsmedikationen reduzierten sich signifikant (Nakano et al. 2020).

32.3.1 Schmerzen bei Knochenmetastasen

Searle et al. (2009) beschreiben in einer Fallstudie einen starken analgetischen Effekt in Ruhe- und Bewegung bei einer am metastasierenden Lungenkarzinom leidenden Patientin unter lokaler TENS mit 80 Hz (Searle et al. 2009). Dieselbe Autorengruppe führte 2010 eine kontrollierte Machbarkeitsstudie (n = 19) mit Cross- over-Design zur TENS beim karzinogenen Knochenschmerz durch, bei der 2 TENS Behandlungen mit 80 Hz über 60 min mit einem Verum- und einem Placebogerät erfolgten. In der Verumgruppe konnte eine Reduktion des Bewegungsschmerzes erzielt werden (Bennett et al. 2010).

Sampaio et al. (2016) behandelten 3 Brustkrebspatienten mit vertebralen Metastasen. Sowohl hochfrequente (130 Hz) und niederfrequente TENS (10 Hz) führte zur individuell unterschiedlichen Reduktion von Schmerzen und Analgetikabedarf (Sampaio et al. 2016).

32.3.2 Sarkomschmerzen

Loh et al. (2013) konnten bei 7 von 8 Patienten mit therapierefraktären Sarkomschmerzen nach 4–8 Wochen lokaler, hochfrequenter Stimulation eine qualitative oder quantitative Schmerzreduktion feststellen. 3 Patienten erreichten eine klinisch relevante Schmerzreduktion von >30 %, 4 Patienten zeigten eine bessere physische Leistung und Schmerzerleichterung in Ruhe und Bewegung. Ein Patient zeigte keine Besserung und in einem Fall musste die Therapie aufgrund multipler Metastasen abgebrochen werden (Loh und Gulati 2013).

32.4 Onkologische Begleitsymptome

32.4.1 Fatigue

Lee et al. (2019) randomisierten in einer doppelblinden Studie 41 Patienten mit Kopf-Hals-Tumoren und radiatioinduzierter Mukositis in TENS, Placebo-TENS- und Kontrollgruppe, die mittels Cross-over während der Radiatio von allen Patienten durchlaufen wurde. Die Elektroden wurden temporomandibulär und in der oberen Halsregion C1/2 angelegt; stimuliert wurde wöchentlich in der 4.–6. Bestrahlungswoche mit 125 Hz über 30 min. TENS verbesserte Fatigue und Ruheschmerz signifikant gegenüber der Kontrollgruppe, der Ruheschmerz auch signifikant gegenüber der Placebogruppe; Bewegungsschmerz und Funktion verbesserten sich nicht (Lee et al. 2019).

Hou et al. (2017) randomisierten 162 Patienten mit nichtkleinzelligem Lungenkarzinom und Chemotherapie in eine TAES-Gruppe, Placebo-TAES-Gruppe und Kontrollgruppe. Behandelt wurden die Punkte CV6, Bl17 und Ma36. TAES führte nach 28 Tagen zur signifikanten Reduktion der Fatigue in der Verumgruppe gegenüber den anderen Gruppen (Hou et al. 2017).

32.4.2 Chemotherapieinduzierte Nausea und Emesis

Am häufigsten wird die TAES über dem Akupunkturpunkt P6 angewendet, von manchen Autoren auch ergänzt mit Di4 und Ma36. Die Elektrodenanlage erfolgt am dominanten Arm, Kathode auf dem P6, Anode gegenüber (Abb. 32.3). Stimuliert wird meist mit einer Frequenz zwischen 2–15 Hz; auch eine prophylaktische Stimulation ist sinnvoll.

Guo et al. (2018) randomisierten 124 Patienten mit fortgeschrittenem Magenkarzinom in eine TAES und eine Placebo-TAES-Gruppe. Die Punkte Di4, P6 und Ma36 wurden

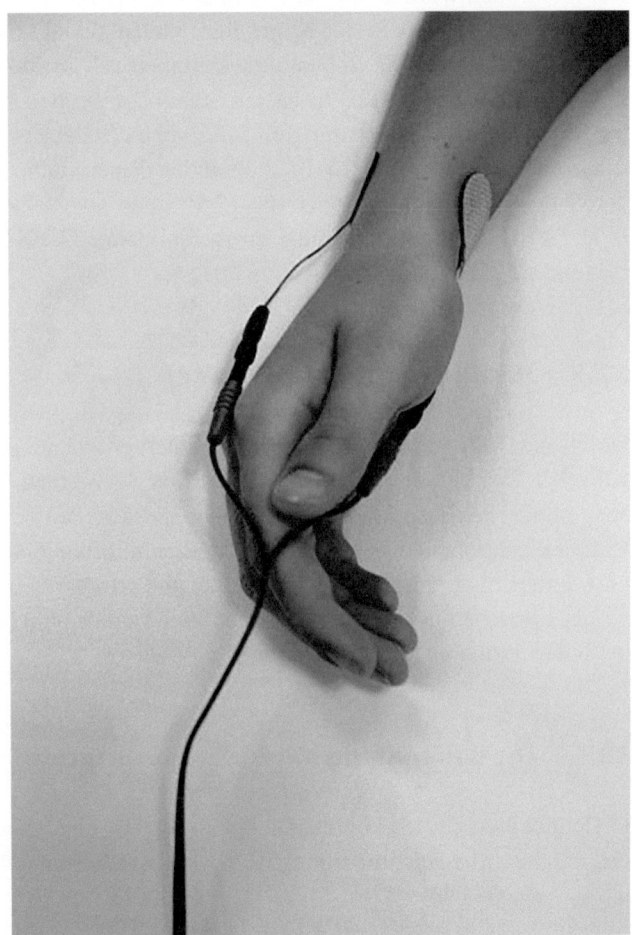

Abb. 32.3 TAES zur Therapie von Nausea und Emesis. Kathode (*blaues Kabel*) auf P6, Anode gegenüber

über 30 min täglich über 1 Woche mit 2 Hz und 100 Hz stimuliert (Han-Stimulation). In der Verumgruppe zeigte sich gegenüber der Placebogruppe eine signifikante Reduktion von Nausea (p = 0,02), Emesis (p = 0,04) und Inappetenz (p = 0,02) (Guo und Wang 2018).

In einigen Studien wurde eine synergistische Wirkung von Setronen und TAES beschrieben (Tan et al. 2001; Baltaci et al. 2005).

Xie et al. (2017) stellten bei Patienten mit Leberkrebs bzw. Lebermetastasen und Cisplatintherapie (60 mg), die Palonosetron i.v. erhielten, keinen signifikanten Unterschied zwischen einer zusätzlichen TAES- (n = 72) oder TAES-Placebo-Gruppe (n = 70) fest, wohl aber eine signifikante Reduktion der Inappetenz in der TAES-Gruppe (Xie et al. 2017).

32.4.3 Radiatioinduzierte Xerostomie

Paim et al. (2019) randomisierten Kopf-Hals-Tumorpatienten mit einer radiatioinduzierten Hyposalivation in eine Kontrollgruppe (n = 31) oder einer TENS-Gruppe (n = 37). Behandelt wurde 2-mal wöchentlich über 20 min mit 50 Hz, 8 Behandlungen insgesamt. Die Elektroden wurden unmittelbar über den Parotiden und submandibulären Drüsen angebracht. Während es in der Kontrollgruppe zu keiner Änderung kam, zeigte sich in der TENS-Gruppe ab der 3. Behandlung sialometrisch eine kontinuierliche Zunahme des stimulierten Speichelflusses. Die besten Ergebnisse zeigten sich im Follow-up nach 6 Monaten, wo auch im Vergleich zur Kontrollgruppe die Lebensqualität signifikant höher eingeschätzt wurde (Paim et al. 2019). Während in dieser Studie nur Patienten rekrutiert wurden, deren Bestrahlung mindestens vor 12 Wochen abgeschlossen war, erzielten Lakshman et al. (2015) in ihrer Pilotstudie einen optimalen TENS-Effekt durch eine die Radiatio begleitende TENS (Lakshman et al. 2015).

32.5 Häufigste Nebenwirkungen

Durch die TENS können passagere Schmerzprovokationen und Schmerzverstärkungen auftreten, insbesondere bei neuropathischen Schmerzen. Durch einen vorsichtigen Einstieg in die Elektrostimulation lassen sich diese Nebenwirkungen weitgehend vermeiden. Kutane Reaktionen auf die Klebeelektroden im Sinne einer Unverträglichkeit oder Allergie werden immer mal wieder beobachtet und erfordern einen Wechsel des Elektrodenmaterials. Strombedingte Hautreaktionen durch Impulse mit höherem Gleichstromanteil sind bei hochwertigeren Stimulatoren selten.

32.5.1 Die Behandlung muskulärer Schwäche

O'Connor et al. (2018) kommen in einem Review und einer Metaanalyse zur transkutanen elektrischen Muskelstimulation (EMS) bei Krebspatienten mit 9 eingeschlossenen Studien zu dem Schluss, dass die EMS signifikant die Lebensqualität der Patienten steigert (O'Connor et al. 2018). Lavigne et al. (2020) führten eine randomisierte Machbarkeitsstudie bei Kopf-Hals-Krebspatienten durch. Sie geben eine, in Kombination mit exzentrischem Training, durch die EMS erzielte vergleichbare klinische Leistungssteigerung wie bei einem konventionellen Krafttraining an (Lavigne et al. 2020).

Die EMS ist insbesondere für Patienten geeignet, die ein konventionelles Training nicht absolvieren können. Keilani et al. (2019) empfehlen die EMS in diesem Zusammenhang bei Patienten mit Knochenmetastasen oder einem multiplen Myelom (Keilani et al. 2019).

In einem Review zu nichtpharmakologischen Maßnahmen bei Atemnot stellen Booth et al. (2018) fest, dass die EMS in der Palliativmedizin helfen kann, den Teufelskreis Muskelabbau und zunehmender Dyspnoe zu unterbrechen (Booth et al. 2018). Sie bestätigen damit ein Cochrane Review von Bausewein et al. (2008), welches eine signifkante Reduktion der Atemnot durch eine EMS der Beinmuskulatur bei COPD-Patienten beschreibt (Bausewein et al. 2008).

Literatur

Baltaci B, Ceyhan A, Özcan A et al (2005) Combination of transcutaneous electrical nerve stimulation and Ondansetron for prevention of chemotherapy-induced emesis in genitourinary tumors. Gazi Med J 16(1):15–18

Bausewein C, Booth S, Gysels M et al (2008) Non-pharmacological interventions for breathlessness in advanced stages of malignant and non-malignant diseases. Cochrane Database Sys Rev 2:CD005623

Bennett MI, Johnson MI, Brown SR et al (2010) Feasibility study of transcutaneous electrical nerve stimulation (TENS) for cancer bone pain. J Pain 11(4):351–359

Booth S, Chin C, Spathis A et al (2018) Non-pharmacological interventions for breathlessness in people with cancer. Expert Rev Qual Life Cancer Care. https://doi.org/10.1080/2380900 0.2018.1524708

Do Carmo Almeida T, Dos Santos Figueiredo F, Filho V et al (2018) Effects of transcutaneous electrical nerve stimulation on proinflammatory cytokines. Systematic review and meta-analysis. Mediators Inflamm. 1094352. https://doi.org/10.1155/2018/1094352

Guo W, Wang F (2018) Effect of nerve electrical stimulation for treating chemotherapy-induced nausea and vomiting in patients with advanced gastric cancer. A randomized controlled trial. Medicine (Baltimore) 97(51):e13620

Han JS (2003) Acupuncture: neuropeptide release produced by electrical stimulation of different frequencies. Trends Neurosci 26(1):17–23

Hou L, Zhou C, Wu Y et al (2017) Transcutaneous electrical acupoint stimulation (TEAS) relieved cancer-related fatigue in non-small cell lung cancer (NSCLC) patients after chemotherapy. J Thorac Dis 9(7):1959–1966

Hurlow A, Mi B, Robb KA et al (2012) Transcutaneous electric nerve stimulation (TENS) for cancer pain in adults. Cochrane Database Syst Rev 3:CD006276

Keilani M, Kainberger F, Pataraia A et al (2019) Typical aspects in the rehabilitation of cancer patients suffering from metastatic bone disease or multiple myeloma. Wien Klin Wochenschr 131(21-22):567–575

Lakshman A, Babu G, Rao S (2015) Evaluation of effect of transcutaneous electrical nerve stimulation on salivary flow rate in radiation induced xerostomia patients: a pilot study. Cancer Res Ther 11(1):229–233

Lavigne C, Twomey R, Lau H et al (2020) Feasibility of eccentric overloading and neuromuscular electrical stimulation to improve muscle strength and muscle mass after treatment for head and neck cancer. J Cancer Surv. https://doi.org/10.1007/s11764-020-00893-9

Lee J, Anderson C, Perkhounkova Y et al (2019) Transcutaneous electrical nerve stimulation reduces resting pain in head and neck cancer patients. A randomized and placebo-controlled double-blind pilot study. Cancer Nurs 42(3):218–228

Leonard G, Cloutier C, Marchand S (2011) Reduced analgesic effect of acupuncture-like TENS but not conventional TENS in opiod-treated patients. J Pain 12(2):213–221

Likar R, Molnar M, Pipam W et al (2001) Postoperative transcutaneous electrical nerve stimulation (TENS) in shoulder surgery (randomized, double blind, placebo controlled pilot trial). Der Schmerz 15(3):158–163

Loh J, Gulati A (2013) Transcutaneous electrical nerve stimulation for treatment of sarcoma cancer pain. Pain Manag 3(3):189–199

Loh J, Gulati A (2015) The use of transcutaneous electrical nerve stimulation (TENS) in a major cancer center for the treatment of severe cancer-related pain and associated disability. Pain Med 16:1204–1210

Nakano J, Ishii K, Fukushima T et al (2020) Effects of transcutaneous electrical nerve stimulation on physical symptoms in advanced cancer patients receiving palliative care. Int J Rehabil Res 43(1):62–68

O'Connor D, Caulfield B, Lennon O (2018) The efficacy and prescription of neuromuscular electrical stimulation (NMES) in adult cancer survivors. A systematic review and meta-analysis. Support Care Cancer 26(12):3985–4000

Paim É, Berbert M, Zanella V et al (2019) Effects of transcutaneous electrical nerve stimulation (TENS) on the salivary flow of patients with hyposalivation induced by radiotherapy in the head and neck region – a randomized clinical trial. J Oral Rehabil 46(12):1142–1150

Robb KA, Newham D, Williams J (2007) Transcutaneous electrical nerve stimulation vs. transcutaneous spinal electroanalgesia for chronic pain associated with breast cancer treatments. J Pain Symptom Manag 33(4):410–419

Sampaio L, Resende M, Pereira L (2016) Effect of transcutaneous electrical nerve stimulation on vertebral metastatic bone pain of breast cancer patients. Single case experimental study. Revista Dor 17(2):81–87

Sandkühler J (2000) Long-lasting analgesia following TENS and acupuncture: spinal mechanisms beyond gate control. In: Devor M et al (Hrsg) Proceedings of the 9th world congress on pain. IASP Press, S 359–369

Searle R, Bennett MI, Johnson M et al (2009) Transcutaneous electrical nerve stimulation (TENS) for cancer bone pain. J Pain Symptom Manag 37:424–428

Siemens W, Boehlke C, Bennett MI et al (2020) Transcutaneous electrical nerve stimulation for advanced cancer pain in patients in specialist palliative care – a blinded, randomized, sham-controlled pilot cross-over trial. Support Care Cancer. https://doi.org/10.1007/s00520-020-05370-8

Tan M, Sandikci Z, Uygur M et al (2001) Combination of transcutaneous electrical nerve stimulation and ondansetron in preventing cisplatin-induced emesis. Urol Int 67(1):54–58

Xie J, Chen L, Ning Z et al (2017) Effect of transcutaneous electrical acupoint stimulation combined with palonosetron on chemotherapy-induced nausea and vomiting. A single-blind, randomized, controlled trial. Chin J Cancer 36:6

Humor – eine Möglichkeit in der Palliativmedizin

Inge Patsch

Inhaltsverzeichnis

Literatur 310

> „Ich habe keine Angst vor dem Sterben, ich möchte einfach nicht dabei sein, wenn es passiert."

So setzt sich Woody Allen humorvoll mit dem Tod auseinander (Titze 1995). Um die Möglichkeit des Humors in der Palliativmedizin überhaupt in Betracht zu ziehen, müssen uns zwei Punkte klar sein. Weder das Somatische noch das Psychische machen das eigentlich Menschliche aus. Der Mensch trägt in sich den Zugang zur Dimension des Geistigen. Dort wo der Mensch reduziert wird auf Soma und Psyche – manchmal nur auf Soma – entfällt eine wesentliche Dimension. Es ist jene Dimension, die der Mensch braucht, wenn er mit schwierigen und schweren Situationen konfrontiert wird.

Zum zweiten leben wir in einer Zeit, in der das technisch Machbare das menschlich Mögliche längst in den *Schatten* gestellt hat. Belastende Themen wie Verzweiflung über eine schwere Erkrankung, Tod und Vergänglichkeit führen ein *Schattendasein*, dadurch wird ein Umgang in heiterer Gelassenheit erschwert. Von Computern und besonders vom „Maschinenpark" in der Medizintechnik wünschen wir uns, dass die Geräte funktionieren. Wie sehr die Nerven strapaziert werden, wenn ein Computer abstürzt, kennen alle, die mit diesem Medium arbeiten. Überwachungsgeräte in der Medizin haben die Eigenschaft zu piepsen, zu quietschen oder zu klingeln, wenn etwas nicht funktioniert. In vielen Fällen bricht dann eine hektische Betriebsamkeit aus.

I. Patsch (✉)
Logotherapeutin, Axams, Österreich
e-mail: info@ingepatsch.at

„Aus dem Halbschlaf weckt mich schon wieder diese unerträgliche Computermelodie. Sofort stürzt sich eine Schwester oder ein Arzt auf das Gerät, welches eine Störung anzeigt. Sie beschäftigen sich mit den Lämpchen und Tasten und starren fasziniert auf die Meldungen, welche die Maschine von sich gibt. Ich liege neben dem quietschenden Geräten im Bett, doch es gibt nur Blickkontakt mit dem technischen Wunderwerk, nicht mit mir. Auf meine Frage, was los sei, höre ich: „Es ist alles in Ordnung, schlafen Sie ruhig weiter." Scheinbar ist doch nicht alles in Ordnung, denn das Pflegepersonal beschäftigt sich noch längere Zeit mit der Maschine."

Johann Nestroy meint: „Das Lügen ist eine Erfindung von und für Lebendige; im Tode muß Wahrheit sein, schon deswegen, weil er der Gegensatz vom Leben ist" (Nestroy 1976). Die Wahrheit ist: Dass die Maschine nichts mehr zu sagen hat, wenn der Mensch nicht mehr lebt. Wenn das Funktionieren wichtiger wird als der Mensch, dann kommt Menschlichkeit zu kurz. Maschinen verführen zum funktionalen Denken und schmälern das Vertrauen in Mitgefühl und Verständnis.

Der Tod ist im Hinblick auf das funktionale Denken die absolute Niederlage des Machbaren. Die folgende Geschichte macht dies deutlich.

> Der Arzt meinte, die Zeit sei gekommen, seinem Patienten die Wahrheit zu sagen: „Ich glaube, ich muss ihnen mitteilen, dass Sie sehr krank sind und wahrscheinlich nur noch zwei Tage leben werden. Vielleicht wollen Sie Ihre Angelegenheiten ordnen. Möchten Sie irgendjemanden sprechen?"
> „Ja", kam mit schwacher Stimme die Antwort.
> „Und wen?" fragte der Arzt.
> „Einen anderen Arzt."

Auch ein anderer Arzt schafft es nicht, die Todesrate von 100 % zu verringern. Der Tod gehört zu unserem Leben und niemand kann das Unvermeidliche verhindern. In einem ihrer Bücher lässt Astrid Lindgren Britt-Mari in ihr Tagebuch schreiben: „Findest du es nicht seltsam, dass man zwar seinen Geburtstag kennt, aber nicht seinen Todestag? Jedes Jahr muss man doch einmal an diesem Datum vorbei, das eines Tages mit einem kleinen Kreuz davor auf dem eigenen Grabstein stehen wird. Gerade an diesem Tag müsste man doch irgendetwas empfinden, eine Art Ruhe im Gemüt, das Gefühl von etwas Wehmütigem und Unwiderruflichem" (Lindgren 1997).

Wenn es schon nicht gelingt, das Unvermeidliche zu vermeiden, könnte das, was unvermeidlich ist – die Tatsache, dass wir alle sterben müssen – in heiterer Gelassenheit gesehen werden? Heitere Gelassenheit entsteht nicht im permanenten Dauertraining des Funktionierens und des „Machens". Heiterkeit verhindert Stress und ermöglicht Distanz. „Nichts ist mehr geeignet, Distanz zu schaffen als der Humor", so schreibt Viktor Frankl in seiner Ärztlichen Seelsorge. „Es gibt nun einmal Situationen, in denen einem eben keine Wahl mehr bleibt, es sei denn die Wahl der Haltung und Einstellung" (Frankl 1994). Diese innere Haltung ist gemeint, wenn wir über Humor in der Palliativmedizin nachdenken. Auf die persönliche Einstellung des Arztes, die innere Haltung einer Krankenschwester, die Sichtweise der Angehörigen und der Betroffenen kommt es an. Menschen, die auf Pflege angewiesen sind, verfügen meistens über besonders gute Antennen des Nichtmessbaren.

Erich Kästner hat mit jenen, die alles messen wollen, auch Bekanntschaft gemacht.

> Es ist nicht leicht, sie ohne Haß zu schildern
> und ganz unmöglich geht es ohne Hohn.
> Sie haben Köpfe wie auf Abziehbildern
> und, wo das Herz sein müßte, Telefon.
> In ihren Händen wird aus allem Ware
> in ihrer Seele brennt elektrisch Licht.
> Sie messen auch das Unberechenbare
> was sich nicht zählen läßt, das gibt es nicht. (Kästner 1995)

Eine heitere Einstellung äußert sich weniger in der Begabung, Witze erzählen zu können, sondern in der Fähigkeit, Mitgefühl zu empfinden und das Schwere und Belastende zu ertragen. Gerade die nonverbalen Ausdrucksmöglichkeiten sind gefragt, wenn Gespräche nicht mehr möglich sind. Der Humor ist eine zutiefst menschliche Fähigkeit und nicht eine Frage von Diagnose und Methodik. Der gute Humor hat viel mehr mit Zuneigung, Zuwendung und mit der Fähigkeit zu tun, Vertrauen auszustrahlen. Der Humor ist auch keine Wunderdroge und er verhindert nicht das Unvermeidliche. Doch wer den guten Humor zur rechten Zeit ins Spiel bringt, verfügt über Ressourcen, die den Umgang mit dem Unvermeidlichen erleichtern.

> Im Widerspiel des Unmöglichen mit dem Möglichen erweitern wir unsere Möglichkeiten. (Bachmann 1999)

Diese Anregung von Ingeborg Bachmann könnte dem Humor im Rahmen der Palliativmedizin Eintritt verschaffen.

Einige praktische Anregungen:

- Hängen Sie Cartoons auf
- Erweitern Sie die Bibliothek mit humorvoller Literatur
- Erheitern Sie Ihre MitarbeiterInnen in der Dienstbesprechung
- Machen Sie Ihre KollegInnen mit Humor darauf aufmerksam, wenn die Mühe für die Funktion wichtiger wird als für die Person.

Eines können wir Betroffenen und Angehörigen nicht ersparen. Das ist die persönliche Auseinandersetzung mit dem Leiden. Der Gedanke Viktor Frankls kann die eigene Sichtweise verändern und Begegnung mit anderen erleichtern.

> „Unnötiges Leiden ist sinnloses Leiden – notwendiges Leiden ist sinnvolles Leiden. Einen Menschen unnötig leiden lassen, ist unärztlich; einem Menschen notwendiges Leiden erlassen, wäre jedoch unmenschlich. Der Mensch hat nämlich ein Anrecht darauf, seinen Schmerz zu leiden – ebenso wie er nach Rilke den Anspruch darauf hat, seinen Tod zu sterben." (Frankl 1996)

Einige Hinweise zum besseren Verständnis der Existenzanalyse können hilfreich sein. Um sich intensiver mit der Thematik von unnötigem und notwendigem Leiden auseinanderzusetzen, fehlt uns hier der Raum. Viktor Frankl selbst schreibt:

„Die Existenzanalyse musste den revolutionären und ketzerischen Schritt wagen, nicht nur die Leistungs- oder Genussfähigkeit des Menschen sich zum Ziel zu setzen, sondern darüber hinaus, auch in seiner Leidensfähigkeit eine grundsätzlich mögliche und tatsächliche notwendige Aufgabe zu sehen." (Frankl 1994)

Leistungs- und Genussfähigkeit des Menschen sind wesentliche Merkmale für unser Menschsein. Gerade für den schwerkranken Menschen wird die Leidensfähigkeit zur tatsächlich notwendigen Aufgabe. Dieser Aufgabe kann er sich stellen, da er immer noch die Freiheit besitzt zu entscheiden, mit welcher inneren Einstellung er an die schwierige Zeit herangeht und das Unabänderliche bewältigt. Frankl definiert diese Einstellung als „Trotzmacht des Geistes". Nur leider ist diese Trotzmacht nicht über Rezept erhältlich.

„Es kann jedoch nicht genug hervorgehoben werden, daß das Leiden keineswegs notwendig ist, um einen Sinn zu erfüllen, wenn auch sehr wohl gilt, daß die Erfüllung eines Sinnes möglich ist auch trotz eines Leidens." (Frankl 1981)

Im Sinn hat Frankl eine Möglichkeit vor dem Hintergrund der Wirklichkeit gesehen. Die realen Möglichkeiten in der Palliativmedizin sind sowohl für PatientInnen und Angehörige als auch für ÄrztInnen und Pflegepersonal dezimiert. Auf dem Hintergrund der realen Situation ist der Humor eben eine Möglichkeit in der Palliativmedizin.

Literatur

Bachmann I (1999) Die Wahrheit ist dem Menschen zumutbar. In: Gedichte, Erzählungen, Hörspiele, Essays. München
Frankl VE (1981) Die Sinnfrage in der Psychotherapie. Piper Taschenbuchverlag, 1996 ISBN3-492-20577-1
Frankl VE (1994) Ärztliche Seelsorge, Fischer Taschenbuchverlag, 1994, 4. Aufl. ISBN: 3-596-42302-3: 207+ 285
Frankl VE (1996) Der leidende Mensch. Huber, 1996 Bern ISBN: 9783456828083: 105
Kästner E (1995) Ludwig Reiners, Der ewige Brunnen. Der ewige Brunnen, Beck'sche Verlagsbuchhandlung, 1995, ISBN: 3-40604140X: 677
Lindgren A (1997) Britt-Mari erleichtert ihr Herz. Deutscher Taschenbuchverlag, 1980, ISBN: 9783423074124: 96
Nestroy J (1976) Stich- und Schlagworte. Jugend und Volk, Wien-München 1976, ISBN: 9783714160949: 113
Titze M (1995) Die heilende Kraft des Lachens. Kösel, ISBN 3466303907

Eingehen auf Wünsche und Bedürfnisse des Kranken

34

Ernst Rupacher

Inhaltsverzeichnis

34.1 Das Problem der enteralen Obstruktion – ein Fallbericht aus meiner Praxis 312

Als ich junger Turnusarzt war, wusste ich noch nicht, dass es „Palliativmedizin" gibt. Aber schon damals war es mir ein Anliegen, auch die „aussichtslosen" Unheilbaren zu betreuen.

In unserer Nachbarschaft wohnte eine alte Dame, mit der ich sehr gut befreundet war. Schon zwei Jahre zuvor hatte sie eine Operation wegen Dickdarmkarzinoms gehabt, dies aber den meisten nicht gesagt und nur wenige in ihr Vertrauen gezogen.

Einer ihrer Vertrauten war ich, und es kam dann der Zeitpunkt, da wurden multiple Lungenmetastasen diagnostiziert und die sonst so mobile, rüstige Dame war wegen ihrer Atemnot ans Haus gebunden, benötigte fast rund um die Uhr Sauerstoff, und ihr Allgemeinzustand verschlechterte sich zusehends. Sie hatte immer viele soziale Kontakte gehabt: Freunde, Verwandte, Konzertbesuche, Theater, Yogakurs … Nun konnte sie ihre Krankheit nicht mehr verbergen, und alle waren sehr besorgt und wollten ihr helfen. Und da ihre beiden Kinder im Ausland lebten, teilten sich Freundinnen und Cousinen die Zeit, um bei ihr tags wie auch nachts zu sein.

Ernst Rupacher ist verstorben.

E. Rupacher (Deceased) (✉)
Klagenfurt, Österreich
e-mail: guenther.bernatzky@plus.ac.at

Ich hatte damals eine Milizübung beim Bundesheer zu absolvieren und schaute jeden Abend nach Dienstschluss bei ihr vorbei, ob vielleicht auch ich etwas für sie tun könnte.

Als ich eines Abends kam, war eine Cousine bei ihr und sagte, heute sei ein „ganz schlechter" Tag. Unsere Patientin wirkte schwach, etwas depressiv, verschlossen. Sie gab auch zu, dass es ihr sehr schlecht gehe. Ich fragte nach Schmerzen, Atemnot usw. Schließlich dachte ich an unsere Grundbedürfnisse, und fragte, ob sie wohl Hunger hätte. Darauf bekam ich zur Antwort: „Hat ja niemand etwas gekocht heute." – „Soll ich Ihnen etwas kochen?" „Ja!"

Ich ging in die Küche und machte aus dem, was vorrätig war, einen Eintopf. Noch während der Eintopf vor sich hin köchelte und der Duft des Essens schön langsam die Wohnung erfüllte, besserte sich die Laune meiner alten Nachbarin zusehends, sie fing an zu plaudern, scherzte, erzählte von früheren Erlebnissen.

Sie aß zwei volle Teller mit großem Appetit. Als ich mich verabschiedete, brachte mich die Cousine zur Tür. „Herr Doktor", sagte sie, „jetzt ist mir das ja direkt peinlich. Ich bin seit 40 Jahren Hausfrau und habe das Einfachste nicht erkannt, hungrig ist sie gewesen!"

Meine Nachbarin lebte bis zwei Wochen vor ihrem Tod allein und mit Betreuung durch Verwandte und Freunde zu Hause.

Durch das gute soziale Netz, das sie sich zu Zeiten geschaffen hatte, war niemand überlastet und alle taten es gern.

Und oft ist es sehr einfach, Todkranke zufrieden zu stellen, und sei's mit einem Teller Suppe.

34.1 Das Problem der enteralen Obstruktion – ein Fallbericht aus meiner Praxis

Ich arbeite in einem großen Schwerpunktkrankenhaus als Anästhesist; angeschlossen an unsere Abteilung ist eine bekannte Schmerzambulanz, und solange es noch keine Palliativstation in unserem Haus gibt, betreuen entsprechend ausgebildete Ärzte der Schmerzambulanz konsiliarisch Palliativpatienten auf den Akutstationen.

Eines Tages kam eine Anforderung einer allgemein chirurgischen Abteilung an mich: Diagnose – metastasierendes Ovarialkarzinom, moribunde Patientin, Schmerztherapie für zu Hause erbeten.

Als ich ins Zimmer dieser Patientin kam, fand ich aber keine Sterbende vor, sondern eine verzweifelte 62-jährige Frau, einige Tage nach einer explorativen Laparotomie, die zu mir sagte: „Herr Doktor, die wollen mich nach Hause schicken, aber so wie ich jetzt bin, kann ich nicht gehen. Ich lebe alleine, habe nur eine Bedienerin, die putzen kommt, aber pflegen kann sie mich nicht, und ich bin zu schwach!"

Ich setzte mich zu der Patientin und wir sprachen über ihre Kranken- und Lebensgeschichte:

Sie war Landwirtin gewesen, hatte drei Kinder, auf die sie sehr stolz war, weil alle hatten es zu etwas gebracht: ein Sohn führte den großen landwirtschaftlichen Betrieb weiter, eine Tochter war Lehrerin, die andere Tochter sogar Ärztin geworden.

34 Eingehen auf Wünsche und Bedürfnisse des Kranken

Vor eineinhalb Jahren war sie schwer erkrankt; es wurde ein Ovarialkarzinom festgestellt, sie hatte eine große Unterbauchoperation, anschließend Chemotherapie. Das alles habe sie sehr gut überstanden und war nach mehreren Wochen Krankenhausaufenthalt wieder nach Hause gegangen. Seither lebte sie als Pensionistin in der Nähe ihrer Kinder und führte ihrem Mann den Haushalt.

Vor wenigen Wochen begannen dann Probleme mit der Verdauung: Inappetenz, Verstopfung, Übelkeit, Erbrechen. Sie kam auf die Chirurgische Abteilung und es wurde ein Subileus festgestellt. Auf Grund der Anamnese entschloss sich der Chirurg zur Laparotomie.

Intraoperativ zeigte sich eine massive Carcinosis peritonei, die Darmschlingen waren ein einziges Konglomerat und der Chirurg hatte Schwierigkeiten überhaupt ein Ileostoma regelrecht anzulegen. Postoperativ verlegte man die Patientin schnell von der Überwachungsstation auf die Normalstation und entschied sich auf Grund des massiven Lokalbefundes, nachdem man auch mit der Tochter, die Ärztin war, beraten hatte, dass keine weiteren invasiven Maßnahmen gesetzt werden sollten.

Nun saß ich hier mit der durch die Operation geschwächten Patientin, die nichts essen konnte, da das Stoma nicht funktionierte und der Ileus weiter bestand, trotz einer Magensonde erbrach sie sich immer wieder, das gespannte Abdomen schmerzte. Wir überlegten uns folgende Therapie:

1. Da die Magensonde nur unangenehm an der Rachenhinterwand rieb und ihre Funktion nicht erfüllte, entfernten wir sie. Wir entschlossen uns für parenterale Ernährung über einen Port-a-Cath, den die Patientin schon seit der Chemotherapie hatte. Falls sie Lust hätte, sollte die Patientin trinken und evtl. püriert essen.
2. Zur Schmerztherapie erhielt die Patientin Morphin i. v. über eine Pumpe mit Bolusmöglichkeit (PCA – patient controlled analgesia, Autonomie des Patienten). Es waren nur geringe Dosen erforderlich (Basalrate zwischen 2 mg und 4 mg pro Stunde). Zusätzlich bekam sie 4× täglich Novalgin als Nichtopioid in einer Kurzinfusion.
3. Außerdem entschlossen wir uns zum Einsatz von Dexamethason, wie es in der Palliativmedizin empfohlen wird, bei enteraler Obstruktion im Terminalstadium. Unser Schema in diesem Fall war 2 Tage 40 mg, 2 Tage 20 mg, 2 Tage 10 mg und anschließend 2 mg täglich i. v.

Unter dieser Therapie hoffte die Patientin und wir, dass sie doch noch gestärkt und schmerzgelindert nach einiger Zeit nach Hause gehen könnte.

Am 4. Tag der Therapie – es war ein Sonntag – fand ich zwischen zwei Akutoperationen Zeit, die Patientin auf der Station zu besuchen. Als ich ins Zimmer trat, fand ich eine etwas unglückliche Patientin und zwei Schwestern, die etwas hektisch die Patientin reinigten, vor. Was war geschehen? Ein Teil der Laparostomienarbe hatte sich geöffnet und es entleerte sich massenhaft Stuhl und das schmerzhaft geschwollene Abdomen wurde zusehends kleiner. So hatte sich der Darminhalt seinen eigenen Weg gesucht.

Das frustran angelegte Stoma wurde überklebt und granulierte aus, wir klebten ein Stomasackerl über die selbst entstandene Öffnung und dieses Stoma förderte bis zum Tod der Patientin.

Nach nur zwei Wochen Krankenhausaufenthalt ging die Frau nach Hause, sie erhielt weiter parenterale Ernährung durch ein „home care team", welches auch die Port-a-Cath Pflege übernahm. Daneben aß sie jedoch auch Kleinigkeiten, ohne zu erbrechen.

Die Schmerztherapie mittels Morphin über PCA-Pumpe ging weiter, sie musste 1× pro Woche zum Kassettenwechsel in unsere Schmerzambulanz, sie gab gute Schmerzlinderung an. Die Patientin war in ihren vier Wänden mobil und genoss die letzten sechs Wochen ihres Lebens.

Als sie zum ersten Kassettenwechsel kam, war sie fast nicht zu erkennen, elegante Privatkleidung, rote Wangen, da sie gerne auf ihrem Balkon in der Sonne saß und fast schamhaft gestand sie mir, dass sie bereits 1 kg zugenommen hätte.

Ausreichende Schmerztherapie, Symptomenkontrolle, Mobilisation und gute Organisation für die häusliche Betreuung ermöglichten in diesem Fall eine hohe Lebensqualität auch in den letzten Lebenswochen.

B-Zell Lymphom in linker Tonsille

Gudrun Russ

Inhaltsverzeichnis

35.1	Vorgeschichte	315
35.2	Aktuelle Situation	316
35.3	Analgetische Therapie	316
35.4	Kausale Therapie	316
35.5	Verlauf	317
35.6	Zusammenfassung	317
Literatur		318

35.1 Vorgeschichte

Bei einem 60-jährigen Patienten wurde Ende 2001 ein diffus großzelliges B-Zell-Lymphom der linken Tonsille diagnostiziert. Die Behandlung bestand aus 3 Zyklen Chemotherapie (CEOP) und anschließender Radiatio. Im Sommer 2002 kam es zu einem Rezidiv im Hoden sowie abdominell, der Patient wurde orchiektomiert und erhielt 6 Zyklen Chemotherapie (CEEOP) sowie eine Immuntherapie (4× Rituximab).

G. Russ (✉)
Onkologische Bettenstation, LKH Salzburg, Salzburg, Österreich
e-mail: g.russ@salk.at

35.2 Aktuelle Situation

Anfang März 2003 sucht der Patient den Hausarzt wegen ziehender Flanken- und Kreuzschmerzen auf, links mehr als rechts, er erhält dort analgetische Infusionen mit einem nichtsteroidalen Antirheumatikum. Dies führt zu vorübergehender Linderung, nach einer Woche allerdings Zunahme der Schmerzen (VAS 6), nun auch mit Ausstrahlung in den dorsalen und lateralen linken Oberschenkel. Nach weiteren 3–4 Tagen tritt zusätzlich dort ein plötzlich einschießender elektrisierender/zerreißender Schmerz in Abhängigkeit von Bewegung, Husten, Niesen und Pressen beim Stuhlgang auf (VAS 10). Der beigezogene Orthopäde verordnet Morapid 20 mg Tabletten bei Bedarf und veranlasst eine Kernspintomografie der Lendenwirbelsäule. Es zeigen sich multiple kontrastmittelanreichernde Läsionen in und entlang der Cauda equina sowie an den arachnoidalen Oberflächen im Konus und den Nervensträngen der Cauda equina mit Fortsetzung bis in die Nervenwurzelscheiden. Es erfolgt die stationäre Aufnahme. Die Liquoruntersuchung zeigt ein meningeales Rezidiv des bekannten hochmalignen Non-Hodgkin-Lymphoms (2000/3 Zellen, fast ausschließlich Tumorzellen). Bei weiteren Staginguntersuchungen finden sich noch Lymphome in der linken Orbita, zervikal und abdominell.

35.3 Analgetische Therapie

Durogesicdepotpflaster 25 µg und Morapid 20 mg bis 6-mal zusätzlich bei Bedarf, Diclofenac 75 mg 2-mal täglich ad infusionem, Durogesicdepotpflaster: Steigerung auf 50 µg nach 3 Tagen, Tegretol retard 200 mg 2-mal $^{1}/_{2}$ Tablette, Dosissteigerung auf 2-mal 1 am 3. Tag bei guter Verträglichkeit, weitere Dosissteigerung auf 2-mal 400 mg am 6. Tag. Gastrosil retard Kapseln 2-mal 1, Guttalax 10 Tropfen täglich, Mannit 10 % mit 20 mg Dexamethason täglich für 2 Wochen.

35.4 Kausale Therapie

Cytarabin und Methotrexat sowie Dexamethason systemisch und intrathekal.

---

[1] Ausführlich: Kutzer (2008) Rechtliche Aspekte der Schmerztherapie. In: Schöch et al. (Hrsg) Festschrift für Günter Widmaier. S 663 (664 ff); Kutzer (1995) Rechtliche und rechtspolitische Aspekte einer verbesserten Schmerzbekämpfung in Deutschland. In: Eser (Hrsg) Festschrift für Hannskarl Salger. S 663 ff. Vgl zum Ganzen auch: Schmoller (2002) Die rechtliche Stellung des Schmerzpatienten. In: Bernatzky/Likar (Hrsg) Schmerztherapie bis ins hohe Alter. S 165 ff.

35.5 Verlauf

Geringfügige Linderung der Schmerzen während der ersten 3 Behandlungstage (VAS 4), dabei aber keine Beeinflussung der Intensität der neuropathischen Komponente. Nach Dosiserhöhung des Fentanylpflasters in Ruhe schmerzfrei, der einschießende Schmerz geringgradig gebessert. Nach insgesamt 4 intrathekalen Chemotherapien keinerlei neuropathische Symptomatik mehr, Tegretol wird abgesetzt, ebenso die Mannitinfusionen, Dexamethason stoßweise als Teil der kausalen Therapie fortgesetzt. Dosisreduktion des Fentanylpflasters auf 25 µg nach 2 Behandlungswochen ohne Zunahme der Schmerzen, Absetzen des Opioids nach 4 Wochen. Der Patient ist derzeit ohne jede analgetische Therapie schmerzfrei. Im letzten Liquor nach 8 intrathekalen Therapien noch vereinzelt Blasten, die peripheren Lymphome mäßig rückläufig („minor response") nach 4 systemischen Chemotherapien. Geplante Umstellung auf ein intensiveres Chemotherapieregime und Hochdosistherapie bei Erreichen einer guten Remission.

35.6 Zusammenfassung

In der Behandlung von Tumorpatienten spielt neben der symptomatischen vor allem auch die kausale Tumortherapie eine entscheidende Rolle bei der Symptomkontrolle, soweit eine kausale Therapie zur Verfügung steht bzw. soweit der Patient für eine solche belastbar ist. Die wirksame Kausaltherapie kann effizient, schnell und vor allem nachhaltig Schmerzen lindern oder beseitigen.

Nach heutigem Therapiestandard würde der Patient im Rahmen der Erstlinientherapie bereits 6 Zyklen Chemotherapie in Kombination mit Rituximab, einem monoklonalen Antikörper gegen CD 20, erhalten, da mehrere Studien die Überlegenheit der Kombination gezeigt haben (Feugier 2005; Habermann 2006; Coiffier 2002).

Auch die Rezidivtherapie würde nicht alleine aus einer konventionellen Induktionschemotherapie bestehen, sondern eine konsolidierende autologe Transplantation beinhalten, auch bei älteren Patienten lässt sich für diese Therapiemodalität ein klarer Vorteil aus der Literatur entnehmen (Guglielmi 1995; Haioun 2000; Jantunen 2008).

Bedauerlicherweise ist das liposomale Cytarabin nicht mehr verfügbar, mit dem eine 2-wöchentliche Punktionsfrequenz möglich war, wodurch die Risiken der Applikation – bei oft zytopenen Patienten – reduziert werden konnte. Derzeit ist zumindest initial wieder 2-mal/Woche eine intrathekale Verabreichung nötig.

Nicht zuletzt würde die Supportivbehandlung eines Patienten heute anders aussehen: der neuropathische Schmerz wird nicht mehr primär mit Carbamazepin (oder Amitriptylin) behandelt, auch wenn diese Medikamente Wirksamkeit haben. Mittel der Wahl ist heute Gabapentin in einer Dosierung von 3-mal 300 mg, eine Steigerung auf bis zu 3-mal 900 mg ist möglich. Bei Versagen wäre die Umstellung auf Pregabalin 150 mg/Tag vorzunehmen, auch hier kann die Dosis Schritt für Schritt, je nach Wirksamkeit und Verträglichkeit auf bis zu 600 mg Tagesdosis erhöht werden.

Seitens der wirksamen Antiemetika ist das Verschwinden eines retardierten Metoclopramids vom Markt als bedauerlich zu werten, da die Wirkdauer der Tropfen/Tabletten nur 4 h beträgt und die Einnahmefrequenz entsprechend hoch sein muss, um kontinuierliche Wirkung zu erzielen. Alternative Antiemetika aus verschiedenen Substanzklassen stehen zur Verfügung, sind aber oft mit beträchtlichen Nebenwirkungen verbunden, beispielsweise Sedation oder Obstipation.

Literatur

Coiffier (2002) CHOP plus Rituximab – balancing facts and opinion. N Engl J Med 346:235–242

Feugier (2005) Long term results of the R-Chop study in the treatment of elderly patients with diffuse large B-cell lymphoma: a study by the Group d'Etude des Lymphomes de l'Adulte. JCO 23(18):4117–4126

Guglielmi (1995) Response to second-line therapy defines the potential for DLBCL cure: conclusions. N Engl J Med 333:1540–1545

Habermann (2006) Rituximab-CHOP versus CHOP alone or with maintenance Rituximab in older patients with diffuse large B-cell lymphoma. JCO 24(19):3121–3127

Haioun (2000) Survival benefit of high-dose therapy in poor-risk aggressive non hodgkin lymphoma: final analysis of the prospective LNH87-2 protocol – a Group d'Etudes des Lymphomes de l'Adulte Study. JCO 18(16):3025–3030

Jantunen (2008) Autologous stem cell transplantation in elderly patients (>60 years) with DLBCL: an analysis based on data in the EBMT. Haematologica 93(12):1837–1842

Das ärztliche Gespräch

Birgit Hladschik-Kermer

Inhaltsverzeichnis

36.1	Einleitung	319
36.2	Ungewissheit und Unwissenheit	320
36.3	Gespräche führen – Wie und Wann	321
36.4	Durchführen des Gespräches	322
	36.4.1 Setting ("setting up the interview")	322
	36.4.2 Perception ("assessing the patient's perception")	322
	36.4.3 Invitation ("obtaining the patient's invitation")	322
	36.4.4 Knowledge ("giving knowledge and information")	323
	36.4.5 Emotions ("adressing the patient's emotions with empathic responses")	323
	36.4.6 Strategy and Summary	324
36.5	Zum Abschluss	326
Literatur		326

36.1 Einleitung

Kommunikation im palliativen Setting geht weit über das reine Erheben und Vermitteln von Fakten hinaus. Im Vordergrund steht das Erkennen der Bedürfnisse und Möglichkeiten der PatientInnen. Es geht um eine nonverbale und verbale Angebotskommunikation, die den interaktiven und emotionalen Aspekt des Gespräches betont. Neben einer umfassenden Information wünschen sich die PatientInnen vor allem Begleitung und emotionale Unterstützung (Chua et al. 2018; Faller et al. 2017)

B. Hladschik-Kermer (✉)
Abteilung für Medizinische Psychologie, Wien, Österreich
e-mail: birgit.hladschiik-kermer@meduniwien.ac.at

© Der/die Autor(en), exklusiv lizenziert an Springer-Verlag GmbH, DE, ein Teil von Springer Nature 2023
G. Bernatzky et al. (Hrsg.), *Schmerzbehandlung in der Palliativmedizin*,
https://doi.org/10.1007/978-3-662-64329-7_36

Dies erfordert von ÄrztInnen ein hohes Maß an Reflektiertheit und kommunikativer Kompetenz. Heute wissen wir, dass diese Kompetenzen vermittelt und gelernt werden können und müssen. Erfahrung alleine genügt nicht, um diese komplexe Aufgabe für alle zufriedenstellend erfüllen zu können.

Moderne medizinische Curricula, wie die an der Medizinischen Universität Wien, haben die Entwicklung kommunikativer Kompetenzen im Studienplan verankert. Bereits im Studium üben Studierende schwierige Gesprächssituationen wiederholt im Rollenspiel mit SchauspielpatientInnen und können ihre kommunikativen Kompetenzen so Schritt für Schritt entwickeln (Hladschik-Kermer 2013). Auch Fortbildungscurricula, wie der Diplomlehrgang für ÄrztInnen der österreichischen Palliativgesellschaft, haben die Weiterentwicklung kommunikativer Kompetenzen mittels eines erfahrungsbasierten interaktiven Trainings im Lehrplan verankert.

36.2 Ungewissheit und Unwissenheit

Das Sprechen über begrenzte Heilungschancen, die Konfrontation mit dem Ende des Lebens fällt allen Betroffenen schwer. In der Praxis herrscht Unsicherheit darüber, wie und wann darüber gesprochen werden soll. ÄrztInnen befürchten, die PatientInnen könnten die Wahrheit nicht verkraften, fühlen sich durch starke Emotionen seitens der PatientInnen überfordert oder haben den Eindruck, zu wenig auf diese Aufgabe vorbereitet zu sein (Almack et al. 2012; Pontin und Jordan 2013).

Auch PatientInnen und Angehörige sind unsicher und reagieren ambivalent, ob und wie viel sie wissen wollen. Unheilbar erkrankte Menschen balancieren oft zwischen erfolgreicher und erfolgloser Verdrängung der Lebensbedrohung. Die oft drängendste Frage „Wie lange werde ich noch leben?" stellt sich in der Phase des erfolgreichen Verdrängens nicht. Selbst nach der Prognose zu fragen, erfordert von den Betroffenen viel Mut. Oft geschieht das nicht direkt, sondern mithilfe subtiler Hinweise. So wird zum Beispiel ein deutlicher Gewichtsverlust (als Indikator für das Fortschreiten der Erkrankung) thematisiert. Wird das von den BehandlerInnen nicht erkannt und aufgegriffen, verstreicht ein günstiger Augenblick ungenutzt, und es kann lange dauern, bis der Patient/die Patientin wieder Kraft und Mut finden, diese so drängende Frage zu stellen (Hladschik-Kermer 2018).

Hinsichtlich der Beurteilung der Krankheit gibt es große Unterschiede zwischen ÄrztInnen und PatientInnen. So schätzen PatientInnen ihre Prognose deutlich besser ein als die ÄrztInnen. Das könnte ein Indiz dafür sein, dass heikle Themen häufig unausgesprochen bleiben. Das zeigt sich auch darin, dass etwa 70 % der schwer an Krebs erkranken Menschen falsche Erwartungen an die Jahre, die ihnen noch bleiben, haben (Gramling et al. 2016).

36.3 Gespräche führen – Wie und Wann

Nicht alle Gespräche im palliativen Setting lassen sich vorausplanen. Im Krankheitsverlauf müssen PatientInnen die Gewissheit des Todes immer wieder verdrängen um überhaupt weiterleben zu können. Im Zustand der Verdrängung und Verleugnung ist es nicht sinnvoll, den Patienten/die Patientin zur Auseinandersetzung mit der „Wahrheit" zu zwingen. Vielmehr erfordert es von den BehandlerInnen, dass sie die Signale des Patienten/der Patientin wahrnehmen und subtile Hinweise seitens des Patienten/der Patientin bemerken. Als Arzt/Ärztin befinden sie sich im Zustand des aufmerksamen Zuwartens. Sie signalisieren dem Patienten/der Patientin verbal und nonverbal, dass sie bereit sind, dem Patienten/der Patientin alles über seinen/ihren Zustand zu sagen, was sie selbst wissen. ÄrztInnen bereiten gewissermaßen eine Plattform der Wahrheit vor dem Patienten/der Patientin aus, die diese/r jederzeit betreten kann (Watzke 2013). Ob PatientInnen diese Plattform benutzen, hängt auch davon ab, inwieweit sie als Arzt/Ärztin vermitteln können, dass sie mit der Thematik sorgsam umgehen werden und weder sich selbst, noch den Patienten/die Patientin überfordern werden.

Die Art, wie ÄrztInnen mit PatientInnen sprechen, entscheidet darüber, ob das Aufklärungsgespräch als Unterstützung oder als zusätzliche Belastung wahrgenommen wird. Damit das Gespräch gelingen kann, ist es sinnvoll, sich zunächst mit der Situation des Patienten/der Patientin aber auch mit den eigenen Gefühlen und der Bereitschaft, das Gespräch zu führen, auseinander zu setzen.

Folgende Überlegung sollen als Anregung dazu dienen:

- Was möchte ich als Arzt/Ärztin heute mit dem Patienten/der Patientin besprechen?
  - Was muss ich als Arzt/Ärztin dem Patienten/der Patientin unbedingt mitteilen, damit er/sie für sich die richtigen Entscheidungen treffen kann?
  - Wie kann ich den Patienten/die Patientin bestmöglich (kognitiv, verhaltensbezogen und emotional) unterstützen, damit er/sie seine/ihre eigenen Möglichkeiten in der kommenden Zeit erkennen und umsetzen kann?
- Welche Informationsbedürfnisse hat der Patient/die Patientin?
  - Hat der Patient/die Patientin Informationsbedürfnisse bekundet?
  - Welches Vorwissen hat der Patient/die Patientin?
- In welcher physischen und psychischen Situation befindet sich der Patient/die Patientin?
- Bin ich als Arzt/Ärztin bereit dieses Gespräch zu führen?
  - Habe ich jetzt ausreichend Zeit und Ruhe dafür?
  - Fühle ich mich gut vorbereitet?
  - Wer könnte mich unterstützen?

36.4 Durchführen des Gespräches

Offene Fragen und aktives Zuhören, verbunden mit adäquaten Pausen zum Verarbeiten, sind die wichtigsten kommunikativen Fertigkeiten im Gespräch.

Das SPIKES-Modell (Baile et al. 2000) wurde entwickelt, um ÄrztInnen dabei zu unterstützen, relevante Fakten in Abhängigkeit vom Vorwissen und den Bedürfnissen und Möglichkeiten der PatientInnen zu vermitteln.

36.4.1 Setting ("setting up the interview")

Die Person, die das Gespräch führt, sollte über alle Befunde informiert sein und für ein möglichst ungestörtes Setting sorgen. Wie in jedem ärztlichen Gespräch ist die Gestaltung einer vertrauensvollen und wertschätzenden Beziehung als erstes vorzunehmen. Sollte der Patient/die Patientin es wünschen, können Bezugspersonen in das Gespräch miteinbezogen werden. Achten Sie als Arzt/Ärztin darauf, dass Sie sich selbst in der Lage fühlen, das Gespräch zu führen, dazu gehört auch ein ungestörter Rahmen und ausreichend Zeit.

36.4.2 Perception ("assessing the patient's perception")

Zu Beginn jeden Gespräches ist es wichtig, die Befindlichkeit des Patienten/der Patientin wahrzunehmen.
„Wie fühlen Sie sich heute?"
Angst, Schmerzen, Sorgen schränken die Aufnahmefähigkeit ein.
Anschließend kann der aktuelle Informationsstand des Patienten/der Patientin erfragt werden.
„Sie haben vermutlich schon darüber nachgedacht, worüber wir heute sprechen werden?"
„Haben Sie bei den Untersuchungen schon etwas über die Ergebnisse erfahren?"

36.4.3 Invitation ("obtaining the patient's invitation")

Oberstes Ziel eines jeden ärztlichen Gespräches sollte es sein, dass dabei die Anliegen des Patienten/der Patientin besprochen werden. In diesem Schritt geht es darum, die eigene Agenda mit der des Patienten/der Patientin abzustimmen.

- Welches Anliegen an das Gespräch hat der Patient/die Patientin?
- Worüber möchte der Patient/die Patientin heute sprechen?

Um zu erfahren, wie viel der Patient/die Patientin wissen möchte, ist es wichtig, danach zu fragen. Dabei spielt die Beachtung (non)verbaler Hinweisreize eine große Rolle. Informationsbedürfnisse werden oftmals nicht direkt geäußert. Die PatientInnen tasten sich vorsichtig an das Thema heran. So wird die Frage nach der Prognose etwa durch die Frage: „Wie lange werde ich noch hier sein?" eingeleitet. Um zu erfahren, was der Patient/die Patientin genau wissen möchte, muss dieses Thema aufgegriffen werden, indem nachgefragt und zugehört wird.

36.4.4 Knowledge ("giving knowledge and information")

Nun erfolgt die eigentliche Mitteilung der schlechten Nachricht. Um den emotionalen Schock etwas abzumildern sollte die Nachricht angekündigt werden.
"Leider habe ich keine guten Nachrichten für Sie"; „Leider muss ich Ihnen sagen, dass ..."
Dann folgt unmittelbar die Nachricht in einer möglichst klaren und einfachen Sprache.
Bitte halten Sie nach der Mitteilung eine Pause ein. Der Patient/Die Patientin braucht Zeit, das Gehörte aufzunehmen und zu verarbeiten. Er/Sie ist unmittelbar nach der Mitteilung nicht aufnahmebereit für weitere Informationen. Diese würden ihm/sie im Verarbeitungsprozess nur stören und zu Verwirrung führen. Idealerweise dauert die Pause so lange, bis der Patient/die Patientin wieder zu sprechen beginnt.
Sie können den Patienten/der Patientin jedoch signalisieren, dass Sie für ihn/sie da und gesprächsbereit sind.

„Frau/Herr (mit Namen ansprechen), ich bin da. Möchten Sie mir sagen, was Ihnen gerade im Kopf herum geht?"

Im weiteren Verlauf sollte der Patient/die Patientin immer wieder zum Rückfragen ermuntert werden. Die Informationen sollten in ganz kleine Portionen unterteilt werden und die Aufnahmefähigkeit und das Verständnis stets überprüft werden.
Die PatientInnen signalisieren meistens nonverbal, dass sie genug haben. Diese Reaktionen gilt es zu beachten.

36.4.5 Emotions ("adressing the patient's emotions with empathic responses")

Auf eine schlechte Nachricht kann man emotional nicht reagieren. Jedoch werden die Gefühle nicht immer offen gezeigt.
Wenn Emotionen gezeigt werden, ist es wichtig, dass diese wahrgenommen werden. Das heißt, der Arzt/die Ärztin muss zeigen, dass er/sie die Trauer, die Angst, die Unsicherheit etc. des Patienten/der Patientin bemerkt hat.

Oft herrscht eine Scheu, negative Gefühle offen anzusprechen, aus Angst, sie dadurch zu verstärken. Das Gegenteil ist der Fall. Indem Sie als Arzt/Ärztin das wahrgenommene Gefühl benennen und Verständnis dafür signalisieren, helfen Sie dem Patienten/der Patientin bei der Verarbeitung.

- Emotionale Reaktionen beachten (auch nonverbale Reaktionen)
- Wahrgenommenes Gefühl benennen (als Ich-Botschaft formulieren)
- Ursache und Ausmaß des Gefühls erfragen
- PatientInnen zu verstehen geben, dass man ihre/seine Gefühle nachvollziehen kann
- Sich der Sache des Patienten/der Patientin annehmen (Unterstützung anbieten)

Wie es einem Patienten/einer Patientin geht, kann man von außen nicht immer wahrnehmen. Eine offene, ehrliche Frage kann viel zur Klärung beitragen. Ehrliches Interesse rechtfertigt persönliche Fragen und stellt Nähe zum Patienten/zur Patientin her, z. B.:„ Was geht ihnen jetzt im Kopf herum?, Wonach wäre ihnen jetzt?"

36.4.6 Strategy and Summary

Nicht nur am Ende, sondern auch immer wieder zwischendurch, hilft das Zusammenfassen, die Verständigung zwischen Arzt/Ärztin und PatientIn zu fördern. Der Arzt/Die Ärztin fasst dabei wesentliche Punkte zusammen und regt den Patienten/die Patientin an, Fragen zu stellen oder Ergänzungen, Korrekturen vorzunehmen. Fragen Sie als Arzt/Ärztin auch explizit nach, was sich der Patient/die Patientin aus diesem Gespräch jetzt mitgenommen hat. Bieten Sie bei Bedarf konkrete Unterstützungsmöglichkeiten an und treffen Sie eine klare Vereinbarung, wann und wie Sie zu erreichen sind bzw. wann das nächste Gespräch stattfinden kann.

Der erste und letzte Schritt des Modells bilden den Rahmen, die Schritte dazwischen sind nicht zwangsläufig so einzuhalten, sondern sollen Orientierung und Hilfestellung bieten. Im ganzen Gespräch sollte Fachjargon vermieden werden. Es geht darum, Pausen und das Leid der PatientInnen aushalten zu können und die PatientInnen nicht mit zu viel Information zu überfordern.

Die Frage nach der Prognose: Ein Fallbeispiel (Hladschik-Kermer 2018)

P: Frau Dr., wie lange werde ich noch hier sein?

seufzen, schaut Ärztin an

Ä: ... Wie lange Sie noch hier sein werden?   Wiederholt, ermuntert dazu weiterzusprechen, Pause

P: Na ja, Sie wissen schon ...

Ä: Ehrlich gesagt, bin ich nicht ganz sicher, was Sie gerne von mir wissen möchten. Was meinen Sie mit „hier bleiben"?   Ärztin will klären, ob Patientin wirklich wissen will, wie lange sie noch zu leben hat

P: *schweigt, weicht dem Blick der Ärztin aus*

Ä: *wartet, lange Pause entsteht*   Zugewandt bleiben, warten

P: *flüstert.* Wie lange ich noch habe...

Ä: Sie möchten wissen, wie lange Sie noch leben werden?   Fragt nach, konkretisiert

P: Mmh

Ä: Frau L. ich kann Ihnen das nicht genau sagen, aber ich befürchte Ihre Lebenszeit ist sehr begrenzt.

PAUSE

P: Ich muss sterben...?

Ä: Frau L., es tut mir sehr leid. Ja, wir müssen damit rechnen, dass Sie an Ihrer Erkrankung versterben werden.   Mitgefühl verbalisieren, Klar antworten, Stellung beziehen

PAUSE   Pause aushalten

P: Oh mein Gott, meine Tochter!

weint

Ä: *bleibt sitzen und wartet, bleibt zugewandt, bietet Taschentuch an*

PAUSE

Ä: *Sie machen sich Sorgen um Ihre Tochter?*   benennt und exploriert Emotion

P: was soll ich jetzt nur tun...?

Ä: Sie brauchen jetzt gar nichts tun. Wenn Sie möchten, bleibe ich einfach noch ein bisschen bei Ihnen und wir überlegen gemeinsam, was jetzt für Sie wichtig wäre.   Bietet konkrete Unterstützung an

P: nickt

Zitiert aus: Hladschik-Kermer B. Wie lange werde ich noch hier sein. Kommunikation im Kontext von Sterben, Tod, Trauerberatung. In: Jünger J. (HG) Ärztliche Kommunikation. Praxisbuch zum Masterplan Medizinstudium 2020. 2018.334-335. Schattauer

36.5 Zum Abschluss

Kommunikation ist ein Prozess, der den ganzen Krankheitsverlauf begleitet. Werden Betroffene patientenzentriert informiert und dabei emotional unterstützt, können sie sich schrittweise an die Bedeutung, die die Erkrankung für ihr Leben und Sterben hat, herantasten. In diesem Prozess spielen die Beziehung und die Interaktion zwischen Arzt/Ärztin und PatientIn eine entscheidende Rolle. Das Gespräch über Sterben und Tod ist auch für die BehandlerInnen emotional sehr herausfordernd und mitunter belastend. Der regelmäßige Austausch mit KollegInnen und/oder regelmäßige Supervision können dabei helfen, das psychische Gleichgewicht zu erhalten.

Literatur

Almack K, Cox K, Moghaddam N, Pollock K, Seymour J (2012) After you: conversations between patients and healthcare professionals in planning for end of life care. BMC Pallat Care 11:15

Back AL, Arnold RM, Baile WF et al (2007) Efficacy of communication skills training for giving bad news and discussion transitions to palliative care. Arch Intern Med 167:453–460

Baile WF, Buckmann R, Lenzi R, Glober G, Beale EA, Kudelka AP (2000) SPIKES-A six-step protocol for delivering bad news: application to the patient with cancer. Oncologist 5(4):302–311

Chua GP, Tan HK, Gandhi M (2018) What information do cancer patients want and how well are their needs being met? Ecancermedicalscience 12:873. https://doi.org/10.3332/ecancer.2018.873

Faller H, Brähler E, Härter M, Keller M, Schulz H, Wegscheider K et al (2017) Unmet needs for information and psychosocial support in relation to quality of life and emotional distress: a comparison between gynecological and breast cancer patients. Patient Educ Couns 100:1934–1942. https://doi.org/10.1016/j.pec.2017.05.031

Gramling R, Fiscella K, Xing G, Hoerger M, Duberstein P, Plumb S, Mohile S, Fenton JJ, Tancredi DJ, Kravitz RL (2016) Epstein: determinants of patient-oncologist prognostic discordance in advanced cancer. JAMA Oncol 2(11):1421–1426. https://doi.org/10.1001/jamaoncol.2016.1861

Hladschik-Kermer B (2013) Das Kommunikationscurriculum an der Medizinischen Universität Wien. In: Frischenschlager O, Hladschik-Kermer B (Hrsg) Gesprächsführung in der Medizin: lernen, lehren, prüfen. Facultas Universitätsverlag, Wien, S 229–238

Hladschik-Kermer B (2018) Wie lange werde ich noch hier sein? Kommunikation im Kontext von Sterben, Tod, Trauerberatung. In: Jünger J (Hrsg) Ärztliche Kommunikation. Praxisbuch zum Masterplan Medizinstudium 2020. Schattauer, S 332–338

Pontin D, Jordan N (2013) Issues in prognostication for hospital specialist palliative care doctors and nurses: a qualitative inquiry. Palliat Med 27:165–171

Watzke H (2013) Das ärztliche Gespräch mit PalliativpatientInnen. In: Frischenschlager O, Hladschik-Kermer B (Hrsg) Gesprächsführung in der Medizin: lernen, lehren, prüfen. Facultas Universitätsverlag, Wien, S 133–136

Kommunikation und Interaktion in der Palliativbetreuung

37

Gerald Gatterer

Inhaltsverzeichnis

37.1	Einleitung	328
37.2	Allgemeine Aspekte der Kommunikation	328
	37.2.1 Definition	328
37.3	Funktionen der Kommunikation	330
37.4	Soziale Wahrnehmung als Grundlage kommunikativer Kompetenz	330
37.5	Anatomie einer Nachricht	332
37.6	Die Nachricht als Träger von Botschaften	334
37.7	Systemische Sicht der Kommunikation (was kann man wann sagen?)	336
37.8	Aktives Zuhören – die personenorientierte Gesprächsführung	338
37.9	Spezifische Aspekte der Kommunikation im Bereich der Palliativbetreuung	339
	37.9.1 Allgemeine Richtlinien	339
	37.9.2 Kommunikationsrichtlinien entsprechend der Sterbephasen nach Kübler-Ross (2001)	344
37.10	Die Rolle der Helfer in der Palliativbetreuung	347
37.11	Supervision und ihre Aufgaben	348
	37.11.1 Allgemeine Aspekte der Supervision	348
37.12	Praktische Durchführung	349
	37.12.1 Beziehungsaufbau	349
	37.12.2 Problemidentifizierung	350

G. Gatterer (✉)
Institut für Alternsforschung der Sigmund Freud Privatuniversität Wien, Wien, Österreich
e-mail: gerald@gatterer.at

37.12.3	Sammlung von Information	351
37.12.4	Bearbeitung	352
37.12.5	Integration und Auswertung	353
37.13	Zusammenfassung	353
Literatur		354

37.1 Einleitung

Die Betreuung und Behandlung von Menschen mit schweren Erkrankungen erfordert neben der pflegerischen und medizinischen Kompetenz auch die Fähigkeit, eine therapeutische Beziehung zu den betroffenen Menschen, aber auch zu den Angehörigen und dem Behandlungsteam herzustellen.

Im Mittelpunkt der gemeinsamen Bemühungen steht der Patient, seine Erwartungen und Wünsche. Sein Wohlbefinden und eine bestmögliche Behandlung und Betreuung müssen das gemeinsame Ziel sein. Um dieses Ziel zu erreichen, sind viele Gespräche zwischen Patient, Angehörigen und multiprofessionellem Team notwendig. Gerade im Bereich der Palliativbetreuung ist das besonders wichtig. Gilt es doch abzuschätzen, welche oft emotional belastenden Informationen wann, wie, von wem und warum gegeben werden sollen und müssen. Des Weiteren stellt der Umgang mit Schmerzen, dessen Erfassung, aber auch die Kommunikation darüber einen wesentlichen Aspekt der Betreuung dar. Der vorliegende Beitrag gibt zuerst einen kurzen Überblick über die wesentlichen Aspekte der Kommunikation und versucht dann die wesentlichen Aspekte im Rahmen der Palliativbetreuung sowohl theoretisch als auch anhand praktischer Beispiele zu erläutern (vgl. Gatterer und Croy 2007; Fitzgerald und Zwick 2001; Hirsch 1997).

37.2 Allgemeine Aspekte der Kommunikation

37.2.1 Definition

Kommunikation ist die gerichtete Informationsübertragung von einem Sender (der Person die etwas mitteilen möchte) zu einem Empfänger (die Person, die die Nachricht erhält). Sie ist eine allgemeine und umfassende Bezeichnung für den Prozess, wo ein Sender einem Empfänger mit Hilfe eines Kommunikationsmittels (Sprache, Zeichen, Schrift etc.) eine bestimmte Nachricht überträgt, auf die eine Erlebens- und Verhaltensänderung eintritt (Abb. 37.1).

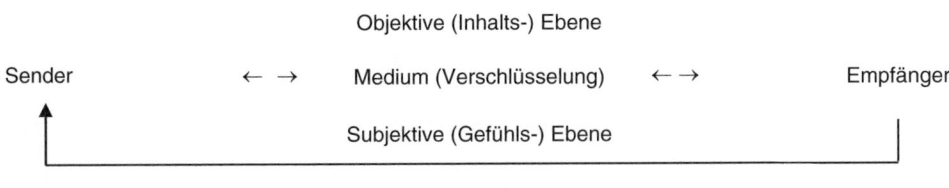

Abb. 37.1 Grundaspekte der Kommunikation

Wir unterscheiden senden (sprechen, Zeichen geben,...) und empfangen (zuhören, hinsehen,..) sowie verbale und nonverbale Kommunikation. Ein Großteil der Kommunikation läuft über nonverbale Kanäle und ist deshalb sehr störungsanfällig. Nonverbale Kommunikation unterscheidet nach senderspezifischen Faktoren, die für den Empfänger wahrnehmbare Signale produzieren (z. B. Mimik, Blickverhalten, Gestik, Geruch, Körperhaltung) und solchen, die durch den Empfänger beim Decodieren (Bewerten, Einschätzen etc. einer Nachricht aufgrund von Erfahrungen) und Reagieren auf nonverbale Botschaften entstehen. Im Rahmen der Palliativbetreuung kommt nonverbalen Aspekten infolge des oft schlechten körperlichen Zustandes der Betroffenen eine wesentliche Bedeutung zu.

Jede Nachricht benötigt auch ein bestimmtes Medium (Sprache, Zeichen,...) durch die eine Übertragung von einer Person zu einer anderen erfolgen kann. Man kann also Informationen nicht direkt übermitteln, sondern muss sie über Zeichen verschlüsseln. Normalerweise passen diese Zeichen zusammen, sodass eine Verständigung zwischen mehreren Personen möglich ist. Um die Qualität der Verständigung zu verbessern, ist eine Rückmeldung über das, was verstanden wurde (Feedback), hilfreich.

Normalerweise sendet ein Sender seine Information aufgrund seiner eigenen Erfahrungen, seinem Wissen, seinen Erwartungen, also seiner verbalen Kompetenz an einen Empfänger, dessen Aufgabe es ist, möglichst gut zuzuhören, und diese Nachricht zu entschlüsseln. Danach erfolgt eine Rückmeldung an den Sender, was angekommen ist, in wieweit es verstanden und interpretiert wurde und welche Meinung der Empfänger dazu hat. Unter Kommunikation versteht man deshalb alle Formen der Kontaktaufnahme und Informationsübermittlung, die Menschen benutzen, um sich zu verständigen und ihr Verhalten aufeinander abzustimmen.

Nach Watzlawick und Beaven (1969) lassen sich folgende Aspekte der Kommunikation anführen:

- Man kann nicht nicht kommunizieren, auch wer schweigt, sagt etwas aus.
- Jede Kommunikation enthält einen Inhalts- und Beziehungsaspekt, nämlich die Information selbst und das was „mitschwingt".

- Zwischenmenschliche Beziehungen sind durch die Interpunktion von Kommunikationsabläufen geprägt. Anfang und Ende, Ursache und Wirkung sind nur individuell gesehene Marker.
- Kommunikation zwischen Menschen bedient sich digitaler (Inhalt) und analoger (Mimik, Gestik) Modalitäten.
- Kommunikation kann auf symmetrischen (Streben nach Gleichheit der Partner) und komplementären (sich ergänzende Unterschiede) Beziehungen beruhen.

Probleme können sich durch jeden der Bereiche ergeben und sollten deshalb auf der Ebene gelöst werden, wo der Konflikt auftritt, um „Pseudokonflikte" zu vermeiden.

37.3 Funktionen der Kommunikation

Jedes Gespräch hat mehrere Funktionen die teilweise auch gleichzeitig ablaufen können. Man unterscheidet:

- Diagnostische/Informationseinholende Funktion: Hierbei geht es primär um das Sammeln von Informationen und Wissen. Wesentlich für diese Funktion sind gezielte Fragen und die möglichst unvoreingenommene Aufnahme der erhaltenen Information. Fehler ergeben sich hierbei z. B. durch Vorurteile, Erwartungen und Einstellungen, durch die Information subjektiv gefärbt wird. Insofern stellt die Fähigkeit, „unvoreingenommen" Fragen zu stellen, eine wesentliche Basiskompetenz der Kommunikation dar.
- Motivationale Funktion: Hier steht die Aufrechterhaltung der Kommunikation im Vordergrund. Wesentlich ist hierbei Zuhören und emotionale Anteilnahme. Hier spielen auch Faktoren wie Empathie, Echtheit und das Geben von Rückmeldungen über das Verstandene eine wesentliche Rolle. Motivationale Faktoren sind häufige Probleme beim Aufrechterhalten einer therapeutischen Kommunikation, wenn persönliche Inhalte angesprochen werden.
- Therapeutische Funktion: Dabei steht die Verhaltensänderung beim Gesprächspartner im Vordergrund. Wesentlich hierbei sind gezielte Fragen, das Anbieten von alternativen Gedanken, Argumente und Vertrauen.

37.4 Soziale Wahrnehmung als Grundlage kommunikativer Kompetenz

Grundlage aller Kommunikation sind Wahrnehmungsprozesse, die über unsere Sinnesorgane erfolgen (vgl. Herkner 1991). Darüber hinaus spielen jedoch auch Faktoren der sozialen Wahrnehmung eine Rolle. Wir nehmen etwas „objektiv" über unsere Sinne wahr, verarbeiten es, interpretieren, bewerten, fühlen und handeln danach. Viele Dinge sind also nicht so „objektiv" wie sie uns scheinen. Werte, Normen, Erfahrungen aber auch persönliche Variable wie Alter und Geschlecht beeinflussen die objektive Informationsverarbeitung. Hierbei spielen Selektions-, Organisations- und Interferenzprozesse eine wesentliche Rolle. Selektion bewirkt, dass wir nur einen Ausschnitt aller Reize tatsächlich wahrnehmen, z. B. solche, die besonders stark oder von Interesse sind. Organisationsprozesse fassen Sinneseindrücke zusammen, verbinden sie mit bereits Bekanntem und helfen uns die Welt zu ordnen. Interferenzprozesse schließlich ergänzen unvollständige Wahrnehmungsprozesse zu einem (psycho)logischen Ganzen. Das heißt, wir nehmen immer auch Dinge wahr, die eigentlich nicht da sind bzw. nicht gesagt wurden.

Persönliche Aspekte, wie Sympathie oder Antipathie, beruhen meist auf solchen Prozessen der sozialen Wahrnehmung, die jedoch sehr fehleranfällig ist. So spielt etwa der Primacy-Effekt, das was zuerst wahrgenommen wurde, eine wesentliche Rolle bei der Einschätzung von Menschen. Der „erste" Eindruck wird als wesentlich eingeschätzt. Ergänzt wird dies durch den Halo-Effekt, nämlich diese Eindrücke aufeinander abzustimmen und ein harmonisches Gesamtbild zu erhalten. Es kommt also leicht zu Verallgemeinerungen, wie „Die Patientin ist eine Querulantin", anstelle der Aussage: „Die Patientin hat derzeit folgendes Problem!"

Ebenso führen Attributionsprozesse (Meinungszuschreibungen, Abb. 37.2) zu einer sehr subjektiven Wahrnehmung. Eine wesentliche Frage ist die nach der Ursache eines Verhaltens. Welche Faktoren waren maßgeblich? Generell kann man zwischen 4 Dimensionen unterscheiden: Internen (personenbezogenen) oder externen (situationsbezogenen) bzw. stabilen oder variablen Faktoren.

Je nach Interpretation der Ursache z. B. Aggression, entstehen somit andere Gefühle beim Empfänger. Andere Faktoren welche die Wahrnehmung beeinflussen sind Vorurteile, Gruppendruck, die eigene Identität und das eigene Selbstwertgefühl, Vorurteile, Rollenbilder sowie selbsterfüllende Prophezeiungen.

Abb. 37.2 Grundlagen für Meinungszuschreibungen

Intern	Extern
Persönlichkeitseigenschaften	Rollen-und Situationsmerkmale
Persönlichkeitsmerkmale	
Einstellungen	Objekteigenschaften
Vorurteile	
Motivation	Zufälliges
Stimmungen	Äußere Umstände
Befindlichkeiten	Versehen
Absichten	Missgeschick

37.5 Anatomie einer Nachricht

Oft ergibt es sich, dass bei der Übertragung von einer Person zu einer anderen Fehler auftreten. Man versteht etwas „anders" als es der Sender gemeint hat. Eine Ursache liegt hierbei darin, dass jede Nachricht 4 Aspekte beinhaltet (Schulz von Thun 1990, 1991), die in ihr mehr oder weniger enthalten sind und deshalb vom Empfänger auch „herausgehört werden können:

1. Der Sachinhalt (worüber man informiert): Hier steht die Übermittlung der sachlichen Information in Vordergrund. So enthält die Aussage „Ich habe Schulterschmerzen!" eine klare Aussage über die Befindlichkeit und die Lokalisation.
2. Die Selbstoffenbarung (was man von sich selbst preisgibt): Bei jeder Nachricht gibt auch der Sender immer etwas über sich selbst, seine Persönlichkeit und Befindlichkeit preis. Dies kommt meist durch nonverbale Elemente zum Ausdruck. So kann etwa obige Nachricht von der Betreuungsperson als „Charaktereigenschaft" nämlich „Schmerzempfindlichkeit" wahrgenommen werden.
3. Der Beziehungsaspekt (was man vom anderen hält oder wie man zu ihm steht): Durch jede Nachricht wird auch zum Ausdruck gebracht, wie der Sender zum Empfänger steht. Dies zeigt sich oft im Tonfall, in der gewählten Formulierung und in anderen nichtsprachlichen Informationen. Dieser Aspekt einer Nachricht wird vom Empfänger sehr sensibel wahrgenommen, da er zeigt, wie „man vom anderen behandelt wird". Beim obigen Beispiel kann somit der Wunsch nach Beziehung und Vertrauen mitgesendet werden oder auch das Gegenteil, nämlich Unzufriedenheit über die Behandlung.
4. Der Appell (wozu möchte man den anderen veranlassen; was soll er tun): Jede Nachricht hat in gewissem Ausmaß auch eine Appellfunktion. Man möchte auf den Empfänger Einfluss nehmen, ihn dazu bewegen, etwas zu tun oder zu unterlassen, zu denken oder zu fühlen. Diese Einflussnahme kann direkt oder indirekt, offen oder verdeckt erfolgen. Bei der Äußerung von Schmerzen erwartet man sich logischerweise Hilfe.

Bisher haben wir die 4 Seiten einer Nachricht überwiegend aus dem Blickwinkel des Senders betrachtet. Dabei ist deutlich geworden, dass der Sender eigentlich alle 4 Aspekte im Griff haben müsste, da sie alle im Kommunikationsprozess mitschwingen. Kennt und kontrolliert der Sender nur einige oder nur einen dieser Aspekte, führt dies zu Kommunikationsstörungen. Sendet er z. B. inhaltlich verständlich, aber teilt er auch mit, dass er vom anderen nichts hält, so führt dies ebenfalls zu Störungen.

Schauen wir uns nun die 4 Seiten einer Nachricht aus der Sicht des Empfängers an:

- Er versucht, den Sachinhalt der Nachricht über seinen Verstand zu erfassen.
- *Was heißt das genau? Was will mir die Person sagen?*
- Die Selbstdarstellung des Senders analysiert er mit:
- *Was ist das für eine(r)? Welche Persönlichkeit liegt vor?*

- Auf der Beziehungsseite fragt er sich:
- *Wie ist die Beziehung zwischen uns? Wie behandelt diese Person mich?*
- Bei der Appellseite versucht er zu ergründen, wo der Empfänger ihn haben will.
- *Was will diese Person von mir?*

Auch der Empfänger muss also die 4 Aspekte der Kommunikation im Auge haben, um sie bei der Reaktion entsprechend berücksichtigen zu können. Was die Kommunikation so schwierig macht, ist vor allem, dass der Empfänger auswählen kann, auf welchen Aspekt er reagiert. Dies kann dann zu Störungen führen. Diese grundsätzliche freie Auswahl führt dann zu Störungen, wenn der Empfänger auf einen Aspekt reagiert, den der Sender gar nicht betonen wollte. Besonders konfliktträchtig ist es, wenn der Empfänger andauernd dieselbe Auswahl vornimmt, z. B. immer auf den Beziehungsaspekt reagiert. Rückmeldungen, Nachfragen oder Feedback geben die Einstiegsmöglichkeiten für die Klärung dessen, was der Sender meint oder um Bereitschaft für aktives Zuhören zu fördern. Anbei finden Sie einige Möglichkeiten für konstruktive Fragen:

- *Wie meinen Sie das genau? Können Sie es mir näher beschreiben?*
- *Habe ich Sie richtig verstanden? Sie meinen....*
- *Lassen Sie sehen. ob ich Ihnen folgen kann; Sie....*
- *Ich habe den Eindruck....*
- *Trifft es zu. dass....*
- *Ist es möglich. dass....*
- *Gehe ich recht in der Annahme, dass....*
- *Ich frage mich, ob....*
- *Sagen Sie mir, wenn ich mich irre, aber....*
- *Könnte es sein (vorkommen), dass....*
- *Ich glaube, Sie richtig verstanden zu haben, dass ....*
- *Von meinem Standpunkt aus....*
- *Es hört sich an, als ob Sie.... (dieses oder jenes Gefühl haben)*
- *Irgendwie habe ich das Gefühl, dass....*
- *Gefällt Ihnen die Idee....*

Falls ein Gespräch stagniert können folgende Formulierungen weiter helfen:

- *Kann ich Ihnen hier helfen?*
- *Möchten Sie darüber sprechen?*
- *Wie ist das eigentlich mit diesem Problem?*
- *Ich würde gerne Ihre Meinung wissen!*
- *Würde es Ihnen helfen, wenn wir darüber reden?*
- *Ich hätte Zeit, mit Ihnen einmal dem Problem nachzugehen.*

An jeder Nachricht sind stets alle 4 Aspekte beteiligt. Diese können zusammenpassen und sich gegenseitig stützen, aber sich auch gegenseitig hemmen. Insofern ist es in der Kommunikation sehr wichtig, diese Aspekte und deren gegenseitige Wechselwirkung zu beachten und damit auch konstruktiv umzugehen. Nachrichten werden sowohl auf diesen 4 Ebenen gesendet als auch subjektiv auf diesen empfangen. Es kann also geschehen, dass eine sachliche Mitteilung emotional auf der Beziehungsebene empfangen wird und Konflikte auslöst. Dies ist besonders in emotional aufgeladenen Situationen z. B. bei Überforderung leicht der Fall.

Ebenfalls ein wichtiges Interaktionsmodell im Rahmen des Pflegeprozesses bietet die Transaktionsanalyse an. Sie geht davon aus, dass die Gesprächspartner 3 Ich-Zustände haben und zwar

- das Eltern-Ich, das kritisch oder stützend sein kann,
- das Erwachsenen-Ich, das rational, vernünftig, neutral, nüchtern wirkt,
- das Kind-Ich, das kindlich spontan, verletzlich bedürftig ist.

Gerade in der Pflege von hilfs- und pflegebedürftigen Menschen kann es leicht zu einem Ungleichgewicht kommen. So rutschen Menschen, die infolge Hilflosigkeit und Krankheit nicht mehr gut kommunizieren und ihre Wünsche äußern können, leicht in das Kind-Ich und lassen sich versorgen und betreuen, ohne die Ressourcen zu sehen, die sie noch haben. Ähnlich kann es aber auch einer Pflegeperson oder einem Arzt gehen, die Eltern-Ich-Anteile vermehrt einsetzen und Verantwortung für Bereiche übernehmen, wo sie keine haben, und deshalb bevormunden, belehrn und „es nur gut" meinen.

37.6 Die Nachricht als Träger von Botschaften

Normalerweise geht man davon aus, dass eine Nachricht eine direkte Übermittlung von Information ermöglicht. Andererseits haben Nachrichten, wie aus obigem Abschnitt ersichtlich, viele Aspekte. Insofern sollen diese „Botschaften" noch näher betrachtet werden, da sie gerade bei der Kommunikation in einem multiprofessionellen Team und mit dem Betreuten oder dessen Angehörigen eine wesentliche Rolle spielen.

Botschaften können in einer Nachricht „explizit" oder „implizit" enthalten sein. Explizite Botschaften sind ausdrücklich formuliert, konkret und deutlich. Sie treffen direkt den Gegenstand der Mitteilung. Implizite Botschaften sind oft nicht direkt wahrnehmbar. Oft werden sie „indirekt" mitgesendet. So kann etwa die verbale Botschaft „ Ich bin Dr. X" dem Patienten die Rolle Arzt vermitteln. Andererseits ist etwa aus der Kleidung und dem Auftreten oft der „Arzt" erkennbar.

Bei impliziten Botschaften spielen nonverbale Elemente eine wesentliche Rolle. Dies beinhaltet die Stimme, die Betonung und Aussprache, die Mimik und Gestik, aber auch das Verhalten.

37 Kommunikation und Interaktion in der Palliativbetreuung

Durch nonverbale Aspekte werden die sprachlichen Bereiche der Kommunikation betont, verstärkt, unterstützt, aber manchmal auch gestört. Insofern erfolgt durch nonverbale Elemente der sprachlichen Kommunikation die

- Verdeutlichung von sprachlich schwer zu Formulierendem, z. B. von Gefühlen, Einstellungen, Meinungen, …
- Emotionale Steuerung und Beeinflussung einer sozialen Situation
- Selbstdarstellung des Senders als Person
- Kommunikation von Einstellungen
- Rollenübergabe, z. B. Übergabe des Rederechtes vom Sender zum Empfänger
- Vermittlung von Zuhören oder Ignorieren
- Ausdruck der eigenen Stimmung und Befindlichkeit
- Vermittlung und der Ausdruck der Beziehung zwischen den Gesprächspartnern
- Verteilung der Rollen

Oft erfolgt eine nonverbale Kommunikation auch mit dem Körper. Dies beinhaltet den Körperkontakt, die Körperhaltung, Mimik und Gestik, die Blickrichtung, die Kommunikation durch Objekte (z. B. Berufskleidung) und die Kommunikation durch räumliche Distanz.

Nonverbale Botschaften werden immer mitgesendet. Deshalb soll hier eine Aussage von Paul Watzlawick und Beaven (1969) in Erinnerung gerufen werden. „Man kann nicht nicht kommunizieren". Auch wenn man nichts sagt, teilt man dem Gesprächspartner etwas mit. Ob man will oder nicht. So kann „Schweigen" als „Ich will meine Ruhe haben", „Ignoranz" oder „Müdigkeit" wahrgenommen werden.

Mit nonverbalen Botschaften werden insofern Interaktionen gesteuert, Emotionen und Einstellungen ausgetauscht und dadurch die Kommunikation verbessert oder gestört. Durch das Bewusstmachen nonverbaler Signale können die Kommunikationspartner sensibilisiert werden und durch das Beobachten eigener Signale sollen falsche rhetorische Signale vermieden werden.

Beim gleichzeitigen Senden von verbalen und nonverbalen Nachrichten können diese übereinstimmen (kongruent sein) oder nicht übereinstimmen (inkongruent sein). Inkongruente Nachrichten führen zu Unsicherheit, Unbehagen und sollten durch Nachfragen überprüft werden.

Inkongruenz kann durch folgende Faktoren entstehen:

- Durch den Kontext: Wird eine Aussage in einem nicht passenden Zusammenhang verwendet, so führt dies zu Unsicherheit. Dies wäre etwa der Fall, wenn eine Betreuungsperson bei einem schwer kranken Palliativpatienten betont, dass alles wieder gut wird.
- Durch die Art der Formulierung: So kann die Aussage eines Patienten mit weiter anhaltenden Schmerzen nach Gabe eines Medikamentes „Das Medikament nützt mir auch nichts, ich habe immer noch Schmerzen", zu Unverständnis beim Empfänger Arzt führen.

- Durch Körperbewegungen (Mimik, Gestik): Die positive gemeinte Beziehungsaussage einer Kommunikation und Handlung (z. B. „Sie bekommen eh' noch ein Medikament dazu") kann durch eine ablehnende Körperhaltung im Rahmen von Stressreaktionen des behandelnden Arztes (z. B. die Aussage erfolgte im Weggehen und im Tonfall leicht genervt) relativiert werden.
- Durch den Tonfall: Stimmt die verbale Aussage nicht mit dem Tonfall überein, so ergibt sich Unsicherheit. Oft wird in diesem Fall der negative Aspekt stärker wahrgenommen als der positive.

Nichtkongruente Botschaften führen beim Empfänger zu Unsicherheit und Verwirrung. Soll er der verbalen Mitteilung Glauben schenken oder den nonverbalen Elementen der Nachricht? Solche Verwirrungen sind oft unter dem Namen „Doppelbindungen" in der Literatur zu finden. Inkongruenzen können entstehen, wenn sich der Sender dieser Problematik seiner Person nicht bewusst ist oder aber diese gezielt auslösen will, um den anderen zu irritieren. Auch bei unangenehmen Fragen treten diese leicht auf z. B. die Frage eines kranken Menschen, ob er bald sterben müsse.

37.7 Systemische Sicht der Kommunikation (was kann man wann sagen?)

Einen weiteren wesentlichen Aspekt stellen auch die sozialen Beziehungen zwischen den miteinander kommunizierenden Personen dar. So ist etwa eine Berührung an verschiedenen Körperbereichen (etwa im Rahmen von Pflegehandlungen) eine nonverbale Kommunikation und es sollte deshalb von der Pflegeperson bedacht werden, welche Position im sozialen System des Betreuten sie einnimmt.

Zum besseren Verständnis sei ein so genanntes soziales Netz dargestellt (Abb. 37.3):

Im Zentrum befindet sich hier die Person selbst mit ihrem „Ich". Hier sind alle Geheimnisse, Erfahrungen, Erlebnisse, Gefühle, aber auch besonders belastende Themen wie Tod

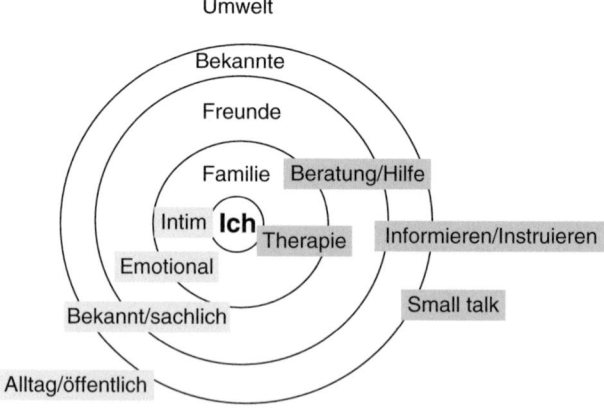

Abb. 37.3 Systemische Aspekte der Kommunikation

und Sterben gespeichert. Das ist der engste soziale Kreis, in den nur wenige Personen hineingelassen werden, wie z. B. in guten Beziehungen der Partner, die Kinder oder auch der Therapeut. Distanzmäßig sind dies etwa die letzten 30 cm Abstand vom eigenen Körper. Pflegehandlungen und medizinische Untersuchungen dringen oft in diesen Bereich unreflektiert ein. Gerade bei Menschen, die sich selbst nicht mehr gut mitteilen können, ist deshalb besonders auf ein nonverbales Feedback zu achten, wenn man in diesem Bereich tätig ist.

Der zweite soziale Kreis beinhaltet primär emotionale Themen. Er betrifft meist die engste Familie, aber nur wenn sie auch emotional dort steht. So ist ein Partner nicht unbedingt diesem Kreis zugehörig und darf entsprechende intime Dinge tun oder sagen. In der Kommunikation finden hier therapeutische oder auch beratende Gespräche statt. Räumlich beginnt dieser Kreis etwa bei 70 cm Abstand.

In den nächsten beiden Kreisen befinden sich Freunde und gute Bekannte. Hier ist die Hauptkommunikation auf den Austausch von Informationen, aber auch Beratung und Hilfe ausgerichtet. Intimere Inhalte treten, je weiter eine Person außen steht, in den Hintergrund, Sachliches tritt in den Vordergrund. Entfernungsmäßig entspricht dieser Bereich der guten Kommunikationsdistanz von 70 cm bis 1,5 m.

Im äußersten sozialen Kreis findet der Rest des Lebens statt. Hier befinden sich Personen, die für das „Ich" nur geringe emotionale Bedeutung haben. Insofern werden auch eher sachliche Informationen oder „Small Talk" (Wetter, Alltag etc.) ausgetauscht. Körperlich sind dies Distanzen über 1,5 m. Dem „Small Talk" wird oft zu wenig Bedeutung beigemessen. Gerade im Bereich der Palliativbetreuung sollte er jedoch nicht vernachlässigt werden. Niemand möchte den ganzen Tag nur sachlich über medizinische, therapeutische und pflegerische Aspekte reden. Der Austausch über Essen, Trinken und dem damit verbundenen Genuss ist z. B. nicht gleichzusetzen mit Gesprächen über eine gesunde Ernährung und das Einhalten einer Diät. Gesundheitsberufe vergessen das oft, aber für Menschen am Ende ihres Lebens steht Lebensqualität oft vor gesundheitlichen Aspekten. So sind auch Scherze, Spaß und „normales Leben" und die Kommunikation darüber auch bei Palliativpatienten nicht verboten, sondern werden oft von diesen gewünscht, soweit sie ethische Aspekte berücksichtigen.

Im Rahmen des Aufbaues einer therapeutischen Beziehung startet man beim Gesprächspartner meist in diesem äußersten Kreis und arbeitet sich langsam nach innen. Durch aufmerksames Zuhören kann man erkennen, ob man in den nächsten Kreis vorgelassen wird. Zu rasches Eindringen führt leicht zu Konflikten und Abwehr. Dies gilt für Fragen, aber noch mehr für körperliche Berührungen.

Die Beachtung systemischer Faktoren ist gerade für die Kommunikation in größeren Teams wichtig, da hier von unterschiedlichen Personen die gleichen Handlungen und Aussagen getätigt werden. Auch in Organisationen tendiert man leicht dazu, in intime Bereiche einzudringen, ohne durch eine gute Kommunikation die entsprechenden Voraussetzungen getroffen zu haben.

Wesentlich erscheint auch die Tatsache, dass der Intimbereich von den Betroffenen definiert wird und nicht vom Betreuungsteam!

37.8 Aktives Zuhören – die personenorientierte Gesprächsführung

Im folgenden Abschnitt sollen exemplarisch einige Faktoren für ein gutes Gespräch dargestellt werden. Carl Rogers hat hier die Faktoren „einfühlendes Verständnis", „unbedingte Wertschätzung", „Aufrichtigkeit und Kongruenz" sowie „die Selbstexploration" des Klienten als wesentliche Faktoren festgehalten. Im folgenden Abschnitt soll dies anhand konkreter Beispiele dargestellt werden.

Grundlage für ein gutes Gespräch von Seiten des Empfängers ist aktives Zuhören

- Aktives Zuhören hat zum Ziel, dass der Gesprächspartner sich öffnet und
- aktives Zuhören verbessert die Kommunikation zwischen den Gesprächspartnern.

Die grundlegende Fertigkeit bei einem Beratungsgespräch besteht aus „zuhören können".

Folgende Faktoren erleichtern ein gutes Gespräch:

1. Die Verteilung der Rollen: Der Sender sendet, der Empfänger empfängt.
2. Der Blickkontakt: Wenn Sie mit jemandem reden, schauen Sie ihn an. Das heißt nicht, dass sie ihn anstarren. Ihr Gesprächspartner bekommt damit Zuwendung und Interesse signalisiert. Günstig ist es, auf gleicher Höhe zu kommunizieren.
3. Die aufmerksame Körpersprache: Die Grundhaltung für aufmerksames Zuhören ist eine entspannte, leichte Vorwärtsneigung des Oberkörpers. Achten Sie auch auf Zeichen von Anspannung (Stirnrunzeln, geballte Fäuste, deutliche Veränderung der Körperhaltung) bei sich selbst und dem Gesprächspartner. Sitzen Sie nicht verkrampft oder professionell. Ihr Körper sollte Aufmerksamkeit und Anteilnahme ausdrücken.
4. Der Aufforderung zum Sprechen: Signalisiert ein Patient Gesprächsbereitschaft, so ist es günstig, herauszufinden, in welcher Situation er gerade ist, was ihn beschäftigt, worüber er reden möchte. Günstig ist es, mit offenen Fragen zu beginnen. Dadurch kann der Gesprächspartner selber den Verlauf des Gespräches steuern. Es wird ihm ermöglicht, sich dadurch selber zu erforschen. Geschlossene Fragen dienen der Konkretisierung des soeben Gehörten.
5. Gezieltes Fragen:
   - Zeigen Sie sich als interessierter Gesprächspartner
   - Bringen Sie ihren Gesprächspartner zum Nachdenken
   - Vermeiden Sie Vermutungen
   - Minimale Ermutigung, Umschreibungen, Rückmeldungen: Darunter versteht man Signale, die dem Gegenüber vermitteln sollen, dass ihm zugehört wird. Verbale Ermutigung sind Äußerungen, die zeigen, dass Sie auf Ihren Gesprächspartner eingestellt sind. *(Aha– So – Und Dann?)*
   - Auch Schweigen kann eine sehr wirkungsvolle Ermutigung sein.
   - Wiederholung von 1 oder 2 Schlüsselworten

- Einfache Wiederholung der Worte, die zuletzt gesagt wurden. Bei der Wiederholung einiger Wörter aus den Aussagen des Gegenübers werden die angeführten Gedanken weitergeführt.
- Fragen Sie bei Unklarheiten nach
6. Umschreibungen: Auch Umschreibungen sind wichtige Schlüssel zu den Gefühlen des Gesprächspartners. Gutes Umschreiben bedeutet, dass Sie etwas von Ihrem eigenen Verständnis miteinbringen.
7. Formulieren Sie Ich-Botschaften.
8. Geben Sie Rückmeldungen (Feedback) über das Gehörte.
9. Erleichterungen durch Lautstärke, Nähe, Räumlichkeit, Hilfsmitteln (z. B. Hörgerät), Atmosphäre etc.
10. Beachten Sie die eigene Persönlichkeit, ihre Werte, Normen, Einstellungen etc.
11. Achten Sie auf „Sachlichkeit", ohne die Empathie aus den Augen zu verlieren.
12. Bei eigenen Gefühlen, versuchen Sie diese zu analysieren. Die Lösung bei sich selbst zu suchen ist leichter als beim anderen.

37.9 Spezifische Aspekte der Kommunikation im Bereich der Palliativbetreuung

37.9.1 Allgemeine Richtlinien

Im Rahmen seiner Entwicklung macht jeder Mensch viele Krisen durch. Er lernt dabei auch sich von vielen Dingen, aber auch Menschen, zu trennen und Abschied zu nehmen. Dabei soll jedoch nicht nur der negative Aspekt einer Trennung oder des Loslassens beleuchtet werden, sondern Trennung und Abschied bieten auch die Möglichkeit, sich neuen Herausforderungen zu stellen. Das gilt besonders bei der Auseinandersetzung mit schweren Krankheiten sowie Tod und Sterben. Im Rahmen des Sterbeprozesses ist man mit dem Problem des Abschiednehmens besonders konfrontiert. Das betrifft sowohl den Betroffenen selbst als auch seine Angehörigen und Betreuer und beinhaltet den Verlust von körperlichen und geistigen Fähigkeiten, von Dingen und liebgewonnenen Umweltfaktoren (z. B. Wohnung), aber auch sozialen Kontakten. Kommunikation ist hier ein wesentlicher Faktor, um Probleme, die sich im Rahmen des Sterbeprozesses ergeben, gut bewältigen zu können. Das Aufgreifen der Themen ist jedoch sowohl für die professionellen Betreuungspersonen als auch Angehörige und die Betroffenen selbst sehr schwierig.

Da dieser Prozess der Betreuung ein sehr individueller ist, sollen an dieser Stelle auch nur allgemeine Richtlinien angegeben werden, die es sowohl den Angehörigen, aber auch professionellen Helfern erleichtern, sich zu orientieren. Die hier dargestellten Aspekte orientieren sich an den Bedürfnissen der Betroffenen und deren Betreuern (vgl. auch Bausewein et al. 2003, Kojer 2003, 2005, 2006, 2007; Husebö und Klaschik 2006).

Wenn sich das Leben unwiderruflich seinem Ende entgegen neigt, ist es nicht nur für die Angehörigen, sondern auch für sonstige Betreuende oft sehr schwer, dazu „ja" zu sagen. Gute Begleitung bedeutet aber, Sterben als einen Teil des Lebens zu akzeptieren. Können oder wollen wir nicht sehen, dass die Lebensuhr abgelaufen ist, verfallen wir leicht in einen Aktionismus und quälen den Sterbenden im sinnlosen Bemühen, sein Leben doch noch zu verlängern. Dazu gehört auch „motivierende" und „lebensbejahende" Kommunikation wie etwa „Mama, du darfst noch nicht sterben. Du schaffst es! Gib nicht auf!" Solche Aussagen erzeugen bei Menschen im Sterbeprozess Stress und verhindern das Loslassen können.

Die wesentlichsten Kriterien guter Begleitung sind deshalb:

- Zuwendende Nähe durch eine Sicherheit gebende Person
- Innere Ruhe des Betreuers
- Respekt. Die Distanz oder Nähe, die dieser Mensch bisher gewünscht hat, ist auch jetzt für ihn richtig
- Genaues Beobachten des Verhaltens und Befindens
- Erkennen von Schmerzen (indirekte Schmerzzeichen) und quälenden Symptomen (Mundtrockenheit, Atemnot, Übelkeit, …)
- Gibt es Zeichen für Unbehagen (unbequeme Lage)?
- Hat der Sterbende Angst (fürchtet sich, allein zu bleiben) oder möchte er lieber allein sein, und wir haben Angst, ihn alleinzulassen (allein sein ist nicht immer gleich zu setzen mit einsam sein!)?
- Gibt es unerfüllte Wünsche (wer soll noch kommen)?
- Die Relativierung von Pflegestandards
- Was braucht der Sterbende jetzt? (Erkennen von Wünschen und Bedürfnissen)
- Was braucht er jetzt bestimmt nicht mehr (Nahrung, ausreichende Flüssigkeitszufuhr, Mobilisation, regelmäßigen Stuhlgang, Dekubitusprophylaxe,…)

Folgende Überlegungen können bei diesem Prozess hilfreich sein.

- Seien Sie emotional „gesprächsbereit". Achten Sie auf Ihre innere Stimme und Ihre Gefühle. Sie leiten Sie.
- Sich mit dem bevorstehenden Sterben eines anderen auseinander zu setzen, bedeutet zugleich immer auch, von eigenen Ängsten zu sprechen. Besprechen Sie eigene Ängste mit anderen. Versuchen Sie nicht alles allein zu lösen.
- Bieten Sie dem Kranken so oft wie möglich eine Gelegenheit, seine aufgestauten Gefühle durch „Gespräche" oder „Berührungen" loszuwerden und sich dadurch zu entlasten.
- Es kann helfen, sich mit dem „Wie" und „Wo" des bevorstehenden Sterbens auseinander zu setzen, auch wenn das „Wann" noch im Raum steht.
- Nur der Erkrankte kann über die Gestaltung der verbleibenden Zeit bestimmen. Versuchen Sie zu akzeptieren, dass er durch seine Krankheit in seiner Welt lebt und dadurch auch sein Sterben individuell ist.

- Offenheit der Beziehung ist Voraussetzung für eine mitmenschliche Begleitung. Wenn Sie sich überfordert fühlen, ist auch eine „Auszeit" erlaubt.
- Beziehungen fußen nicht mehr auf der gemeinsamen Hoffnung aufs Überleben, sondern auf der Hoffnung eines erfüllten Lebens – trotz oder wegen der begrenzten Zeit.
- Die Auseinandersetzung mit dem Sterben braucht Zeit. Sie verläuft in Phasen. Sowohl der Betroffene als auch die Betreuer und Angehörigen müssen oft ein Wechselbad der Gefühle durchmachen.
- Nahezu bis zuletzt taucht immer wieder Hoffnung auf. Die Betreuer und Angehörigen durchleben diese Gefühle ebenfalls – aber ein Unterschied ist unüberbrückbar – sie leben noch in ihrem Alltag! Diese Selbstverständlichkeit geht dem Sterbenden allmählich verloren. Häufig sind deshalb Wahrnehmung und Empfindungen der Angehörigen und des Kranken in ein und derselben Situation unterschiedlich. Schweigen kann aufkommen. Gemeinsames Schweigen braucht aber nicht Isolierung zur Folge haben. Eine Berührung, das Halten der Hand kann helfen, das Schweigen positiv zu empfinden.
- Der Gesunde muss bereit sein, seine Empfindungen der Trauer, Wut, Mattigkeit und Erschöpfung nicht sofort wegzudrängen und durch Handlungsaktivität zu verdecken, sondern sie mit dem Kranken gemeinsam zu tragen. Damit ermöglicht er dem Kranken, solche Empfindungen bei sich ebenfalls zuzulassen. Ihnen Ausdruck zu verleihen, entlastet. Man muss nicht immer stark und aktiv sein.

Folgende Bereiche sollten im Rahmen der Kommunikation besondere Beachtung finden

Die Diagnose
Sie soll vom Arzt nicht nur in einem Aufklärungsgespräch vermittelt, sondern als Prozess verstanden werden. Patienten können die Fülle an Informationen oft nicht gleich verarbeiten insofern muss die Möglichkeit bestehen, immer wieder nachzufragen, wenn etwas unklar ist. Vor allem ist hierbei auch auf die emotionale Verarbeitung durch den Betroffenen zu achten, welche Unterstützung er benötigt. Ebenso muss die Diagnosevermittlung auch im Behandlungsteam transparent sein, um Unsicherheit infolge unterschiedlicher Informationsgrade zu vermeiden.

Verlauf der Erkrankung und die Behandlung
Diese Themen sind für Patienten oft besonders wichtig, können aber natürlicherweise nicht so eindeutig behandelt werden. Wesentlich ist nachzufragen, was für den Betroffenen besonders wichtig ist. Hier ist vonseiten der Kommunikation ebenfalls auf eine gute Interaktion zwischen Arzt und anderen Betreuungspersonen zu achten, da Divergenzen in der Sicht der Behandlung leicht zu Kommunikationsproblemen und Konflikten im Team, aber auch mit dem Patienten führen können.

Schmerzen
Die Erfassung und die Kommunikation über Schmerzen ist ein wesentlicher Bestandteil der Palliativbetreuung. Skalen können hier zur Objektivierung wichtig sein, sollen aber

das einfühlsame sachliche Gespräch nicht ersetzen. Wesentlich ist die objektive Erfassung des Zustandes des Betroffenen, Insofern müssen Betreuer die gegebenen Informationen auch so annehmen können, wie sie formuliert werden. Bei Unklarheiten ist nachzufragen. Interpretationen sind zu vermeiden, da sie nicht die Realität, sondern unsere eigene Sicht abbilden. Auch wenn es für uns nicht nachvollziehbar ist, kann ein Patient Schmerzen haben. Und auch der nicht durch physische Parameter objektivierbare psychische Schmerz belastet.

Tabuthemen
Hierbei handelt es sich um emotional besonders belastende Themen wie etwa das Sterben selbst, denen wir gerne mit Floskeln ausweichen. Im Rahmen des Gespräches erscheint es wichtig, sachlich aber empathisch nachzufragen. Auch die Frage „Wie lange werde ich noch leben?" ist meist keine Frage nach dem genauen Zeitpunkt, sondern beinhaltet Aspekte wie Ängste vor dem Ungewissen, Wünsche, Unterstützungen etc.

Physische und psychische Veränderungen des Betroffenen
Veränderungen im Aussehen bzw. in der Persönlichkeit von schwer erkrankten Menschen stellen ein spezifisches Problem bei der Betreuung dar. Einerseits belasten diese sowohl den Erkrankten als auch das Behandlungsteam, andererseits ist es jedoch oft sehr schwierig, diese unangenehmen Themen von beiden Seite anzusprechen. Das gilt vor allem auch für unangenehme Gerüche. Wesentlich erscheint, auf die Bedürfnisse des Betroffenen zu achten. Zeigt dieser Signale, dass ihn das Thema belastet, so sollte es ebenfalls sachlich diskutiert werden., Verniedlichungen sind zu vermeiden, da es dadurch oft zu emotional nicht eindeutigen Verarbeitungsmustern kommt. z. B. wenn die Betreuungsperson bei einem Patienten mit operiertem Zungengrundkarzinom auf dessen Frage, wie er auf sie wirke mit „ganz normal!" antwortet. Hier wäre wichtig nachzufragen, was er genau wissen möchte, und entsprechend mit ihm zu kommunizieren.

Konflikte
Das Ansprechen von Konflikten ist gerade bei der Betreuung von Menschen in Lebenskrisen besonders problematisch. Darf man diese Personen überhaupt noch zusätzlich belasten, oder muss sich alles ihren Grundbedürfnissen unterordnen? Da Konflikte, die nicht angesprochen werden, sich meist negativ auf die Betreuung auswirken, ist das Ansprechen unumgänglich. Wesentlich erscheint es jedoch, sich auf das sachliche Problem zu konzentrieren und es nicht zu personalisieren und zu emotionalisieren („der böse Patient").Ähnlich verhält es sich bei Konflikten mit Angehörigen.

Unterstützungskonzepte
Wesentlich erscheinen auch sachliche Informationen über sonstige Unterstützungskonzepte. Welche Möglichkeiten gibt es noch? Wo werden Kontaktadressen angeboten? Wer macht wann, was, wie, womit, wie lange, mit wem zusammen? Werden Schulungsmaßnahmen angeboten? Was kosten diese Unterstützungsmaßnahmen? Wie soll ich mich bei

fremden Menschen verhalten? Besonders problematisch ist Kommunikation über alternative Behandlungsmöglichkeiten. Viele Patienten informieren sich heute im Internet, wo natürlich auch nicht wissenschaftlich fundierte Informationen stehen bzw. bestehende therapeutische Maßnahmen oft sehr kritisch betrachtete werden. Palliativpatienten und deren Angehörige klammern sich jedoch an jede Hoffnung. Insofern können diese Themen nicht einfach ignoriert werden, sondern sollten beim Auftreten ein sachliches aber vor allem verständnisvolles Gespräch zur Folge haben.

Abgabe von Kompetenz
Die Abgabe von Kompetenz an fremde Betreuungspersonen stellt ein wesentliches Problem im Rahmen der professionellen Betreuung dar. Wann soll/darf ich welche Kompetenz an welche Fachkraft/Institution abgeben und was kann ich trotzdem noch beitragen? Welche Aufgaben habe ich dann noch? Bei Angehörigen ergibt sich oft die Frage, „Bin ich dann noch wichtig oder vernachlässige ich meine Pflichten"? Kommunikation sollte in diesem Bereich auf den Erhalt von Kompetenz und Autonomie ausgerichtet sein und diese auch soweit möglich erhalten. Auch Angehörige sollten hier eingeschlossen werden.

Sterben ist ein sehr individuelle Prozess, obwohl gerade in letzter Zeit versucht wurde, dieses Phänomen auch wissenschaftlich greifbarer zu machen. Hierzu gehört etwa die Schaffung von Hospiz- und Palliativabteilungen, aber auch die Ausbildung der professionellen Helfer in diesem Bereich. Die Formen der Auseinandersetzung sind dabei oft sehr unterschiedlich, je nachdem ob es sich um eher jüngere Menschen, solche hohen Alters oder auch Menschen mit emotional schwer belastenden Krankheiten handelt. Die Begegnung mit einem Sterbenden ist aber für viele Menschen ein neuer und oft angstauslösender Prozess. Auch professionelle Helfer werden hierbei mit verschiedenen, das eigene Leben betreffenden Faktoren, konfrontiert.

Diese sind

- Die Schmerzen des Erkrankten
- Die eigene Hilflosigkeit
- Das Abschiednehmen-Müssen
- körperliche Veränderungen des Erkrankten Befürchtungen und Ängste hinsichtlich der Betreuung
- Die Angst, etwas versäumt zu haben, noch etwas tun zu müssen, etwas zu sagen etc.
- Der Konflikt, Entscheidungen treffen zu müssen, ohne den Betroffenen noch fragen zu können
- Die Reflexion des eigenen Lebens in seiner Endlichkeit
- Die Gedanken des Angehörigen über die Zeit danach und die damit verbundenen Veränderungen

Diese Faktoren können bei Angehörigen und Betreuern unterschiedliche und oft wechselnde, aber auch gleichzeitig auftretende Gefühle und Handlungen auslösen. Etwas tun müssen (Leben verlängern, Schmerzen lindern, da sein, …) oder aufgeben, Gefühle von

Hoffnung oder Resignation, Verbitterung oder Entspannung, Angst oder Erlösung, Verleugnen oder Annehmen lösen einander oft ab.

Nach Kruse (zit. nach Lehr 1996) stehen hierbei folgende Formen der Auseinandersetzung im Vordergrund und zwar

- Die Akzeptanz des Sterbens und des Todes bei gleichzeitiger Suche nach jenen Möglichkeiten, welche das Leben noch bietet
- Eine zunehmende Resignation und Verbitterung, die das Leben als Last empfinden lassen
- Die Überwindung bzw. Minderung der Todesangst durch Gewinnung eines neuen Lebenssinns
- Das Bemühen, die Bedrohung der eigenen Existenz nicht in das Zentrum des eigenen Erlebens treten zu lassen
- Die Überwindung tiefer Depression mithilfe von Angehörigen und Freunden
- Schließlich das Sich Fügen in das Unvermeidliche

Einen Überblick zum Umgang mit sterbenden alten Menschen gibt Kruse (2007). In der Kommunikation ist vor allem auf diese Muster zu achten bzw. sollte versucht werden, durch gezieltes Hinterfragen, das Diskutieren von Alternativen, aber auch das Ansprechen von Tatsachen ein „positives" Bewältigungsverhalten anzustreben.

37.9.2 Kommunikationsrichtlinien entsprechend der Sterbephasen nach Kübler-Ross (2001)

Kübler-Ross hat die Reaktionen von Menschen, die eine lebensbedrohende Krankheit erlitten haben, aber auch die von Angehörigen in ihrem Phasenmodell genauer beschrieben. Diese reichen von Schock, über emotionale Reaktionen bis zur Annahme oder Verleugnung der Realität. Dieses Modell trifft auch für alte Menschen in gewisser Hinsicht zu, auch wenn in der klinischen Beobachtung manchmal andere Muster zu sehen sind. Bei Menschen mit einer Demenzerkrankung sind sie etwas verschoben. Erste Reaktionen des Schocks und der Verdrängung treten beim Betroffenen bereits zu Beginn der Erkrankung auf. Hier beginnt für ihn der Prozess des Abschiednehmens. Bei einer schweren Demenz sind sie hingegen weniger relevant. Bei Angehörigen ist dieser Prozess während der gesamten Erkrankungsdauer gegeben und wechselt auch oft. Das Abschiednehmen betrifft jedoch nicht nur den Menschen, sondern auch Funktionen, Tätigkeiten und verschiedenste andere Bereiche. Im folgenden Abschnitt sind die Phasen nach Kübler-Ross und die entsprechenden Richtlinien der Kommunikation leicht modifiziert dargestellt.

Phase 1: Schock, Nichtwahrhaben wollen und Isolierung
Am Anfang einer Erkrankung kann der Betroffene seine schwere, unheilbare Erkrankung innerlich noch nicht anerkennen. Er fordert neue Untersuchungen, glaubt an Verwechslun-

gen oder beschuldigt die behandelnden Ärzte der Unfähigkeit. Oft werden Verordnungen nicht eingehalten, da sie nach Einschätzung des Patienten auf einer „falschen" Grundlage erstellt sind. Die Verleugnung mildert den Schock. So gewinnt der Kranke Zeit, Kraft zu sammeln, um mit der Wahrheit fertig zu werden. In dieser Phase benötigen Menschen Beistand und die Anwesenheit eines anderen. Lange, erklärende Gespräche sind nicht sinnvoll. Sie können nicht verarbeitet werden. Wichtig ist Zuhören, da sein und Schutz und Geborgenheit vermitteln. Andererseits gibt es jedoch auch Menschen, die in dieser Phase allein sein wollen. Insofern sind Patentrezepte der Begleitung nicht sinnvoll. Bei sehr alten Menschen ist dieser Prozess oft vermindert und durch die lange Lebenszeit von einem Prozess der Akzeptanz begleitet. Diese Menschen wollen oft auch für sich allein sein.

Phase 2: Emotionale Verarbeitung; Zorn
Hat der Betroffene die tödliche Krankheit bzw. seine Endlichkeit als solche anerkannt, wird er zornig und eifersüchtig auf die anderen, die leben dürfen („Warum muss es mich treffen?"). Es kommt zu einer Flut negativ getönter Emotionen, die den Sterbenden mit sich fortreißen können. Dies äußert sich dann oft in „Kleinigkeiten" wie Unzufriedenheit mit dem Essen, dem Zimmer, den Mitpatienten, dem Pflegeteam und den Ärzten, in Sonderwünschen, aber auch in heftigen Streitigkeiten mit der Familie und aggressiven Beschuldigungen. Angst und Trauer über die Konsequenzen einer Krankheit führen zu einer verminderten Aktivität und Lebensgestaltung. Hier sind im Rahmen der Betreuung längere Gespräche notwendig. Wesentlich ist das Annehmen-Können der Emotionen als Ausdruck von Hilflosigkeit und dem Wunsch nach Unterstützung. Der Gesprächspartner wird dabei oft stark emotional gefordert, da auch aggressive Gefühle möglich sind. Insofern sollten Betreuungspersonen auch selbst psychologische Unterstützung und Supervision annehmen.

Phase 3: Auseinandersetzung/Verhandeln
Ist die emotionale Verarbeitung weiter fortgeschritten, tritt die Auseinandersetzung mit den Tatsachen ein. Der Blick zurück und Erinnerungen wechseln mit aktiver Auseinandersetzung und dem Blick nach vorne, dem zukünftigen Leben. Oft kommt es auch zu einem „Verhandeln". Gespräche mit Gott, aber auch mit Ärzten und anderen therapeutischen Disziplinen sollen helfen, alle Möglichkeiten auszuschöpfen. In dieser – meist kurzen – Phase wird der bevorstehende Tod als unvermeidbar anerkannt. Weiteres Verdrängen oder Ausweichen ist nicht mehr möglich, „der Körper sagt die Wahrheit". Die Sterbenden versuchen durch „Verhandeln" einen Aufschub, also mehr Lebenszeit, zu erreichen. Dem Inhalt solcher Versprechungen liegen oft Schuldgefühle zugrunde: Der Sterbende gelobt, etwas zu tun, was er als wichtig erkannt, aber noch nicht geleistet hat. Die Patienten sind in dieser Phase sehr verletzlich, Gespräche sollten deshalb sehr einfühlsam, aber nicht ängstlich geführt werden. Die Annahme eines „Schicksals" ist oft nicht so leicht. Akzeptanz, Resignation, Verdrängen und Verleugnen wechseln sich häufig ab. Manchmal beginnt der Prozess auch wieder ganz von vorne. Die Kommunikation sollte in dieser Phase die Prozesse der Reflexion und Verarbeitung unterstützen und durch gezielte Fragen anregen.

Phase 4: Depression

Die Phase der Depression kann zwei Ausprägungen haben: Die erste Form ist die Reaktion auf den erlittenen Verlust, die Veränderung durch die Krankheit, die Unfähigkeit, begangene Fehler wieder gut zu machen oder den Verpflichtungen nicht mehr nachkommen zu können.

Die andere Form der Depression ist vorwärts gerichtet, auf den drohenden Verlust des Lebens und den Abschied von den geliebten Menschen. Diese zweite Form ist ein Stück Trauerarbeit des Sterbenden und kann die Annahme des Schicksals vorbereiten.

In dieser Zeit ist es dem Sterbenden möglich, sich umfassend mit der Realität seines Todes auseinander zu setzen. Er verfasst z. B. ein Testament oder bringt Geschäfte zum Abschluss. Möglicherweise ändert sich seine persönliche Lebensphilosophie. Manchmal können jahrelang verhärtete Positionen noch verlassen werden, z. B. ist die Aussöhnung mit einem verfeindeten Bruder eine Erfahrung, die auch den Angehörigen den Abschied erleichtert.

Die Depression kann in eine Phase vorbereitender Trauer münden, mit der sich der Sterbende auf den nahen Tod vorbereitet. Während der Phase der Depression ist der Sterbende meist sehr still und will Ruhe haben, aber nicht unbedingt allein sein. Anordnungen, Wünsche und Bitten erfüllt zu bekommen, ist für den Sterbenden äußerst wichtig. Dieser Rückzug kann für die Betreuer und Angehörigen schmerzlich sein, ist aber ein Zeichen dafür, dass es dem Patienten gelingt, sich von seinen Bindungen zu lösen und die Dinge der Welt hinter sich zu lassen. Diagnostisch ist die Form der Reaktion des Betroffenen abzuklären. Ist es eine Depression, die ihm die Auseinandersetzung erschwert, so sollte sie auch als solche behandelt werden. Hier stehen in der Kommunikation das Erarbeiten realistischer Ziele, noch vorhandene Möglichkeiten und das Aufgreifen von Ressourcen im Vordergrund.

Ist die Depression jedoch ein „gesunder" Teil des Abschiednehmens, so ist hier primär Beistand, Verständnis und die Anwesenheit einer Bezugsperson wichtig. Hier muss darauf geachtet werden, dass ein Patient nicht immer „glücklich" stirbt, auch wenn wir es gerne hätten.

Phase 5: Zustimmung

Die letzte Phase ist gekennzeichnet von Zustimmung und ruhiger Erwartung des Endes. Der Sterbende hat seinen Frieden mit der Welt gefunden und akzeptiert den nahenden Tod, auch wenn oft noch eine schwache Hoffnung aufrechterhalten wird, doch nicht sterben zu müssen. Dieses Stadium ist fast frei von Gefühlen. Der Patient ist müde und schwach, schläft viel und möchte meist nicht gestört werden. Er verständigt sich oft nur noch mit Gesten oder wenigen Worten. In diesem Stadium ist Achtsamkeit auf die Bedürfnisse des Betroffenen wichtig.

Dieses Modell von Kübler-Ross stellt einen „Idealfall" dar. Auch der Ablauf erfolgt nicht immer in dieser Reihenfolge. Gerade ältere Menschen verarbeiten das Sterben individueller, die Biografie spielt dabei eine wesentliche Rolle. Oft ist das Annehmen durch religiöse Aspekte des Sich-wieder-Treffens mit geliebten Menschen einfacher. Auch das

Loslassen ist durch ein langes erfülltes Leben leichter. Insofern ist die Kenntnis der Biografie eines sterbenden Menschen von wesentlicher Bedeutung für den Prozess der Begleitung.

37.10 Die Rolle der Helfer in der Palliativbetreuung

Die Begegnung mit einem sterbenden Menschen ist für viele Menschen ein neuer und oft angstauslösender Prozess. Die Auseinandersetzung mit nichtveränderbaren Ereignissen und Tatsachen, die Begrenztheit der eigenen Möglichkeiten und die Konfrontation mit den nicht so positiven Seiten des menschlichen Lebens müssen mit den eigenen Werten, Normen und Zielen vereinbart werden. Das kann leicht zu Überforderung, Frustration und Resignation führen. So ist die Burn-Out-Rate in Gesundheitsberufen (Peirera et al. 2011) besonders hoch.

Auch professionelle Helfer werden hierbei mit verschiedenen, das eigene Leben betreffenden Faktoren, konfrontiert. Diese sind einerseits direkt mit dem Betroffenen und seiner Krankheit verbunden, aber auch dessen sozialem Umfeld und der eigenen Person. Dabei stehen oft folgende Faktoren im Vordergrund:

- Die Krankheit und deren Verlauf
- Die Schmerzen der Erkrankten
- Körperliche Veränderungen der Erkrankten
- Befürchtungen und Ängste hinsichtlich der Betreuung
- Die Angst, etwas versäumt zu haben, noch etwas tun zu müssen, etwas zu sagen etc.
- Der Konflikt, Entscheidungen treffen zu müssen, ohne den Betroffenen noch fragen zu können
- Die Probleme der Angehörigen
- Reflexion des eigenen Lebens in seiner Endlichkeit
- Das Abschiednehmen-Müssen
- Die eigene Hilflosigkeit
- Die Verarbeitung von eigenen Emotionen hinsichtlich emotional besetzter Krankheiten
- Die Verarbeitung der Beziehung
- Der Konflikt zwischen „Leben erhalten" und „sterben zu dürfen"
- Strukturelle und organisatorische Probleme

Diese Faktoren können bei den BetreuerInnen unterschiedliche und oft wechselnde, aber auch gleichzeitig auftretende Gefühle und Handlungen auslösen wie etwa

- Etwas tun müssen (Leben verlängern, Schmerzen lindern,..)
- Resignation infolge eigener Hilflosigkeit
- Akzeptanz des Geschehens
- Hoffnung oder Resignation

- Verbitterung, Ärger oder Entspannung
- Angst oder Erlösung
- Verleugnen oder Annehmen
- Scham und Schuld

Die Supervision kann hier helfen, diese inneren Konflikte zu reflektieren und neue Muster der Verarbeitung zu finden.

37.11 Supervision und ihre Aufgaben

37.11.1 Allgemeine Aspekte der Supervision

Die Supervision ist nach Stangl (http://lexikon.stangl.eu/2497/supervision/) „….eine Form der Beratung, die einzelne Teams, Gruppen und Organisationen bei der Reflexion und Verbesserung ihres personalen, beruflichen oder ehrenamtlichen Handelns" unterstützt. „Fokus ist je nach Zielvereinbarung die Arbeitspraxis (Fallsupervision), die Rollen- und Beziehungsdynamik zwischen SupervisandIn und KlientIn, die Zusammenarbeit im Team bzw. in der Organisation des Supervisanden/der Supervisandin usw."

Trotz der umfangreichen Literatur zu diesem Thema existieren keine einheitliche Definition von Supervision und auch kein einheitliches Vorgehen im Sinne einer konkreten Supervisionstechnik. Oft wird das Vorgehen durch die therapeutische Orientierung der Supervisorin bzw. des Supervisors, ihren/seinen Vorlieben und Erfahrungen bestimmt. Oft wird Supervision auch mit Aspekten von Coaching vermischt. Obwohl der konkrete Ablauf der Supervision im Einzelfall definiert wird, lassen sich meist folgende Phasen einer Supervision beschreiben:

- *Beziehungsaufbau*: Eine gute Beziehung ist Grundlage jedes Reflexionsprozesses und steht deshalb am Anfang des Supervisionsprozesses. Hier spielen auch die Erwartungen des Supervisors und jene der SupervisandInnen eine wesentliche Rolle.
- *Problemidentifizierung*: Welches Problem soll in der aktuellen Supervision angesprochen werden? Was ist der Supervisionsanlass?
- *Sammlung von Information*: Welche Informationen benötigt der Supervisor/die Supervisorin, um sich ein Bild vom Anliegen des Supervisanden/der Supervisandin machen zu können?
- *Bearbeitung*: Welche Ursachen werden angenommen? Welche Lösungsmöglichkeiten stehen zur Verfügung?
- *Integration und Auswertung*: Zu welchem Schluss sind SupervisorIn und SupervisandIn gekommen? Welche Auswirkungen hat dies auf die Fortführung der Therapie oder Beratung? Was bedeutet es für den Supervisanden/die Supervisandin persönlich?

Supervision ist im Rahmen des Arbeitsbereiches Palliativ Care und Hospiz als wesentliches Element vorgesehen. In einer Umfrage der Deutschen Gesellschaft für Supervision (2007) gaben die MitarbeiterInnen solcher Abteilungen dazu folgende Aspekte und Ziele an:

- Mehr Raum für Tabuthemen und spirituelle Konzepte
- Konfliktlösung
- Existenzielle Grenzerfahrungen
- Sterben und Tod
- Verlust und Trauer
- Ekel
- Sinn
- Suizidalität
- Verzweiflung
- Multikulturelle Erfahrungen
- Schuld
- Nonverbale Kommunikation (wenn Sprechen nicht mehr möglich ist), Sprachlosigkeit, Schweigen aushalten
- Selbstschutz
- Eigene Betroffenheit
- Nähe und Distanz
- Grenzüberschreitung
- Entlastung des Teams
- Stärkung
- Kompetenzerweiterung und persönliche Fortbildung

37.12 Praktische Durchführung

Überträgt man diese Überlegungen auf den Bereich der Supervision im Bereich der Palliativbetreuung so ergeben sich daraus folgende praktische Konsequenzen (Gatterer 2016).

37.12.1 Beziehungsaufbau

Grundlage für einen guten Supervisionsprozess im Bereich der Palliativbetreuung ist das Kennenlernen zwischen Supervisor und dem Palliativteam. Gerade die regelmäßige Konfrontation mit Menschen in der Endphase des Lebens muss von beiden Seiten hinsichtlich der vorhandenen Werte und Normen reflektiert werden. Wichtig ist hierbei nicht Homogenität der Sichtweisen, sondern deren Transparenz. Nur bei guter Beziehung ist es möglich, Probleme aus unterschiedlichen Perspektiven zu betrachten und alternative Sichtweisen und Lösungsmöglichkeiten zuzulassen. Feldkompetenz des Supervisor ist hierbei günstig, da nur dadurch die eigene Betroffenheit bei schwierigen Situationen bereits vorher reflektiert wurde.

Auch die therapeutische Ausbildung des Supervisors ist von gewisser Relevanz. Es ist ein Unterschied, ob ein Problem systemisch, lerntheoretisch, personenzentriert, psychodynamisch oder gruppendynamisch reflektiert wird. Im der gegenwärtigen Darstellung ist der Supervisor lerntheoretisch orientiert.

37.12.2 Problemidentifizierung

Die Problemidentifizierung ist der nächste wesentliche Schritt. Hier sind folgende Fragen wesentlich:

- Welches Problem soll behandelt werden?
- Wer hat es?
- Wie sieht es konkret aus? Seit wann besteht es?
- Warum ist es ein Problem? Welche Regeln, Normen, Werte, emotionalen Prozesse etc. stehen im Vordergrund?
- Welche Bereiche (körperlich, psychisch, sozial, Kontext, Zusammenspiel aller Faktoren) stehen im Vordergrund?
- Wie entsteht die Dynamik des Leidens? Was wäre der optimale Zustand?
- Für wen ist es der optimale Zustand und warum?
- Was hindert dort hin zu kommen?
- Was sind die Alternativen?

Dieser Prozess der Problemidentifizierung ist wesentlich für den weiteren Supervisionsprozess. Schon die Problemdefinition bringt oft Schwierigkeiten mit sich, da gerade im Bereich der Betreuung von schwer erkrankten Menschen die objektive Problemdefinition oft emotional überdeckt wird. Dadurch ist eine sachliche Bearbeitung, ohne jedoch die Ursachenfindung für die emotionale Beteiligung zu vernachlässigen, wesentlich.

Prinzipiell sollte die Problemdefinition sich auf folgende Bereiche beziehen:

- Die möglichst sachliche Darstellung des Problems (wer hat, was, wann, wo, wie, wie lange, mit wem, weshalb etc.?)
- Die Betrachtung aus den unterschiedlichen Fachdisziplinen die im Team sind (Medizin, Pflege, Sozialarbeit, Psychologie, Seelsorge, Therapie etc.)
- Die individuelle Sicht des/der Betroffenen (Team, Patient, Angehörige etc.)
- Die individuellen Verarbeitungsprozesse aufgrund emotionaler Muster, Werte, Normen, Rollenbilder, Einstellungen etc.
- Kontextuelle Rahmenbedingungen
- Gesellschaftliche Einflussfaktoren
- Systemische Zusammenhänge.

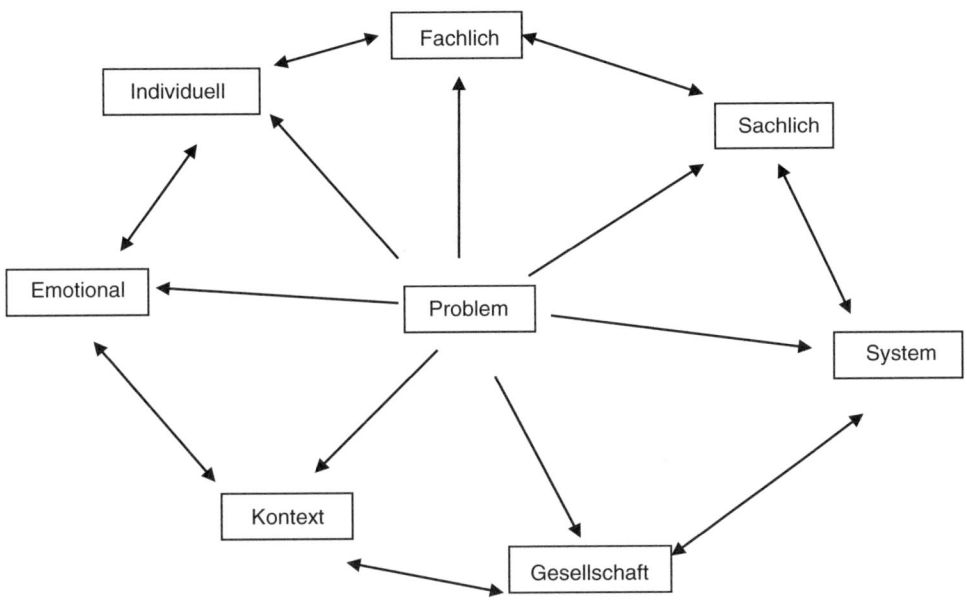

Abb. 37.4 Problemanalyse

Hierbei ist es wesentlich, eine möglichst wertfreie Supervisionsatmosphäre zu entwickeln, wo alle Überlegungen und Aussagen (wertschätzend) erlaubt sind. Der Supervisor/die Supervisorin hat hier eine Moderationsrolle zur Optimierung der Kommunikation. Günstig erscheint es, diese Faktoren und deren Dynamik auf einem Flipchart darzustellen, da sie dadurch besser analysiert und Zusammenhänge reflektiert werden können (vgl. Abb. 37.4).

37.12.3 Sammlung von Information

Hier ist es wichtig das Problem möglichst sachlich zu erfassen. Was ist konkret passiert? Unterschiedliche fachliche (medizinische, pflegerische, psychotherapeutische, …) Aspekte bauen darauf bei der Lösungsfindung auf. Aber auch individuelle Sichtweisen der Betreuer müssen reflektiert werden, um Konflikte zu vermeiden. Gerade emotionale Verarbeitungsprozesse sind nämlich besonders wichtig. Da Probleme immer auch einen Kontext haben, müssen auch diese mitberücksichtigt werden, so wie gesellschaftliche und systemische Aspekte. Auf dieser Problemanalyse aufbauend ergeben sich die Konsequenzen für die weitere Analyse. Hier werden zusätzliche Informationen erhoben, die zur Klärung des Problems beitragen können. Häufig kommt es in diesem Stadium des Supervisionsprozesses zur Reflexion der eigenen Bedürfnisse des Teams; ebenso die eigene Betroffenheit hinsichtlich des Problems, aber auch innere Konflikte im Team, hinsichtlich Problemsichtweisen, Lösungsansätzen, eigenen Bewertungen etc. Hier ist es Aufgabe des Supervisors/der Supervisorin, jedem die Möglichkeit zu geben, seine Sichtweise einzubringen, auch wenn sie von der der anderen TeilnehmerInnen abweicht.

Diese betreffen die Bereiche biologisch/körperliche Prozesse und Faktoren, psychische Verarbeitungsmuster, soziale Faktoren und Umweltfaktoren aus der Sicht des Betroffenen (Erkrankter), dessen sozialem Umfeld, der Sicht der Behandler und den Rahmenbedingungen.

Häufige Themen hier sind

- Die subjektive Sicht der Schwere der Erkrankung
- Die Schmerztherapie
- Fachspezifische Unterschiede der Bewertung des Problems
- Eigene emotionale Betroffenheit (Biografie)
- Problem der Akzeptanz von Tatsachen
- Probleme in der interdisziplinären Kooperation
- Probleme in der Kooperation mit anderen BehandlungspartnerInnen
- Das Thema „Sterben" als natürlicher Prozess in seiner Individualität
- Die Begrenztheit der eigenen Möglichkeiten
- Frustrationen
- Die individuelle, nicht „fachlich richtige Sicht und Reaktion" der Beteiligten (z. B. PatientIn möchte eine Maßnahme nicht, die aus der Sicht des Teams helfen würde)
- Andere, nicht palliativ orientierte Sichtweisen

37.12.4 Bearbeitung

In diesem Stadium des Supervisionsprozesses werden alle Faktoren zur Lösungsanalyse zusammengeführt. Welche Lösung ist die adäquateste und für wen. Dazu ist es wieder sinnvoll, das Flipchart der Problemanalyse zur Zielanalyse heranzuziehen. Hier ist folgender Prozess sinnvoll (vgl. Gatterer 2018):

- Was konkret ist passiert?
- Warum ist es ein Problem?
- Welche Werte, Normen, Einstellungen spielen eine Rolle?
- Was sagt der Gesetzgeber?
- Wer leidet?
- Welche Lösungen wären aus der Problemsicht möglich?
- Welche ist vom Patienten gewünscht?
- Welche Konsequenzen sind damit verbunden?
- Wie geht es uns mit dieser Lösungssituation emotional?
- Welche Alternativen stehen zur Verfügung?
- Wie ist die soziale Akzeptanz dieser Lösung?
- Welche ist die aus der Sicht des Teams „optimale" Lösung?
- Was verhindert diese?
- Was wären „kreative" Alternativen?
- Wer soll zuletzt „glücklich" sein?

Meist zeigt es sich, dass keine Lösung gefunden werden kann, die alle befriedigt. Hier kommt es auch oft zu Diskussionen, wer denn der „Primärkunde/die Primärkundin" ist. Die wesentliche Rolle des Supervisors/der Supervisorin besteht hier darin, vor allem jene Personen mit ihren Gefühlen zu berücksichtigen, die ihre Sichtweisen und Lösungen verändern bzw. neu bewerten mussten. Machtaspekte und „Gewinnspiele" sind zu vermeiden. Es ist nicht wichtig, was ist richtig oder falsch, sondern welche Konsequenzen ergeben sich für wen aus welchen Lösungen. Und für wen ist es dann eine Lösung und welche Rolle spielt der betroffenen Patient/die Patientin. Inwieweit wurde er oder sie in diesen Prozess mit einbezogen. Wesentliches Ziel dieses Prozesses ist die Auflösung von Konflikten und die Verbesserung der Handlungskompetenzen.

37.12.5 Integration und Auswertung

Im letzten Stadium dieses Supervisionsprozesses erfolgt die Reflexion hinsichtlich seiner „Effizienz". Was hat es wem gebracht, was passt noch nicht? Wo gibt es Entwicklungspotenziale. Wo sind unsere blinden Flecken? Woran möchten wir weiterarbeiten? Was sind weitere wichtige Themen? Was habe ich selbst als Einzelner/e profitiert bzw. wo habe ich mich nicht verstanden gefühlt?

Für diesen Prozess sollte im Rahmen der Supervision noch genügend Zeit eingerechnet werden, da ungelöste emotionale Konflikte durch ein zu rasches, lösungsorientiertes Vorgehen Konflikte innerhalb des Teams verstärken. Wesentlich in diesem Abschnitt ist auch das Thema „Selbstfürsorge und Psychohygiene" für die HelferInnen. Hier sollten auch Techniken zur eigenen Psychohygiene, wie Entspannungstechniken etc., vermittelt werden.

37.13 Zusammenfassung

Die Betreuung und Behandlung von Menschen am Ende ihres Lebens stellt sowohl für die Betroffenen selbst, aber auch das Behandlungsteam und die Angehörigen eine große Herausforderung dar. Einbußen im körperlichen und kognitiven Bereich erschweren oft zusätzlich zur psychischen Komponente die Auseinandersetzung und die Bearbeitung von Problemen. Im Rahmen der Kommunikation ist es deshalb besonders wesentlich, die Aspekte guter Kommunikation wie wertschätzende Haltung, Empathie, Zuhören und sachliches Ansprechen von Problemen besonders zu beachten. Der Patient sollte auch bei nicht mehr vorhandener Kommunikation nicht zum Objekt der Behandlung werden, sondern die Betreuer sollten vermehrt auf seine nonverbalen Botschaften und ihre eigenen Gefühle achten. Auch die Reflexion, in welchen Stadium der Verarbeitung der Betroffene steht, kann hilfreich für eine gute Kommunikation sein. Aber auch die Betreuer benötigen Unterstützung. Hier kann die Supervision einen wesentlichen Beitrag leisten. Unter Beachtung dieser Faktoren ist es möglich, Menschen bis an ihr Lebensende als Menschen mit Bedürfnissen wahrzunehmen, ihre Autonomie zu fördern und gut zu betreuen

Literatur

Bausewein C, Roller S, Voltz R (2003) Leitfaden Palliativmedizin, 2. Aufl. Urban & Fischer

Deutsche Gesellschaft für Supervision (2007) Supervision im Arbeitsfeld Hospiz/Palliative Care. Kurzdarstellung der Ergebnisse einer bundesweiten Befragung

Fitzgerald A, Zwick G (2001) Patientenorientierte Gesprächsführung im Pflegeprozess. Springer, Wien/New York

Gatterer G (2016) Die Belastungen der Helfer im Bereich der Palliativbetreuung aus der Sicht des Supervisors – ein Praxisbericht. In: Hummer B (Hrsg) Mensch bleiben bis zuletzt – Herausforderungen in der Begegnung mit sterbenden Menschen. Schriften zur Sozialen Arbeit, Bd 32. pro mente edition

Gatterer G (2018) Umgang mit Krisen bei Demenz. Pflege Professionell. Das Fachmagazin 16:73–78

Gatterer G, Croy A (2007) Multiprofessionelle Altenbetreuung, 2. Aufl. Springer, Wien

Herkner W (1991) Sozialpsychologie. Huber, Bern

Hirsch AM (1997) Psychologie für Altenpfleger Bd. II. Kommunikative Kompetenz. MMV Medizin, München

Husebö S, Klaschik E (2006) Palliativmedizin, 4. Aufl. Springer-Taschenbuch

Kojer M (Hrsg) (2003) Alt, krank und verwirrt. Einführung in die Praxis der Palliativen Geriatrie, 2. Aufl. Lambertus, Freiburg im Breisgau

Kojer M (2006a) Sterben und Lebensqualität. In: Bernatzki G, Sittl R, Likar R (Hrsg) Schmerzbehandlung in der Palliativmedizin, 2. Aufl. Springer, Wien

Kojer M (2006b) Symptomkontrolle in der Geriatrie. In: Aulbert E, Nauck F, Radbruch L (Hrsg) Lehrbuch der Palliativmedizin, 2. Aufl. Schattauer

Kojer M (2007) In: Gatterer G (Hrsg) Multiprofessionelle Altenbetreuung, 2. Aufl. Springer, Wien

Kojer M, Schmidl M, Gutenthaler U (2005) Demenz und Lebensqualität. In: Rudolf Likar R, Bernatzky G, Pipam W, Janig H, Sadjak A (Hrsg) Lebensqualität im Alter. Springer, Wien

Kruse A (2007) Das letzte Lebensjahr. Kohlhammer/Urban Taschenbücher, Stuttgart

Kübler-Ross E (2001) Interviews mit Sterbenden. Droemer, Knaur

Lehr U (1996) Psychologie des Alterns. Quelle & Meyer, Wiesbaden

Pereira SM, Fonseca AM, Carvalho AS (2011) Burnout in palliative care: a systematic review. Nurs Ethics 18(3):317–326. http://www.ncbi.nlm.nih.gov/pubmed/21558108. Zugegriffen am 19.10.2022

Schulz von Thun F (1990) Miteinander reden 2. Stile, Werte und Persönlichkeitsentwicklung. Rororo, Reinbek bei Hamburg

Schulz von Thun F (1991) Miteinander reden 1. Störungen und Klärungen. Rororo, Reinbek bei Hamburg

Watzlawick P, Beaven JH (1969) Menschliche Kommunikation. Huber, Bern/Stuttgart

Palliative Sorge um die Mitarbeiterinnen? Psycho-soziale Unterstützung von Hospice- und Palliative Care Teams

Klaus M. Schweiggl

Inhaltsverzeichnis

38.1 Zur „Lebensqualität" der PatientInnen das Bestmögliche beizutragen, ist nach ihrem Selbstverständnis Hauptziel der Palliative Care 355
38.2 Die Bewältigung menschlicher Grenzerfahrungen, der Umgang mit der Angst vor Leid und Tod, Verlust und Trauer sind im Alltag von Hospice- und Palliative Care zentrales Thema 356
38.3 Rücksicht auf sich selbst, die Mitarbeiter, das Team 358
    38.3.1 Rücksicht auf sich selbst 358
    38.3.2 Rücksicht auf die MitarbeiterInnen 359
    38.3.3 Rücksicht auf das Team 359

38.1 Zur „Lebensqualität" der PatientInnen das Bestmögliche beizutragen, ist nach ihrem Selbstverständnis Hauptziel der Palliative Care

Der „Berücksichtigung der psychischen, sozialen und spirituellen Bedürfnisse des Patienten, der Angehörigen und des Behandlungsteams sowohl bei Krankheit, beim Sterben und in der Zeit danach", wird dabei ein hoher Stellenwert beigemessen. Ein Spezifikum der Palliative Care ist es, dass die drei genannten Personengruppen als „eine Ganzheit" verstanden und in den Blick genommen werden: PatientInnen, Angehörige und Team.

Im Folgenden wird hier nur mehr von der letzten Gruppe die Rede sein. Die Rücksicht auf das Behandlungsteam lässt sich nochmals differenziert als Trias postulieren:

K. M. Schweiggl (✉)
Mobiles Caritas Hospiz Wien, Wien, Österreich
e-mail: schweiggl@kardinal-koenig-haus.at

© Der/die Autor(en), exklusiv lizenziert an Springer-Verlag GmbH, DE, ein Teil von Springer Nature 2023
G. Bernatzky et al. (Hrsg.), *Schmerzbehandlung in der Palliativmedizin*, https://doi.org/10.1007/978-3-662-64329-7_38

- als Rücksicht (1) eines jeden Teammitglieds auf sich selbst (Selbstsorge),
- als Rücksicht (2) auf die einzelnen MitarbeiterInnen (Fürsorge) sowie
- als Rücksicht (3) auf das Team, das sie bilden (Für- und Selbstsorge).

Ein in der Hospizbewegung weit verbreiteter Text bringt für die Gruppe der Betreuenden die Notwendigkeit der Balance zwischen Fürsorge und Selbstsorge so ins Wort:

„To be fully available for clients, take responsibility for freeing yourself of primary needs. See to it that you are: watered, fed, slept, bathroomed, orgasmic, exercised, temperatured, relationshiped, self-esteemed, purposed, touched and celebrated".

Der auf den ersten Blick eher „poetisch" anmutende Text setzt höchste Ansprüche an die Verantwortung des Einzelnen „für-sich-selbst". Zugleich macht er auf die im Arbeitsalltag immer wieder entstehende Diskrepanz zwischen postuliertem Ideal und erlebter Realität aufmerksam. Triften Anspruch und Alltagsrealität zuweit auseinander, kommen meist die Idealisten und damit die Ideale „unter die Räder". Letztere werden entweder im Namen eines pragmatischen Realismus als obsolet erklärt, oder subtiler und weitaus gefährlicher, „die Latte wird" – mental – „so hoch gelegt", dass man sie auch „erhobenen Hauptes" unterschreiten kann. Beim Umgang mit dieser belastenden Diskrepanz ist die Eigenverantwortung der Teammitglieder ebenso gefordert, wie die Verantwortung der Organisation ihren MitarbeiterInnen gegenüber.

> „Im Mittelpunkt unserer Arbeit steht die ganzheitliche Betrachtung des Menschen …"

Dieser Selbstanspruch findet sich so oder ähnlich formuliert in den meisten Leitbildern palliativer Einrichtungen. Er bringt sowohl die Verantwortung eines Teams gegenüber den PatientInnen, als auch eine Grundhaltung der Betreuenden zum Ausdruck. Vor dem Hintergrund einer solchen anspruchsvollen Selbstverpflichtung erscheint die Notwendigkeit einer kontinuierlichen Weiterentwicklung der Kompetenzen aller Teammitglieder, durch regelmäßige Praxisbegleitung ebenso wie durch Fort- und Weiterbildung, als selbstverständlich. Bezogen auf die fachliche Qualifikation der MitarbeiterInnen steht diese im Allgemeinen außer Streit. Gilt dasselbe aber auch im Blick auf die Weiterentwicklung der psychischen, sozialen und spirituellen Kompetenzen der Teammitglieder? Auch diese Frage richtet sich nicht allein an die Selbstverantwortung der MitarbeiterInnen. Sie richtet sich gleichermaßen an die Trägerinstitutionen palliativer Einrichtungen und deren Verantwortlichkeit den MitarbeiterInnen gegenüber. Wird in der Regel den MitarbeiterInnen jene Unterstützung geboten, die es ihnen ermöglicht, verantwortlich „im gleichen Maße etwas für sich selbst, wie für andere zu tun"?

38.2 Die Bewältigung menschlicher Grenzerfahrungen, der Umgang mit der Angst vor Leid und Tod, Verlust und Trauer sind im Alltag von Hospice- und Palliative Care zentrales Thema

Daher ist es notwendig (im eigentlichsten Sinn des Wortes) MitarbeiterInnen die Auseinandersetzung mit den eigenen Grenzen, der eigenen Sterblichkeit, den persönlich erlittenen Verlusten, der eigenen Trauer zu ermöglichen, ja diese Auseinandersetzung zu fördern. Jeder Mensch verarbeitet Extrembelastungen „auf seine eigene Weise". Er greift dabei zuerst auf bisher gesammelte Erfahrungen, seine Ressourcen und bereits bewährte Strategie zurück. Eine grundlegende Rolle spielen dabei die eigenen Lebens- und Lernerfahrungen.

Bei der psycho-sozialen und spirituellen Unterstützung palliativer Teams erweist sich ein „salutogenetischer Ansatz" (A. Antonovsky) als naheliegend: Was lässt leben. was fördert Leben, was trägt zu dessen Entfaltung bei? Was bewahrt Lebenskraft? Woraus wird neue Lebenskraft geschöpft? Woraus beziehen Menschen in schweren Belastungen ihre Stärke und Kraft? Was führt weiter? Dieser Ansatz erweist sich als mit der „Philosophie" und dem Grundanliegen der Palliative Care „Leben zu fördern", d. h. „Lebensqualität zu schaffen" optimal kompatibel. Die Frage nach psycho-sozialer Unterstützung der MitarbeiterInnen lässt sich somit letztlich bündeln in der Frage nach den notwendigen und vorhandenen Ressourcen zur Bewältigung der Belastungen, mit denen sich ein Palliative Care-Team Tag für Tag konfrontiert sieht. Kontinuierliche psycho-soziale (und spirituelle) Unterstützung der MitarbeiterInnen hieße dann: Weiterentwicklung und Stärkung vorhandener Ansätze im Sinne der Achtsamkeit auf Talente, Stärken, Fähigkeiten, Begabungen und Begnadungen. Dabei wird über Defizite und Grenzen nicht hinweggesehen, im Gegenteil, sie werden dadurch nenn- und akzeptierbar. Im gelungenen Fall kann so der/die Einzelne erleben, dass die Verknüpfung von Kompetenzen und Ressourcen innerhalb eines Teams, zur Erweiterung der eigenen Befähigung beiträgt.

„Palliative Care betont das Leben und betrachtet das Sterben als einen normalen Prozess" (WHO 1990)

Im Sinne einer ganzheitlichen Sicht des Menschen versteht Palliative Care Gesundheit und Krankheit als ein sich erschließendes Lebenskontinuum. Diese Einsicht darf nicht nur patientenseitig Berücksichtigung finden. Aus ihr ergeben sich notwendig auch Konsequenzen für den Umgang der Mitglieder eines Palliativ Care-Teams mit ihren eigenen Grenzerfahrungen. Die kontinuierliche Förderung der „lebensfördernden" Anteile in ihrer ganzen Vielfalt werden dabei im Mittelpunkt stehen müssen. Ziel „palliativer Sorge" um die MitarbeitInnen wird es daher sein, diese bei ihrem Bemühen zu fördern, die eigenen heilenden Ressourcen zu erschließen und so aus der „Ganzheit (Fülle) ihres Lebens" Kraft zu schöpfen. Wenn aber das „ganze" Leben, Leben und Tod, Gesundheit und Krankheit, Freuden und Leiden umfasst, dann bedeutet „end-lich" zu leben, die Grenzen und Begrenztheit eines Lebens auch als Ermutigung zu begreifen, dieses Leben „auszuschöpfen". Dies gilt nicht zuletzt für die Lebensressource „Augenblick". Ihn auszuschöpfen heißt, bewusst im „Jetzt leben"! MitarbeiterInnen psycho-sozial und spirituell zu stützen, bedeutet dann Unterstützung von Lernprozessen: das Leben, das den Tod in sich hat, zu bejahen und „auszuleben", in wachsendem Maß sensibel für das zu werden, „was mich leben lässt", „was ich zum Leben brauche" und eigenverantwortlich für das „Lebens-not-wendige" zu sorgen.

Was für die Einzelnen gilt, gilt auch für das Team als Ganzes: Was hält uns gesund, woher beziehen wir die Kraft, Belastungen zu bewältigen? Wie gestalten sich unsere vielfältigen Beziehungen im Team? Immer wieder wird nach der Mitleids- und Lebenskultur eines Teams zu fragen sein, nach seiner Psychohygiene ebenso wie nach der Nutzung interner und externer Ressourcen bei der Bewältigung entstehender Belastungen. Eine offene Kommunikation innerhalb eines Teams, d. h. die Möglichkeit persönliche Empfindungen, Vorstellungen und Fantasien, Fragen und Unsicherheiten an- und aussprechen zu können, ist in der Regel schon sehr entlastend. Darüber hinaus muss es aber institutionalisierte praxisbegleitende Aussprachemöglichkeiten (wie Supervision, Intervision etc.) geben. Sie müssen gesicherte Räume bieten, in denen sowohl in qualifizierter Weise eine Auseinandersetzung mit den Fragen, die sich bei der Pflege und Begleitung Sterbender und deren Angehörigen ergeben, geschehen, wie die Arbeit des Teams und/oder einzelner MitarbeiterInnen gemeinsam reflektiert werden kann.

38.3 Rücksicht auf sich selbst, die Mitarbeiter, das Team

Jeder der drei in diesem Beitrag angesprochenen „Blickwinkel" psychosozialer und spiritueller Unterstützung, bietet auch spezifische Ansatzpunkte zur Entwicklung persönlicher und/oder gemeinsamer Bewältigungsstrategien. Einige davon sollen (ohne Anspruch auf Vollständigkeit) abschließend als „Anfragen" an die Betroffenen formuliert werden.

38.3.1 Rücksicht auf sich selbst

- Nehme ich die Sorge um mich wahr (Selbst-Verantwortung)?
- Achte ich auf meine Bedürfnisse und meine Grenzen, pflege ich meine Ressourcen?
- Weiß ich was für mich „heilsam" ist? Was tue ich „für mich", zu meiner Erholung, Entspannung, meinem Wachstum, für Leib und Seele, z. B. Schlaf, Körperpflege, Bewegung, Essen, Sport, Musik, Lesen, Theater, kreative Tätigkeiten, Meditation, Autogenes Training …
- Achte ich auf mich selbst (Selbst-Achtung)?
- Was ist meine berufliche Motivation?
- Reflektiere ich mein Tun?
- Nehme ich mir Zeit für mich?
- Achte ich auf persönliche Schutzräume für mich, bei anderen?
- Wie gelingt es mir, die Balance zu halten zwischen Nähe und Distanz?
- Ist es für mich als BegleiterIn selbstverständlich mich selbst „begleiten" zu lassen, Unterstützung, Hilfe in Anspruch zu nehmen?
- Kann ich Grenzen als Lebensherausforderungen verstehen (Selbst-Begrenzung)?
- Akzeptiere ich meine persönlichen Grenzen, die Abgrenzungen anderer mir gegenüber?
- Kann ich andere Menschen in ihrer Andersartigkeit akzeptieren?
- Kann ich in der Freizeit Abstand nehmen von meiner Arbeit?
- Gelingt es mir, mein Privatleben gegen die beruflichen Belastungen hin abzugrenzen?

- Vermag ich meine Begrenztheit als Herausforderung zu kreativer Kooperation zu verstehen?
- Lasse ich mich durch den Tod anderer Menschen an die eigene Sterblichkeit erinnern?
- Kann ich das Sterben anderer auch als Einladung an mich verstehen, „endlich" zu leben?
- Lasse ich mich nach der tragenden Hoffnung, nach dem Sinn meines Lebens befragen?
- Schöpfe ich die Lebensressource „Augenblick" aus, d. h., lebe ich im „Jetzt", lebe ich heute?
- Bin ich selbst an Fort- und Weiterbildung, d. h. an persönlichem Wachstum interessiert?

38.3.2 Rücksicht auf die MitarbeiterInnen

- Welche Formen der Unterstützung werden mir durch die Trägerinstitutionen, das Team angeboten, was nehme ich davon in Anspruch?
- Gibt es klare Abmachungen über die Kostenaufteilung bei Fortbildungen?
- Sind innerhalb des Teams mein Auftrag und meine Verantwortlichkeit klar umschrieben?
- Gibt es institutionalisiert Raum zur Thematisierung anstehender Fragen, zur Diskussion unterschiedlicher Auffassungen, zur Bearbeitung von Konflikten? Stehen dafür geeignete Räumlichkeiten zur Verfügung?
- Gibt es das Angebot regelmäßiger begleitender Supervision, Intervision etc.? Mit welchem Grad der Verbindlichkeit ist die Teilnahme daran geregelt?
- Gibt es konkrete und klare Bewältigungsstrategien für „Extremsituationen", Regelungen zur Entlastung Einzelner, für die Inanspruchnahme von „Auszeiten"?

38.3.3 Rücksicht auf das Team

- Ist die Motivation für die Arbeit in einem Team geklärt? Herrscht Konsens über das „Wozu?", die Sinnhaftigkeit des bei Teamarbeit zu investierenden Zeit- und Kraftaufwandes?
- Wird die Teamarbeit von den einzelnen Teammitgliedern als Erweiterung der eigenen Befähigung, d. h. als entlastend erfahren?
- Welche Formen und Foren der Kommunikation und Information gibt es im Team?
- Gibt es für das ganze Team Angebote begleitender Supervision, Intervision, Fortbildungen?
- Welche Formen der Konfliktbewältigung praktiziert das Team? Verhelfen sie dem Einzelnen wie dem Team zu verstärkter Selbstreflexion?
- Kennt das Team entlastende Rituale?
- In welchen Zusammenhängen? Welchen Raum nehmen dabei Abschied und Trauer ein?
- Wie gestaltet sich der Neueinstieg bzw. das Ausscheiden von MitarbeiterInnen?

Schmerztherapie und Palliativmedizin: Rechtliche Aspekte

39

Kurt Schmoller

Inhaltsverzeichnis

39.1	Pflicht zur Schmerzbehandlung	362
39.2	Rechtliche Folgen einer unzureichenden Schmerzbehandlung	363
39.3	Selbstbestimmung des Patienten	366
39.4	Lebensverkürzende Schmerzbehandlung?	367
39.5	Euthanasie	368
Literatur		370

In der modernen Medizin wird der Schmerzbehandlung eine zunehmende Bedeutung beigemessen. Sie nimmt in der Palliativmedizin eine zentrale Stellung ein, ist aber auch darüber hinaus, etwa bei der Bekämpfung unfallbedingter oder postoperativer Schmerzen, ein wichtiges Anliegen. Mit der zunehmenden Bedeutung der Schmerzbehandlung treten auch die mit dieser verbundenen rechtlichen Fragen in den Vordergrund. Verstößt ein Arzt (oder eine sonst in einem Gesundheitsberuf tätige Person) gegen rechtliche Vorgaben, können rechtliche Konsequenzen, von disziplinären Sanktionen über eine zivilrechtliche Schadenersatzpflicht bis zur Strafbarkeit, drohen. Einige zentrale rechtliche Rahmenbedingungen der Schmerzbehandlung sollen im Folgenden dargestellt werden.

K. Schmoller (✉)
Paris Lodron Universität Salzburg, Fachbereich Strafrecht und Strafverfahrensrecht,
Salzburg, Österreich
e-mail: Kurt.SCHMOLLER@plus.ac.at

© Der/die Autor(en), exklusiv lizenziert an Springer-Verlag GmbH, DE, ein Teil
von Springer Nature 2023
G. Bernatzky et al. (Hrsg.), *Schmerzbehandlung in der Palliativmedizin*,
https://doi.org/10.1007/978-3-662-64329-7_39

39.1 Pflicht zur Schmerzbehandlung

Zunächst ist festzuhalten, dass die Durchführung einer bestmöglichen Schmerzbehandlung nicht vom Entgegenkommen oder der persönlichen Einstellung des behandelnden Arztes (bzw. einer anderen für die Schmerzbekämpfung zuständigen Person in einem Gesundheitsberuf)[1] abhängen darf. Vielmehr ist der Arzt zu einer effizienten Schmerzbehandlung nicht nur moralisch und medizinisch, sondern auch rechtlich verpflichtet.[2] Diese grundsätzliche Pflicht wird heute, soweit ersichtlich, nicht in Frage gestellt und ist aktuell wohl auch im Rechtsbewusstsein der in der medizinischen Praxis tätigen Personen verankert.

Die rechtliche Pflicht zur Schmerzlinderung ist im Gesetz nicht explizit umschrieben. Allerdings verpflichtet § 49 Abs 1 Ärztegesetz den Arzt, jede von ihm in ärztliche Beratung oder Behandlung übernommene Person „gewissenhaft zu betreuen" sowie „das Wohl der Kranken und den Schutz der Gesunden zu wahren". Diese weit gespannte Pflicht umfasst nach allgemeiner Auffassung drei Komponenten, die teilweise miteinander verwoben sind, von denen aber auch jede für sich Bedeutung hat. Diese Komponenten sind die Pflicht

- zur Wahrung bzw. Wiederherstellung der Gesundheit,
- zur Lebensverlängerung (auch in Fällen, in denen eine Wiederherstellung der Gesundheit nicht mehr möglich ist) sowie
- zur Erleichterung der gegenwärtigen Situation des Patienten (auch in Fällen, in denen weder eine Wiederherstellung der Gesundheit noch eine Lebensverlängerung möglich erscheint, wie oft in der Palliativmedizin).[3]

In die dritte Gruppe fällt insbesondere die Pflicht zur Schmerzbehandlung.

Um eine optimale Schmerzbehandlung sicherzustellen, enden die Anforderungen an den einzelnen Arzt nicht immer mit den Möglichkeiten, die ihm selbst gerade zur Verfügung stehen. Denn es kann sein, dass sich der zunächst behandelnde Arzt – trotz seiner auch die Schmerzbehandlung umfassenden Pflicht zu regelmäßiger Fortbildung gemäß § 49 Absatz 1 Ärztegesetz – im Einzelfall aufgrund außergewöhnlicher Umstände,

---

[1] Aus Gründen der sprachlichen Vereinfachung ist der Text im Folgenden allein auf Ärzte bzw. Ärztinnen bezogen. Die Überlegungen gelten aber auch für Angehörige anderer Gesundheitsberufe, soweit eine Schmerzlinderung zu ihren Aufgaben gehört.

[2] Ausführlich: Kutzer (2008) Rechtliche Aspekte der Schmerztherapie. In: Schöch ua (Hrsg) Festschrift für Günter Widmaier. S 663 (664 ff); Kutzer (1995) Rechtliche und rechtspolitische Aspekte einer verbesserten Schmerzbekämpfung in Deutschland. In: Eser (Hrsg) Festschrift für Hannskarl Salger. S 663 ff. Vgl. zum Ganzen auch Schmoller (2002) Die rechtliche Stellung des Schmerzpatienten. In: Bernatzky/Likar (Hrsg) Schmerztherapie bis ins hohe Alter. S 165 ff.

[3] Die dargestellte Dreiteilung der ärztlichen Pflicht findet sich ausdrücklich in § 1 Absatz 2 der (Muster-)Berufsordnung für die in Deutschland tätigen Ärztinnen und Ärzte 1997 in der Fassung 2018: „Aufgabe der Ärztinnen und Ärzte ist es, das Leben zu erhalten, die Gesundheit zu schützen und wiederherzustellen, Leiden zu lindern, Sterbenden Beistand zu leisten […]."

z. B. wegen einer komplexen medizinischen Situation, nicht zu einer hinreichenden Schmerzbehandlung in der Lage sieht. In diesem Fall muss er weitere Schritte setzen, um dem Patienten die erforderliche Schmerztherapie von anderer Seite zu ermöglichen. Dazu ist es erforderlich, dem Patienten die Situation offenzulegen und ihn an einen in der Schmerztherapie besonders qualifizierten Arzt, an eine Schmerzambulanz oder Palliativstation zu überweisen.[4]

39.2 Rechtliche Folgen einer unzureichenden Schmerzbehandlung

Vernachlässigt ein Arzt die beschriebene rechtliche Pflicht zu einer bestmöglichen Schmerzbehandlung und bewirkt er dadurch, dass ein Patient unnötig (nicht nur unerhebliche) Schmerzen erleidet, kann dies als Disziplinarvergehen gemäß § 136 Absatz 1 Ziffer 2 in Verbindung mit § 49 Absatz 1 Ärztegesetz geahndet werden, weil § 49 Absatz 1 Ärztegesetz, wie dargestellt, den behandelnden Arzt unter anderem zu einer hinreichenden Schmerzbekämpfung verpflichtet.

Zusätzlich besteht als Folge unzureichender Schmerzbehandlung regelmäßig ein zivilrechtlicher Anspruch des Patienten auf Schmerzengeld gemäß § 1325 ABGB: Nach dieser Vorschrift hat jeder, der rechtswidrig und schuldhaft „jemanden an seinem Körper verletzt", diesem „auf Verlangen […] ein […] angemessenes Schmerzengeld" zu zahlen. Durch § 1294 Allgemeines Bürgerliches Gesetzbuch (ABGB) ist klargestellt, dass eine widerrechtliche Unterlassung (hier: der erforderlichen Schmerzbehandlung) einer widerrechtlichen Handlung gleichsteht. Das dafür erforderliche rechtliche Gebot zu einem Tätigwerden, also zu einer hinreichenden Schmerzbekämpfung, ergibt sich für den behandelnden Arzt wiederum aus § 49 Absatz 1 Ärztegesetz. Der Haftungsmaßstab wird zusätzlich durch die Regelung in § 1299 ABGB präzisiert, wonach derjenige, der sich (z. B als praktizierender Arzt) öffentlich zu einer Kunst bekennt bzw. freiwillig ein Geschäft übernimmt, das spezielle Kenntnisse erfordert, für das Vorhandensein dieser Kenntnisse einstehen muss. Der Oberste Gerichtshof (OGH) legt § 1325 ABGB in Bezug auf Schmerzen – zu Recht – weit aus. Danach ist „auch das bloße Verursachen von Schmerzen […] eine Körperverletzung, selbst wenn der Körper keine nachteilige Veränderung erleidet".[5] Damit ist klargestellt, dass eine rechtswidrig unterlassene Schmerzbehandlung grundsätzlich schadenersatzpflichtig macht.

Darüber hinaus kann eine unzureichende Schmerzbehandlung sogar zu strafrechtlichen Konsequenzen führen. In Betracht kommen insoweit die Straftatbestände der vorsätzlichen Körperverletzung gemäß § 83 Strafgesetzbuch (StGB) bzw. der fahrlässigen Körperverletzung gemäß § 88 StGB. Diesbezüglich kann auch ein bloßes Unterlassen Strafbarkeit begründen. Denn § 2 StGB sieht vor, dass ein Straftatbestand, der die Herbeiführung

---

[4] *Kutzer*, Widmaier-FS (Fußnote 2) 666; *ders*, Salger-FS (Fußnote 2) 667 f.
[5] Juristische Blätter (JBl) 1989, 41.

einer Folge (hier: Körperverletzung oder Gesundheitsschädigung) mit Strafe bedroht, auch durch ein (bloßes) Unterlassen der Abwendung dieser Folge begangen werden kann, wenn der Täter rechtlich in besonderer Weise zur Abwendung verpflichtet ist (sogenannte „Garantenstellung"; zusätzlich muss die unterlassene Abwendung einer aktiven Herbeiführung gleichwertig sein). Die für die Strafbarkeit eines Unterlassens gemäß § 2 StGB erforderliche rechtliche Verpflichtung des behandelnden Arztes zu einer bestmöglichen Schmerzbehandlung ergibt sich auch hier aus § 49 Absatz 1 Ärztegesetz.

Die Strafbarkeit hängt allerdings – vergleichbar mit dem Schadenersatzrecht[6] – davon ab, ob Schmerzen (als solche) den im Strafgesetz verwendeten Begriff einer „Körperverletzung" bzw. einer (was eher sachgerecht erscheint) alternativ genannten „Gesundheitsschädigung" im Sinn der §§ 83 ff StGB erfüllen. Dies ist im Ergebnis ebenfalls zu bejahen, jedoch nicht so selbstverständlich, wenn man sich die insoweit wechselnde Rechtsprechung des OGH vor Augen hält. Zunächst hatte der OGH Schmerzen ohne Weiteres in den Begriff der „Gesundheitsschädigung" einbezogen. In einer Entscheidung aus dem Jahr 1983 wird festgestellt, dass auch „Schmerzen, die nicht auf eine pathologische Veränderung des Körpers zurückzuführen sind", eine Schädigung an der Gesundheit begründen, „wenn ein vom Betroffenen als Leiden empfundener Schmerzzustand von einiger Dauer vorliegt, welche Zeitspanne nicht besonders groß sein muss".[7] Ebenso ist der OGH in einer weiteren Entscheidung davon ausgegangen, dass eine Gesundheitsschädigung „auch in bloßen Schmerzen bestehen kann, wobei auch (nur) zeitweise auftretende Schmerzen genügen".[8] Im Jahr 1995 hat der OGH allerdings seine diesbezügliche Rechtsprechung geändert und ausdrücklich das Gegenteil vertreten: Danach seien Schmerzen „für sich allein keine Gesundheitsschädigung", sondern bloß „Symptom" einer solchen; in der (bloßen) „Aufrechterhaltung eines Schmerzzustandes" könne deshalb keine „Gesundheitsschädigung" im Sinne der §§ 83 ff StGB gesehen werden.[9] Diese Rechtsprechung wurde in einer weiteren Entscheidung aus dem Jahr 2002 fortgesetzt, in der zugefügte Schmerzen allein ebenfalls nicht als „Gesundheitsschädigung" gewertet wurden.[10] Erfreulicherweise hat der OGH aber auf die Kritik an diesen Entscheidungen im Schrifttum[11] reagiert und ist inhaltlich zu der ursprünglichen Rechtsprechungslinie zurückgekehrt: Im Jahr 2012 hat der OGH wieder ausdrücklich ausgesprochen, dass eine „Gesundheitsschädigung" im

---

[6] Vgl. Fußnote 5.

[7] Entscheidungen des österreichischen Obersten Gerichtshofes in Strafsachen (SSt) 53/35 = Evidenzblatt der Rechtsmittelentscheidungen, Beilage zur Österreichischen Juristen-Zeitung (EvBl) 1983/23.

[8] SSt 60/35. Ebenso *Mayerhofer*, Strafgesetzbuch[6] (2009) § 83 Anm zu Nr 10a; *Messner*, in: *Triffterer/Rosbaud/Hinterhofer* (Hrsg) Salzburger Kommentar zum Strafgesetzbuch § 83 Rz 58; vgl. auch *Burgstaller/Fabrizy*, in: *Höpfel/Ratz* (Hrsg) Wiener Kommentar zum Strafgesetzbuch[2] § 83 Rz 12; *Kienapfel/Schroll*, Strafrecht, Besonderer Teil I[5] (2022) § 83 Rz 17.

[9] SSt 62/41 = Recht der Medizin (RdM) 1995/20; vgl. *Kienapfel/Schroll* (Fußnote 8) § 83 Rz 18.

[10] SSt 64/9.

[11] Unter anderem in den Vorauflagen dieses Buchs, insbesondere 3. Auflage, 303 f.

Sinne der §§ 83 ff StGB schon dann anzunehmen sei, „wenn ein vom Opfer als Leiden empfundener Schmerzzustand von einiger Dauer vorliegt, welcher die Einwirkung auf seinen Körper überdauert und solcherart einer krankheitswertigen körperlichen (oder seelischen) Störung entspricht".[12] Diese Ansicht wurde 2017 durch eine weitere Entscheidung bestätigt.[13]

Die nunmehr wieder einheitlich vertretene Einordnung von Schmerz als „Gesundheitsschädigung" überzeugt: Schmerz ist zwar vielfach Symptom einer Verletzung oder Krankheit, kann aber auch als eigenes Krankheitsbild in Erscheinung treten. Dies zeigt sich z. B an chronischen Schmerzen ohne erkennbare Ursache; in diesem Fall sind die auftretenden Schmerzen die Krankheit.[14] Doch auch wenn Schmerzen auf eine vorgelagerte Verletzung oder Krankheit zurückgehen, ist der Schmerz doch *Teil der Gesundheitsschädigung*, so wie umgekehrt Schmerzfreiheit wesentlicher Teil der Gesundheit ist. Das Auftreten starker Schmerzen verstärkt die Gesundheitsschädigung, lässt dagegen der Schmerz nach, liegt darin eine Verbesserung des Gesundheitszustands. Schon die Bekämpfung von Schmerzen *verbessert* deshalb den Gesundheitszustand; unterlässt ein Arzt diese (ihm mögliche) Verbesserung, liegt darin eine Gesundheitsschädigung durch Unterlassen. Wenn z. B ein Arzt nur *Teilaspekte* einer Krankheit behandelt, andere – den Patienten belastende – Teilaspekte dagegen unbehandelt lässt, hat er eine ihm mögliche Verbesserung des Gesundheitszustands unterlassen und daher den schlechteren Gesundheitszustand durch sein Unterlassen (mit-)verursacht. Nichts anderes gilt, wenn zwar die zugrunde liegende Verletzung oder Krankheit nicht behandelt werden kann, der Arzt es aber unterlässt, die aus ihr resultierenden Schmerzen zu beseitigen oder zu lindern; in der Verlängerung des Schmerzzustands durch unzureichende Schmerzbehandlung liegt eine gemäß § 83 bzw. § 88 StGB strafbare Gesundheitsschädigung durch Unterlassen. Dieses Ergebnis ist auch in Deutschland anerkannt.[15]

Ebenso könnte z. B ein Arzt, der einen mit erheblichen Schmerzen verbundenen Eingriff ohne begleitende Schmerzbekämpfung (bzw. ohne den Patienten über diese Möglichkeit auch nur zu informieren) vornimmt, gemäß § 83 bzw. § 88 StGB bestraft werden.[16]

---

[12] SSt 2012/59; ausführlich dazu *Schmoller*, Unzureichende Schmerzbehandlung strafbar!, RdM 2014, 292.
[13] OGH 16.11.2017, 12 Os 103/17i.
[14] Ausdrücklich *Kutzer*, Widmaier-FS (Fußnote 2) 665.
[15] Vgl. Bundesgerichtshof (BGH) Neue Juristische Wochenschrift (NJW) 1995, 3194 („auch derjenige macht sich der Körperverletzung schuldig, der unter Verletzung seiner Handlungspflicht zur Aufrechterhaltung erheblicher Schmerzen beiträgt"); Oberlandesgericht (OLG) Düsseldorf Juristische Rundschau (JR) 1992, 37; OLG Düsseldorf Neue Zeitschrift für Strafrecht (NStZ) 1989, 269; OLG Hamm NJW 1975, 604; Sternberg-*Lieben*, in: *Schönke/Schröder*, Strafgesetzbuch, Kommentar[29] (2019) § 223 Rz 5; *Kutzer*, Widmaier-FS (Fußnote 2) 665 f; *ders*, Salger-FS (Fußnote 2) 669; *Roxin*, Zur strafrechtlichen Beurteilung der Sterbehilfe, in: *Roxin/Schroth* (Hrsg) Handbuch des Medizinstrafrechts[4] (2010) 75 (77); *Ulsenheimer*, Arztstrafrecht in der Praxis[5] (2014) Rz 240.
[16] *Schmoller* (Fn 12) 292.

39.3 Selbstbestimmung des Patienten

Wie bei jeder medizinischen Behandlung ist auch bei einer Schmerztherapie oder bei anderen palliativmedizinischen Maßnahmen sicherzustellen, dass das Selbstbestimmungsrecht des Patienten gewahrt wird. Dies erfordert die vorausgehende Einwilligung des Patienten in die Behandlung, die nur dann wirksam ist, wenn der Patient über die Art der Behandlung, eventuelle Nebenwirkungen und/oder Risiken sowie über mögliche Behandlungsalternativen hinreichend aufgeklärt war. Entscheidet sich ein Patient dafür, lieber seine Schmerzen zu ertragen als z. B. eine mit der Schmerzbehandlung verbundene Bewusstseinstrübung hinzunehmen, ist diese Entscheidung zu respektieren. Fehlt eine wirksame Einwilligung des Patienten, begründet die Durchführung der Schmerzbehandlung in der Regel eine Strafbarkeit wegen eigenmächtiger Heilbehandlung gemäß § 110 StGB.[17] Dies wäre etwa bei heimlicher Verabreichung eines Schmerzmittels oder bei unzureichender Aufklärung darüber, dass im Einzelfall auch eine andere, dem einzelnen Patienten vielleicht angenehmere Schmerztherapie in Betracht käme, der Fall.

Bei einwilligungsunfähigen Patienten (z. B Kleinkinder, geisteskranke oder sonst psychisch beeinträchtigte Personen) ist grundsätzlich die Entscheidung eines rechtlichen Vertreters (insbesondere gesetzlicher Vertreter, Vorsorgebevollmächtigter, Erwachsenenvertreter oder unter Umständen Gericht) einzuholen. Jedoch darf in dringenden Fällen, in denen die Einholung einer Einwilligung nicht ohne ernstliche Gefährdung der Gesundheit des Patienten möglich ist, auch ohne Einwilligung behandelt werden (vgl. § 110 Absatz 2 StGB; § 173 Absatz 3, § 253 Absatz 3 und § 254 Absatz 3 ABGB; § 37 Unterbringungsgesetz). Bei Schmerzpatienten ist schon im voraussichtlichen Andauern erheblicher Schmerzen regelmäßig eine ernstliche Gesundheitsgefährdung zu sehen, die es rechtfertigt, mit der Schmerzbehandlung auch ohne Einwilligung des rechtlichen Vertreters zu beginnen. Im Übrigen ist davon auszugehen, dass auch minderjährige sowie psychisch beeinträchtigte Personen gerade hinsichtlich einer Schmerztherapie in vergleichsweise weitem Umfang selbst entscheidungsfähig sind: Denn zum einen sind Schmerzen auch für solche Personen unmittelbar wahrnehmbar und daher gut einschätzbar, zum andern sind mit einer Schmerzbehandlung regelmäßig nur untergeordnete Gefahren oder Beeinträchtigungen verbunden, sodass es sich nicht um eine Entscheidung von gravierender Tragweite handelt.

---

[17] Ein Delikt nach § 110 StGB wird allerdings nicht von Amts wegen (durch die Kriminalpolizei und Staatsanwaltschaft) verfolgt. Da es sich gemäß § 110 Abs 3 StGB um ein „Privatanklagedelikt" handelt, muss der eigenmächtig Behandelte selbst – in der Regel durch einen Anwalt und auf eigene Kosten – die Anklage einbringen und im Verfahren als Ankläger auftreten.

39.4 Lebensverkürzende Schmerzbehandlung?

Eine moderne Schmerzbehandlung entfaltet in den allermeisten Fällen keine lebensverkürzende, sondern wegen der Entspannung des Patienten eher eine lebensverlängernde Wirkung. Dennoch können Situationen auftreten, in denen mit einer bestimmten Schmerztherapie die Gefahr einer Lebensverkürzung verbunden ist.[18] Auch eine solche Gefahr ändert jedoch an der Zulässigkeit der betreffenden Schmerzbehandlung nichts, sofern der für den Patienten erreichte Vorteil der Schmerzlinderung den Nachteil der möglichen Lebensverkürzung überwiegt. Dies ist seit Längerem allgemein anerkannt.[19] Der Gesetzgeber hat dies durch die Einfügung des § 49a Ärztegesetz im Jahr 2019 bestätigt; gemäß § 49a Absatz 2 Ärztegesetz ist es nunmehr ausdrücklich „zulässig, im Rahmen palliativmedizinischer Indikationen Maßnahmen zu setzen, deren Nutzen zur Linderung schwerster Schmerzen und Qualen im Verhältnis zum Risiko einer Beschleunigung des Verlusts vitaler Lebensfunktionen überwiegt".[20]

Zur sachlichen Begründung lässt sich anführen, dass es bei einer medizinischen Behandlung ganz allgemein sachgerecht und zulässig ist, die Nebenwirkungen und Gefahren mit den erzielbaren Vorteilen abzuwägen. Die Behandlung ist stets dann zulässig, wenn sie insgesamt zum Vorteil des Patienten erfolgt. Auch bei einer zur Wiederherstellung der Gesundheit erforderlichen (komplizierten) Operation besteht mitunter die (ernste) Gefahr, dass der Patient diese nicht überlebt, somit die Gefahr einer Lebensverkürzung. Dies ist indes kein hinreichender Grund, von der – insgesamt für den Patienten vorteilhaft erscheinenden – Operation stets Abstand zu nehmen. Ebenso ist eine Schmerzbehandlung dann durchzuführen, wenn der mit ihr erzielbare Vorteil einer schmerzfreien oder -gelinderten Lebensspanne für den Patienten die (in der Regel unbestimmte) Gefahr einer gewissen Lebensverkürzung überwiegt. Erforderlich ist allerdings, dass der Patient oder sein rechtlicher Vertreter nach entsprechender Aufklärung über die nicht auszuschließende Lebensverkürzung in die Schmerzbehandlung wirksam eingewilligt hat.

---

[18] *Kutzer*, Widmaier-FS (Fn 2) 674.

[19] Ausführlich *Birklbauer (2019)*, in: *Höpfel/Ratz* (Hrsg) Wiener Kommentar zum Strafgesetzbuch² Vor §§ 75–79 Rz 49 ff und 59 ff; ferner *Pollak*, Sterbehilfe vs Tötung auf Verlangen und Mitwirkung am Selbstmord, in: *Pollak/Amara*, Neue Grenzverläufe im Strafrecht, 15 (77 ff); *Velten*, in: *Triffterer/Rosbaud/Hinterhofer* (Hrsg) Salzburger Kommentar zum Strafgesetzbuch Vorbem §§ 75 ff Rz 79; *Kutzer*, Widmaier-FS (Fußnote 2) 674 f; *Schöch/Verrel*, Alternativ-Entwurf Sterbebegleitung (AE-StB), GA 2005, 553 (573 ff); *Seibert*, Rechtliche Würdigung der aktiven indirekten Sterbehilfe (2003). Ausdrücklich ebenso die deutsche Rechtsprechung: BGHSt 42, 301 (305); BGHSt 46, 279 (284 f). Mit überwältigender Mehrheit auch der Beschluss des Deutschen Juristentages 2006 (Verhandlungen des 66. Deutschen Juristentages II/2, 2006, N 216, Pkt. III.1.b).

[20] Zur Forderung nach einer diesbezüglichen Regelung etwa *Birklbauer/Haumer*, Entscheidung zur Komforttherapie bei infauster Prognose, RdM 2017, 17 ff.

39.5 Euthanasie

Andauernde starke Schmerzen können im Extremfall auch zum Wunsch des Patienten nach aktiver Lebensbeendigung führen. Nach österreichischem Recht war es bis Ende des Jahres 2021 generell unzulässig, einem solchen Wunsch des Patienten nachzukommen. Sowohl eine direkte Tötung des Patienten (z. B durch Verabreichung einer zum Tod führenden Injektion) als auch eine Mitwirkung an dessen Suizid (z. B durch Zubereitung einer tödlichen Dosis, die der Patient selbstständig trinkt oder sich selbst injiziert) waren ausnahmslos unter Strafe gestellt (§ 75 StGB: Mord, § 77 StGB: Tötung auf Verlangen, § 78 StGB: Mitwirkung am Selbstmord).[21]

Die Diskussion um eine eventuelle Legalisierung begrenzter Fälle der „aktiven Euthanasie" auf den ausdrücklichen Wunsch eines schwer leidenden Patienten wurde in den letzten Jahrzehnten allerdings auch in Österreich immer wieder geführt. Nachdem sich diese Bestrebungen zunächst politisch nicht durchgesetzt hatten, erfolgte mit dem Erkenntnis des Verfassungsgerichtshofs (VfGH) vom 11. Dezember 2020[22] eine wesentliche Weichenstellung: Unter Berufung auf das aus verschiedenen Verfassungsvorschriften abgeleitete Recht auf freie Selbstbestimmung hat der VfGH entschieden, dass „ein ausnahmsloses Verbot jeglicher Hilfeleistung zur Selbsttötung" gegen dieses Recht verstößt und deshalb als verfassungswidrig anzusehen ist.[23] Damit ist der VfGH in der Argumentation einem schon im Februar 2020 ergangenen ähnlichen Urteil des deutschen Bundesverfassungsgerichts (BVerfG) gefolgt.[24] Zwar hat der VfGH die erste Tatvariante des § 78 StGB („wer einen anderen dazu verleitet, sich selbst zu töten") unbeanstandet gelassen, jedoch die zweite Tatvariante dieser Strafvorschrift („oder ihm dazu Hilfe leistet") als verfassungswidrig mit Wirkung am 31. Dezember 2021 aufgehoben.[25] Der österreichische

---

[21] Das Verbot einer Tötung auch schwer leidender Personen bedeutet allerdings nicht, dass in allen derartigen Fällen eine hohe Strafe verhängt werden muss. Im Fall einer Tötung auf Verlangen (§ 77 StGB) sowie einer Mitwirkung am Selbstmord (§ 78 StGB) ist die Strafdrohung gegenüber einem Mord (§ 75 StGB) wesentlich herabgesetzt (höchstens 5 Jahre Freiheitsstrafe). Bei Vorliegen besonderer mildernder Umstände kann die Strafe im Einzelfall zudem im Wege der außerordentlichen Strafmilderung gemäß § 41 StGB weitestgehend herabgesetzt werden (bis zur Mindeststrafe von einem Tag Freiheitsstrafe); zusätzlich sind eine bedingte Strafnachsicht (§§ 43 ff StGB) sowie die Abwandlung in eine bloße Geldstrafe (§ 37 StGB) möglich. Zum Ganzen *Birklbauer* (Fußnote ??) Vor §§ 75–79 Rz 44 f; *Schmoller*, Lebensschutz bis zum Ende? Strafrechtliche Reflexionen zur internationalen Euthanasiediskussion, ÖJZ 2000, 361 (369 f).

[22] VfGH 11.12.2020, G 139/2019-71.

[23] VfGH 11.12.2020, G 139/2019-71 (Rz 103 f); näher dazu *Schmoller*, Sterbehilfe und Autonomie - Strafrechtliche Überlegungen zum Erkenntnis des VfGH vom 11.12.2020, JBl 2021, 147 ff.

[24] BVerfG 26.02.2020, 2 BvR 2347/15 = NStZ 2020, 528 mit Anm *Brunhöber* = JZ 2020, 627 mit Anm *Hartmann*. – Ähnlich hat schon zuvor auch der italienische Corte Costituzionale die ausnahmslose Strafbarkeit der Hilfeleistung zum Suizid gemäß Art 580 Codice Penale für verfassungswidrig erklärt, gleichzeitig allerdings die gebotenen Ausnahmen von der Strafbarkeit sehr eng begrenzt (Corte Costituzionale 25.09.1019 Sentenza 242/2019).

[25] VfGH 11.12.2020, G 139/2019-71 (insbesondere Rz 114, 116).

Gesetzgeber hat daraufhin die Mitwirkung an der Selbsttötung mit Geltung ab 1. Jänner 2022 neu geregelt; § 78 StGB wurde neu gefasst und zusätzlich ein eigenes „Sterbeverfügungsgesetz" (StVfG) erlassen(Fußnote: **Im StVfG sind die Voraussetzungen der Errichtung einer Sterbeverfügung geregelt. Liegt eine wirksame Sterbeverfügung vor, berechtigt dies den Sterbewilligen oder einen Suizidhelfer zum Bezug eines zum Suizid geeigneten Präparats aus einer Apotheke.**) Nach § 78 StGB ist die Suizidassistenz nunmehr in einem gewissen – allerdings eher eng gehaltenen – Bereich straflos, nämlich wenn der Sterbewillige volljährig ist, der Suizidhelfer nicht aus einem verwerflichen Beweggrund handelt und zudem der Sterbewillige im Sinn des § 6 StVfG an einer unheilbaren zum Tod führenden oder an einer schweren dauerhaften, stark beeinträchtigenden Krankheit leidet, außerdem nur dann, wenn der Sterbewillige im Sinn des § 7 StVfG von zwei Ärzten aufgeklärt wurde.(Fußnote: **Auf die übrigen Voraussetzungen einer Sterbeverfügung kommt es für die Straffreiheit gemäß § 78 StGB nicht an.**) Die Beschränkung der straflosen Suizidhilfe auf schwerkranke und leidende Sterbewillige hat im Ergebnis einiges für sich. Ob sie allerdings den Vorgaben des VfGH hinsichtlich des Rechts auf „freie Selbstbestimmung" hinreichend entspricht, wird die Zukunft zeigen.

Weltweit ist Sterbehilfe sowohl in Form einer unmittelbaren Tötung als auch einer Hilfe beim Suizid (beides unter eng umschriebenen Voraussetzungen) derzeit in den Niederlanden,[26] in Belgien[27] und Luxemburg[28] sowie seit 2016 auch in Kanada[29] rechtlich erlaubt. Allein eine Mitwirkung am Suizid (nicht aber eine unmittelbare Tötung) ist darüber hinaus in mehreren Bundesstaaten der USA zulässig (Oregon 1997,[30] Washington 2009,[31] Vermont 2013,[32] Kalifornien[33] und Colorado 2016,[34] ähnlich, soweit ersichtlich, aufgrund von Gerichtsentscheidungen Montana und New Mexico). Zudem wird in der Schweiz eine

---

[26] Vgl. dazu *Janssen*, Die Regelung der aktiven Sterbehilfe in den Niederlanden – ein Novum, ZRP 2001, 179; *Tak*, Das niederländische Gesetz zur Kontrolle der Tötung auf Verlangen und Beihilfe zum Selbstmord, ZStW 113 (2001) 905; *Knopp*, Aktive Sterbehilfe aus europäischer und nationaler verfassungsrechtlicher Sicht, in: *Knopp/Schluchter* (Hrsg) Sterbehilfe – Tabuthema im Wandel (2004) 49 (53 ff); *Mackor*, Sterbehilfe in den Niederlanden, ZStW 128 (2016) 24; *Hörnle*, Der niederländische Hoge Raad und das BVerfG zu Fragen der Sterbehilfe: Die Abgrenzung von Selbstbestimmung und Fremdbestimmung im Einzelfall und als Leitlinie für die Rechtspolitik, JZ 2020, 872 (873 f).

[27] Vgl. dazu *Oduncu*, Belgien verabschiedet Euthanasiegesetz, ZfmedEthik 2002, 310; *ders*, Euthanasie bei unheilbarem Leid?, Stimmen der Zeit 128 (2003) 121; *Knopp* (Fußnote ??) 56 ff; *Devos* (Hrsg) Sterbehilfe in Belgien (2022)

[28] Gesetz über Euthanasie und Beihilfe zur Selbsttötung vom 16.03.2009.

[29] Nähere Darstellung im Urteil des BVerfG (Fußnote ??) unter Rz 31.

[30] Oregon Death with Dignity Act vom 27.10.1997, in deutscher Übersetzung abgedruckt bei *Wolfslast/Conrads* (Hrsg) Textsammlung Sterbehilfe (2001) 183 ff.

[31] Washington Death with Dignity Act vom 05.03.2009.

[32] Vermont Patient Choice at End of Life Act vom 20.05.2013.

[33] California End of Life Option Act vom 05.10.2015.

[34] Colorado End-of-Life Options Act vom 16.12.2016.

Mitwirkung am Selbstmord, sofern sie nicht wegen „selbstsüchtiger Beweggründe" gemäß Art 115 schwStGB strafbar ist, als rechtlich zulässig angesehen.[35] In Deutschland ist die Mitwirkung an einer Selbsttötung zwar traditionell nicht strafbar, sie wurde aber lange doch als rechtswidrig angesehen, sodass z. B arztrechtliche Konsequenzen möglich waren. Nachdem im Jahr 2015 (allein) die „geschäftsmäßige Förderung der Selbsttötung" unter Strafe gestellt wurde, hat das BVerfG jedoch diese Strafvorschrift im Jahr 2020 als verfassungswidrig wieder aufgehoben;[36] seither wird die Mitwirkung an einer Selbsttötung tendenziell als erlaubt eingestuft.

Im Unterschied zur „aktiven Euthanasie" (Tötung auf Verlangen oder Mitwirkung an der Selbsttötung) war die sogenannte „passive Euthanasie", bei der es um die Unterlassung oder den Abbruch einer lebensverlängernden Behandlung geht, nie generell verboten. Diesbezüglich besteht vielmehr Einigkeit, dass es ein entscheidungsfähiger Patient – weil eine Behandlung nur mit seiner Einwilligung zulässig ist – stets in der Hand hat, jede weitere (auch eine lebensverlängernde) Behandlung verbindlich abzulehnen. Empfindet ein Patient seine Situation als unerträglich und spricht er sich deshalb gegen eine weitere lebensverlängernde Behandlung aus, so ist dieser Wille zu respektieren.[37] Entscheidet sich aber andererseits ein Patient trotz seiner Krankheit und Schmerzen für das Weiterleben oder kann er z. B wegen Bewusstlosigkeit keine Entscheidung treffen, so bildet allein der Hinweis auf die zu erwartenden Schmerzen oder sonstigen Leiden keinen hinreichenden Grund für den Abbruch oder die Unterlassung einer lebensverlängernden Behandlung. Eventuell kann in der letzten Lebensphase, wenn es nur noch um eine Lebensverlängerung von wenigen Tagen oder höchstens 1–2 Wochen geht und wenn diese gesamte verbleibende Lebenszeit des Patienten durch schwere Schmerzen und Leiden geprägt sein würde, von aufwendigen medizinischen Maßnahmen (z. B. einer Operation) zur Erreichung dieser so begrenzten Lebensverlängerung – unabhängig vom Willen des Patienten – Abstand genommen werden. Der medizinische Eingriff stünde in diesem Fall außer Verhältnis zu dem erzielbaren Erfolg; ein Grundsatz der „Lebenserhaltung um jeden Preis" ist insoweit nicht zu befürworten.[38]

Literatur

Birklbauer A (2019) In: Höpfel F, Ratz E (Hrsg) Wiener Kommentar zum Strafgesetzbuch, 2. Aufl., 215. Lfg, Vor §§ 75–79

Birklbauer A, Haumer R (2017) Entscheidung zur Komforttherapie bei infauster Prognose. Ein Grenzgang zwischen zulässiger Behandlung und strafbarer Sterbehilfe, RdM 17

---

[35] Vereine wie „Dignitas" und „Exit" können deshalb ihre Tätigkeit entfalten.
[36] Vgl. Fußnote ??.
[37] Vgl. wiederum *Birklbauer* (Fußnote ??) Vor §§ 75–79 Rz 67 ff.
[38] Ausführlich *Birklbauer* (Fußnote ??) Vor §§ 75–79 Rz 54 ff; *Schmoller* (Fußnote ??) 374 ff; beide mit zahlreichen Nachweisen.

Burgstaller M, Fabrizy E (2018) In: Höpfel F, Ratz E (Hrsg) Wiener Kommentar zum Strafgesetzbuch, 2. Aufl., 189. Lfg, §§ 82–87

Devos T (2022) Sterbehilfe in Belgien (Hrsg)

Hörnle T (2020) Der niederländische Hoge Raad und das BVerfG zu Fragen der Sterbehilfe: Die Abgrenzung von Selbstbestimmung und Fremdbestimmung im Einzelfall und als Leitlinie für die Rechtspolitik, JZ 872

Janssen A (2001) Die Regelung der aktiven Sterbehilfe in den Niederlanden – ein Novum, ZRP, 179

Kienapfel D, Schroll V (2022) Strafrecht, Besonderer Teil I, 5. Aufl

Knopp L (2004) Aktive Sterbehilfe aus europäischer und nationaler verfassungsrechtlicher Sicht. In: Knopp L, Schluchter W (Hrsg) Sterbehilfe – Tabuthema im Wandel? 49

Kutzer K (1995) Rechtliche und rechtspolitische Aspekte einer verbesserten Schmerz- bekämpfung in Deutschland. In: Eser A (Hrsg) Festschrift für Hannskarl Salger, 663

Kutzer K (2008) Rechtliche Aspekte der Schmerztherapie. In: Schöch H, Satzger H, Schäfer G, Ignor A, Knauer C (Hrsg) Festschrift für Günter Widmaier, 663

Mackor AR (2016) Sterbehilfe in den Niederlanden, ZStW Band 128, 24

Mayerhofer C (2009) Strafgesetzbuch, 6. Aufl

Messner (2008) In: Triffterer O, Rosbaud C, Hinterhofer H (Hrsg) Salzburger Kommentar zum Strafgesetzbuch, 18. Lfg, §§ 83–87

Oduncu F (2002) Belgien verabschiedet Euthanasiegesetz, ZfmedEthik, 310

Oduncu F (2003) Euthanasie bei unheilbarem Leid? Stimmen der Zeit, Bd 128, 121

Pollak S (2020) Sterbehilfe vs Tötung auf Verlangen und Mitwirkung am Selbstmord. In: Pollak S, Amara N (Hrsg) Neue Grenzverläufe im Strafrecht, 15

Roxin C (2010) Zur strafrechtlichen Beurteilung der Sterbehilfe. In: Roxin C, Schroth U (Hrsg) Medizinstrafrecht, 4. Aufl., 75

Schmoller K (2000) Lebensschutz bis zum Ende? Strafrechtliche Reflexionen zur inter- nationalen Euthanasiediskussion, ÖJZ, 361

Schmoller K (2002) Die rechtliche Stellung des Schmerzpatienten. In: Bernatzky G, Likar R (Hrsg) Schmerztherapie bis ins hohe Alter, 165

Schmoller K (2014) Unzureichende Schmerzbehandlung strafbar!, RdM 292

Schmoller K (2021) Recht auf selbstbestimmtes Sterben – Konsequenzen der Autonomie, Imago Hominis 15

Schmoller K (2021) Sterbehilfe und Autonomie – Strafrechtliche Überlegungen zum Erkenntnis des VfGH vom 11.12.2020, JBl 147

Schöch H, Verrel T (2005) Alternativ-Entwurf Sterbebegleitung (AE-StB), GA, 553

Schönke A, Schröder H, Eser A (2019) Strafgesetzbuch, Kommentar, 30. Aufl

Seibert M (2003) Rechtliche Würdigung der aktiven indirekten Sterbehilfe

Tak P (2001) Das niederländische Gesetz zur Kontrolle der Tötung auf Verlangen und Beihilfe zum Selbstmord, ZStW Bd 113, 905

Ulsenheimer K (2014) Arztstrafrecht in der Praxis, 5. Aufl

Velten P (2013) In: Triffterer O, Rosbaud C, Hinterhofer H (Hrsg) Salzburger Kommentar zum Strafgesetzbuch, 28. Lfg, Vorbem §§ 75 ff

Wolfslast G, Conrads C (Hrsg) (2001) Textsammlung Sterbehilfe

Alte Ängste und Vorurteile, allgemeine Richtlinien

40

Rudolf Likar und Günther Bernatzky

Inhaltsverzeichnis

40.1 Grundregeln der Schmerztherapie 374
40.2 Mythen über Morphium 374

1. Angst vor Atemhemmung: Unberechtigt
Bei richtiger Dosierung und Anwendung starker Opioide tritt die Atemhemmung nicht auf. Durch die langsame Anflutgeschwindigkeit wird eine Überdosierung vermieden.

2. Angst vor Suchtentstehung: Unberechtigt
Bei einem unter Schmerzen stehenden Patienten entsteht bei richtiger Anwendung starker Opioide keine psychische Abhängigkeit. Durch die langsame Anflutgeschwindigkeit entstehen keine „High-Gefühle."

3. Schmerztherapie schwächt das Immunsystem: Falsch!
Richtig ist die Tatsache, dass nicht behandelte Schmerzen eine starke Schwächung des Immunsystems bewirken.

R. Likar (✉)
MSC Landeskrankenanstalten-Betriebsgesellschaft – KABEG, Klinikum Klagenfurt am Wörthersee, Abteilung für Anästhesiologie und Intensivmedizin, Klagenfurt, Österreich

G. Bernatzky
Fachbereich für Biowissenschaften, Arbeitsgruppe für Schmerz/Musikforschung, Universität Salzburg, Salzburg, Österreich
e-mail: guenther.bernatzky@plus.ac.at

© Der/die Autor(en), exklusiv lizenziert an Springer-Verlag GmbH, DE, ein Teil von Springer Nature 2023
G. Bernatzky et al. (Hrsg.), *Schmerzbehandlung in der Palliativmedizin*, https://doi.org/10.1007/978-3-662-64329-7_40

4. Schmerztherapie verkürzt das Leben: Falsch!
Schmerztherapie steigert die Lebensqualität. Ungenügend behandelte Schmerzen und Nebenwirkungen stellen daneben eine Hemmung bei der Krankheitsverarbeitung dar.

5. Verwendung von Opioiden in der Therapie chronischer Schmerzen nach Bedarf: Absolut falsch!
Sie müssen entsprechend den pharmakologischen Wirkprinzipien zu bestimmten Zeiten (z. B. alle 12 Stunden, alle 24 Stunden oder alle 3–4 Tage) genommen bzw. verwendet werden. Nicht erst Behandlung des Schmerzes ist das Ziel, sondern die Prophylaxe von Schmerzen!

6. Durch Opioide entstehen Abhängigkeit und Verlust der Würde: Falsch!
Schmerzreduktion bedeutet wieder Gewinn an menschlicher Würde!

40.1 Grundregeln der Schmerztherapie

1 Die Zusammenarbeit zwischen Arzt und Patient muss vertrauensvoll und offen erfolgen!
2 Es ist auf eine hohe Compliance zu achten!
3 Die Dosis muss individuell dosiert und regelmäßig kontrolliert werden (Dosisanpassung)!
4 Die nächste Medikamentengabe muss erfolgen, bevor der analgetische Effekt der vorausgegangenen aufgebraucht ist (= Prinzip der Antizipation)!
5 Nebenwirkungen, wie Übelkeit oder Verstopfung müssen prophylaktisch behandelt werden!

40.2 Mythen über Morphium

Mythos 1: „Betäubungsmittel betäuben"
Richtig: In richtiger Dosierung wird der Patient schmerzfrei, wach und klar.

Mythos 2: „Opioide machen süchtig!"
Richtig: Durch gleichbleibende Spiegel bekommen Patienten keinen „Kick", der psychisch abhängig macht.

Mythos 3: „Opioide beschleunigen den Tod!"
Richtig: Patient lebt manchmal sogar länger, weil er durch die Schmerzfreiheit neuen Lebensmut bekommt. Die atemdepressive Wirkung tritt vor allem bei Erstgabe von hohen Dosen auf.

Mythos 4: „Opioide nehmen alle Schmerzen!"
Richtig: Je nach Ursache der Schmerzen kann es effektivere Schmerzmittel geben.

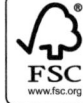

MIX
Papier aus verantwortungsvollen Quellen
Paper from responsible sources
FSC® C105338

If you have any concerns about our products,
you can contact us on
ProductSafety@springernature.com

In case Publisher is established outside the EU,
the EU authorized representative is:
Springer Nature Customer Service Center GmbH
Europaplatz 3, 69115 Heidelberg, Germany

Printed by Libri Plureos GmbH
in Hamburg, Germany